BIOGRAFIE EINER DEUTSCHEN KLINIK

100 Jahre Leben und Sterben im Evangelischen Krankenhaus zu Oldenburg

Helmuth und Sybille Steenken

BIOGRAFIE
EINER DEUTSCHEN KLINIK

100 Jahre
Leben und Sterben
im Evangelischen Krankenhaus zu Oldenburg

HOLZBERG VERLAG - OLDENBURG

OLDENBURGISCHE MONOGRAPHIEN

Umschlag:

Klaus Beilstein

unter Benutzung einer Zeichnung von Albrecht Dürer 1512/13

„Do der gelb Fleck ist und mit dem finger drauff deut do ist mir we“

CIP-Titelaufnahme der Deutschen Bibliothek

Steenken, Helmuth:
Biografie einer deutschen Klinik :
100 Jahre Leben und Sterben im Evangelischen Krankenhaus zu Oldenburg /
Helmuth und Sybille Steenken. - Oldenburg : Holzberg, 1990
(Oldenburgische Monographien)
ISBN 3-87358-347-X
NE: Steenken, Sybille:

Gedruckt bei Isensee in Oldenburg

INHALT

Lehrjahre bis 1945

Reifejahre bis 1990

Meisterjahre ab 1990

Vorwort

Isidor, der Bischof von Sevilla, sagte im siebten Jahrhundert nach Christi Geburt zu seinen Mönchen: Die Gesunden müssen die Kranken ertragen. Daran, daß die Kranken sorgfältiger behandelt werden, dürft ihr keinen Anstoß nehmen. Doch dürfen auch die Kranken unter euch die Gesunden und Arbeitenden nicht ausnutzen.

Wäre Isidor noch zu haben, würde das Evangelische Krankenhaus ihn gleich als Pflegedienstleiter einstellen. Wer je Kranke betreut hat, weiß: Der Mann spricht sachverständig. In der Biografie des Evangelischen Krankenhauses zu Oldenburg fanden wir manchen Isidor. Ohne sie wäre es nicht hundert Jahre alt geworden. Denn Krankenhäuser sind auch sterblich. Heute gibt es dreitausend in der Bundesrepublik. Mehr als dreitausend sind im Laufe der letzten hundert Jahre untergegangen. Die meisten durch Fehlentscheidungen oder den Mangel an Isidors.

Warum ist das Evangelische Krankenhaus in Oldenburg nicht untergegangen? Das lag an den Menschen, die darin arbeiteten. Historiker sind Quellenfresser, aber wenn sie Menschenfleisch riechen zwischen ihren Quellen, wissen sie, daß sie am Ziel sind: Bei den Menschen und ihren Geschichten. Im achtzehnten Jahrhundert verbannten die Autoren der Aufklärung die Geschichten aus der Geschichte. Sie wurde ein abstrakter Prozeß. Sie macht nicht betroffen. Seitdem ist sie so langweilig.

In dieser Biografie finden sie Zahlen und Daten und Menschen in der heute wiederauferstehenden Form der erzählenden Geschichte. Innerhalb der Lebensabschnitte stehen die Kapitel wie Apfelsinenscheiben um jene Mitte, in der dies Krankenhaus uns mehr zu sein schien, als die Summe seiner Mitarbeiter. Die Kapitel führen daher ein gewisses Eigenleben. So kommt es manchmal zu Wiederholungen in wechselnden Zusammenhängen. Um der Biografie willen sind die Quellen dort genannt worden, wo sie im Text vorkommen. Das gilt auch für die Bilder. Vieles stammt aus dem Archiv des Evangelischen Krankenhauses, dessen Umfang so ergiebig ist, weil der langjährige Verwaltungsrats-Vorsitzende Dr. Ehlers zugleich Archivdirektor der Landeskirche war. Manche Dokumente des Archivs sind in Abschriften erhalten, ohne daß ihre Herkunft ersichtlich ist. Das liegt an den Umzügen und einem Wasserschaden im Archivkeller. Solche Abschriften fanden sich in mannshohen Haufen loser Blätter. Sie kamen offenbar aus anderen Archiven, so dem Staatsarchiv, dem Archiv der Inneren Mission und dem verlorenen Archiv der ersten Oldenburger Ärztekammer. Dr. Ehlers plante wohl selber die Geschichte des Evangelischen Krankenhauses zu schreiben.

Das Evangelische Krankenhaus zu Oldenburg ist eine typische deutsche Klinik. Was sich in hundert Jahren darin zutrug, ist ein Stück deutscher Geschichte, nicht auf ihren Höhenzügen, sondern unten in den Tälern des Allzumenschlichen. Dort gehören Krankenhäuser zu unserem Leben. Sie sind uns in den letzten hundert Jahren immer wichtiger geworden. So stieg die Zahl der Klinik-Patienten in der Bundesrepublik von fünf auf über zwölf Millionen in den letzten vierzig Jahren. Inzwischen werden neun von zehn Menschen in Krankenhäusern geboren und jeder zweite stirbt dort.

Seit 1954 entwickelten sich von allen Krankenhäusern in Deutschland diejenigen am meisten, die jetzt vierhundert Betten haben, wie das Evangelische Krankenhaus in Oldenburg. Dies ermutigte die Autoren, ihre Biografie die einer deutschen Klinik zu nennen. Krankenhäuser sind vieles: Wirtschaftsbetriebe zum Beispiel. Das Evangelische Krankenhaus hat einen jährlichen "Umsatz" von fünfzig Millionen Mark, es beschäftigt siebenhundert Mitarbeiter. Seine Leitungsgremien erinnern an die einer Aktiengesellschaft. Aber es macht natürlich keine Gewinne, es ist eine Stiftung, ein konfessionelles Krankenhaus. Seine Gewinne sind zufriedene Patienten. Es ist so gut wie seine Ärzte und Schwestern und so individuell wie seine Spezialitäten, die es gegenüber anderen Krankenhäusern hat. Daher ermutigte auch dies die Autoren, daß die eine Betriebswirtin ist und der andere Arzt, übrigens die Erstgeburt dieses Hauses. Denn bis zum Ende der zwanziger Jahre gab es dort nur Kaiserschnitt-Kinder.

Ohne die Geschichte der letzten hundert Jahre, ohne Medizingeschichte, Wirtschaftsgeschichte, Kirchengeschichte, Politikgeschichte, gibt es keine Biografie eines Krankenhauses. Eine Krankenhaus-Biografie allein aus der Sicht des Arztes wäre die Biografie über eine Ameise.

Oldenburg, im August 1990 — Helmuth und Sybille Steenken

Gründerjahre bis 1893

Protestanten gegen den Großherzog

In einer handschriftlichen Notiz von Pastor Pralle, dem Gründer des Vereins zur Erbauung eines Evangelischen Krankenhauses in Oldenburg, heißt es: "Nach mancherlei Besprechungen über ein zu errichtendes Evangelisches Krankenhaus, beschloß der Kirchenrath zu Oldenburg am 15. Februar 1886 die Direktion des Peter Friedrich Ludwigs Hospitals zu ersuchen, außer dem Hospitalarzt auch andere Ärzte der Stadt zuzulassen." Dies ist die erste Erwähnung des Evangelisches Krankenhauses zu Oldenburg. In seiner Antwort vom 23. August lehnte die Direktion des Peter-Hospitals dies ab "in Gemäßheit des großherzoglichen Staatsministers des Inneren."

Dahinter stand der Großherzog Nicolaus Friedrich Peter. Dieser war kein Freund des liberalen Vorstandes der Kirchengemeinde Oldenburgs. Der Konflikt war alt. Ein Jahr nach der Bürgerlichen Revolution von 1848 wurde auch in Oldenburg die Trennung von Staat und Kirche in einem Staatsgrundgesetz gegen den Großherzog durchgesetzt. Aber schon 1852 gelang diesem eine Verfassungsrevision, die ihn wieder zum Herrn der Evangelischen Kirche des Großherzogtums machte - übrigens nicht der katholischen. Der Großherzog regierte mit einem von ihm ernannten juristischen Oberkirchenrat. Sonst blieb die Kirchenverfassung von 1849 bestehen: Ein einmaliger Vorgang in der deutschen Verfassungsgeschichte, bei dem es bis 1918 blieb.

Dies führte zu einem Dauerkonflikt zwischen den liberalen Pastoren von St. Lamberti, der Hauptkirche Oldenburgs, und dem Herrscherhaus. Der Großherzog hatte bereits den Vorgänger von Pastor Pralle nach Breslau vertrieben. Aber Pralle - erster Pastor der Lambertikirche - war aus härterem Holz. Damals waren die liberalen Theologen der Oldenburgischen Landeskirche zusammengeschlossen im General-Predigerverein. Der forderte bereits am 9. Juni 1886 - also noch vor der Antwort des Staatsministeriums - die Kreissynoden auf, die Bildung eines Evangelischen Krankenhauses auf ihre Tagesordnungen zu setzen. Ein Affront. Das Staatsministerium und der Oberkirchenrat - hinter dem stand der Großherzog - rächten sich, indem sie Geldsammlungen der Kirche für das Evangelische Krankenhaus verboten. Da gründete die Kirchengemeinde Oldenburg einen Verein zur Erbauung eines solchen Hauses. Die Gründungsmitglieder gingen mit Beitrittserklärungen von Haus zu Haus. Der Jahresbeitrag betrug eine halbe Goldmark. In Zeitungs-Anzeigen erklärte der Verein dann: "Leider dürfen wir Ihnen die Mühe nicht ersparen, Ihre Beitrittserklärung zurückzusenden, weil es uns nicht gestattet ist, den Zettel abholen zu lassen." Das Ministerium hatte dies untersagt, um jede Nötigung auszuschließen.

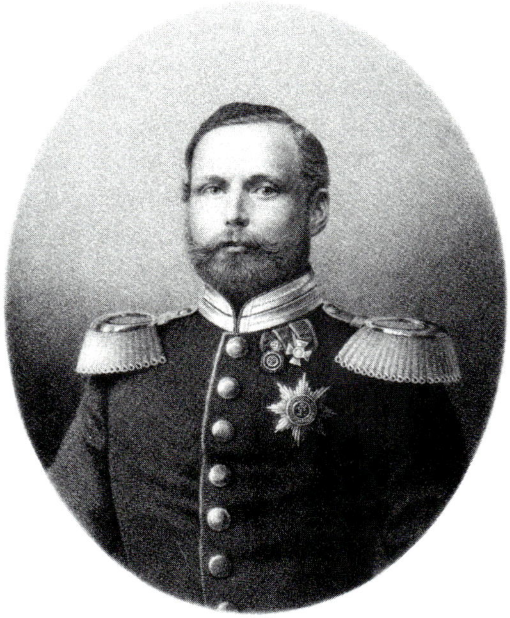

Großherzog
Nikolaus Friedrich Peter von Oldenburg
1853 - 1900

nach W. Graupenstein aus Wilhelm Gilly: "Oldenburg, der Stuhl Petri, das Reich und die anderen Mächte Europas". Oldenburg, Holzberg, 1989

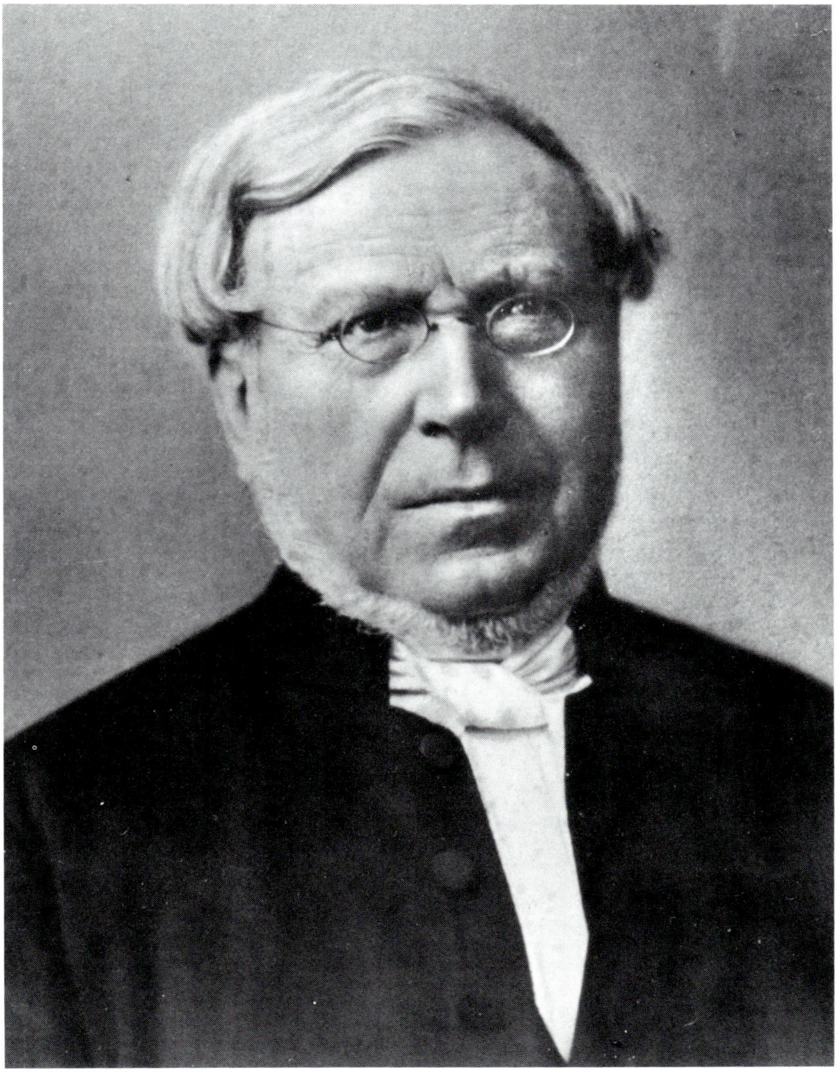

Pastor Johann B. A. Pralle
1824 - 1896
Hauptpastor der Lambertikirche
Gründer des Vereins zur Erbauung
eines Evangelischen Krankenhauses in Oldenburg
Vorsitzender des Verwaltungsrates von 1890 - 1896
Nach einer Photografie in der Lambertikirche

Bürger gründen ein Bürger-Krankenhaus

Es ist erstaunlich, wieviel Mitglieder der Gründungsverein zusammenbrachte, und wieviel Geld er in den ersten Jahren aus kleinen Spenden erhielt, denn größere Stiftungen kamen erst später dazu. Die erste Spendenliste von 1887 reicht von den Beamten der Oldenburger Eisenbahn (473 Goldmark), über die Evangelischen Einwohner Osternburgs (417) und Strückhausens (9) bis zu den Buten-Oldenburgern in Frankfurt (200), Baltimore (100 $) und Milwaukee (30 $). Aus Amerika kamen in den ersten Jahren viele Spenden. Dort waren Stiftungskrankenhäuser üblich, in Deutschland waren sie Ausnahmen. Der Theaterdirektor Dr. Devrient führte sein Lutherfestspiel auf zu Gunsten des Gründervereins. Das brachte 585 Goldmark. Ende 1888 hatte der Gründerverein 34.831 Goldmark zusammen. Es fällt auf, daß der Großherzog nicht unter den Spendern war, während er die gleichzeitig gegründete Idiotenanstalt reichlich bedachte. Es hat sich ein Redekonzept Pastor Pralles erhalten, das die Gegensätze zwischen ihm und dem Hof zeigt. Der Großherzog hatte zu einem Basar seinen Sohn geschickt, den Erbgroßherzog. Die ursprünglich geplante Erwähnung dieses Besuches hat Pralle in seiner Rede wieder gestrichen.

Besonders Basare brachten den Gründern viel Geld. Sie wurden von den Oldenburger Bürgerfrauen veranstaltet. Die Frauen sollten überhaupt wichtig werden für das Evangelische Krankenhaus. Im Peter-Hospital waren von 1841 bis 1854 30% Frauen als Patienten, bis zur Jahrhundertwende lagen dort nie mehr als 35% Frauen in der 3. Klasse. Im Pius-Hospital waren es bis zu 50% und im Evangelischen Krankenhaus zwischen 50 und 60%. In der ersten und zweiten Klasse sogar 75%. "Wir können unsere Frauen doch nicht in das Peter-Hospital schicken", schrieb ein Ehemann. Vor dem ersten Weltkrieg waren die Frauen zwar nicht gleichberechtigt, aber offenbar bevorzugt. Das galt auch für das weibliche Dienstpersonal. Auffallend viele Dienstmädchen fanden sich unter den Patientinnen des Evangelischen Krankenhauses bis 1914. Die Mehrheit der Beschäftigten war seit 1883 zwar versichert. Aber nur die Hälfte der Gesamtkosten der Krankenhäuser waren durch die Pflegesätze gedeckt, in Hamburg 1889 52%. Mußten also zuzahlen. Trotzdem zogen viele wohlhabende Bürger in Oldenburg die Krankenhausbehandlung, sogar des Dienstpersonals, der ambulanten vor. Blieben Defizite, wurden sie bis zum ersten Weltkrieg im Evangelischen Krankenhaus gedeckt durch Spenden. Für minderbemittelte Frauen und Mädchen gab es außerdem Stiftungsbetten. Diese Fonds schrumpften in der Inflation nach dem ersten Weltkrieg, aber erst nach dem zweiten Weltkrieg wurden sie aufgelöst.

Vor hundert Jahren, als in Hamburg das Allgemeine Krankenhaus in Eppendorf und in Oldenburg das Evangelische Krankenhaus gegründet wurden, kamen auf 160 Hamburger und auf 100 Oldenburger je ein Krankenhausbett. Vermutlich, weil es in Hamburg kaum Krankenbetten für das wohlhabende Bürgertum gab. Das ließ sich ambulant behandeln. Die Meinung von Krankenhaus-Historikern wie Prof. Murken, wonach das Bürgertum noch um die Jahrhundertwende nicht in die Krankenhäuser ging, ist sicher zutreffend für Hamburg. Noch 1938 operierte dort Prof. Behr wohlhabende Augenkranke in einem Belegkrankenhaus anstatt in seiner staatlichen Klinik in Eppendorf.

Freie Bürger wollen freie Arztwahl

Das Evangelische Krankenhaus entstand als Stiftungskrankenhaus freier Bürger, die sich von niemandem hereinreden lassen wollten. Das Oldenburger Bürgertum war unzufrieden mit dem Großherzoglichen Peter-Friedrich-Ludwigs Hospital. Ihnen paßte dort die Behandlung nicht. Der Ton der Pfleger, die meist aus dem Militär kamen, wurde in Leserbriefen bemängelt. Auch wollten sie dort von ihren Hausärzten weiter betreut werden, denen sie mehr zutrauten als den staatlichen Ärzten. Damals konnten noch alle Ärzte alle Krankheiten behandeln. Fachärzte gab es erst später. Das Bürgertum bestand also auf freier Arztwahl und wollte ein sachverständiges, höfliches Pflegepersonal, und liberale Pastoren Oldenburgs setzten sich an die Spitze dieser Bewegung.

Im Landtag und in der Presse wurde für die freie Arztwahl gestritten. Die Abgeordneten Tantzen, Jaspers und Hoyer sprachen sich dafür aus. Tantzen sagte in einer ordentlichen Sitzung am 4. Dezember 1890: "Das Land versteht die Regierung nicht, das Peter-Hospital wird den Bedürfnissen der Bürger nicht gerecht." Für die Regierung antwortete der Abgeordnete Ahlhorn, in den großen Krankensälen sei es nicht möglich, mehrere Ärzte praktizieren zu lassen. Darauf entgegnet der Abgeordnete Hoyer, man solle endlich kleinere Zimmer bauen. Aber die Regierung blieb dabei, freie Arztwahl sei anderswo nicht üblich, auch in Oldenburg sei kein Bedürfnis dafür vorhanden.

Beschämend für uns

Es gab noch einen Grund für den Krankenhausstreit. Der lag bei den Katholiken. Es waren nur wenige in der Stadt, aber sie hatten bereits seit 1870 ein Krankenhaus, das Pius-Hospital. Darin wurden 1887 fünfundzwanzig Prozent mehr Patienten behandelt als im viel größeren Peter-Hospital, darunter fast 90% Protestanten. Pralle: "Beschämend für uns". Der Gründung des Pius-Hospitals hatte der Großherzog nichts in den Weg zu legen und nichts in den Weg gelegt. Er war ja nur Bischof der Evangelischen Kirche. Das Pius-Hospital in Oldenburg war 1870 klein angefangen als Ambulanz mit drei Nonnen, ohne Betten. 1885 verzeichnete es 13.210 Pflegetage und eine Verweildauer von 25 Tagen bei freier Arztwahl. Ein erstaunlicher Erfolg. Im Peter-Hospital lagen die Patienten fast doppelt so lange. Des Großherzogs Peter-Hospital war unbeliebt und infolgedessen unwirtschaftlich. Durch die Konkurrenz der Krankenhäuser, bei der es bis heute blieb, wurde hier früh der Zusammenhang sichtbar zwischen Beliebtheit, Bettennutzung und Verweildauer.

"Serenissimus" versuchte das zu ändern. Bis 1881 waren die Verwaltungsleiter Soldaten, meist Feldwebel. Inspektor Weete, den letzten, ließ er ablösen von Diakonissen aus Ludwigslust in Mecklenburg. Sie übernahmen auch die Wirtschaftsführung. Dies besserte den Ruf und damit die Wirtschaftlichkeit. Aber das Entscheidende, die freie Arztwahl, wollte der Großherzog nicht. Er wird darin eine Machtfrage gesehen haben, wie jener Oldenburger Bürger, der in einem Leserbrief 1889 über die Dienstboten-Krankenkasse schrieb: "Ob die Krankheit des Dienstboten Hospital-Aufnahme nötig macht, weiß die Dienstherrschaft selber am besten, und deshalb wird sie dies zu bescheinigen haben und nicht der Arzt, den wir auch noch bezahlen sollen." Freie Ärzte waren den Regierenden immer schon ein Dorn im Auge.

Die feinen Freunde des Großherzogs

Der Großherzog hatte übrigens nicht nur Gegner in der Kirchengemeinde Oldenburg. Der dritte Pfarrer von St. Lamberti Dr. Hans Hubertus Partisch war auf seiner Seite. Bezeichnend für die Gegensätze zwischen Partisch und Pralle war dieser Vorfall: Als Partisch in der Lambertikirche einen Kindergottesdienst abhalten wollte und zuvor die Kirchenglocken läuten ließ, kam es zum Bruch mit Pastor Pralle. Der hielt Kindergottesdienste für eine Ausnutzung von Unmündigkeit. Sie erschienen ihm zu katholisch. Die Kirche bedeutete für ihn etwas Ähnliches wie für Kant die Aufklärung: Der Auszug des Menschen aus selbstverschuldeter Unmündigkeit.

Nach dem erfolgreichen Wechsel des Pflegepersonals im Peter-Hospital zu Mecklenburger Diakonissen aus Ludwigslust, die in der Krankenpflege ausgebildet waren, schlug Partisch die Gründung eines Diakonissen-Mutterhauses in Oldenburg vor. Um die Pastoren der Oldenburgischen Landeskirche für seine Ideen zu gewinnen, gründete er 1889 den "Oldenburgischen Pastoralverband für Landesdiakonie". Es war eine Konkurrenzgründung gegen den General-Predigerverein. Partisch war erfolgreich. Der Pastoralverband hatte nach kurzer Zeit mehr Mitglieder als der General-Predigerverein. Mit Partisch wurde die Erweckungsbewegung des Pietismus in Oldenburg wirksam und damit die Idee der "Inneren Mission". Partisch wandte sich an Pastor Friedrich von Bodelschwingh vom Diakonissenhaus in Bethel, und der hielt 1890 die Predigt für die ersten zwölf Oldenburger Diakonissen in der Lambertikirche.

Pastor Partisch - er war damals achtundzwanzig Jahre alt - hatte 1888 zunächst ein vornehmes Haus in der Gartenstrasse 2 gemietet und zur Oberin seines "Damenstiftes" die Gräfin Ina von Bassewitz gemacht. Für das Damenstift gewann er reiche alte Oldenburgerinnen, die von Diakonissen-Schülerinnen versorgt wurden, wobei sie "Lebensart" lernen sollten. Den alten Damen hatte Partisch Kontakt mit dem Großherzoglichen Hof versprochen. Dazu kam es aber nicht. Sein Plan, die Großherzogin Elisabeth als Schirmherrin zu gewinnen - er bot den Namen "Elisabeth-Schwestern" an - scheiterte auch. Die alten Damen zogen darauf wieder aus. Er gab das Damenstift auf, kaufte 1891 für 35.000 Goldmark die Schultze'sche Villa Ecke Marienstrasse-Steinweg, genau vierzehn Tage nachdem Pastor Pralles Krankenhausverein die anschließenden Grundstücke in der Marienstrasse für das Evangelisches Krankenhaus erworben hatte. Nun sollte man annehmen, der Großherzog sei über die Gründung des Diakonissenheims begeistert gewesen. Er war es nicht. Warum? Die Gründe sind schwer zu durchschauen. Wahrscheinlich war es weniger der Großherzog, der etwas gegen Partisch hatte, als die Großherzogin Elisabeth.

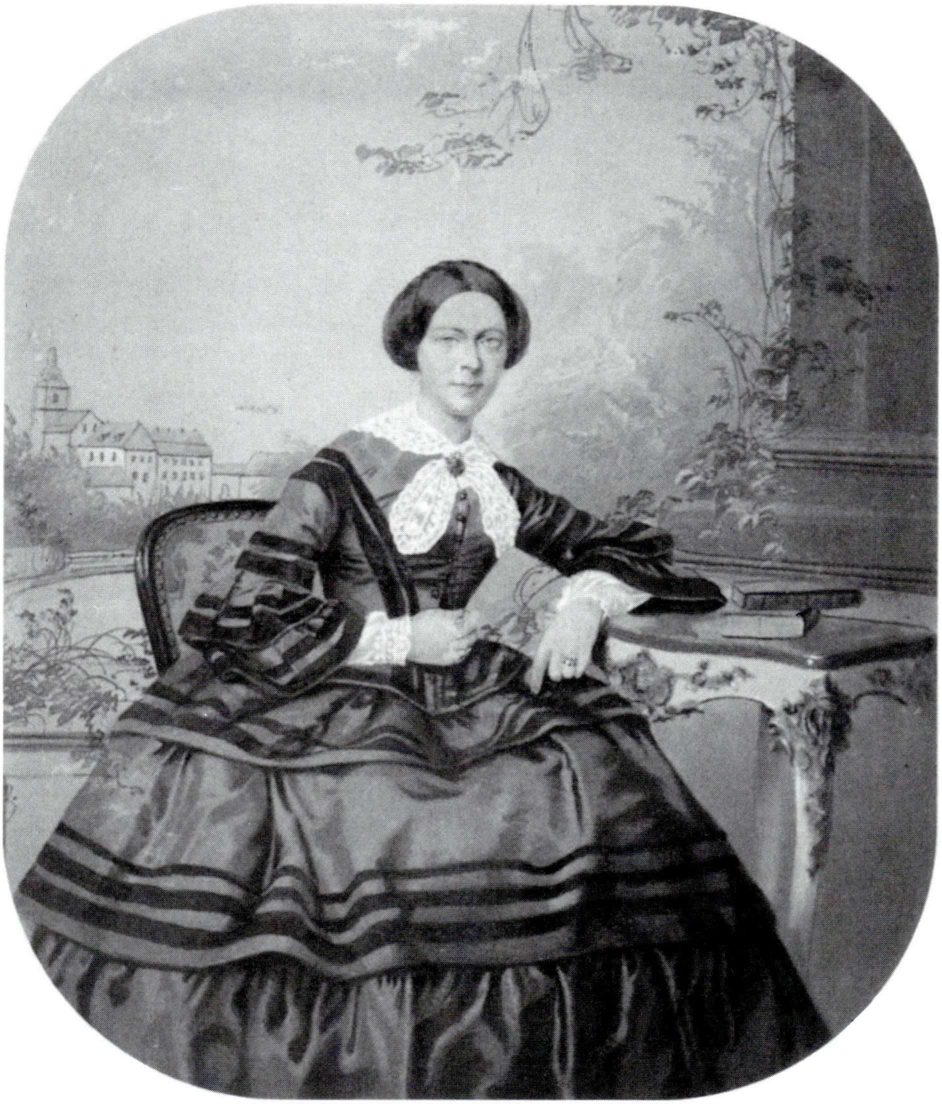

Großherzogin Elisabeth
geb. Prinzessin von Sachsen-Altenburg
1826 - 1896
Gemahlin Nikolaus Friedrich Peters von Oldenburg
Photografie, Abzug auf Salzpapier
aus dem Besitz von Dr. Dr. U. Francksen

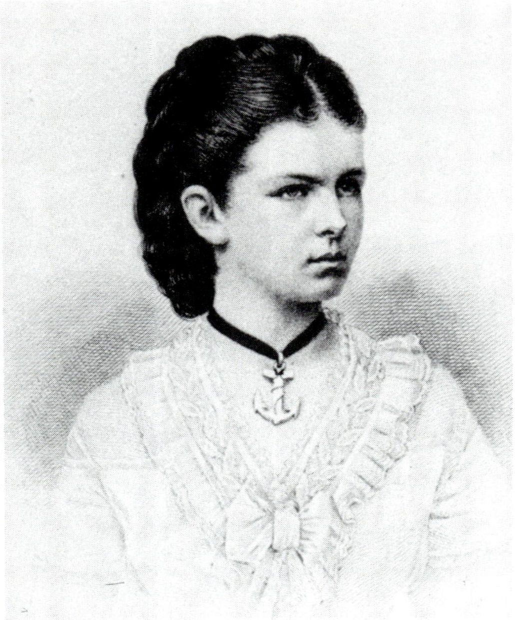

Elisabeth Anna von Preußen
1828 - 1897
Erste Gemahlin Großherzog
Friedrich Augusts von Oldenburg

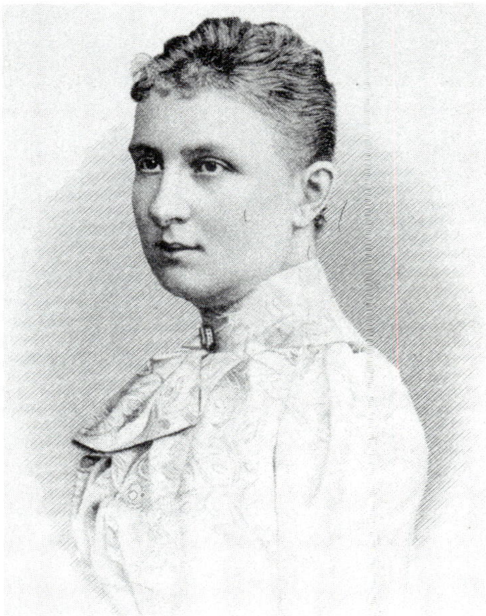

Elisabeth von Mecklenburg
Zweite Gemahlin Großherzog Friedrich Augusts
von Oldenburg

Beide Bilder nach Fotografien aus Wilhelm Gilly:
"Oldenburg, der Stuhl Petri, das Reich und
die andern Mächte Europas" Oldenburg
Holzberg1989

Die drei Elisabeths

Die Großherzogin sei für die Ludwigsluster Diakonissen gewesen, heißt es bis heute. Diese arbeiteten bereits erfolgreich im Peter-Hospital, und die Großherzogin habe in Partischs Oldenburger Diakonissenhaus eine Konkurrenz befürchtet. Das hat sie sicher auch. Der Pastoralverband ließ verlauten, auch Oldenburg sei fähig, ein Diakonissen-Mutterhaus zu gründen. Man sei nicht Mecklenburger Hinterland. Von dort kamen die Ludwigluster Diakonissen, und wie man später meinte, auch die Großherzogin. In Wirklichkeit stammte aber die Großherzogin Elisabeth aus Sachsen-Altenburg. Es gab nämlich noch zwei andere Elisabeths bei Hofe, das waren die beiden Frauen des Erbgroßherzogs Friedrich August, der im Jahre 1900 Großherzog wurde. Die erste - Elisabeth Anna von Preußen - starb 1895. Ein Jahr später heiratete der Erbgroßherzog Elisabeth von Mecklenburg, die Schirmherrin des Elisabethstiftes wurde, als ihre Schwiegermutter Elisabeth 1896 starb. Elisabeth von Mecklenburg kam erst nach Oldenburg, als Pastor Dr. Partisch schon im Zuchthaus saß.

Obwohl nun die Elisabeth von 1891 gar nicht aus Mecklenburg stammte, war sie offenbar doch gegen Partischs Oldenburger und für die Ludwigsluster Diakonissen. Sie gestattete erst 1893 dem Oldenburger Diakonissenhaus ihren Namen zu führen. Da war nämlich Pastor Dr. Partisch wegen Differenzen mit der neuen Oberin Antoinette von Carisien bereits ausgeschieden. Sein Nachfolger wurde Pastor Roth, ein Mann des diakonischen Pastoralverbandes. Wahrscheinlich war die Abneigung der Großherzogin gegen Dr. Partisch persönlicher Art. Sie war es wenigstens, die bei Hofe einen Kompromiß durchsetzte: Die erste Oberschwester des Evangelischen Krankenhauses wurde die Ludwigsluster Diakonisse Helene Freiin von der Goltz, die anderen Diakonissen kamen vom Oldenburger Diakonissenhaus. Daß dieser Kompromiß bereits 1894 scheiterte, ist sicher nicht ihre Schuld.

Die Gegensätze zwischen Roth und seiner Oberin von Carisien auf der einen Seite und Pralle und den Ärzten des Evangelischen Krankenhauses auf der anderen Seite waren unüberbrückbar. Sie setzten sich auch in der Presse fort. Die medizinisch gut ausgebildete Freiin von der Goltz blieb dabei auf der Strecke. Sie vertrat den Vorrang der Medizin bei der Krankenpflege. Als sie ging, kündigte Pastor Pralle auch den Oldenburger Diakonissen und holte statt ihrer Diakonissen aus dem Clementinenstift in Hannover. In der oldenburgischen Kirchengeschichte von Harms werden diese Vorgänge erklärt mit der "sturen Art von Pastor Pralle, dem die schlichte Art seines Kollegen Roth nicht lag". Wir werden noch hierauf zurückkommen, denn es haben sich persönliche Briefe der beiden gefunden, die andere Gründe nahelegen.

Pastor Pralle kämpfte über ein Jahr dafür, den Verein zur Erbauung des Evangelischen Krankenhauses zu einer juristischen Person zu machen. Am 14. August 1890 war dies erreicht und wurde im Oldenburger Gesetzblatt veröffentlicht.

Gesetzblatt

für das

Herzogthum Oldenburg.

XXIX. Band. (Ausgegeben den 24. August 1890.) 36. Stück.

№ 72.

Bekanntmachung des Staatsministeriums, betreffend die Verleihung juristischer Persönlichkeit an die evangelische Krankenhausstiftung in Oldenburg.

Oldenburg, 1890, August 14.

Das Staatsministerium bringt hierdurch zur öffentlichen Kunde, daß Seine Königliche Hoheit der Großherzog geruht haben, der evangelischen Krankenhausstiftung in Oldenburg, welche durch einen aus 15 Mitgliedern evangelischer Confession bestehenden Verwaltungsrath und einen aus 5 Mitgliedern bestehenden Vorstand verwaltet und durch den Vorsitzenden des Vorstandes bezw. den Stellvertreter des Vorsitzenden nach Außen vertreten wird, auf Grund der vorgelegten Statuten die Rechte einer juristischen Person zu ertheilen.

Oldenburg, 1890, August 14.

Staatsministerium.

Departement des Innern.

Jansen.

Düvelius.

Vorher hatte es drei Jahre gedauert, von 1886 bis 1889, bis die Gründer 40.000 Goldmark zusammenhatten. Dann kam 1889 das Sammlungsverbot, das der Kirche vom Großherzoglichen Staatsministerium auferlegt wurde. Ebendies führte zur Gründung des Vereins. Zu diesem Verbot führte sicher auch die Polemik der Gründer gegen die katholischen Kirche. Sie war dem Großherzog ein Dorn im Auge. Er war auf friedliche Beziehungen zwischen den Konfessionen im Großherzogtum bedacht.

In einer öffentlichen Erklärung des Vereins hieß es im Juni 1889: "Seit einer Reihe von Jahren ist es in unserer Stadt als ein Bedürfnis hervorgetreten, ein Krankenhaus zu besitzen, das einerseits mit allen technischen Hülfsmitteln der Neuzeit ausgerüstet und andererseits allen Ärzten zugänglich ist. Nicht ohne Beschämung haben wir es erleben müssen, daß dies Bedürfnis in unserer zu Neunzehnteln protestantischen Stadt zuerst von Katholiken erkannt und befriedigt worden ist. Das zur Herstellung des Pius-Hospitals erforderliche Capital kann nur zu einem verschwindend kleinen Theil in unserer Stadt aufgebracht worden sein, so daß ohne weiteres angenommen werden muß, daß mit der Erbauung nicht Zwecke menschlicher Wohltätigkeit, sondern katholisch-konfessionelle Zwecke verfolgt werden. Es leuchtet ein, daß das Pius-Hospital Propaganda für die katholische Kirche machen soll."

Schon Anfang 1888 hatte Pastor Pralle den Bremer Domprediger Dr. Schramm zu einem Vortrag in Habel´s Hotel eingeladen. Zu diesem Vortrag kamen die Oldenburger so zahlreich, daß die Sitzplätze nicht ausreichten. Der Eintrittspreis war für das Evangelische Krankenhaus bestimmt. Dr. Schramm sagte, es sei kein Wunder, daß die Menschen die Pflege von katholischen Schwestern vorzögen, denn sie seien beseelt von nachahmenswerter Aufopferung. Aber bei Katholiken geschähe dergleichen, um sich einen Platz im Himmel zu erwerben. Die Kranken seien nur Mittel zu diesem Zweck. Die Kirche nutze dies aus, um möglichst viele Anhänger unter den Patienten zu gewinnen. Dies war noch die gleiche Stimmungslage des liberalen Bürgertums von 1848, als der Abgeordnete von Lindern sagte: "Die protestantische Kirche Oldenburgs strebt nicht danach, das Volk zu knechten, denn sie ist nicht auf der Welt, um zu herrschen, sondern um zu dienen." Dagegen sei die katholische Kirche (Abgeordneter Lindemann): "Ein Staat im Staate, der seinen Grund hat nicht nur außerhalb Oldenburgs, sondern sogar außerhalb des Deutschen Volkes."

Public Relations des Krankenhaus-Vereins

Der Großherzog war über diese neuerlichen Töne verärgert, aber er konnte Pastor Pralle nicht einfach absetzen. Er ließ daher auf Rat seines Staatsministers Jansen das kirchliche Sammlungsverbot für das Evangelisches Krankenhaus erlassen. Dies aber beantwortete Pralle mit der Gründung des Vereins. In dessen Verwaltungsrat gab es nun neben Pralle als Vorsitzenden nur noch drei Pastoren. Die anderen elf Bürger waren drei Fabrikbesitzer, drei Lehrer, ein Kaufmann, ein Landwirt, ein Buchhalter, ein Jurist und ein Architekt. Merkwürdigerweise war kein Arzt im Verwaltungsrat, obwohl man annehmen sollte, sie seien an einem Krankenhaus mit freier Arztwahl interessiert gewesen. Das könnte daran gelegen haben, daß ihre Honorare für ambulante und stationäre Behandlung bis zur Jahrhundertwende etwa gleich waren.

Mit dieser Vereinsgründung hatte der Großherzog und sein Oberkirchenrat zwar den direkten Einfluß auf das Evangelische Krankenhaus verloren. Vielleicht wollten sie dies in Kauf nehmen, denn sie wußten, daß man mit 40.000 Goldmark kein Krankenhaus bauen konnte und rechneten damit, daß der Verein ohne kirchliche Sammlungen die benötigte dreifache Summe nicht zustande bringen würde. Das aber war eine Fehlrechnung. Schon nach einem Jahr besaß der Krankenhaus-Verein über 100.000 Goldmark. Er hatte sofort mit einer in dieser Zeit noch ungewöhnlichen Öffentlichkeitsarbeit begonnen. Basare, Radfahrvereine, Kegelklubs, das Theater wurden eingespannt. Der Verein veröffentlichte Zeitungsanzeigen, in denen sich Oldenburger Bürger namentlich für den Verein einsetzten. Einmal waren es zweiundsechzig Ehefrauen, die mit den Titeln ihrer Männer- vom General bis zum Buchhändler- für den Verein zur Erbauung des Evangelischen Krankenhauses warben. Es waren die angesehensten Bürger der Stadt. Der Adel war nicht darunter.

Über alle Veranstaltungen wurde in den Zeitungen berichtet: Gesellschaftsabende, Symphoniekonzerte, Circusveranstaltungen, Feuerwerke. Je größer die Anzeige, umso größer war anschließend der redaktionelle Bericht darüber. Manche Anzeigen endeten: "Das Evangelische Krankenhaus wird und muß kommen! Jeder Lutheraner tue seine Schuldigkeit!" Im Jahre 1889 und 1890 zählte der Krankenhaus-Verein zu den besten Anzeigen-Kunden der größten Zeitung Oldenburgs, den "Nachrichten für Stadt und Land". Die Berichte der Zeitung waren meist positiv. Nur einmal hieß es: "Die Zahl der Anwesenden hätte etwas größer sein können."

Zum Besten des

Evangelischen Krankenhauses

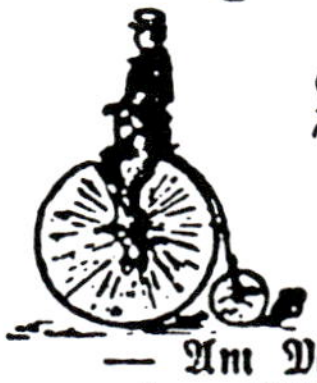

Oldenb. Radfahrverein von 1886

— Am Mittwoch Abend veranstaltete in den Räu-
men des Schützenhofs zum „Ziegelhof" der „Olden-
burger Radfahrer-Verein von 1886" zum Besten des
Ev. Krankenhauses das mehrfach bekannt gegebene
Kunst- und Quadrille-Fahren. Die einzelnen Touren
wurden auch diesmal mit der bekannten Eleganz
und Sicherheit gefahren. Die prachtvollen Vereins-
Costüme fanden ungetheilten Beifall der Zuschauer.
Als Kunstfahrer trat Herr Meenen, z. Z. in Hannover,
welcher früher Mitglied des Vereins war, auf und
wurde abseitig mit dem lebhaftesten Beifall begrüßt.
Leider war die Zahl der Anwesenden nur eine verhält-
nißmäßig kleine; es waren reichlich 100 Personen er-
schienen, die höheren Stände waren am meisten ver-
treten. Im Interesse des guten Zweckes ist die recht
mäßige Betheiligung des Publikums zu bedauern, aber
die überhäufte Inanspruchnahme in der letzten Zeit
läßt die Spannkraft naturgemäß doch etwas sinken.

Einmal wurde ein kritischer Leserbrief abgedruckt: "Einsender dieser Zeilen erwähnt zunächst, daß er ein Freund des Evangelischen Krankenhaus-Vereins ist. Umso mehr thut es ihm leid, daß man zu der Veranstaltung eines dreitägigen Preiskegeln aufruft. Dies Mittel ist der großen Sache nicht würdig! Wir meinen, daß es vom Standpunkt der Volkswohlfahrt betrachtet, nicht zu rechtfertigen ist, daß ein solcher Verein seine Zwecke mit Mitteln erreichen will, welche die große Masse des Volkes in seiner ohnehin schon großen Vergnügungssucht bestärkt." Zum Glück für das Evangelische Krankenhaus brachte dieses "Eingesandt" die Oldenburger Kegler in Harnisch. Ihre Antwort enthob den Krankenhaus-Verein einer Stellungnahme. Natürlich war die Sache Stadtgespräch.

Jan un Hinnerk
in'n Unions-Bazar.

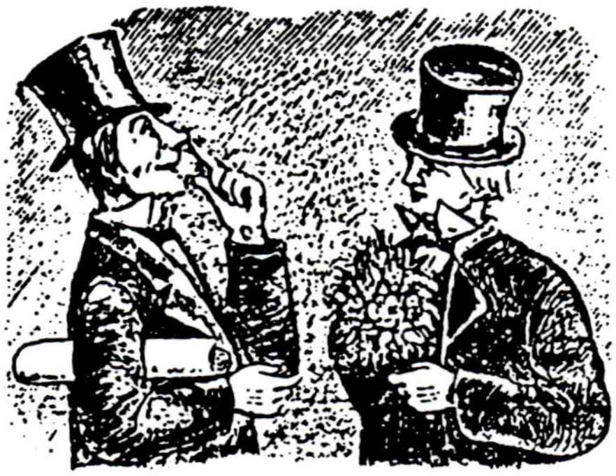

Hinnerk. Dit mot de „Union" wesen, wor de Bazar för't evangelische Krankenhus in afholen ward, anners gungen hier woll nich so väl Lü henin. Lat us ok man is henupstiegen.

Umfang, Phantasie und finanzieller Einsatz dieser Öffentlichkeitsarbeit ist nur vergleichbar mit den Anzeigen der - meist jüdischen - Textilgeschäfte Oldenburgs und der damaligen Heilmittel-Werbung, deren Raffinesse bis heute unübertroffen ist. Diese Öffentlichkeitsarbeit lohnte sich. Ein Jahr nach der Gründung des Vereins und noch vor der Anerkennung durch die Regierung suchte Pastor Pralle Bauplätze. Er ließ die Oldenburger daran teilnehmen. In Zeitungsartikeln berichtete er von den Angeboten. Da gab es zunächst die Klävemannsche Besitzung am Stau. Darum bewarb sich auch der Versicherungsdirektor Fortmann. Sicher wußten nur wenige Leser, daß Fortmann Mitglied des Verwaltungsrats des Evangelischen Krankenhauses war. Das Grundstück sollte 110.000 Goldmark kosten. Ärzte prüften das dortige Trinkwasser, es enthielt weder Ammoniak noch Salpeter. Der Baugrund wurde untersucht, auch er war geeignet. Aber die Hälfte der Vereinsmitglieder war gegen den Kauf, weil er das gesamte angesammelte Kapital verschlungen hätte. Man wollte das Krankenhaus so schnell wie möglich.

Pralle gegen Großherzog

Da machte Pralle der Regierung den Vorschlag: Gebt uns einen Flügel des Peter-Hospitals, dann verzichten wir auf den Kauf. Vor Gründung des Vereins war Pralle noch mit der freien Arztwahl im Peter-Hospital zufrieden gewesen. Die Regierung lehnte ab, gestand aber jetzt für das Peter-Hospital freie Arztwahl in der 1. und 2. Klasse zu. Das war zu wenig und zu spät. Pralle schlug Häuser in der Lindenstrasse vor. Sie waren im Besitz des Lokomotivführers Schmidt und des Wachtmeisters Geisler. Der Preis hätte einen zusätzlichen Umbau ermöglicht. Schließlich genehmigte der Verein den Kauf der drei Häuser Lehmkuhl, Meyer und Steenken an der Marienstrasse. Sie kosteten nur 47.500 Goldmark, und der Verein entschloß sich, die Häuser abzureißen und einen Neubau zu riskieren. Rasch griff dort auch Pastor Partisch zu und kaufte das Eckhaus, die Schultze´sche Villa, für sein Diakonissenstift. Pastor Pralle hatte gewonnen. Daß neben ihm der Diakonissenhaus-Verein saß, mußte er hinnehmen. Er merkte zu spät, daß damit der Großherzog und hinter ihm der Diakonische Pastoralverband ihren Fuß in der Tür des Evangelisches Krankenhauses hatten. Dies wurde sichtbar, als am 23. Mai 1893 die ersten einunddreißig Kranken in den Neubau aufgenommen wurden. Zur gleichen Zeit gaben die Ludwigsluster das Peter-Friedrich-Ludwigs Hospital auf und Partisch´s Oldenburger Diakonissen zogen dort ein.

Die Anderen

Am Ende der Darstellung der Gründungszeit des Evangelischen Krankenhauses soll über die Krankenhäuser des Großherzogtums Oldenburg berichtet werden, die es zu Beginn dieser Gründungszeit gab. Es waren neunzehn, davon fünf staatliche: Das Peter-Hospital, die Irrenanstalten in Wehnen und Blankenburg sowie das Militärlazarett und in Jever das Sophienstift. Die Irrenanstalt Holzkamp und das Hospital in Brake waren Privatanstalten. Die anderen Krankenhäuser wurden konfessionell geleitet, zehn davon katholisch. Zwei hatten Diakonissen als Schwestern, das staatliche Peter-Hospital in Oldenburg und das Sophienhospital in Jever.

Die Krankenhäuser stehen hier in der Reihenfolge ihrer Gründungsjahre. Die Angaben in Klammern beziehen sich auf das Jahr 1881:

Peter-Friedrich-Ludwigs Hospital 1841 (130 Betten, 1.143 Kranke 31.669 Pflegetage, 1,50 Mark Tagespreis, 28 Tage Liegezeit, Leitung: Medizinalrat Dr. Lüken, ein Assistenzarzt, fünf Diakonissen, zwei Wärter).

Hospital in Vechta 1851 (35 Betten, 115 Kranke, 8.095 Pflegetage, 0,60 Mark Tagespreis, 70 Tage Liegezeit, kein Hausarzt, fünf Barmherzige Schwestern).

St. Anna-Stift in Dinklage 1852 (18 Betten, 58 Kranke, 2.883 Pflegetage, 0,60 Mark Tagespreis, 50 Tage Liegezeit, kein Hausarzt, vier Barmherzige Schwestern).

St. Franziskus-Krankenhaus zu Lohne 1856 (30 Betten, 55 Kranke, 3 356 Pflegetage, 61 Tage Liegezeit, kein Hausarzt. Unter den 55 Kranken waren 1881 fünfehn Sieche und siebzehn Bauchthyphus-Patienten).

Elisabeth-Stift in Damme 1860 (30 Betten, 54 Kranke, 5.289 Pflegetage, 0.65 Mark Tagespreis, 98 Tage Liegezeit, kein Hausarzt)

Joseph-Stift in Cloppenburg 1863 (34 Betten, ein Privatzimmer, 196 Kranke, 10.064 Pflegetage, 51 Tage Liegezeit, kein Hausarzt).

St. Anna-Stift in Löningen 1864 (24 Betten, 84 Kranke, kein Hausarzt).

Sophien-Stift in Jever 1864 (100 Betten, 470 Kranke, 20.068 Pflegetage, 43 Tage Liegezeit, 0.95 Mark Tagespreis, ein Hausarzt, fünf Diakonissen, ein Wärter, Privat-

zimmer mit freier Arztwahl).
Marienhospital in Friesoythe (24 Betten, 62 Kranke, 5.082 Pflegetage, 86 Tage Liegezeit, 0.73 Mark Tagespreis, kein Hausarzt, Barmherzige Schwestern).

Johanneum in Varel 1870 (24 Betten, 229 Kranke, 6.353 Pflegetage, 28 Tage Liegezeit, ein Hausarzt, freie Arztwahl).

Pius-Hospital in Oldenburg 1871, zunächst als Ambulatorium ohne Betten, 1879 Erweiterung: (42 Betten, in vierzehn Zimmern, sieben davon Einbett-Privatzimmer, Mehrbett-Zimmer haben sechs Betten, 468 Kranke, 11.545 Pflegetage, 25 Tage Liegezeit, 1.25 Mark Tagespreis, freie Arztwahl, zehn Barmherzige Schwestern).

Elisabeth-Kinderkrankenhaus in Oldenburg 1874 (40 Betten, 80 Kranke, 9.091 Pflegetage, 113 Tage Liegezeit, 1.20 Tagespreis, für Unbemittelte die Hälfte, ein Hausarzt, drei Diakonissen).

Johanneum in Wildeshausen 1875 (53 Kranke, 3.403 Pflegetage, 64 Tage Liegezeit, 0.60 bis 0.75 Mark Tagespreis, ein Hausarzt).

Peter-Elisabeth-Krankenhaus in Delmenhorst 1879 in Pavillon-Bauweise (25 Betten, 123 Kranke, 3.601 Pflegetage, 29 Tage Liegezeit, 1.25 Mark Tagespreis, ein Arzt, der auch im Vorstand ist, eine Diakonisse. In Privatzimmern freie Arztwahl.)

St. Bernhard-Hospital in Brake, eine Privatanstalt, die von einem Geistlichen gegründet wurde 1880. (15 Betten, 5 Einzelzimmer, 148 Kranke, 2.253 Pflegetage, 15 Tage Liegezeit, 1.20 Mark Tagespreis, Barmherzige Schwestern, freie Arztwahl).

Preußisches Garnison-Lazarett in Oldenburg, 1881 getrennt vom Peter-Hospital (130 Betten).

Von den Irrenanstalten soll nur Wehnen erwähnt werden, das von 1885 bis 1887 durchschnittlich 99 Kranke hatte, von denen 43% auf eigene Kosten verpflegt wurden, 51% aus Armenmitteln und 6% durch Stiftungsfonds.

Hausärzte, die heutigen "Ärztlichen Direktoren", gab es also in sechs von fünfzehn Krankenhäusern. In den neun anderen holten die Schwestern einen Arzt, wenn sie es für geboten hielten. Von den fünfzehn Krankenhäusern hatten vier Ärzte im Leitungsgremium. In vier von sechs Häusern mit Hausärzten konnten auch andere Ärzte behandeln. In drei Krankenhäusern gab es für alle Patienten freie Arztwahl: Im Pius-Hospital in Oldenburg, im St. Bernhards-Hospital in Brake und im Johanneum in Varel. Keines der fünzehn Krankenhäuser des Großherzogtums hatte sowohl einen Hausarzt als auch freie Arztwahl. Dies kam erst mit dem Evangelischen Krankenhaus in Oldenburg.

Bezahlte Verwaltungen hatten nur die drei staatlichen Häuser, in den anderen waren sie ehrenamtlich. Die Pflegesätze in den konfessionellen Häusern lagen meist unter den Selbstkosten. Defizite wurden durch Spenden gedeckt. Die Armenverwaltungen nutzten gern die niedrigen Tagespreise aus und überwiesen diesen Krankenhäusern die ihnen unterstehenden Siechen. Dies erklärt die langen Liegezeiten vieler Krankenhäuser auf dem Lande. Für die Siechen - wir sagen heute Pflegefälle - waren eigentlich die Armenhäuser zuständig. Die Trennung der Armen und der Siechen von den Kranken und damit die Trennung von Pflegeheimen und Krankenhäusern zog sich das ganze neunzehnte Jahrhundert hin. Das Problem ist bis heute nicht vollständig gelöst. An den hohen Liegezeiten der damaligen Krankenhäuser auf dem Land, in denen meist Hausärzte fehlten, sieht man die Mischformen zwischen Pflegeheim und Krankenhaus.

Zeit ist Geld für den Bürger

Vergleicht man die fünf Krankenhäuser des Großherzogtums Oldenburg, welche vor Gründung des Evangelischen Krankenhauses die längsten Liegezeiten hatten (Lohne 61 Tage, Vechta 70, Friesoythe 86, Elisabeth-Kinderkrankenhaus 113) mit denen, welche die kürzesten aufwiesen (Brake 15 Tage, Pius-Hospital in Oldenburg und Peter-Elisabeth-Krankenhaus in Delmenhorst je 25, Johanneum in Varel und Peter-Hospital in Oldenburg 28), dann unterscheiden sie sich durch das Vorhandensein oder Fehlen von Hausärzten und freier Arztwahl. Je mehr Ärzte ein Krankenhaus hatte, desto mehr Patienten wurden dort behandelt, und desto höher war der Tagespreis. So wurden 1881 im St.Bernhard-Hospital Brake fast dreimal so viel Patienten behandelt wie im Elisabeth-Stift in Damme, das doppelt so viel Betten hatte. Dabei war die Belegung der Betten etwa gleich, die Wirtschaftlichkeit also kaum unterschiedlich. Aber in Damme lagen die Patienten durchschnittlich 98 Tage, in Brake nur 15 Tage. Dagegen brauchten sie in Damme nur 0.60 Mark am Tag zu zahlen, in Brake 1.20 Mark, zuzüglich der Arztkosten, die in Damme selten entstanden. Doch die wohlhabenderen Bürger wollten rasch gesund werden, Zeit war für sie Geld. Sie kostete der Krankenhaus-Aufenthalt in Damme durchschnittlich 588 Goldmark. Im St.Bernhard-Hospital in Brake zahlten sie nur 180 Goldmark und lagen auch noch meistens in Einzelzimmern. In Damme lagen sie 83 Tage länger als in Brake. Natürlich ist dies kein realistischer, sondern ein extremer Vergleich.

Diese Pflege kann ich keinem Dienstmädchen zumuten

Realistischer ist der Vergleich zwischen dem staatlichen Peter-Hospital in Oldenburg und dem privaten St. Bernhard-Hospital in Brake. Nehmen wir einmal an, unsere Bürger von 1881 hätte es nicht gestört, im Peter-Hospital von fremden Ärzten behandelt zu werden, weil es dort keine freie Arztwahl gab, dann mußte er aber dort mehr bezahlen, nämlich 420 Goldmark, fast dreimal soviel wie in Brake. Aber ein Patient aus Oldenburg ging sicher nicht nach Brake, sondern in das Pius-Hospital, und dort zahlte er nur 313 Goldmark für seinen Krankenhaus-Aufenthalt. Natürlich mußte er dazu noch den Arzt seiner Wahl bezahlen und wird dann etwa auf die gleiche Summe gekommen sein wie im Peter-Hospital. Aber es kam unserem Bürger von 1881 eben darauf an, daß er sich seinen Arzt wählen konnte und daß er nicht so lange im Krankenhaus lag. Im Peter-Hospital lag er durchschnittlich drei Tage länger als im Pius-Hospital. Wichtig war ihm auch die sachverständige Pflege und ein freundlicher Ton. So hieß es in einem Leserbrief: "Diese Pflege kann ich nicht einmal meinem Dienstmädchen zumuten."

In Hamburg zum Beispiel wurden die konfessionellen Schwestern grundsätzlich abgelehnt, weil der liberale Stadtstaat Staat und Kirche strikt getrennt hielt. Dabei war es den meisten Ärzten schon klar, daß die Diakonissen durch die Pflege, die sie mit den Kenntnissen der damaligen Medizin verbanden, die moderne Medizin in den Krankenhäusern erst ermöglichten. Es ist interessant, daß Prof. Curschmann, der Gründer des Allgemeinen Krankenhauses Hamburg-Eppendorf noch 1884 der Meinung war, das Pflegepersonal müsse aus dem dienenden Stand kommen wegen der erforderlichen Kraft und Anspruchslosigkeit, eine medizinische Vorbildung brauche es nicht. Bei der Cholera-Epidemie 1892 mußte sein Nachfolger dann doch ausgebildete konfessionelle Schwestern von auswärts holen, da seine Wärter und Wärterinnen fast alle erkrankten. Von den herbeigeholten Diakonissen erkrankten nur sieben, drei starben. In Oldenburg gab es solche Vorurteile nicht, weil Staat und Kirche hier nicht so streng getrennt waren.

Zwei Ärzte verlassen das sinkende Schiff

Den Querschnitt durch das "Hospitalwesen des Großherzogtums Oldenburg im Jahre 1881" verdanken wir übrigens dem damaligen Leiter des Peter-Hospitals Medizinalrat Dr. Ritter. Er prüfte und verglich das Großherzogtum mit der Landdrostei Stade. Dort fand er auf 1.649 Einwohner, in Oldenburg auf 416 ein Hospitalbett. Er kritisierte die mangelhafte Trennung von Siechen und Kranken und die Hygiene. Nirgends gab es Wassertoiletten. Fäkalien und Abfälle wurden in Tonnen gesammelt und in krankenhausnahe Gruben geschüttet. Beim Pius-Hospital lobte er, daß die Abwässer in den nahen Flußlauf der Haaren geleitet wurden. In seinem Bericht an das Großherzogliche Staatsministerium schrieb Dr. Ritter: "Freie Arztwahl steht, wie bekannt, im Widerspruch mit dem bei uns in Deutschland vorzugsweise eingehaltenen Verfahren." Er fügte hinzu, daß es in England und in Amerika freie staatsunabhängige Krankenhäuser gäbe mit einem Hausarzt, freier Arztwahl, einem Verwaltungsrat aus Stiftern und einem Präsidenten an der Spitze.

Daß das englisch-amerikanische Stiftungskrankenhaus in Norddeutschland gut bekannt war, zeigt eine Zeitungsnotiz von 1889 aus Vegesack an der Unterweser: "Die Befürchtung, mit dem Krankenhause, welches Herr Wilhelm Hartmann aus London, von hier gebürtig, der Stadt geschenkt, werde derselben eine Last aufgehalst, ist durch die Erfahrungen der städtischen Verwaltung beseitigt. Freilich hat die Anstalt sich noch nicht allein unterhalten können, aber das veranschlagte Defizit für das neue Jahr, 2.000 Mark, bei 8.000 Mark Ausgaben und 6.000 Mark Einnahmen ist durch milde Gaben, Geschenke und Stiftungen gedeckt, sodaß die Stadtkasse nicht in Anspruch genommen wird. Die Allgemeinnützigkeit der Anstalt hat sich nach allen Seiten hin schon herausgestellt und in dankbarer Erinnerung an den hochherzigen Geschenkgeber hat man es "Hartmann´s Krankenstift" getauft.

Der Großherzog und sein Staatsminister Jansen werden über die Erwähnung der Stiftungs-Krankenhäuser durch Dr. Ritter nicht gerade erfreut gewesen sein. Sie merkten es sich und entschieden bei einem späteren Streit Dr. Ritters mit der Diakonissen-Oberschwester Pauline für Pauline und gegen Dr. Ritter, der gehen mußte. Medizinalrat Dr. Ritter wurde der erste Belegarzt des Evangelischen Krankenhauses. Der erste Hausarzt war Generalarzt Dr. Müller, ebenfalls ein entlassener Chefarzt des Peter-Friedrich-Ludwigs Hospitals.

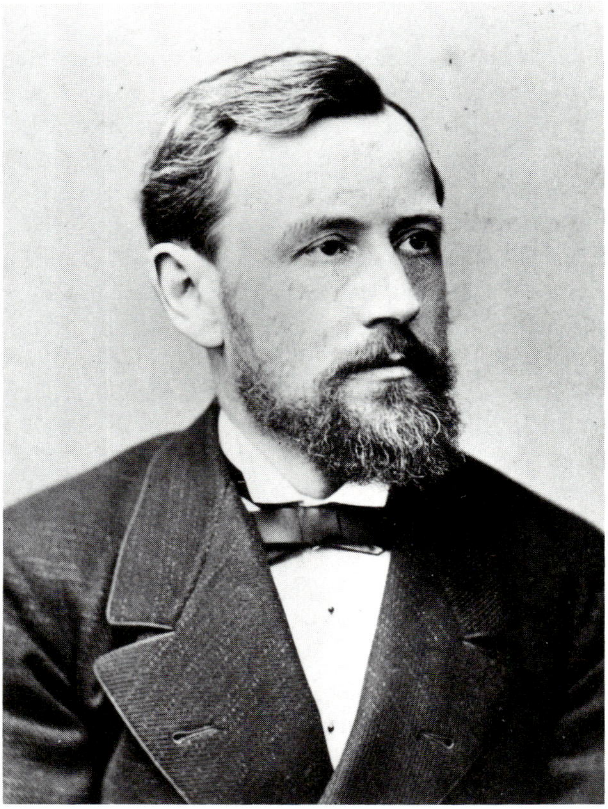

Dr. Friedrich Albrecht Ritter
Medizinalrat geb. 1841
in Göttingen
Leitender Arzt des Peter-Friedrich-Ludwigs
Hospitals, danach erster Belegarzt
des Evangelischen Krankenhauses

Aus der Sammlung Steenken

Kinderjahre bis 1900

Ein Luxusspital

Die Kinderjahre des Evangelischen Krankenhauses, die bis zur Jahrhundertwende dauerten, begannen mit dem Diakonissenstreit. Der bahnte sich schon in der Gründerzeit an und war eine ziemlich betrübliche Geschichte. Er gehörte zu den Kinderkrankheiten des Evangelischen Krankenhauses. Danach soll von den Stiftern erzählt werden und dann von den Ärzten. Von Beginn an waren vierzehn Belegärzte und ein "Hausarzt" - Chefarzt oder Ärztlicher Direktor würde man heute sagen - am Evangelischen Krankenhaus tätig. Hauptthema sind schließlich die Patienten und ihre Krankheiten. Dabei soll es auch um ihr Geld gehen, von dem sie gesund zu werden hofften, und von dem ein Krankenhaus lebt, jedenfalls denken das alle Verwaltungen. Keinen guten Verwaltungsleiter kann man davon überzeugen, daß Krankenhäuser nicht vom Gelde allein leben. Alle Ärzte sind dagegen überzeugt, Krankenhäuser seien Ärztehäuser, und alle Schwestern meinen, sie müßten ständig wieder gutmachen, was Geld und Ärzte angerichtet haben. Wie nun ein Krankenhaus trotzdem funktioniert, ohne einen lieben Gott als Direktor zu haben, das ist schon eine spannende Geschichte.

Das Evangelische Krankenhaus war bei seiner Konzeption das, was man damals ein "Luxusspital" nannte. Es gab 1890 eine Kontroverse zwischen Wien und Berlin um einen Aufsatz des großen Chirurgen Billroth in der Wiener Klinischen Wochenschrift gegen "Luxusspitäler". Der fand in vielen Zeitungen ein Echo, auch in Oldenburg. Hier wurde das so verstanden: Billroth stand auf der Seite des Peter-Friedrich-Ludwigs Hospitals, das Evangelische Krankenhaus als Luxusspital auf der anderen. Billroth fand, die Krankenhäuser seien viel zu kostspielig für die Bedürfnisse der Menge: "Für einen Mann und eine Frau aus dem Volke ist es schon eine himmlische Wohltat, wenn sie im Winter ein gutes Bett und ein warmes Zimmer in einem Saal haben und auch noch von anderen bedient werden. Allein zu liegen, macht unglücklich. Darin sind alle Menschen gleich im Salon oder im Spital. Das Leben des Volkes ist so langweilig, daß jede Unterhaltung mit Begeisterung aufgenommen wird. Da wird einer zur Operation herausgetragen, da wird einer nach der Operation noch halb in Narkose zurückgebracht - alles Unterhaltung. Da wird eine spanische Wand aufgestellt: Schade, Sterbende zu sehen macht Gruseln. Ja, nennt das wie Ihr wollt! Nennt es roh! Aber es ist nun einmal so - Unterhaltung. Ihr mit Euren Luxusspitälern kennt die Menschen nicht."

In der Nationalzeitung antwortete ein Berliner Arzt: "Wer als Arzt das niedere Volk kennt, wird nicht überrascht sein, welch feine Regungen in den Tiefen dieser Seelen blühen. Ich hege große Verehrung für den Wiener Meister, aber wenn er so spricht, höre ich nur den Chirurgen und nicht den Arzt. Wir Berliner Ärzte sind nicht der Meinung, daß unsere Krankenhäuser zu luxuriös sind, im Gegentheil. Kommt nicht in das Spital auch der Herzleidende, der Maler, den die Bleifarbe vergiftete, der Kohlenarbeiter, den der eingeatmete Staub krank machte. Nur die wenigsten von ihnen können geheilt werden, aber ein großer Teil kann der Familie zurückgegeben werden, gebessert und zu leichter Arbeit fähig, so daß sie der Armenpflege nicht zur Last fallen. Dazu brauchen wir den ganzen Luxus, den wir einem solchen Kranken durch Pflege und Behandlung bieten können."

Für uns heute ist es merkwürdig, daß bei der Kontroverse über Luxusspitäler nicht Krankenhäuser für Reiche gemeint waren. Die Wohlhabenden hatten sich allerdings bald für die "Luxusspitäler" entschieden, auch wenn sie teurer waren. Weil aber die Liegezeit dort kürzer war, glich sich das aus, auch dann noch, wenn sie den Arzt ihrer Wahl selber bezahlen mußten. Ihre Rechnung hieß: Zeit ist Geld. Bei Billroth lag man länger als im Evangelischen Krankenhaus. Andererseits hatte man dort vielleicht mehr Unterhaltung. Billroth selber hätte als Patient wohl das Evangelische Krankenhaus vorgezogen. Damals hat ihm übrigens niemand eine solche Frage gestellt. Schade, denn er hätte sicher geantwortet: Billroth geht in das Krankenhaus, in dem er von Billroth operiert wird. Er hätte also für sich die freie Arztwahl verlangt.

Bei der Grundsteinlegung des Evangelischen Krankenhauses am 17. August 1892 sagte einer der Gründer, der Ratsherr Propping: "Was bei aller Krankenpflege von hervorragender Bedeutung ist, die freie Arztwahl des behandelnden Arztes, soll hier den Patienten nützen. Warum dann aber der Name "Evangelisches Krankenhaus"? Ganz einfach: Weil evangelische Christen dies durchgesetzt haben, ohne alle Nebenabsichten." Ein großes Wort. Gilt es noch heute? Gibt es noch für den Patienten die freie Arztwahl von Krankenhausärzten? Es gibt sie noch für einen von zehn Menschen, die Privatversicherten. Die Fortschritte der Medizin lassen es schon seit der Jahrhundertwende nicht mehr zu, daß alle Arzte alles können und ihre Patienten als Belegärzte in Krankenhäusern weiterbehandeln. Heute werden wir von unserem Hausarzt oder von einem Facharzt in ein Krankenhaus überwiesen. Der Arzt unserer Wahl rät uns zur Fachabteilung eines bestimmten Krankenhauses und damit indirekt zu einem Krankenhausarzt. Krankenhäuser leben heute von der indirekten Arztwahl. Direkt werden die meisten Krankenhausärzte nicht mehr von den Patienten, sondern von den einweisenden Ärzten gewählt. Der Ruf eines Krankenhauses hängt in unserer Zeit nicht allein vom Vertrauen der Patienten ab, sondern mehr und mehr von dem der einweisenden Ärzte. Ratsherr Propping hätte deshalb heute gesagt: "Was bei aller Krankenpflege von hervorragender Bedeutung ist, die freie Wahl des einweisenden Arztes, soll hier den Patienten nützen."

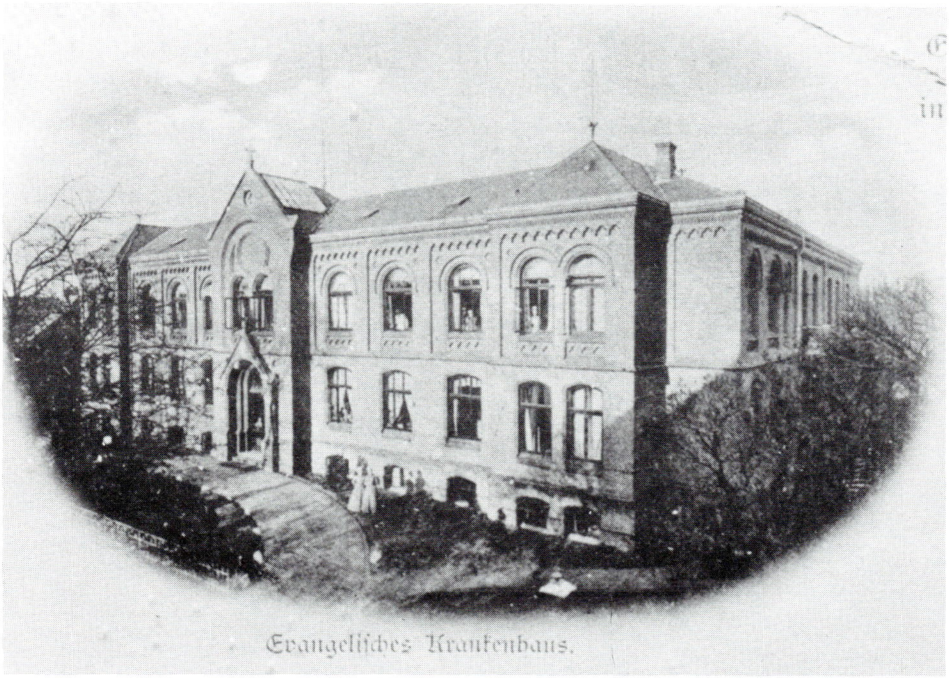

Das Evangelische Krankenhaus zur Gründungszeit

Operationsraum statt Kapelle

Als das Evangelische Krankenhaus am 23. Mai 1893 die ersten Kranken aufnahm, hatte es in sechzehn Zimmern siebenunddreißig Betten. Neben dem Hausarzt Dr. Dode Emken Müller behandelten vierzehn Ärzte die Kranken, die Oberschwester war Helene Freiin von der Goltz, vom Mecklenburger Diakonissen-Mutterhaus Ludwigslust.

Den zweistöckigen Bau hatte Oberbauinspektor Wege entworfen, dem wir auch das Alte Gymnasium verdanken, das fünfzehn Jahre früher entstand. Beide waren Dreiflügelanlagen, wie sie für Krankenhäuser üblich waren. Noch im Herbst 1893 wurde der Ostflügel gebaut und fertiggestellt, ermöglicht durch die Stiftung des Kaffeegroßhändlers P.W. Janssen in Amsterdam. Ende 1893 hatte das Evangelische Krankenhaus damit 56 Betten.

Im Stil war es ein neoromanischer Ziegelbau, einfacher als das Alte Gymnasium, in seiner Klarheit verwandt mit Baurat Hillerns altem Postgebäude und dem Oberlandesgericht. Der Mittelrisalit war weniger beherrschend als beim Alten Gymnasium. Er ließ den Seiten ihr Recht. Die Seitenrisalite enthielten Vierbettzimmer. Sonst gab es nur vier Ein- oder Zweibettzimmer. Über dem Eingang prangte ein Tympanon mit einem gotische Spitzbogen. Dieser Stilbruch war wohl eine Nachahmung des prächtigen gotischen Wimpergs am alten Pius-Hospital. Über dem Eingang war nicht etwa die Kapelle, wie bei den meisten konfessionellen Häusern, sondern der Operationsraum. Im Peter-Hospital befanden sich an dieser Stelle die Fürstenzimmer, heute noch sichtbar am Parkettboden. Der Operationsraum erhielt Licht von zwei Seiten, von Süden und von oben. Über dem Giebel war ein Glasdach eingelassen. Bis vor dreißig Jahren befanden sich hier noch die Operationsräume der Hals-Nasen-Ohren- und der Augenabteilung.

Im Jahre 1906 war die Dreiflügelanlage vollständig, nachdem im Westen der dreigeschossige Willersflügel errichtet worden war. Jetzt hatte das Evangelische Krankenhaus 110 Betten. Die Kapelle wurde erst 1909 hinter dem Janssenflügel gebaut, so wie man sie heute noch sieht. Darunter befand sich immer schon der Leichenkeller.

Das Evangelische Krankenhaus war ursprünglich aus gelben Ziegeln erbaut, was in Oldenburg selten vorkommt. Wahrscheinlich war das Absicht. Die Gründer und

Oberbauinspektor Wege hatten dabei die Berliner Diakonissen-Anstalt Bethanien vor Augen. Schon 1909 war dies vergessen, wie man noch heute sehen kann: Die Kapelle besteht aus rotem Stein. Als das Evangelische Krankenhaus später verputzt wurde, blieb es immerhin bei der alten Farbe, die man in Berlin noch sieht, denn Bethanien steht unter Denkmalschutz. Vor einigen Jahren wurde am Evangelischen Krankenhaus auch die Farbe gewechselt. Die alten Steine aber sieht man heute noch am ehemaligen Diakonissenstift am Philosophenweg, dem jetzigen Oberkirchenrat.

Man orientierte sich im damaligen Großherzogtum Oldenburg nicht so ohne weiteres nach Berlin. Als Oldenburg in den sechziger Jahren seine Militärhoheit an Preußen verlor, wurde das preußische Garnisonlazarett unter dem Ostfriesen Dr. Dode Emken Müller gegründet. Das Peter-Hospital nahm keine Soldaten mehr auf.

Kaiser und Kirche

Das Verhältnis der großherzoglichen Familie zur kaiserlichen in Berlin hatte sich seit der Ehe des Erbgroßherzogs mit der Prinzessin Elisabeth Anna von Preußen etwas entspannt. Aber der Großherzog revidierte nie sein sogenanntes Hausgesetz. Danach war der russische Zar, mit dem er verwandt war, Oberhaupt seines Hauses. Dagegen unterstützte Nikolaus Friedrich Peter den jungen Deutschen Kaiser in seiner Klassen-Versöhnungspolitik.

Als Wilhelm II. als letzter Deutscher Kaiser 1888 zur Macht kam, macht er die Innere Mission politisch einflußreich. Damit gewannen auch die Diakonissen an Bedeutung. Bismarck wurde 1890 entmachtet. Er hielt nichts von christlichen Politikern, weder von evangelischen noch von katholischen. Der neue Kaiser setzte auf den christlich-sozialen Gedanken, um ein Gegengewicht zu haben gegen die immer stärkeren Sozialdemokraten. Die Innere Mission zeigte sich erkenntlich: "Noch nie seit es Kohle und Dampfschiffe gibt, hat ein Fürst eine Anwaltschaft für die arbeitenden Klassen übernommen wie Kaiser Wilhelm II.", ließ sie verlauten. Aber darüber zerstritten sich die führenden Köpfe der Inneren Mission. Auf der einen Seite standen diejenigen, die überzeugt waren: "Sozialdemokratie und Christentum sind entgegengesetzte Weltanschauungen."

So dachte man auch in Oldenburg. Auch hier war man ja fürstentreu. Friedrich Naumann, den Theodor Heuß seinen geistigen Vater nannte, wollte die Innere Mission aber nicht zur kaiserlichen Waffe gegen die Sozialdemokratie machen. "Die Evangelische Kirche" sagte er, "hätte längst zu sozialen Fragen entschiedener Stellung nehmen sollen, dann würde die sozialdemokratische Partei nicht widerchristlich geworden sein." Diese Spaltung in der Inneren Mission war auch ein Grund, daß die Klassenversöhnungspolitik Kaiser Wilhelms II. scheiterte. Als das Evangelische Krankenhaus 1893 zu arbeiten begann, gewannen die Sozialdemokraten bei den Reichstagswahlen so viele Stimmen, daß der Kaiser seine Politik änderte. Die christlich-soziale Partei hatte beides verloren, die Gunst der Wähler und die des Kaisers. Erst nach 1945 kam es zu einer Wiedergeburt, als sich beide Konfessionen in einer Partei vereinigten.

Die Innere Mission zog sich zurück. Als sie 1923 die Evangelische Krankenhausstiftung nach deren Konkurs übernahm, war sie eine introvertierte Mission geworden.

Hatte das christliche Lager sich gespalten und viele Wähler verloren, so ging es dem sozialdemokratischen ähnlich. Am Ende regierte der Kaiser mit den konservativen Parteien und wurde bismarck´scher als Bismarck. In Oldenburg blieb das liberale Bürgertum tonangebend. Der Nicht-Oldenburger Dr. Hans Hubertus Partisch, Dritter Pastor der Hauptkirche St. Lamberti, verbreitete seit 1888, als Wilhelm Kaiser wurde, in Oldenburg die Gedanken der Inneren Mission. 1889 gründete er den Pastoralverband für Landesdiakonie. Aber die Gründung eines Oldenburger Diakonissenstiftes wollte ihm nicht gelingen. Der Großherzogliche Hof winkte ab. Partisch gründete ein privates Damenstift, zunächst in der Gartenstraße. Dann kaufte er in der Marienstraße für 35.000 Goldmark die Schultze´sche Villa, unmittelbar nachdem Pastor Pralle dort Grundstücke für das Evangelische Krankenhaus erworben hatte. Dort zog er 1890 mit zwölf Schwestern ein unter der Oberin Antoinette v. Carisien. Das Haus war sein Privateigentum. Der Großherzog übernahm auch jetzt nicht das Patronat, das Dr. Partisch erneut anbot. Dies ist umso merkwürdiger, weil er die neue diakonische Richtung der Oldenburgischen Landeskirche unterstützte gegenüber der liberalen des Hauptpastors Pralle.

Zwei Jahre später kam es zu einem Streit zwischen Dr. Partisch und der selbstbewußten Oberin v. Carisien. Partisch trat 1892 zurück zugunsten des Zweiten Pfarrers von St. Lamberti Georg Roth. Unmittelbar danach verlieh der Großherzog der Diakonissenanstalt die Rechte einer juristischen Person, und ein Jahr danach übernahm die Großherzogin das Patronat. Seitdem heißt die Oldenburger Diakonissenanstalt "Elisabethstift", wie Partisch es immer gewünscht hatte. Bei diesen Änderungen stellte sich heraus, daß Dr. Partisch sich finanziell übernommen hatte. Er hatte das gesamte Vermögen seiner Frau in das Diakonissenstift gesteckt und darüber hinaus noch Schulden gemacht. Dies war der eigentliche Grund, daß Partisch seine Diakonissenanstalt aufgab und daraus ein Verein öffentlichen Rechts wurde.

Ein falscher Pastor, der das Richtige tut

Dr. Partischs Nachfolger Pastor Roth bat 1894, nach dem Rückzug seiner Diakonissen aus dem Evangelischen Krankenhaus, den Großkaufmann P.W. Janßen um eine Spende. Er wußte, daß der gebürtige Oldenburger dem Evangelischen Krankenhaus 1893 30.000 Goldmark gestiftet hatte. Janßen war erstaunt, hatte er doch schon 1890 Partischs Diakonissenanstalt ebenfalls 20.000 Goldmark geschenkt. Pastor Roth wußte das nicht. Eine peinliche Situation! Am 6. Mai 1894 schickte Janßen seinen Sohn nach Oldenburg zu Pastor Dr. Partisch. Dabei stellte sich heraus, daß Partisch einen Teil der Spende unterschlagen hatte, um einen Wechsel nicht platzen zu lassen. An den Spender hatte er einen Dankbrief geschrieben mit den Unterschriften des Vorstandes des Diakonissenhauses. Diese waren gefälscht.

Pastor Partisch reichte ein Entlassungsgesuch beim Oberkirchenrat ein und schied nach zwölf Jahren am 11. Juni 1894 aus dem Kirchendienst aus. Vorher schon floh er von Oldenburg nach Venedig. Dort wurde er verhaftet und unter Bewachung zurückgebracht. Am 24. April 1895 stand er vor den Richtern der 1. Strafkammer des Landgerichts. Dabei kam alles heraus: Johann Evangelista Partisch war der illegitime Sohn eines Hausmeisters und einer böhmischen Adeligen mit Namen v. Boswitz. Er wurde 1860 in Wien geboren, konnte das Knabenseminar dort nicht abschließen, verließ Wien und schlug sich seit seinem fünfzehnten Lebensjahr in Triest, München, Leipzig und Berlin durch. Er verdingte sich bei wohlhabenden Familien als Privatlehrer, dabei bevorzugte er den Adel. In jeder Stadt besuchte er Vorlesungen an den dortigen Universitäten. In Leipzig konvertierte er von der katholischen zur evangelischen Kirche. Vorsichtshalber änderte er seinen zweiten Vornamen Evangelista in Hubertus. Als er sich 1880 in Bremervörde als Rektor der Höheren Bürgerschule bewarb, änderte er sein Geburtsdatum auf den 27. Dezember 1854. Er wurde tatsächlich Rektor und blieb es zwei Jahre lang. Damals war er zwanzig Jahre alt.

Dann bewarb er sich für eine Pfarrstelle an der Hauptkirche Oldenburgs. Er legte sehr gute Zeugnisse vor aus Berlin und eine lateinische Dissertation über Homers Ilias. Durch sie hatte er seinen Doktortitel erhalten. Die Dokumente waren gefälscht. Am 19. November 1882 erhielt Partisch die vierte Pfarrstelle von St. Lamberti, wo er zwölf Jahre lang blieb. Er war damals zweiundzwanzig Jahre alt. Drei Jahre später rückte er auf die dritte Stelle vor. Er gründete jetzt das Gertrudenheim für geistig Behinderte, das es heute noch gibt. Nie ist einem seiner Amtsbrüder irgendetwas aufgefallen, seine Predigten wurden sehr geschätzt. Sein Bildungsgrad war überdurchschnittlich.

Lediglich eine gewisse Aufdringlichkeit dem Hof gegenüber stieß dort auf instinktive Ablehnung, besonders wohl bei der Großherzogin Elisabeth von Sachsen-Altenburg. Partisch machte den Fehler, manchmal seine guten Beziehungen zu ihr zu erwähnen. Die nüchterne Großherzogin war in Oldenburg die einzige, die ihm mißtraute.

Der Prozeß erregte im ganzen Großherzogtum großes Aufsehen, galt Partisch doch als ein Mann der Kirche und des Hofes. Die Zeitungen ließen sich diese Sensation nicht nehmen. Es gab in dem Prozeß Genarrte, Spötter, aber besonders viel moralisch Entrüstete. Partisch mußte sich manches "Pfui-Teufel" anhören. Die Katholiken waren froh, daß er nicht mehr zu ihnen gehörte. Die Protestanten sagten: Da sieht man´s, im Grunde ist er Katholik geblieben. Die Sozialdemokraten wiesen auf "diese ganze Gesellschaft" hin und erinnerten daran, daß fünf Jahre zuvor Oldenburgs Bürgermeister v. Schrenck vor dem gleichen Gericht stand, ebenfalls wegen Unterschlagungen.

Hans Hubertus Partisch mußte für drei Jahre und sechs Wochen in die Haftanstalt nach Vechta. Die sechs Wochen erhielt er für den falschen Doktortitel. Er starb 1928 als Stenographielehrer in Chemnitz. In Oldenburg blieb er bis heute eine Unperson. Erst bei der Hundertjahrfeier des Elisabethstiftes 1989 ist seiner gedacht worden. Oberkirchenrat Prof. Dr. Rolf Schäfer nannte Partisch´s Wirken die Tragik eines Mannes, der in der Stadt Oldenburg zwölf Jahre mit überdurchschnittlichem Einsatz ein Pfarramt versah, das Gertrudenheim und das Elisabethstift gründete, und mehr als die meisten für die Innere Mission tat: "Er hat sich verfehlt und dafür gebüßt; aber er hat auch Gutes geschaffen."

Das Evangelische Krankenhaus dankt Partisch noch etwas anderes. Bei seinem Lebensweg war ihm klar, daß ein "Luxusspital" "gebildete" Schwestern brauchte. Er wußte selber zu gut, daß man nur so an die gebildeten Stände herankam. Wenn es der Auftrag der Diakonissen war, leibliche Pflege als Unterlage für geistliche Pflege zu bieten, wie Partisch in einem Vortrag sagte, dann gehörten dazu die richtigen Umgangsformen und die Kenntnisse der Sprache und Denkweise bürgerlicher Patienten. Dies wollte er seinen Diakonissen vermitteln, die fast alle aus Berufen kamen wie: "Magd" oder "Haustochter", wenn sie vom Lande kamen, wie die meisten, oder "Dienstmädchen", wenn sie aus Oldenburg stammten.

Da in Oldenburg damals zur bürgerlichen Mittelschicht fünfzig Prozent der Bevölkerung und zur Oberschicht fünf Prozent zählten, war Partisch´s Bildungseifer gerechtfertigt. Darin war er sich mit den Ärzten des Evangelischen Krankenhauses, auch mit dem liberalen Pastor Pralle, einig. Das Evangelische Krankenhaus wollte sich ja gerade der Behandlung solcher Patienten öffnen. In anderen Städten war die soziale Herkunft der Diakonissen anders. So stammten vierzig Prozent der Berliner Diakonissen des Krankenhauses Bethanien aus dem mittleren Bürgertum, fünfundzwanzig Prozent aus Adel und höherem Bürgertum und fünfunddreißig Prozent aus dem Kleinbürgertum. Die Akzeptanz einer Schwester in einem Bürgerkrankenhaus hing nicht nur von ihrer medizinischen oder theologischen Ausbildung ab, sondern von ihrer Bildung. Das hatte Hans Hubertus Partisch erkannt. Er brachte seinen Schwestern Hochdeutsch bei - die meisten konnten ja nur Plattdeutsch - und teilte nicht die Meinung seiner Oberin v. Carisien, daß Diakonissen ihren Dienst schweigend und demütig zu tun hätten.

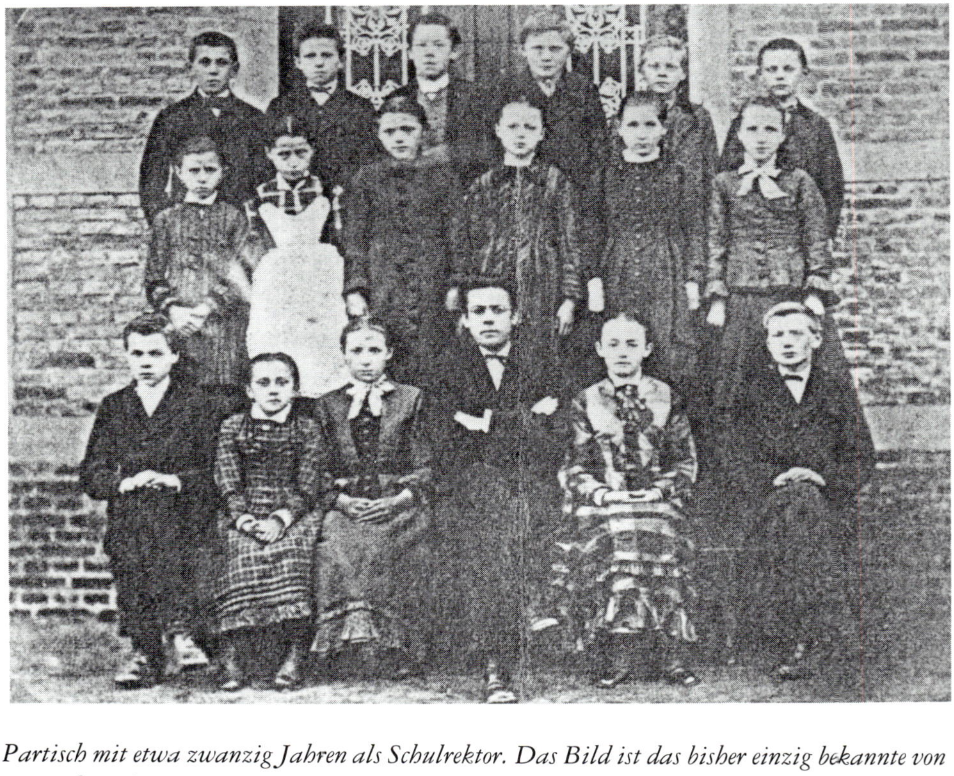

Partisch mit etwa zwanzig Jahren als Schulrektor. Das Bild ist das bisher einzig bekannte von Partisch und stammt aus der Zeit kurz bevor er als Dr. Hans Hubertus Partisch Pfarrer an Oldenburgs Hauptkirche St. Lamberti wurde.

Der Diakonissenstreit

Mit Partisch's Ende endete erst einmal die List der historischen Vernunft, in Oldenburg die Fortschritte der Krankenpflege durchzusetzen. Partisch's Nachfolger Pastor Roth dachte eigentlich nicht an Krankenhäuser, sondern wieder mehr an Siechenhäuser als Pflegestätten für das Elisabethstift. Ihm lagen weniger die Behandlungskranken am Herzen als die Pflegekranken. Nach der Eröffnung des Evangelischen Krankenhauses schrieb Roth einen Brief an mehrere Amtsbrüder, der zeigt, daß er sich nicht mit den Zielen eines Krankenhauses identifizierte:

"Lieber und verehrter Herr Amtsbruder!
Schon in meinem letzten Jahresbericht habe ich es angesprochen, daß die erste Zweiganstalt, die wir zu errichten wünschen, ein Siechenhaus sein sollte. Wir glauben damit einem Bedürfnis unseres Landes entgegenzukommen, weil es so manche krüppelhafte, gebrechliche, altersschwache und blinde Menschen gibt, welche sich nicht für Hospitalpflege eignen und welche in ihren Familien die notwendige besondere Pflege nicht finden können. Wir möchten denselben liebevolle Pflege, ein trauliches Heim und für ihre Vereinsamung eine Hausgemeinschaft bieten. Wir möchten dabei auch für unsere Probeschwestern eine erste Arbeitsgelegenheit finden. Wir stehen jetzt im Begriff, diesen Wunsch nach einem Siechenhaus zur Ausführung zu bringen, welches im Lauf des nächsten Jahres eröffnet werden soll. Ich erlaube mir die ergebenste Anfrage, ob dieses Projekt auch bei Ihnen Sympathie findet und ob in Ihrer Gemeinde pflegebedürftige Sieche vorhanden sind."

Schon bald nach Eröffnung des Evangelischen Krankenhauses kam es zu Schwierigkeiten mit dem Elisabethstift. Im Januar 1894 kam der vorstehende Pastor Dr. Krabbe aus Ludwigslust nach Oldenburg. Am 25. Januar gab es zwischen Krabbe, Pralle und Roth eine Aussprache. Dr. Krabbe betonte, das Oldenburger Diakonissenhaus und das Evangelische Krankenhaus stünden nicht im Verhältnis einer Filiale zueinander. Das Evangelische Krankenhaus habe die Pflicht, seinem eigenen Betrieb den Vorrang zu geben. Die Verfügung über die Schwestern könne durch das Mutterhaus nur in Übereinstimmung mit dem Krankenhaus geschehen. Dr. Krabbe verfaßte sogleich einen Text, der dies festhielt und der von Pastor Pralle unterschrieben wurde, "nach einigem Zögern auch von Pastor Roth", wie das Protokoll vermerkt.

In dieser Zeit arbeiteten im Evangelischen Krankenhaus die Oldenburger Diakonissen Schwester Meta Ellinghausen aus Ganderkesee, Wilhelmine Ossenkopp aus Neustadtgödens, Anna Janssen aus Leer und Margarethe Graue aus Bretshausen als Küchenschwester, sowie das Dienstmädchen Elisabeth Klett aus Oldenburg. Sie wurde später Diakonisse. Der erste Hausdiener Janssen war bereits entlassen. Für ihn wurde Johann Friedrich Gramberg eingestellt. Er war 22 Jahre alt, erhielt 300.- Goldmark Jahreslohn bei freier Wohnung und Verpflegung und bewohnte ein Badezimmer, das auch als Sterbezimmer benutzt wurde.

Schon nach einem Jahr der Zusammenarbeit zwischen dem Elisabethstift und dem Evangelischen Krankenhaus kam es zum Bruch. Für Pastor Pralle blieben die Ursachen zunächst im Dunkeln. Er hörte von einer Klage über das Evangelische Krankenhaus beim Großherzog und stellte seinen Amtsbruder brieflich zur Rede. Roths Antwort ist erhalten:

Lieber Pralle! 7. August 1894
Ich habe allerdings vor meiner Abreise eine aktenmäßige Zusammenstellung des Verhaltens von Ludwigslust gegen das Elisabethstift gemacht, diesselbe ist aber bis soweit noch vollständig geheim gehalten, nur daß sie auch an unsere Protectorin gegangen ist, und ein paar Diakonissenanhängern vorgelegt wurde, mit der Anfrage, ob dieselben den Ton billigen, auch einem Pastoren des diakonischen Pasoralverbandes habe ich sie mitgeteilt. Eine weitere Verbreitung ist nicht erfolgt. Ob dieselbe überhaupt erfolgen wird, mach ich von dem weiteren Verlauf der Angelegenheit abhängig. Deshalb sehe ich mich z. Zt. nicht im Stande, Ihnen ein Exemplar der Denkschrift zu übersenden, außer unter der Bedingung, daß die Angelegenheit nicht in die Presse gebracht wird und damit in einen Zeitungskrieg ausartet.
Mit freundlichem Gruß - Ihr Roth

Pastor Pralle schrieb unter diesen Brief: “Dann könnten wir uns ja nicht wehren.” Kurz darauf erfuhr Pralle von weiteren Adressaten der Roth´sche Denkschrift, darunter waren Ärzte. Er antwortet Roth: “Sie haben nicht dem Frieden gedient, sondern den Kriegspfad betreten”. Er verlangt abermals die Denkschrift zu sehen. Dies verweigert Pastor Roth wiederum. Aber durch den Hausarzt des Berner Kückens-Krankenhauses Dr. Rumpf erhielt Generalarzt Dr. Müller und durch diesen Pralle einen Teil der Denkschrift. Der lautete:

“Wir haben die Oberin Helene von der Goltz darauf aufmerksam gemacht, daß sie sich als unsere Schwester fühlen müsse und die Aufgabe habe, unsere Interessen zu vertreten. Aber der Erfolg war, daß sie sich immer wieder mit dem Krankenhaus identifizierte und empfindlich war gegen alle Weisungen des Elisabethstiftes. Soll ich hier unser Urtheil abgeben über Schwester Helene, so erkenne ich an, daß dieselbe in der Krankenpflege Tüchtiges leistet und in der Verwaltung sehr geschickt ist, muß aber hinzufügen, daß wir bei ihr den rechten Diakonissengeist vermissen. Sie hat mehr den Charakter einer freien Schwester vom roten Kreuz und stellt die medizinische Pflege an die erste Stelle." Daraufhin informiert Pastor Pralle als Vorsitzender der Evangelischen Krankenhausstiftung die Belegärzte. Oberschwester Helene von der Goltz kündigt. Die Belegärzte schreiben diesen offenen Brief:

"Die unterzeichneten Ärzte der Stadt Oldenburg haben zu ihrem großen Bedauern in Erfahrung gebracht, daß die Schwester Helene von der Goltz mit Oktober dieses Jahres von der Leitung des Evangelischen Krankenhauses zurücktreten wird. Letzteres hat sich trotz seines erst kurzen Bestehens erfreulich entwickelt und gewinnt mehr und mehr das Vertrauen des Publikums, welcher Umstand zu einem nicht geringen Theil der sachkundigen, liebenswürdigen und zugleich energischen Leitung der Schwester Helene zuzuschreiben ist. Es würde ein schwerer Schlag für das Krankenhaus sein, wenn Schwester Helene die Leitung desselben aufgeben würde. Das Unternehmen ist noch zu jung, um schon jetzt einen Wechsel in der Leitung ohne Schädigung ertragen zu können."

Unterschrieben wurde der Brief vom Hausarzt, Generalarzt Dr. Müller und von den Belegärzten: Medizinalrat Dr. Wicke, Medizinalrat Dr. Hotes, Dr. Ritter, Dr. Willers, Dr. Greve, Dr. Vögeding, Dr. B.Wicke, Dr. Müller, Dr. Laux, Dr. Muttray, Dr .Rudolf Müller, Dr. Scheer, Dr. Heitmann und Dr. Koeniger.

Interessant ist, daß fünf der Unterzeichner ursprünglich auf Seiten des Großherzogs waren. Der Chirurg Generalarzt Dr. Müller, der Hofarzt Dr. Wicke, der Internist Dr. Ritter, der Frauenarzt Dr. Willers und der Augenarzt Dr. Scheer. Der Brief hatte deshalb Gewicht, weil es sich bei den Unterzeichnern um Dreiviertel aller Oldenburger Ärzte handelte. Dennoch ging Schwester Helene. Ihr wurden die Protokolle des Diakonissenstreites übergeben mit der Bitte, sie nicht in der Presse zu verwenden. Ihre Wiederauffindung ermöglichte diese Darstellung. Bis heute gilt Helene von der Goltz zusammen mit Pastor Pralle als die Verursacherin des Oldenburger Diakonissenstreites.

Auf dieses Schreiben der Ärzte antwortete Pastor Roth, daß er auf der Entlassung von Schwester Helene bestehe, "zumal ich der begründeten Meinung bin, daß manch andere Schwester die Leitung des Evangelischen Krankenhauses gerade so gut führen könne als Helene, daß hier jedenfalls eine Existenzfrage des Evangelischen Krankenhauses nicht vorliegt." Gleichzeitig teilte der Diakonische Pastoralverband auf Veranlassung Roths mit, er sehe die Schwierigkeiten darin begründet, daß Schwester Helene von der Goltz dem Ludwigsluster Haus diene und nicht das Oldenburger Elisabethstift anerkenne. Auf ihrer Entlassung sei zu bestehen.

Nun wandte sich auch Pralle in einer Denkschrift an den Großherzog und teilte dies Pastor Roth mit. Er stellte klar, daß er nicht mit dem Elisabethstift vereinbart habe, Schwestern zu bekommen mit zweijähriger Ausbildungszeit, sondern Dienstzeit, "wie es besonders gegenüber den Patienten der ersten Klasse verlangt werden muß." Im Vertrag zwischen dem Elisabethstift und dem Evangelischen Krankenhaus vom 13. Januar 1893 ist dies so nicht ausgedrückt: "Die Oldenburger Diakonissen-Anstalt wird der Evangelischen Krankenhausstiftung eine vorstehende Schwester und eine genügende Anzahl von Schwestern zur Verfügung stellen. Es ist in Aussicht genommen, daß als vorstehende Schwester eine Angehörige des Ludwigsluster Mutterhauses gestellt wird, welche für die Dauer dieser Function der Oldenburger Diakonissen-Anstalt überwiesen werden soll. In ihrer Arbeit für das Krankenhaus ist sie ausschließlich den Organen der Evangelischen Krankenhausstiftung unterstellt. Die Schwestern sollen nach zweijähriger Ausbildungszeit in der theoretischen und praktischen Krankenpflege durchgebildet sein." Schon am folgenden Tag, dem 6. 11. 1894 antwortete Pastor Roth schriftlich seinem Amtsbruder. Inzwischen sprach man nicht mehr miteinander, man schrieb nur noch Briefe.

Lieber Pralle!
Auf Ihr gefl. Schreiben vom gestrigen Tage antworte ich, daß dem Vernehmen nach auch von Ihrer Seite über das Verhältnis des Evangelischen Krankenhauses und des Elisabethstiftes Sr. Königlichen Hoheit dem Großherzog berichtet worden ist. Um nun zu erfahren, ob die Darstellung mich zu Einreden nötigt, oder nicht, mache ich Ihnen den Vorschlag, daß Sie mir Ihre Denkschrift zugehen lassen, mit der gefl. Angabe, an wen Sie dieselbe etwa noch versandt haben, worauf ich dann meinerseits die Herren mitteile, denen ich meine Denkschrift zugängig gemacht habe.
Mit freundlichem Gruß Ihr Roth

Wieder einen Tag später schrieb Pastor Pralle:
Lieber Roth! Da Sie die Mitteilung Ihrer Denkschrift wieder an eine Bedingung knüpfen, so ziehe ich mein Ersuchen darum zurück. Ich verzichte. In Bezug der von Ihnen begehrten Schrift muß ich Sie an Herrn Generalarzt Dr.Müller verweisen.
Ihr sehr ergebener Pralle
Von Dr. Müller kannte Pralle ja bereits Teile der Denkschrift. Die ganze Denkschrift konnte übrigens bis heute nicht gefunden werden.

Pastor Pralle wandte sich auch an den Pastoralverband und stellte klar, daß das Evangelische Krankenhaus als Krankenhaus für Kranke da sei und nicht zur Ausbildung von Diakonissen unter einem Doppelregiment. Wenn es aber Oldenburger Diakonissen ausbilde, dann müsse diese Ausbildung unter der Leitung einer medizinisch erfahrenen Leiterin im Krankenhause erfolgen. Diese Ausbildung habe für das

Krankenhaus Vorrang. Der Ausbildungsstand der Oldenburger Schwestern weise Mängel auf, eine Fortsetzung der Zusammenarbeit sei daher nicht möglich. Der Brief, von allen Mitgliedern des Verwaltungsrates unterschrieben, enthält die Mitteilung, daß man sich von der Oberschwester Helene schweren Herzens trennen müsse.

Unter dem Brief steht ein Nachsatz Pralles: "Neuerdings wird im Land das Gerücht verbreitet, ich hätte die Entfernung der Oldenburger Diakonissen aus dem Evangelischen Krankenhaus veranlaßt. Dem widerspreche ich öffentlich und betone, daß ich nichts ohne die Beschlußfassung des Vorstandes und des Verwaltungsrates tun würde. Diese bestehen aus fünfzehn Männern, die wissen, was sie wollen und das auch zu vertreten verstehen. So auch in diesem Falle. Damit waren die Verträge geplatzt und das Evangelische Krankenhaus stand ohne Schwestern da.

Pastor Pralle rief die Generalversammlung des Stiftungsvereins des Evangelischen Krankenhauses zusammen und machte ihr diese "Vertraulichen Mitteilungen": "Schon in den ersten Wochen nach der Eröffnung wurde ein Doppelregiment offenbar. Das Elisabethstift riß bald hier bald da die Leitung des Krankenhauses an sich. Dies hat unserer Oberschwester das Leben verbittert. Nach einigen Wochen erschien hier Frau Geheimräthin von Drygalski und sagte, nicht von ihrer Nichte, sondern von anderer Seite habe sie in Erfahrung gebracht, wie traurig es mit ihr aussehe. Sie sehe tatsächlich aus wie ein Schatten. Die Familie hätte ihre Nichte zu lieb, als daß sie dies länger mit ansehen könnte. Pastor Pralle trug der Versammlung Beispiele vor, die zeigten, daß es noch andere Gründe für den Diakonissenstreit gab. So habe das Mutterhaus bestimmen wollen, welche Schwester auf welche Station kommen solle, ja sogar, welche Probeschwester bei einer Operation zugegen sein solle und welche Schwestern zu welcher Zeit zur Bibelstunde in das Mutterhaus zu kommen hätten.

Die Sache mit der Operation hatte sich so zugetragen. Oberschwester Helene, die selber assistierte, hatte die Probeschwester W. am Abend vorher zur Teilnahme eingeteilt. Am Morgen kam eine andere Probeschwester und sagte, Frau Oberin v. Carisien vom Elisabethstift habe sie zur Teilnahme bestimmt. Oberschwester Helene bestand auf ihrer Entscheidung. Da kam noch während der Operation die abgewiesene Probeschwester herein mit einem Brief der Oberin v. Carisien, worin stand: "Ich wünsche, daß Überbringerin die Operation mitmacht!" Am Abend wurde die Probeschwester W. zur Bibelstunde in das Diakonissenstift beordert. Sie kehrte nicht in das Evangelische Krankenhaus zurück. Oberin v. Carisien hatte sie am nächsten Tag entlassen.

Eine andere Geschichte, die Pastor Pralle dem Stifterverein vortrug, stand in jenem Gutachten, das Pastor Roth Pralle vorenthielt, aber an viele andere verschickte. Eine

Nachtschwester hatte sich bei der Oberin v. Carisien beklagt, Oberschwester Helene habe ihr trotz Bitten nicht gezeigt, wie man eine Kanüle bei einem diphteriekranken Kind austauscht. Pastor Pralle ging der Sache nach und fragte Oberschwester Helene. Sie stellte den Vorgang so dar: Eines Nachts habe sie eine Wachschwester geweckt und sie gebeten, rasch zu kommen, um ihr bei einer Kanüle zu helfen. Sie habe dies getan und die Wachschwester habe sich bedankt. Dabei hätte Schwester Helene erfahren, daß die Wachschwester zuvor die Stationsschwester gerufen hatte, die sich aber im Kanülenwechsel nicht sicher gefühlt hätte. Pastor Pralle habe die Wachschwester danach gefragt. Diese habe aber dazu geschwiegen. Die Stationsschwester selber hätte sich an den Vorgang nicht erinnern können. Pastor Pralle sagte den Versammelten: "Ich wiederhole, daß diese Mitteilungen vertraulich sind und unter der Voraussetzung gemacht werden, daß sie nicht in die Zeitungen gebracht werden. Bei einem Zeitungskrieg wären am Ende wir alle die Verlierer." Pralle schloß: "Übrigens wünschen wir dem Elisabethstift alles Gute und wenn man diakonissenhausseitig dieselbe Gesinnung uns gegenüber hegt, können beide Anstalten in Frieden ihres Weges gehen."

Hier stießen zwei Welten aufeinander, die unvereinbar waren: Ein liberales Bürgerkrankenhaus, in dem in Sachleistungen gedacht und bezahlt wurde und eine Adelsgesellschaft mit Autoritäts- und Treueverhältnissen zwischen Ungleichen - und beiden stand die Kirche vor. Das war der Spagat, der ihr mißlingen mußte, nicht nur hier und jetzt beim Diakonissenstreit des Evangelischen Krankenhauses in Oldenburg. Dies Krankenhaus sollte eine ähnliche Zerreißprobe noch einmal erleben in der Hitlerzeit.

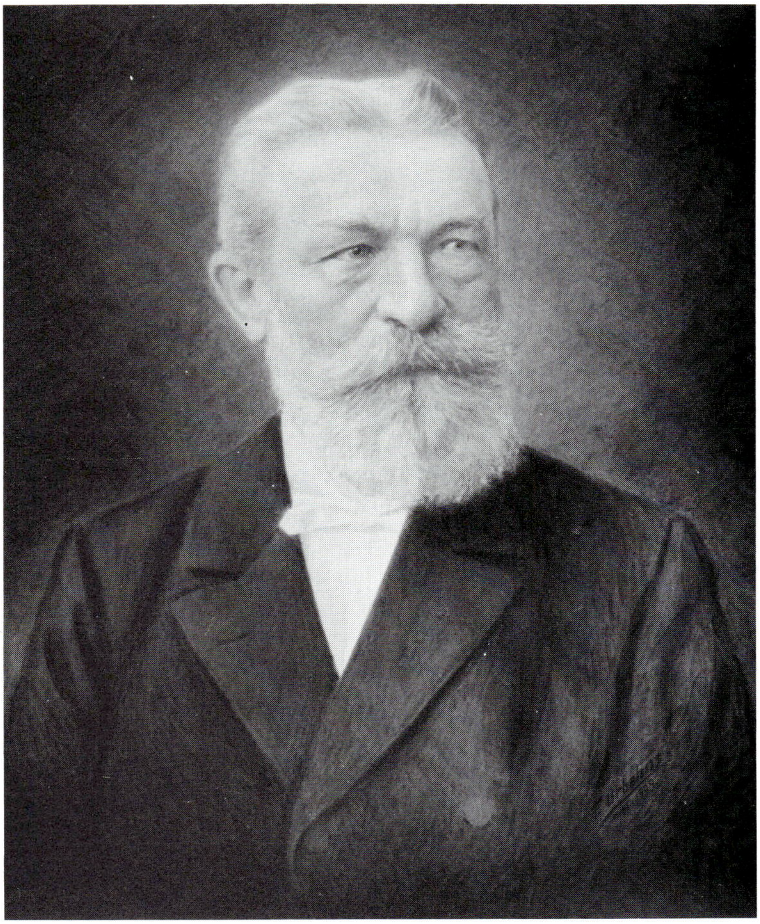

Pastor Georg Roth
1896 - 1902
Erst Zweiter, dann Erster
Pastor der Lambertikirche
Vorsteher des Diakonissenhauses
Elisabethstift.
Nach einem kolorierten Foto aus
der Lambertikirche zu Oldenburg

Zwischenspiel: Die Clementinen

Es ging also von Anfang an im Evangelischen Krankenhaus auch menschlich, allzu menschlich zu. Die Gegensätze zwischen dem liberalen Pastor Pralle und dem diakonischen Pastor Roth, zwischen der noch an der Siechenpflege orientierten Oberin v. Carisien und der medizinisch denkenden Oberschwester Helene von der Goltz waren eben auch handfeste persönliche Machtkämpfe. Merkwürdigerweise sind die frühen Dokumente in dieser Hinsicht offener. In den späteren tauchen diese Dinge immer weniger und versteckter auf. Wer aber aus eigener Erfahrung weiß, daß sachliche und persönliche Konflikte, auch Machtkämpfe, in den Krankenhäusern nicht weniger geworden sind, bedauert, daß sie immer weniger in den Protokollen dokumentiert werden. Diese Tendenz ist seit der Hitlerzeit erkennbar, verständlich damals, aber sie blieb bis heute.

Pastor Pralle hatte übrigens vorgesorgt: Im Oktober kamen vier Schwestern vom Clementinen-Haus in Hannover mit ihrer Oberschwester Flora. Der Übergang vollzog sich nahtlos. Fast eineinhalb Jahre blieb nun alles ruhig. Erst das Jahr 1896 brachte große Veränderungen. Nacheinander starben am 18. Januar der Hausarzt Dr. Müller, am 2. Februar die Großherzogin Elisabeth, am 3. März Pastor Pralle und die Oberin v. Carisien erkrankte ernstlich. Der Großherzog setzte Pastor Roth sogleich auf die erste Pfarrstelle von St. Lamberti. An Pralles Stelle trat im Evangelischen Krankenhaus der Eisenbahndirektor Graepel, den bald darauf Pastor Wilkens ablöste. Wilkens erhielt die zweite Pfarrstelle von St. Lamberti. Hausarzt des Evangelischen Krankenhauses wurde nun Dr. Wicke, Leibarzt des Königs von Griechenland und seiner Gemahlin Amalie von Oldenburg. Er zog als erster Arzt in den Vorstand ein und wurde stellvertretender Vorsitzender des Verwaltungsrates. Mit Wilkens und Wicke endete die Konfrontation mit dem Großherzoglichen Hof.

Wilkens und Roths Nachfolger Pastor Allihn aus Apen nahmen wieder Kontakt auf. Inzwischen war das Elisabethstift umgezogen in ein großes neues Gebäude am Philosophenweg, dem heutigen Oberkirchenrat. Ende 1899 wurde man sich über eine Rückkehr der Oldenburger Diakonissen in das Evangelische Krankenhaus einig. Im Verwaltungsrat fand Wilkens für einen Wechsel der Schwesternschaft Anhänger mit der Bemerkung: "Wir zahlen für jede Oldenburger Diakonisse aus dem Elisabethstift 100 Mark weniger als für unsere Clementinen aus Hannover." Das Clementinenhaus war nicht traurig über die Wünsche von Wilkens. Die Clementinen waren gesuchte Schwestern und am 1. Juli 1900 verließen sieben Clementinenschwestern das Evan-

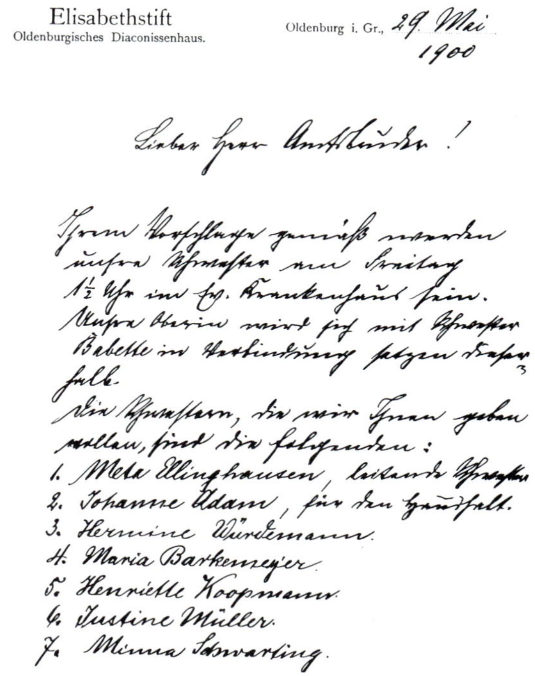

Elisabethstift
Oldenburgisches Diaconissenhaus.

Oldenburg i. Gr., 29. Mai 1900

Lieber Herr Amtsbruder!

Ihrem Vorschlage gemäß werden unsere Schwestern am Freitag 1½ Uhr ins Ev. Krankenhaus ziehen. Unsere Oberin wird sich mit Schwester Babette in Verbindung setzen dieserhalb.

Die Schwestern, die wir Ihnen geben sollen, sind die folgenden:

1. Meta Ellinghausen, leitende Schwester
2. Johanne Adam, für den Haushalt.
3. Hermine Würdemann.
4. Maria Barkemeyer.
5. Henriette Koopmann.
6. Justine Müller.
7. Minna Schwarting.

gelische Krankenhaus mit dem Gesang: Jesu geh' voran. Die Vertragsverhandlungen mit dem Elisabethstift waren nicht ohne Schwierigkeiten. Jede Seite hatte ja mit der anderen Erfahrungen gemacht. Die neue Oberin Lisa Gräfin von Zedlitz kam von Pastor Bodelschwingh aus Bielefeld. In ihren Instruktionen für die Oldenburger Diakonissen schrieb sie: Der Oberschwester des Evangelischen Krankenhauses haben alle Schwestern Gehorsam zu leisten, sie haben ihre Zurechtweisungen still anzunehmen. Ihren Schwestern sagt sie:

"Im Krankenhaus habt Ihr jetzt Euren Beruf. Mit Euren eigenen Nöthen und Wünschen wendet Euch dagegen an Euer Mutterhaus. Seid wahr und aufrichtig und verschweigt uns nichts. Den Ärzten gegenüber unterhaltet Euch nur über Berufsgeschäfte, ohne Euch mit ihnen in unnütze Plaudereien einzulassen. Beobachtet, besonders bei Operationen, stets die Züchtigkeit. Solltet Ihr in dieser Beziehung Anlaß zu Klagen haben, wenn zum Beispiel ein Arzt Euch in Gegenwart der Patienten zurechtweist, so wendet Euch an uns. Ordnung und Reinlichkeit gehört zum Wichtigsten in der Krankenpflege, auch zu Eurem Schutz vor Ansteckung. Beides sollt Ihr den Kranken vorleben, damit ihnen dies zu bleibendem Segen wird in ihrem Leben. Tut Eure Arbeit geräuschlos, seid nicht mürrisch oder ungeduldig. Kranke sind Kranke, da darf man nichts persönlich nehmen. Auch wenn Ihr es mit Leuten der unteren Stände zu tun habt, laßt Euch nicht von ihrem Benehmen entmutigen. Habt Acht auf Euch, wenn sie Euer Schamgefühl zu beeinträchtigen versuchen." Die Oberin fügt noch hinzu: "Neben dieser gibt es noch eine Gefahr im Krankenhaus, das ist die Abstumpfung. Wenn Ihr nach langen Tagen und Jahren werdet wie eine Maschine und kalt und gewohnheitsmäßig Eure Arbeit tut, wenn Ihr an Sterbebetten steht, ohne davon bewegt zu werden, dann seid Ihr Tagelöhner geworden und habt aufgehört Diakonissen zu sein."

Der Vertrag zwischen dem Diakonissenhaus und dem Evangelischen Krankenhaus vom 12. 2. 1900 ist schon von Schwester Ida Siebel unterschrieben worden. Oberin von Zedlitz war nach Abschluß der Verhandlungen nach Bethel zurückgekehrt. Schwester Ida Siebel, die sich nie als "Oberin" einführen ließ, leitete die Oldenburger Diakonissen von nun an zweiundzwanzig Jahre lang. Sie kannte die unterschiedliche Krankenpflege von Siechen- und Krankenhäusern. Sie wußte, daß in Krankenhäusern erst gute medizinische Kenntnisse die Pflege erfolgreich machte. Der Vertrag sah neben der Krankenpflege auch "die Besorgung des gesamten Haushalts" vor. Die Diakonissen durften einmal im Monat an den Gottesdiensten im Mutterhaus teilnehmen und zwar nachmittags, "soweit es ihre Arbeit erlaubt". Dafür übernahm das Krankenhaus die Kosten für Urlaub, Verpflegung, ärztliche Betreuung und "eine würdige Beerdigung."

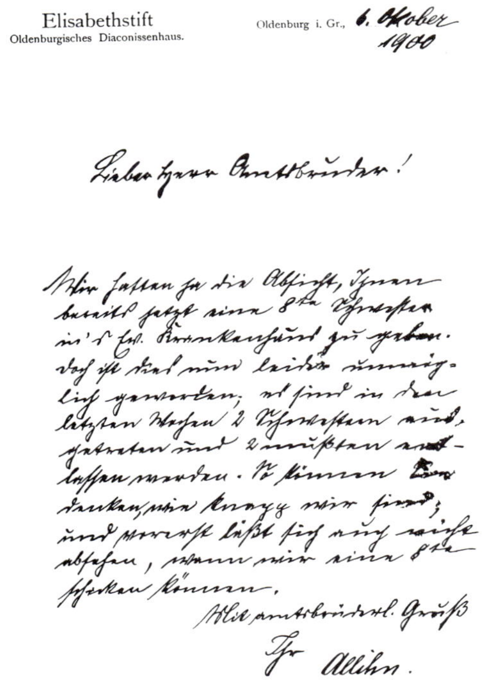
Elisabethstift
Oldenburgisches Diaconissenhaus.

Oldenburg i. Gr., 6. Oktober 1900

Lieber Herr Amtsbruder!

Wir hatten ja die Absicht, Ihnen bereits jetzt eine 8te Schwester in's Ev. Krankenhaus zu geben. Doch ist das nun leider unmöglich geworden; es sind in den letzten Wochen 2 Schwestern ausgetreten und 2 mußten entlassen werden. Sie können denken, wie knapp wir sind; und vorerst läßt sich auch nicht absehen, wann wir eine 8te schicken können.

Mit amtsbrüderl. Gruß
Ihr Allihn.

Als die sieben Clementinen-Schwestern das Evangelische Krankenhaus eine nach der anderen singend am 1. Juni 1900 verließen, standen die sieben Oldenburger Diakonissen ebenfalls singend schon davor. Diesmal sollten sie bleiben, auch wenn Pastor Wilkens dem Verwaltungsrat nach wenigen Monaten eine achte Schwester vorschlagen mußte, was den Kostenvorteil gegenüber den Clementinen aufhob. Das lag daran, daß Ida Siebel ihre Oldenburger Diakonissen nur siebzig Wochenstunden arbeiten ließ, wofür das Elisabethstift jährlich 320 Mark je Schwester erhielt. Die Clementinen waren zwar teurer, aber sie arbeiteten dafür länger. Die Arbeitszeit war vertraglich nicht festgelegt. Das hatte offenbar Pastor Wilkens nicht gemerkt. Die Wochenarbeitszeit des Pflegepersonals betrug noch 1948 sechzig Stunden. Heute sind es weniger als neununddreißig Stunden. Zu gerne würde man Pastor Wilkens und Schwester Ida zu einer Hauskonferenz im Jahre 1990 einladen, um ihnen unsere Errungenschaften zu zeigen.

Unter der Leitung von Schwester Ida Siebel fand das Oldenburger Diakonissenstift den Anschluß an die neue Zeit der Krankenhäuser. Damit waren im Evangelischen Krankenhaus die Kinderjahre vorbei. Auch das Elisabethstift blühte auf. Ida Siebel ersetzte das absolutistische Regiment durch ein modernes, nüchternes, in dem Sachautorität herrschte und nicht ein Regime persönlicher Abhängigkeiten, wie unter der Oberin Antoinette v. Carisien. Folgerichtig übernahm das Elisabethstift 1899 das Industriekrankenhaus Delmenhorst und 1903 das Peter-Friedrich-Ludwigs Hospital. Die Ludwigsburger Diakonissen zogen sich aus Oldenburg zurück.

Vergleicht man diese Entwicklung der Schwesternschaft mit dem gleichzeitig gegründeten Krankenhaus Hamburg-Eppendorf - dem heutigen Universitätskrankenhaus - fällt auf, daß der Ärztliche Direktor Prof. Curschmann zunächst "Wärter" und "Wärterinnen " ohne pflegerische Vorbildung bevorzugte wie das Oldenburger Peter-Hospital. Sie seien billiger, anspruchsloser und dienstwilliger. Schon wegen der erforderlichen Kraft müßten sie aus dem dienenden Stande kommen. Während der letzten Cholera-Epidemie in Hamburg wird dem Nachfolger Curschmann klar, daß Pflegepersonal ohne medizinische Ausbildung am Ende teurer ist. Der Stadtstaat mußte wegen zahlreicher tödlicher Ansteckungen des Pflegepersonals ausgebildete Diakonissen holen, von denen nur sieben erkrankten und drei starben. Da aber der Stadtstaat konfessionelle Schwestern strikt ablehnte, entließ er sie nach der Epidemie wieder. Der Ärztliche Direktor drängte nun auf Schwestern aus höheren Ständen. Es gelang ihm 1894, die Generalstochter Hedwig v.Schlichting als Oberschwester zu gewinnen. Sie sammelte eine Schwesternschaft der Erica-Schwestern um sich und führte eine einjährige Ausbildungszeit ein. Ein Hamburger Kaufmann stiftete das Geld dafür. Die Erica-Schwestern blieben bis 1931 in Eppendorf die führende Schwesternschaft. Das Ansehen der Oberschwester war schließlich so groß, daß sich bei einer Meinungsverschiedenheit mit dem Ärztlichen Direktor der Senat für die Oberschwester entschied: Der Ärztliche Direktor mußte gehen.

Welche Schwierigkeiten die bürgerlichen Schwestern in der Bevölkerung gegenüber den konfessionellen damals hatten, sieht man an der Polemik, die sie in Hamburg auslösten: "Hütet Eure Töchter vor der Krankenpflege", hieß es in einer Streitschrift. "Hinweg mit der Mädchenpflege bei Männern, die auf das Schuldkonto moderner Frauenemanzipation zu setzen ist." Eine andere Schrift hatte den Titel: "Mädchenschändung hinter Krankenhausmauern". Noch lange gab es solche Vorurteile: Zur freien Krankenpflege drängen sich nur Mädchen, die sich einen reichen Patienten oder Arzt angeln wollen. Der Titel einer anderen Schrift behauptete: "Freie Schwestern sind wilde Schwestern." In Oldenburg war das Klima gelassener. Dort gründete gerade Helene Lange ihre Zeitschrift "Die Frau". Sie trat für die Verbesserung der Mädchenbildung ein. Es gab noch keine freien Schwestern. Die Krankenpflege stand hier bis zum ersten Weltkrieg unter dem Schutz der Kirche.

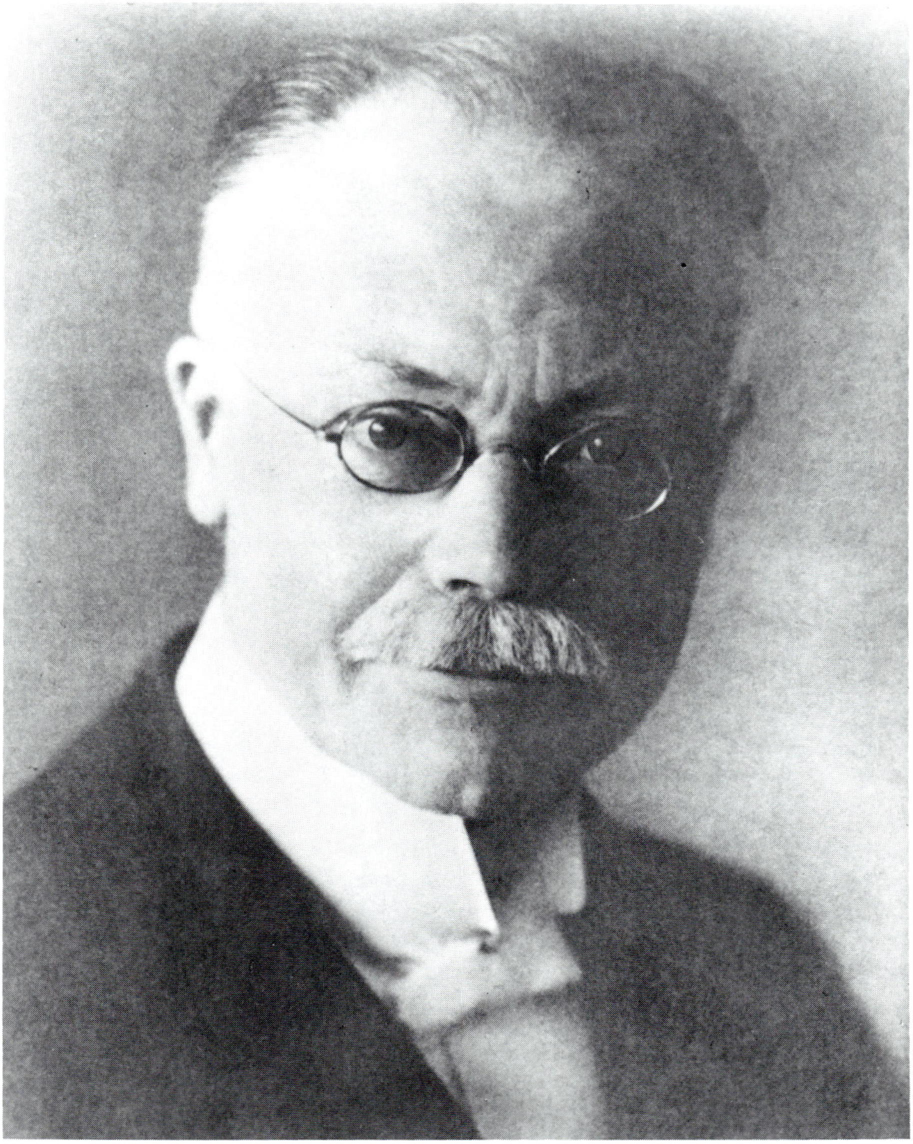

Kirchenrat Wilhelm Wilkens
Vorsitzender der Evangelischen
Krankenhaus-Stiftung von 1897 - 1919
nach einer Fotografie aus der Lambertikirche

Die geheimnisvollen Stifter

Woher kam nun das Geld für das Evangelische Krankenhaus? Hier sollen die Geschichten seiner Stifter erzählt werden, von denen viele bis heute unbekannt geblieben sind, weil die Stifter es so wünschten. Nach hundert Jahren glauben wir aber, daß wir davon sprechen dürfen. Bei den genannten Summen handelte es sich um Goldmark. Was eine Goldmark bedeutete, haben wir bei den Grundstückspreisen bereits gesehen. Im Kleinen bekam man kurz vor der Jahrhundertwende in Oldenburg: ein Pfund Butter für 0.85 Mark, ein Pfund Rindfleisch für 0.65 Mark, einen Zentner Koks für 3.20 Mark, eine Flasche Portwein für 2.- Mark, einen Herrenanzug für 15.- Mark. Die Stadt hatte eine Unterschicht von Dienstboten und Arbeitern, die im Jahr zwischen 300.- und 500.- Mark verdienten. Die Mittelschicht bestand aus Kleinkaufleuten, Handwerkern und Beamten. Sie verdienten zwischen 530.- und 4.800.- Mark. Zu ihr gehörten 48% der Oldenburger. Die kleine Oberschicht von 5% verdiente von 5.000.- Mark an aufwärts.

Am 29. August 1891 traf bei Pastor Pralle dies Schreiben ein: "Ich erlaube mir, Ihnen beigeschlossen sechstausend Mark für das neu zu errichtende Krankenhaus unter folgenden Bedingungen zu überweisen: Obige Summe soll nicht zum Bau des Hospitals, sondern ausschließlich mit den darauf kommenden Zinsen zu sechs Freibetten für unbemittelte Hülfsbedürftige aus dem Großherzogthum Oldenburg, ohne Unterschied der Confession, derart verwendet werden, daß falls die Zinsen nicht ausreichen, das Kapital angegriffen werden soll, bis es verbraucht ist. Ich wünsche, daß Annoncen mindestens in zwei Oldenburgischen vielgelesenen Blättern etwa vierteljährlich zu dem Zwecke erscheinen, daß unbemittelte Kranke Kenntnis davon haben. Ich knüpfe ferner die Bedingung daran, daß sämmtliche hier ansässigen studierten Ärzte freien Zutritt bekommen und es jedem im Hospital befindlichen Kranken jederzeit freistehen soll, sich von einem biochemischen Arzte, einem Allopathen oder Homöopathen behandeln zu lassen, kurz und gut, daß gleiches Recht für alle gilt. Sollte der Bau des Evangelischen Krankenhauses in diesem Jahrhundert nicht mehr begonnen werden können, was ich bei dem jetzigen geringen Fond, gegenüber dem erforderlichen etwa 10mal größerem Kapital, sehr bezweifle, so will ich, daß obige Summe mit den aufgelaufenen Zinsen am 31. Dezember 1899 je zur Hälfte der jetzigen Waisenhaus-Stiftung und dem Diakonissenverein überwiesen wird." Unterschrieben war der Brief: "Ein hiesiger Bürger, der nicht genannt sein will."

Es handelte sich bei diesem Stifter um Carl Sartorius, dem Inhaber der Eisenhandelsfirma Ludwig Sartorius. Er stiftete am letzten Tag des 19. Jahrhunderts für seine sechs eisernen Betten nochmals 24.000.- Goldmark aus Freude, daß seine Voraussage sich nicht erfüllt hatte. Er zählte noch in seinem Todesjahr 1913 zu den Patienten des Evangelischen Krankenhauses. Im Oktober 1892 erhält das im Bau befindliche Evangelische Krankenhaus im Testament der verstorbenen Frau Stallmeister Haake geb. Klävemann in Oldenburg 6.800.- Mark für zwei Freibetten für kranke Schiffer. Offenbar gab es nicht viele arme Schiffer, denn sie kamen so selten, daß sich 1908 11.425.- Mark angesammelt hatten, weil die Betten durch zahlende Patienten belegt waren. Zur Eröffnung des Evangelischen Krankenhauses 1893 schenkte die Witwe Heinemann geb. Brüggemann aus Osternburg 6.000.- Mark. Sie wünschte sich, daß dies in einer öffentlichen Anzeige kundgemacht werde.

Am 18. Juni 1893 erhielt Pastor Pralle einen Brief aus Amsterdam "von einem alten Oldenburger, dessen Name nicht öffentlich genannt werden soll", wie dieser schrieb. Darin wurde eine Schenkung angekündigt von 30.000.- Mark. Das Geld traf bereits am folgenden Tage ein. Pralle, der gerade um einen Kredit verhandelte bei der Versicherungsanstalt, brach die Verhandlungen ab. Der Verwaltungsrat entschloß sich, sofort mit dem Bau des Ostflügels zu beginnen. Noch im Gründungsjahr war der Janssenflügel fertig. Den Stifter dieser großen Summen kennen wir bereits. Es war der Buten-Oldenburger Kaffee-Großhändler P.W. Janssen aus Amsterdam, durch den der falsche Pastor Dr. Partisch entlarvt wurde. Seine Frau stammte aus der Oldenburger Familie Schauenburg. Am 28.11.1895 bat eine alte Oldenburgerin, Johanne v. Schrenck, Pastor Pralle zu sich und überreichte ihm 5.000.- Mark für ein Freibett. Sie hätte das Geld ursprünglich für ein Siechenhaus stiften wollen. Die Zinsen der Stiftung bestimmte sie für die Benutzung durch Arme. Das Kapital sollte nicht angetastet werden. An dem Bett sollte ein Schild angebracht werden: "Knüttel v. Schrenck´sches Freibett". Hinzu kam 1896 Pralles Freibett. Nach Pastor Pralles Tod überwies die Kirchengemeinde Oldenburg dem Evangelischen Krankenhaus das Kranzgeld und legte noch einmal die gleiche Summe dazu: 3.000.- Mark. Der Verwaltungsrat beschloß, solange Spenden für diesen Fonds zu erbitten, bis 12.000.- Mark zusammen seien, damit von den Zinsen ein Freibett im Jahr unterhalten werden konnte. Dies hatten sich die Kaufleute im Verwaltungsrat ausgerechnet, denn bei einem Pflegesatz von 1.20 Mark mußten pro Jahr 438.- Goldmark aufgewendet werden, was bei dem damals üblichen Zinssatz von 3 1/2% Prozent 12.500.- Goldmark Stiftungskapital erforderte. Im Jahre 1988 hätte ein Stifter bei einem Zinssatz von 8% mindestens 1,5 Millionen für ein Bett spenden müssen.

Im März 1897 schrieb ein weiterer Stifter: "An das Evangelische Krankenhaus Oldenburg. Dasselbe empfängt 40.000.- Goldmark mit der Maßgabe, daß aus der

Summe ein Fond gebildet wird, von dem nur die Zinsen nachfolgenderweise verwendet werden dürfen: Es ist ein Zimmer für eine oder zwei Frauen einzurichten. Die Einrichtungskosten trage ich. Falls bei Entlassung Nachpflege erforderlich ist, soll ein kleiner Barbetrag ausgezahlt werden. Verpflegung erfolgt aus den Zinsen. Es ist der notwendige Wein zu verabreichen. Nichtverbrauchte Zinsen sollen für den Ankauf von Wein für die übrigen Kranken verwendet werden. Das Zimmer bekommt die Bezeichnung "Muttchens Ruh". Es ist gedacht für verheiratete unbescholtene, jugendliche Frauen aus Oldenburg. Falls solche nicht vorhanden, auch andere Frauen, in letzter Linie unverheiratete Mädchen." Das Schreiben schloß: "Bedingung: Stillschweigen, kein Name wird genannt, keine Dankesbezeugungen!" Der Brief kam aus Berlin. Auch hier wollen wir nach hundert Jahren den Namen des Stifters nennen. Er hat sich auf einem nicht abgeschickten Brief erhalten, der - versehentlich wohl - Dankbezeugungen enthielt. Er war gerichtet an den Bankdirektor Schultz. Der Stifter war mit der Einrichtung von "Muttchens Ruh" so zufrieden, daß er im gleichen Jahr den Fonds auf 55.000.- Mark erhöhte. Niemand im Evangelischen Krankenhaus hatte je den Stifter gesehen. Das Geld wurde dem Krankenhaus durch die Oldenburger Familie Schauenburg überreicht. Es gab später noch vier weitere Freibetten-Stiftungen: die Addick'sche, die des Baurats Tuitjer, des Lehrers Katenkamp und des Generalleutnants v. Lehmann.

In den Jahren bis 1900 wurden die Schulden aus dem Betrieb des Evangelischen Krankenhauses regelmäßig durch Stiftungen gedeckt: Vollständig bis zum Jahr 1897. Im folgenden Jahr gelang es durch einen Basar im Casino, die Verluste nur bis auf 5.000.- Goldmark auszugleichen, obwohl 14.348.- Goldmark gespendet wurden. Eine Spende lautet auf 11.000.-, eine auf 10.- Goldmark. Im Protokoll stand: "Die Versammlung erhebt sich zu Ehren des Wohltäters." Der Vorstand bedankte sich mit den Worten. " Ihr Name ist bei Gott in guten Händen".

Wegen des Defizits beschloß der Vorstand, einen Betriebsfonds einzurichten. Dies sei notwendig, um Zahlungsunfähigkeit vorzubeugen. Man könne leider nicht so wirtschaften wie das Peter-Hospital, "das bedeutende staatliche Zuschüsse bekommt." Im folgenden Jahr waren die Defizite aus den Pflegesätzen wieder durch Stiftungen gedeckt. Es wurde vermerkt, daß eine alte Patientin mit Bleistift eine Notiz schrieb, wonach sie dem Evangelischen Krankenhaus 1.000.- Goldmark stiften wolle. Sie starb am nächsten Tag. Die Hinterbliebenen erfüllten ihre Bitte. Im Jahre 1900 blieb wieder ein Defizit. Das Stiftungsbuch vermerkt: "Ein Konfirmand hat sein Konfirmationsgschenk von zwei Mark dem Evangelischen Krankenhaus gestiftet." Buten-Oldenburger aus Chicago, New York, Charleston und Rom stifteten je 500.- Goldmark. Erstmals wurde auch der Großherzog mit 300.- Goldmark erwähnt. Die großen Stiftungen von Landbesitz durch Johann Hinrichs und Friederike Timmermann-

Steenken erfolgten erst nach dem ersten Weltkrieg. Bis 1914 kamen allein durch die jährlichen Basare 60.000.- Goldmark zusammen.

Sprungartig stiegen die Defizite am Ende des ersten Weltkrieges. Im Jahre 1917 betrug der Fehlbetrag 44.578.- Mark. Daraufhin bewilligte der Kirchenrat für fünf Jahre einen jährlichen Zuschuß von 10.000.- Mark. Der Geheime Kommerzienrat Stalling veranstaltete im Frühjahr 1918 eine Sammlung für das Evangelische Krankenhaus, die der Großherzog befürwortete. Sie brachte 272.044.- Mark. Allein 73.744.- wurde bei den Oldenburgischen Truppen in Belgien gesammelt. Summen von 10.000.- stifteten neben Stalling, die Herren Wallheimer, Theodor Francksen, Hullmann aus Etzhorn, sowie Hanken und von Essen aus Rastede und Rabeling und Meentzen aus Oldenburg.

Kommerzienrat Stalling plante, das Geld nicht am 25. Jahrestage der Eröffnung des Evangelischen Krankenhauses, sondern am Geburtstag des Großherzogs, am 16. November 1918, in dessen Namen zu übergeben. Eine Woche vorher aber brach das Deutsche Reich und seine Fürstentümer in der November-Revolution zusammen. Die Übergabe fand dennoch statt, und der Verwaltungsrat schrieb diesen Dankesbrief an den am 11. November abgedankten Großherzog:

Königliche Hoheit! Durchlauchtigster Großherzog und Herr!
An dem heutigen Geburtstag Euer Königlichen Hoheit hat Herr Geheimrat Stalling dem Vorstand und Verwaltungsrat des Evangelischen Krankenhauses eine von ihm gesammelte Summe von 271.000.-Mark überreicht und dabei betont, daß Euer Königlichen Hoheit in erster Linie das überaus glänzende Gelingen der Sammlung zu verdanken sei. Tiefbewegt und erschüttert von den Ereignissen der letzten Tage sagen Euer Königliche Hoheit der Vorstand und Verwaltungsrat aufrichtigsten, herzlichsten Dank. Den tatsächliche Verhältnissen haben wir Rechnung zu tragen und wir tun es, indem wir uns bemühen, unsere Arbeit an den Kranken ohne Unterschiede der Person gewissenhaft weiterzuführen, damit auch einem Euer Königlichen Hoheit ausgesprochenen Wunsche folgend. Aber die Gesinnung der Treue, Liebe und Verehrung wird uns auch unter den veränderten Verhältnissen niemand verwehren. In dieser Gesinnung gedenken wir Eurer Königlichen Hoheit am 16. November mit dem innigen Wunsche, daß Gott der Herr Euer Königlichen Hoheit und Ihrem Hause in dieser Zeit gnädig beistehen und unser deutsches Vaterland und mit ihm unsere geliebte Oldenburger Heimat vor weiteren Erschütterungen bewahren und zu einem neuen Aufbau helfen wolle.
In tiefster Ehrfurcht Euer dankbarer und getreuer Vorstand und Verwaltungsrat des Evangelischen Krankenhauses gez. Wilkens

Ein Beinbruch

Wie kam man nun im Jahre 1893 in dies Evangelische Krankenhaus in Oldenburg? Verfolgen wir einen Patienten aus Tweelbäke, von dem die "Nachrichten für Stadt und Land" berichteten:

*— Einen **Beinbruch** erlitt ein älterer Mann aus Tweelbäke, welcher, als der Fuhrmann die Pferde bereits antrieb, am Mittwoch noch auf einen Wagen steigen wollte und dabei unter die Räder desselben gerieth. Der Bedauernswerthe mußte mittelst Tragkorbes in das Krankenhaus geschafft werden.

* *

Der Bedauernswerte mußte sich im Evangelischen Krankenhaus zunächst den "Aufnahmebedingungen" unterwerfen. Er durfte außer seinem gebrochenen Bein nicht auch noch Cholera, Pocken oder Syphilis haben "solange eine Isolierstation nicht besteht". Geisteskrank sollte er auch nicht sein. Dagegen durfte er glauben, was er wollte. Da er am Nachmittag kam, brauchte er den Tag nicht mehr zu bezahlen. "Die Aufnahmen der Kranken erfolgte in der Regel durch die Oberschwester. Sie trug Diagnose und Personalien ein in das Krankenhausjournal, das im Verwaltungszimmer neben dem Eingang auslag. Gegen die Eintragung der Diagnose verwahrten sich mehrere Ärzte schon im ersten Jahr wegen der Schweigepflicht. Seitdem wurde dieser Eintrag wieder abgeschafft. Wenn die Oberschwester Zweifel an der Solvendität hatte und der Fall nicht dringlich war, verwies sie an den Inspector, der einen Bürgschein ausstellte, den er einem vom Kranken benannten Bürgen übersandte. Nun war der Fall dringlich und unser Tweelbäker wurde von seinem Dienstherrn begleitet, der für ihn bürgte. So brauchte der Inspector Pastor Wilkens nicht bemüht zu werden. Er wurde in die dritte Klasse aufgenommen. Das kostete täglich 1.20 Mark Verpflegungsgeld.

Die Behandlung übernahm Hausarzt Dr. Dode Emken Müller. Er bekam für diesen Beinbruch nach drei Wochen sechs Mark. Mitglieder der AOK behandelte er unentgeltlich. Das Verpflegungsgeld betrug 37.20 Mark, dazu kamen fünf Mark Nebenkosten. Der Beinbruch kostete also 48.20 Mark. Das war für unseren Tweelbäker ein Monatslohn. In der ersten Klasse hätte unser Beinbruch 4.- Mark in der 2. Klasse 2.5o Mark bezahlen müssen. Hätte Dr. Müller auf sein Honorar verzichtet, wie das in Armutsfällen üblich war, hätte auch das Krankenhaus einen Nachlaß gewähren müssen.

Für seinen Tagessatz von 1.20 Mark erhielt unser Beinbruch ein erstes Frühstück, bestehend aus Kaffee mit Rahm oder Milch und Butterbrot um 7 Uhr 30. Um 10 Uhr 30 erhielt er das zweite Frühstück: Ein Butterbrot und ein Glas Milch. Punkt eins gab es Mittagessen aus Gemüse oder Mehlspeise mit Fleisch. Vesperbrot folgte um 16 Uhr. Es gab Kaffee und Zwieback, Der Tag schloß mit dem Abendessen um 19 Uhr 30. Das bestand aus Milch- oder Buttermilchsuppe oder Tee mit Butterbrot. In der ersten Klasse wurde jeden Tag Bouillon, Braten, Kompott, Obst, Kakao, Aufschnitt mit Ei gereicht. In der dritten Klasse wurden Ober- und Unterkleider vom Krankenhause gestellt. Patienten der ersten Klasse durften die eigene Wäsche tragen. Jeder Kranke, auch dies war im Preis inbegriffen, wurde "wenn die Sauberkeit des Körpers zu wünschen übrig ließ, gebadet". Hier wurde nicht nach Klassen unterschieden. Die Hausordnung schrieb sogar vor, daß die Kranken auch während des Aufenthalts gebadet werden konnten, und daß Beschwerden dagegen an den Inspector zu richten seien.

Hausarzt Dr. Müller erschien zweimal am Tag zur Visite, morgens zwischen 10 und 13 Uhr und nachmittags zwischen 14 und 17 Uhr. Bei der Entlassung verließ unser Tweelbäker Beinbruch das Krankenhaus an Stöcken. Nach drei Monaten konnte er sich wieder nützlich machen bei seinem Dienstherrn auf dem Bauernhof. Der Dienstherr kannte den Generalarzt Dr. Müller aus dem Frankreichfeldzug 1871. Er hatte ihm eine Kugel aus der Schulter operiert. Das hatte ihn sehr beeindruckt, denn er wußte noch, wie es in seiner Jugend war: Um 1850 holte man den Arzt weniger zur Behandlung, als vielmehr wegen seiner Voraussage, ob der Patient gesund oder siech werden würde oder ob er sterben müsse.

Dode Emken Müller

Dode Emken Müller, 1822 auf einem Bauernhof im Jeverland geboren, war ein Mann, der Vertrauen erweckte, einer von denen, die unserem Tweelbäker sagen konnten: "Da lot mi mal ran!" ohne daß der es mit der Angst bekam. Genau so konnte er sagen: "Das ist nichts für mich, Herr Oberinspektor, das ist etwas für den lieben Gott." Und selbst der kriegte es nicht mit der Angst. Ich bin Dode Emken Müllers Spuren im Evangelischen Krankenhaus noch begegnet. Als ich 1955 in der Chirurgie Instrumente säuberte, gab es dort einen "Dode-Emken-Meißel". Eine alte Diakonisse sagte mir: "Dr. Emken war ein Vorgänger von Prof. Junghanns." Als ich jetzt Dode Emken Müllers Lebensweg nachging, ahnte ich noch nicht, daß ich von diesem Mann ein Plakat besaß. Das hatte mir einmal ein Patient aus Rastede mitgebracht. Es hatte dort 1856 ausgehangen. Unterschrieben ist es mit "D. E. Müller, Dr. med. chir.". Angekündigt wird ein Chirurgisch-augenärztliches Institut in Oldenburg, in erster Linie für "Augenkranke aller Art, sofern dieselben heilbar sind." Neben diesem Ziel der Heilbarkeit, im Gegensatz zur Aufbewahrung der Kranken, beschreibt der Prospect die Vorteile der stationären Behandlung. Weil dies eine der ersten Erwähnungen der Augenheilkunde in Oldenburg ist, hatte ich mir das Dokument in meine Praxis gehängt. Nur mit dem ersten Hausarzt des Evangelischen Krankenhauses hatte ich es nicht in Verbindung gebracht, bis mir Herr Dr. Fischer, Augenarzt in Cloppenburg, einen Tip gab: "Wissen Sie denn nicht, daß Müller Augenarzt war? D. E. heißt Dode Emken. Der hat 1854 und 1855 bei v. Graefe in Berlin gearbeitet." Nun war Albrecht v. Graefe unter den Augenärzten aller Zeiten einer der Größten. Ein direkter Schüler von ihm im Evangelischen Krankenhaus: Das ist unter Augenärzten so, als ob dort ein Nagel vom Kreuze Christi verwahrt würde. Damals pilgerte die ganze augenärztliche Welt in jene Berliner Klinik in der Karlsstraße - heute Max-Reinhardtstraße - die 1961 abgerissen wurde, um Schußfreiheit an der Mauer für die Volkspolizei zu haben.

Prospect

des chirurgisch-augenärztlichen Institutes in Oldenburg.

Das chirurgisch-augenärztliche Institut, welches der Unterzeichnete am 1. Mai d. J. in der geräumigen, durchaus zweckmäßig eingerichteten Etage eines der größten Gebäude der Stadt eröffnen wird, hat den Zweck

1. Augenkranke aller Art, sofern dieselben heilbar sind,
2. Difficilere chirurgische Kranke, namentlich solche, welche sich einer Operation unterziehen wollen (Wiederersatz verloren gegangener oder verunstalteter Gesichtstheile, wie Augenlider, Nase und Lippen, ferner Klumpfußoperationen u. s. w.)

aufzunehmen und zu verpflegen. Es wird durch ein solches Zusammenwohnen des Arztes mit seinen Patienten dem ersteren die Behandlung ungemein erleichtert, dem letztern durch das Bewußtsein zu jeder Stunde des Tages und der Nacht unter unmittelbarer ärztlicher Aufsicht zu stehen, die nöthige geistige und körperliche Ruhe verschafft und derselbe dadurch der Heilung sicherer entgegengeführt.

Kranke mit leichtern Uebeln, die gleichwohl einer speciellen Beaufsichtigung bedürfen, so wie diejenigen, welche aus pecuniären Rücksichten ein anderweitiges Unterkommen suchen müssen, finden in mehren hiesigen Familien Aufnahme und Beköstigung.

Die Bedingungen, unter denen Kranke in dem Institute selbst Aufnahme finden, sind:

Für ein zweifensteriges gut möblirtes Zimmer mit Bett, Bettwäsche, Licht, Heizung, Beköstigung und Aufwartung zahlt 1 Person täglich	1 ℛ	12 ggr
Bewohnen zwei oder drei Personen ein solches Zimmer, so zahlt jede	1 „	4 „
Für ein einfensteriges gut möblirtes Zimmer, jedoch ohne Sopha, incl. Beköstigung u. s. w. zahlt 1 Person täglich	1 „	4 „
Zwei Personen zahlen täglich jede	1 „	— „
Für Kinder bis zu 10 Jahren werden täglich berechnet	— „	16 „

Wenn Angehörige rc. zur besonderen Pflege bei den Patienten zu wohnen wünschen, so bleiben die Preise nach Verhältniß der Zimmer dieselben.

Die Beköstigung besteht, falls von ärztlicher Seite keine andere Diät vorgeschrieben werden muß, aus

Morgens: Kaffee oder Milch mit Butterbrod oder Gebäck,
Mittags: Suppe, Fleisch und Gemüse oder Mehlspeise und Braten mit Compot,
Nachmittags: Kaffee mit Gebäck,
Abends: Thee mit Butterbrod oder Suppe.

Etwaige Wünsche werden möglichst berücksichtigt.

Medicamente, Eis u. s. w. werden nach der gesetzlichen Taxe bezahlt.

Das Honorar für ärztliche Bemühungen wird für jeden einzelnen Fall bestimmt.

Oldenburg, im April 1856.

D. E. Müller, Dr. med. & chir.

Bis zur Mitte des 19. Jahrhunderts waren Chirurgen oft auch Anatomen und Geburtshelfer. Mit der Lösung dieser Verbindung trat die Augenheilkunde in den Titeln von Kliniken und Chirurgen hervor. Augenoperationen bildeten einen großen Teil des bescheidenen Repertoires chirurgischer Eingriffe. Das änderte sich mit der Einführung der Narkose am Ende des Jahrhunderts. Dode Emken Müllers Plakat ist also zeittypisch. Kammergesetze, die solche Reklame untersagten, gab es noch nicht. Das Plakat von Dr. Dode Emken Müller hing damals in Varel aus, 20 Kilometer nördlich von Oldenburg.

Ein Jahr nach Dode Emken Müllers "Prospect" gab v. Graefe 1857 in Brüssel auf dem ersten internationalen Ärztekongreß der Medizingeschichte die Iridektomie bekannt, die erste Operation gegen den Grünen Star. Dode Emken Müller hatte diese Entwicklung miterlebt. Er wird auch schon einen Augenspiegel besessen haben, den v. Graefe 1850 in die Augenheilkunde einführte. In dem Prospect nennt er seine Klinik "Chirugisch-augenärztliches Institut". Er wählte damit den gleichen Namen, den der Vater Albrecht v. Graefe seiner Klinik gab, nachdem er 1810 als erster Augenarzt an die Berliner Universität berufen wurde.

Als Dode Emken Müller sich 1856 am Theaterwall 6 niederließ, hatte er vor seiner augenärztlichen noch eine chirurgische Ausbildung in Zürich hinter sich gebracht. Dies war der Grund, daß er Regimentsarzt bei den Oldenburger Dragonern wurde. Im Jahre 1881 machte ihn die Reichsregierung als Oberstabsarzt zum Chef des preussischen Garnison-Lazaretts in der Willersstrasse. Dabei behielt er aber seine freie Praxis. Der Großherzog ernannte ihn wegen seiner medizinischen Kenntnisse zum Leibarzt. Als solcher speiste er wöchentlich mindestens einmal an der Hoftafel. Trotzdem blieb er ein Liberaler. Das brachte ihn bei der Gründung des Evangelischen Krankenhauses an die Seite von Pastor Pralle. Dr. Fischer ist auch der Besitzer des Ölgemäldes, das Dode Emken Müller 1875 in der Uniform eines Oberstabsarztes zeigt. Der Maler war ein Porträtist, der von Hof zu Hof zog und auch Mitglieder der Großherzoglichen Familie malte.

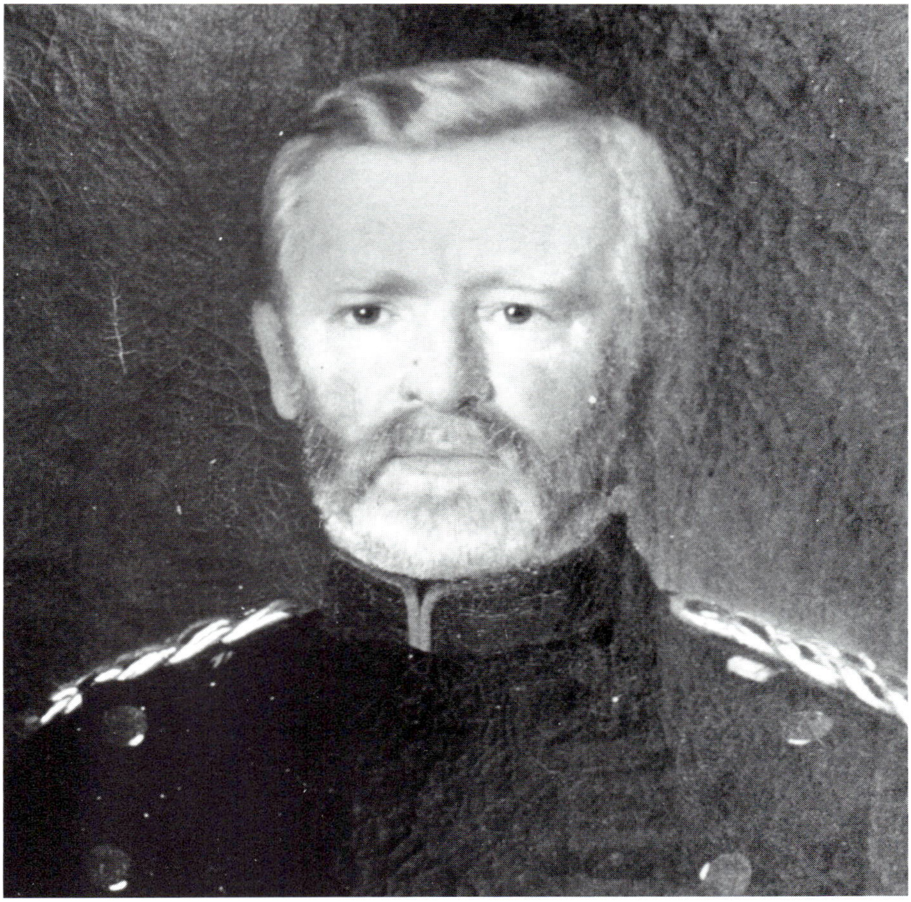

Dr. Dode Emken Müller
Chirurg und Augenarzt
geb. 17. 2. 1822 in Hohenkirchen bei Jever
gest. 19. 1. 1896 in Oldenburg
Erster Ärztlicher Direktor "Hausarzt"
des Evangelischen Krankenhauses
1846 in eidgenössischen Diensten als Chirurg
1854 Assistent bei Albrecht v. Graefe in Berlin
1867 Oberstabsarzt in Oldenburg
Chefarzt am Peter-Hospital in Oldenburg
1874 Leibarzt des Großherzogs
1893 Preussischer Generalarzt

Auf Pastor Pralles Vorschlag ernannte ihn der Verwaltungsrat im Oktober 1892 zum künftigen Hausarzt und ersten Belegarzt des Evangelischen Krankenhauses. Dr. Müller fuhr nach Berlin und kaufte dort moderne Krankenbetten, sowie die gesamte Krankenhauswäsche. Der Verwaltungsrat hatte bestimmt, daß jeweils nur ein Wäschestück gekauft wurde als Muster. Die Frauen der Mitglieder des Stiftervereins fertigten in den ersten Monaten 1893 nach diesem Muster sämtliche Wäschestücke an. Viele haben sich bis nach der Jahrhundertwende erhalten. Sie waren kenntlich an dem Monogramm der "Basardamen". Nach Eröffnung des Evangelischen Krankenhauses bahnte sich eine Verstimmung zwischen dem Großherzog und dessen Leibarzt Dr. Müller an. Ein Jahr später war er nicht mehr Leibarzt. Er trat auch als Militärarzt zurück. Preußen, dem das Oldenburger Militär unterstand, verabschiedete ihn ehrenvoll unter Ernennung zum Generalarzt.

Der neue Hausarzt überließ dem Evangelischen Krankenhaus seine Operations-Instrumente für die Hälfte des Einkaufspreises: 800 Mark. Er beantragte und erhielt für Ersatzbeschaffung 100.- Mark jährlich. Noch vor Eröffnung schlug Dr. Müller vor, ein Dilirantenzimmer einzurichten. Anfang Mai wurden vier hölzerne Badewannen geliefert. Bei der Erprobung durch Dr. Müller erwiesen sie sich als zu schwer und zu groß. Eine davon wurde als Wäschebütte behalten, wegen der anderen verhandelte Dr. Müller mit dem Lieferanten, der sie zurücknahm. Dr. Müller bestellte Zinkbadewannen.

An den Verwaltungsrats-Sitzungen nahm Dr. Müller oft teil. Noch vor Eröffnung des Evangelischen Krankenhauses wandte sich der Oldenburgische "Landesverein zur Linderung der Kriegsleiden" an den Verwaltungsrat wegen Überlassung von Betten im Kriegsfall. Dr. Müller riet ab, da 1280 Betten dafür im Großherzogtum bereitstünden, und das sei nach den Erfahrungen des Krieges 1870/71 ausreichend. Jedenfalls solle man den Vertrag nur entgeltlich abschließen. Die Militärverwaltung bot daraufhin dem Krankenhaus ein Darlehen von 5.000.- Mark an. Da stimmte der Verwaltungsrat zu und bewilligte für den Kriegsfall fünfzehn statt der erbetenen zwanzig Betten. Dr. Müller veranlaßte, daß der Vertrag mit jährlicher Kündigung abgeschlossen würde. Der Abschluß erfolgte am 18. 4. 1894.

Im Jahre 1897 kam es erneut zu Verhandlungen darüber mit Generalmajor v. Gayl. Das Deutsche Reich wünschte diesmal dreißig Betten im Kriegsfall. Berlin erklärte, es sei nicht ausgeschlossen, daß man bei einer Erweiterung des Evangelischen Krankenhauses behilflich sein werde. Der Verwaltungsrat stimmte zu unter der Bedingung, daß der Tagessatz über dem jeweils gültigen liegen müsse. Die Verhandlungen zogen sich bis 1898 hin, ehe sie erfolgreich abgeschlossen wurden.

Wegen der Bestimmung des Stifters der ersten sechs Freibetten, alle Ärzte, also auch die biochemischen, als Belegärzte zuzulassen, kam es zu einer Eingabe von einundzwanzig Oldenburger Ärzten. Sie lehnten die Biochemiker ab und wollten "widrigenfalls im Evangelischen Krankenhaus nicht mehr thätig werden". Auch Hausarzt Dr. Müller hatte unterschrieben. Früher einmal hatte Dr. Müller den Gründer der Biochemie, den Oldenburger Dr. Schüssler, wegen Kurpfuscherei angezeigt. Der Verwaltungsrat antwortete, daß die Biochemiker auch im Pius-Stift nicht ausgeschlossen seien. Dort sei einzige Bedingung die staatliche Approbation. Dr. Müller löste das Problem so: Alle Ärzte am Evangelischen Krankenhaus wurden verpflichtet, Apotheken-Rezepte zu schreiben. Das war für Biochemiker nicht akzeptabel. Sie stellten ihre Medikamente selber her.

Zweieinhalb Jahre nach Eröffnung des Evangelischen Krankenhauses starb Dr. Dode Emken Müller am 19. Januar 1896 bei einer Visite an einem Herzversagen. Beerdigt wurde er auf dem Gertrudenfriedhof. Sein Grab ist 1955 aufgelassen worden. Sein ältester Sohn war der Landschaftsmaler Paul Müller- Kaempff, Mitbegründer der Künstlerkolonie Ahrenshoop auf Rügen.

Kurz nach Müllers Tod bat die neue Oberschwester Flora, daß wieder ein "Anstaltsarzt" ernannt werden möge. Am 4. Oktober wurde daraufhin Medizinalrat Dr. Wicke in den Verwaltungsrat gewählt. Er versah auch die Funktion eines Hausarztes bis 1908. Wicke war Leibarzt des Königs von Griechenland und seiner Frau Amalie von Oldenburg.

Sechs Wochen nach dem Hausarzt Dr. Müller starb am 3. März 1896 auch Pastor Pralle, der Gründer des Evangelischen Krankenhauses. Der Verwaltungsrat beschloß, sein Bild im Krankenhaus aufzuhängen "zu immerwährendem Gedächtnis". Ich habe nie eines im Krankenhaus gesehen. Wohl hängt dort ein Bild des Großherzogs. Pastor Pralle, der zweiundsiebzig Jahre alt wurde, kam als Sohn des Organisten von Wardenburg 1824 zur Welt. Eine Beschreibung nannte ihn mittelgroß, bieder und impulsiv. Die Monographie über die Oldenburger Lambertikirche von 1988 nennt ihn gar nicht.

Für Pastor Pralle wurde vorübergehend der Eisenbahndirektor Graepel Vorsitzender. Im folgenden Jahr löste ihn Pastor Wilkens ab, der das Vertrauen des Großherzogs hatte. Wilhelm Heinrich Wilkens war damals zweiunddreißig Jahre alt. Dreiundzwanzig Jahre lang, bis 1919, blieb er Vorsitzender. Er starb 1946.

Weil du arm bist, liegst du länger

Zahlen sind wie Fenster in einem Krankenhaus. Natürlich braucht man auch Augen, um hineinzusehen. Im ersten Jahr 1894 (vorher fehlen die Dokumente) lagen 456 Patienten in den 56 Betten. Das Krankenhaus rechnete 9.381 Pflegetage ab, was einer Belegung von 46 % entsprach. Die Liegezeit eines Patienten betrug durchschnittlich 21 Tage. Im folgenden Jahr 1895 verbesserte sich die Belegung auf 57 % und die Liegezeit senkte sich auf 20 Tage. Im gleichen Jahr 1895 lagen die Patienten im neuen Krankenhaus Eppendorf durchschnittlich 49 Tage. Beide Krankenhäuser nahmen keine Langlieger auf, die damals Sieche genannt wurden. Die Liegezeit oder Verweildauer im Deutschen Reich lag bei 30 Tagen.

Die Belegung in Eppendorf war fast wie im Evangelischen Krankenhaus 55 %. Die Wirtschaftlichkeit war also noch ungünstiger. Immerhin noch besser als hundert Jahre später in deutschen Hotels. Sie erziehlten 1989 33%. Die deutschen Krankenhäuser erreichen heute Belegungen um 90%. Im Evangelischen Krankenhaus standen vor hundert Jahren zu viele Betten zu lange leer. Hätte jeder Patient in Oldenburg statt 20 Tage 34 Tage gelegen, wäre die Belegung 93% gewesen. Aber Patienten und Krankenkassen zogen natürlich die kürzeren Liegezeiten vor. Für viele Patienten, die im Evangelischen Krankenhaus lagen, war Zeit Geld. Für AOK-Mitglieder galt dies weniger. Sie erhielten schon damals dreizehn Wochen lang fünfzig Prozent des eigenen Verdienstes ersetzt.

In Eppendorf gab es 1895 1.200 Betten, im Evangelischen Krankenhaus in Oldenburg 56 Betten. In beiden Häusern betreute eine Schwester die gleiche Bettenzahl, nämlich fünf. Der entscheidende Unterschied lag in der ärztlichen Versorgung: In Eppendorf versorgte ein Arzt 42 Betten, im Evangelischen Krankenhaus nur 4. Vergleicht man die Beschäftigten der beiden Krankenhäuser vor hundert Jahren, und heute, so war jeder zweite Beschäftigte im Evangelischen Krankenhaus Arzt, heute jeder neunte, in Eppendorf damals jeder zwölfte, heute jeder sechste. Jeder vierte war im Evangelischen Krankenhaus in der Krankenpflege tätig, heute jeder zweite, umgekehrt in Eppendorf. Zur Verwaltung gehörte im Evangelischen Krankenhaus jeder zehnte, heute jeder zwanzigste, in Eppendorf jeder sechsundzwanzigste, heute jeder neunzehnte. Deutliche Veränderungen gab es bei den Beschäftigten von Technik und Hauspersonal: Im Evangelischen Krankenhaus war das vor 100 Jahren jeder zehnte, heute jeder dritte, ähnlich lagen die Zahlen in Eppendorf. Nimmt man nur die Technik, dann war vor 100 Jahren jeder sechzigste in Eppendorf im Technischen Dienst beschäftigt, heute jeder fünfte, im Evangelischen Krankenhaus jeder achte. Hier liegen in allen Krankenhäusern die Veränderungen der letzten hundert Jahre.

Sollte bis hierher noch jemand weitergelesen haben, dann wird es ihn vielleicht interessieren, wie das bis zur Jahrhundertwende weiterging: In Eppendorf sanken die Liegezeiten bis auf 35 Tage, im Evangelischen Krankenhause auf 18 Tage. Die Belegung, die den wirtschaftlichen Erfolg anzeigt, stieg in Eppendorf sogar auf 87,92%, im Evangelischen Krankenhaus auf 79%. Im Jahre 1896, als der Hausarzt Dr. Müller starb, wurden 150 Operationen durchgeführt, "darunter eine Anzahl bedeutender", worunter Bauchoperationen zu verstehen waren. Achtundzwanzig Prozent aller Patienten wurden operiert, siebenunddreißig Prozent starben, das waren 7%, im Jahr darauf waren es 6%. Heute sind es weniger als die Hälfte.

Die Vergleiche mit Eppendorf verdanken wir übrigens einem umfangreichen Sammelband von Frau Prof. Ursula Weisser „100 Jahre Universitäts-Krankenhaus Eppendorf", Tübingen 1989. Eppendorf wurde ein Jahr vor dem Evangelischen Krankenhaus hundert Jahre alt. Das wird auch in den folgenden Kapiteln immer wieder zu Vergleichen herausfordern zwischen dem Hamburger Elefanten und der Oldenburger Maus. Es gibt erstaunlicherweise mehr Ähnlichkeiten als Unterschiede.

Die ersten Operationen

Die Operationszahlen erhöhten sich: 1897 waren es 180, 1898: 300, 1899: 346. Unter diesen 346 Operationen waren 124 Bauchoperationen (Laparatomien). Im Jahr 1900 wurden 486 Patienten operiert. In einer der beiden Chirurgischen Kliniken Münchens (Rechts der Isar) waren es 1891: 420. Unter den 346 Operationen des Jahres 1899 war auch die erste dokumentierte: Ein Felsenbeintumor bei einer jungen Frau, die der Ohrenarzt Dr. Schmeden operierte. Er berichtete darüber auf der 8. Versammlung der Deutschen Otologischen Gesellschaft in Hamburg am 20. Mai 1899:

Meine Herren! Ich habe hier ein Präparat mitgebracht, das zu Lebzeiten der Trägerin eine Fülle von interessanten Erscheinungen geboten hat. Die Trägerin, eine 28-jährige Dienstmagd, kam am 26. Dezember 1898 in meine Beobachtung und starb am 4. März dieses Jahres. Während der Zeit habe ich sie im Oldenburger Evangelischen Krankenhaus behandelt. Sie gab an, dass sie seit vier Jahren mit dem linken Ohr nicht gut höre, das Ohr habe aber nie geeitert. Seit zwei Jahren leide sie an sehr starkem Ohrensausen, Schwindel und Kopfschmerzen. Ferner sei sie seit einiger Zeit heiser geworden und habe Herzklopfen bekommen.

Es fand sich im Ohr das Trommelfell stark gerötet und im hinteren unteren Quadranten ein kleines rotes Knötchen. Bei der leisesten Berührung desselben mit der Sonde trat gleich eine starke Blutung ein, so dass der Verdacht auf einen Tumor sofort in mir rege wurde. Die Hörfähigkeit auf diesem Ohre war äußerst gering, doch hörte die Patientin eine auf dem Warzenfortsatz aufgesetzte Stimmgabel. Die Pupillen waren beiderseits gleich und am Augenhintergrund keine Veränderungen. Bei der Untersuchung des Kehlkopfes fand sich eine linksseitige Stimmbandlähmung, die bis zum Ende bestehen blieb. Der Puls wechselte zwischen 90 und 130. Der Gang war ein taumelnder, sie ging bald nicht mehr aus dem Zimmer und suchte stets beim Gehen oder Stehen mit der Hand eine Stütze. Saß sie dagegen im Lehnstuhl, so konnte sie die Füße frei bewegen und lernte selbst im Krankenhause noch Strümpfe stricken, was sie vorher nicht gekonnt. Von dem im Ohr erschienenen Knötchen entfernte ich mehrmals ein Stückchen und untersuchte es mikroskopisch. Die entfernten Teile ersetzten sich außerordentlich. Zu alledem gesellte sich nach einigen Wochen noch eine linksseitige Gesichtslähmung und gegen Mitte Februar Fieber.

Da die Beschwerden immer größer wurden und das Fieber fortbestand, entschloß ich mich auf Drängen der Angehörigen zur operativen Freilegung der Mittelohrräume.

Bei der Aufmeißelung blutete es aus dem Knochen sehr stark, so daß ich nur langsam in die Tiefe kommen konnte. Ich fand schließlich das Antrum und die Paukenhöhle voll von einer festen Tumormasse. Ich entfernte dieselbe mit dem scharfen Löffel, sah aber davon ab, weiter in die Tiefe zu gehen, obwohl noch mehr Gewebe als von Geschwulstmassen durchwachsen sich zeigte. Das Fieber schwand nach der Operation, das Sausen und die Schmerzen waren einige Tage etwas weniger. Am 7. Tage stellte sich wieder Fieber ein, es folgte Bewußtlosigkeit, und am 4. März starb die Patientin.

Von den Angehörigen erreichte ich die Erlaubnis zur Kopfsektion. Es fand sich eine Hirnhautentzündung und im Felsenbein der vorliegende Tumor, der uns für alle die geschilderten Erscheinungen die Erklärung giebt. Nach unten hin hat er sich in unregelmäßiger Form bis nahezu Wallnußgröße ausgebreitet und ist nach oben hin bis zu einer Haselnußgröße in die Schädelhöhle hinein gewachsen.

Dr. Schmeden hatte das Sektionsmaterial mikroskopisch geschnitten, gefärbt und unter dem Mikroskop untersucht. Er kommt zu dem Schluß, daß der Tumor ein kleinalvoläres, bösartiges Sarkom war. Am Ende erklärt er jede einzelne Beschwerde seiner Patientin aus dem Sitz des Tumors in den verschiedenen Gehirnteilen.

Der Tod dieser Patientin war damals unabänderlich. Heute wäre das nicht mehr so. Spätestens als Kopfschmerz und Schwindel zwei Jahre vor ihrem Ende zur Schwerhörigkeit dazukamen, wäre die junge Dienstmagd von ihrem Hausarzt zum Ohrenarzt geschickt worden, und der hätte eine Röntgenaufnahme veranlaßt. Weitere Untersuchungen hätten es ermöglicht, die Diagnose nicht erst nach ihrem Tode zu stellen. Sie wäre operiert worden und wahrscheinlich nicht gestorben.

Als Dr. Schmeden während der Hamburger Ärztetagung das dortige Röntgenkabinett besichtigte, hat er wohl geahnt, wie es in Zukunft weitergehen würde. Im Evangelischen Krankenhaus war auch gerade ein Röntgengerät aufgestellt worden. Er wird an den Satz der alten griechischen Ärzte gedacht haben, den er gerne zitierte: Vor die Behandlung setzten die Götter die Diagnose.

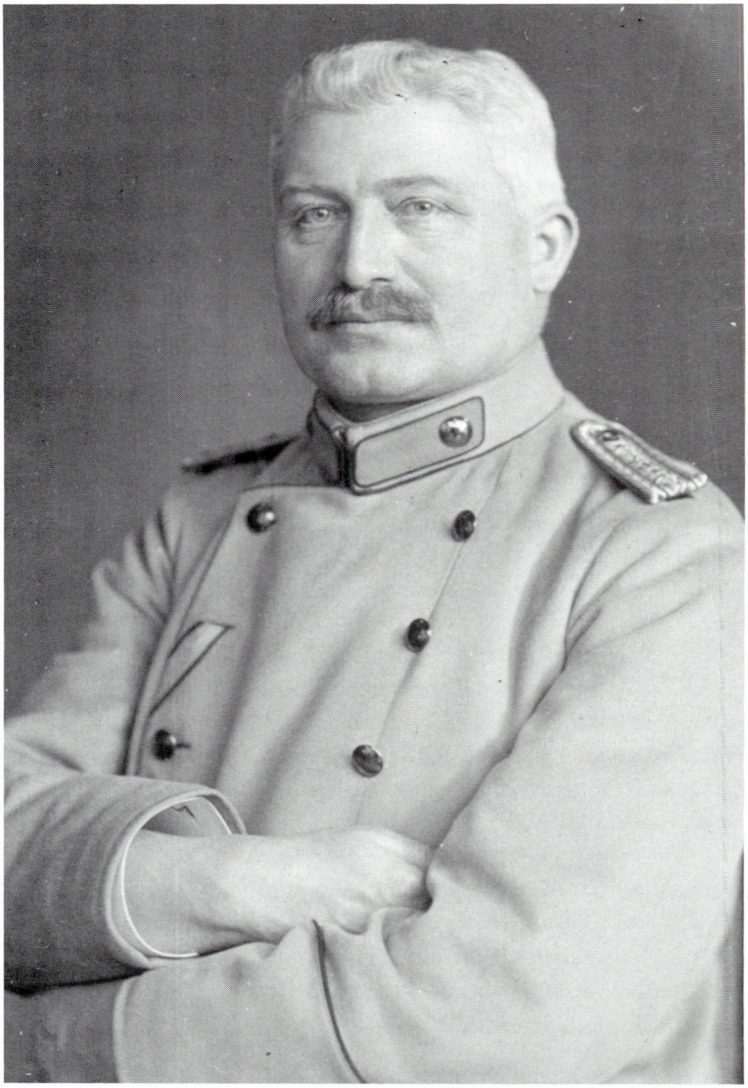

Sanitätsrat Dr. Johann Schmeden
Spezialarzt für Hals-Nasen-Ohren-Krankheiten
Belegarzt am Evangelischen Krankenhaus von 1893 bis 1939
Vorsitzender des Ärztevereins
und bis 1933 der Oldenburger Ärztekammer.
Photographie 1913 J. B. Feilner
aus der Sammlung Steenken

Die Ärzte der Kinderjahre

Die Ärzte, die im Evangelischen Krankenhaus Patienten behandelten, waren eng mit der Weiterentwicklung der Medizin verbunden. Viele Fortschritte kamen damals aus den Krankenhäusern. Sie fühlten sich daran beteiligt. Bereits 1897, ein Jahr nach der Erst-Veröffentlichung durch Wilhelm Konrad Röntgen, beantragten sie beim Vorstand der Stiftung ein Röntgengerät. Sie wollten auch, daß Typhus- und Scharlachkranke durch getrenntes Personal gepflegt würden, und sie baten um ein Krankenhaustelefon und ein Rauchverbot im Krankenhaus. Sie schrieben: "Alle Berliner und Münchner Krankenhäuser besitzen bereits Röntgenapparate." Das Telefon wurde genehmigt, das Rauchverbot auch. Es wurden damals zwölf Plakate im Evangelischen Krankenhaus aufgehängt gegen das Rauchen. Das Röntgengeraät wurde zunächst abgelehnt: "Anschaffung aufgeschoben, erst Kosten klären", hieß es im Sitzungsprotokoll, denn in diesem Jahr betrugen die Einnahmen des Evangelischen Krankenhauses 27.000.- Mark und die Ausgaben 30.000.- Mark. Das Defizit wurde durch Spenden und Basare aber so gut ausgeglichen, daß 1899 das erste Röntgengerät aufgestellt werden konnte. Zur gleichen Zeit also, als auch Eppendorf sein "Röntgen-Kabinett" erhielt. Das Peter-Friedrich-Ludwigs Hospital erhielt ein Jahr später auch ein Röntgen-Kabinett.

Erst um die Jahrhundertwende entstanden in den Krankenhäusern Fachabteilungen. Das Oldenburger Peter-Hospital trennte 1883 eine Innere Abteilung von einer Chirurgischen, hob dies aber 1891 wieder auf, um sie 1902 endgültig wieder zu trennen. Die ersten Abteilungen überhaupt waren meist Augenabteilungen. Die erste in Oldenburg eröffnete 1856 Dr. Dode Emken Müller als Privatklinik. Die zweite kam 1891 in das Peter-Hospital unter dem jüdischen Militärarzt Dr. Scheer, der wohlhabende Augenkranke nach dem Tod von Dr. Müller auch im Evangelischen Krankenhaus operierte. Eppendorf erhielt im Jahre 1900 die erste Hals-Nasen-Ohrenklinik. Der Ohrenarzt Dr. Schmeden war um diese Zeit in Oldenburg der angesehenste Arzt. Er leitete viele Jahre den Oldenburger Ärzteverein und später die Ärztekammer. Schon bald werden wir ihm wieder begegnen beim Ausbruch des Kassenkampfes in Oldenburg. Die Geburtshilfe und die Frauenheilkunde hatten es in Oldenburg schwerer, in die Krankenhäuser zu kommen. Dr. Willers, der die Hebammen-Lehranstalt leitete, machte als Belegarzt im Evangelischen Krankenhaus die ersten Geburten. Bis zum Beginn dieses Jahrhunderts war die Geburtshilfe noch fest in den Händen der Hebammen. So wurden 1900 in Hamburg von 22.669 Geburten nur 7% von Ärzten geleitet.

Hauptsache: Patienten

Die Patienten wählten das Evangelische Krankenhaus zusammen mit ihrem Arzt. Für die Patienten war die Krankenhausbehandlung die Fortsetzung ihrer Behandlung mit anderen Mitteln. Das Krankenhaus bot zum Beispiel bei Operationen bessere Möglichkeiten als im Hause des Patienten, auch bei der Pflege durch sachverständige Schwestern. Drei Jahre nach Eröffnung des Evangelischen Krankenhauses schrieb 1896 ein Vater: "Ich ließ meinen einzigen, kranken Sohn im Evangelischen Krankenhaus verpflegen. Diese war so gut, wie sie auch im Elternhaus nicht sorgsamer und liebevoller sein könnte." Schon in den ersten Jahren gingen auch wohlhabende Bürger mit Knochenbrüchen in das Evangelische Krankenhaus. Sie übertrugen die Mühe der Hauspflege dem Krankenhaus. Einer dieser Patienten sprach aus, daß die rein ärztliche Behandlung auch bei ihm zu Hause möglich gewesen sei, aber nicht alles andere. Der Vorstand nahm diesen Brief zum Anlaß, der Oberschwester mitzuteilen: "Pflege und Verpflegung sollen darum in diesem Haus eine möglichst gute sein, auch sollte der nötige Wein verabreicht werden."

Zur Verpflegung berichtete Pastor Wilkens dem Verwaltungsrat: "Es wird mittags gereicht in der ersten Klasse: Suppe, Braten, feine Gemüse, Kompott, süße Speise. In der Mittelklasse dasselbe, aber ohne süße Speise. In der zweiten Klasse eine gute nahrhafte Hausmannskost: Fleisch, Gemüse, Kartoffeln, zweimal wöchentlich Braten. Ich bin mehrfach selbst in die Küche gegangen, habe von den Speisen gekostet und mich überzeugt, daß die Kost eine durchaus gute ist." Er fügte hinzu: "Jeder Kranke der zweiten Klasse kostet uns allein in dem, was er verzehrt so viel, wie wir überhaupt bekommen für ihn, so daß wir bedeutend zusetzen müssen." Im Jahre 1900 betrugen die Verpflegungskosten monatlich 1.000.- Goldmark, die Personalkosten im gleichen Zeitraum 200.- Mark und die Medikamente 100.- Mark. Hundert Jahre später waren die Verpflegungskosten 1988 mit 3% an den Ausgaben beteiligt und die Personalkosten mit 63%. Hundert Jahre früher kamen die Einnahmen zu 93% aus den "Verpflegungsgelder" genannten Pflegesätzen, und von diesen wurden im Evangelischen Krankenhaus 36% von den Krankenkassen bezahlt.

Die Auswertung der namentlichen Patientenkartei des Evangelischen Krankenhauses für das Jahr 1895 ergibt: Von den 564 Patienten lagen 80% (455) in der 3. Klasse, 11% (61) in der 2. Klasse und 9% (48) in der 1. Klasse. 309 Patienten waren Männer, 255 Frauen. Patienten der 3. Klasse hatten 1.20 Mark an das Evangelische Krankenhaus zu zahlen, Patienten der 2. Klasse 2.50 Mark, der 1. Klasse 4.- Mark pro Tag. Dies waren Verpflegungsgelder. Die Krankenkassen zahlten den Versicherten einen Tagessatz von 1.- Mark für diese Verpflegungskosten und einen Teil der Operationskosten. Die ärztliche Behandlung stellte das Krankenhaus nicht in Rechnung. Die Sachkosten, die dem Krankenhaus für die ärztliche Behandlung entstanden, waren umstritten. Das zeigte ein Streit mit der AOK über ein Desinfektionsmittel. Übrigens wurden 1895 nur fünf Mitglieder der größten Krankenkasse, der AOK, behandelt. Von den vierzehn anderen Krankenkassen wurden am häufigsten die Mitglieder der Betriebskrankenkasse Kayser & Jackisch behandelt. Sieht man sich an, wer die Krankenhausrechnung bezahlte, dann waren es in 68% der Fälle die Patienten selbst oder ihre Verwandten, in 22% die Krankenkassen, in 6 % der Dienstherr und in 4 % die Armenkassen bzw. die Freibettenfonds. In bar zahlten 35% der Patienten. An Nebenkosten wurden den Patienten in Rechnung gestellt: Alkoholische Getränke, Arzneien, Verbände, die Selbstkosten des Krankenhauses für Operationen, Bäder, elektrische Behandlungen. Die vom Krankenhaus in Rechnung gestellten Nebenkosten konnten durchaus höher sein als der Verpflegungssatz. Zum Beispiel mußte Gesine Westerholt, die vom 1.9. bis 8.10. 1895 in der dritten Klasse des Evangelischen Krankenhauses Pflegekosten von 44.40 Mark bezahlen und Nebenkosten von 80.60 Mark. Darin waren enthalten 15.80 Mark Apothekenkosten und 64.80 Mark alkoholische Getränke: 24 Flaschen Portwein und 7 1/2 Flaschen Cognac.

Das war nicht so ungewöhnlich, wie es heute klingt. Gesine Westerholt war keine Alkoholikerin. Portwein galt in der Bevölkerung als Heilmittel. In den Zeitungsanzeigen wurden viele Weine als "Medizinweine" angepriesen. Beim Trinkbranntwein lag der Pro-Kopf-Verbrauch im Deutschen Reich etwa bei 4 Litern. Noch 1904 waren es 3,8 Liter pro Kopf und Jahr im Deutschen Reich, 1926 1,35 Liter. Einer der reichsten Männer Oldenburgs, August Schultze - derselbe, der Pastor Partisch das Haus Marienstrasse 1 für das Diakonissenstift verkaufte - handelte mit Portwein. Er hatte die Oldenburg-Portugiesische Dampfschiffahrts-Gesellschaft und die Oldenburgische Glashütte gegründet, importierte aus Portugal Portwein und exportierte die Flaschen dazu. Ein anderes Beispiel: Dem Lieutenant a.D. Karl Krito, der 39 Tage in der 2. Klasse des Evangelischen Krankenhauses lag, wurden an außermedizinischen Nebenkosten in Rechnung gestellt: 39 Flaschen Bier, 12 Flaschen Cognac, 2 Flaschen Rotwein und ein zerbrochenes Nachtgeschirr. Dagegen waren die Operationskosten von 10.- Mark vergleichsweise gering. Der Leutnant hatte genau den Monatslohn des Krankendieners vertrunken, der ihm die Flaschen brachte.

Es gab auch abstinente Patienten wie der Obergymnasiallehrer Dr. Segebade, der in der ersten Klasse für 8 Liegetage eine Rechnung von 55.71 Mark zu zahlen hatte, oder wie ein Herr Schlüter, der für seine Frau Gesine ein 2. Klasse-Zimmer aushandelte mit 3. Klasse-Verpflegung und dann nur insgesamt 20.35 Mark für 9 Tage Krankenhaus zahlen mußte. Je wohlhabender die Patienten, desto kürzer lagen sie im Krankenhaus. So wurde am 5. 11. 1895 der Guts- und Brennereibesitzer Johann Hullmann aufgenommen in die erste Klasse. Am 6. 11. wurde er operiert und am 7. 11. wieder entlassen. Das kostete ihn 68.96 Mark, worin 50.- Mark Operationskosten enthalten waren. Da er sich ein zusätzliches Bett für seine Frau Katharina hatte aufstellen lassen, auf die er im Krankenhaus wohl nicht verzichten wollte, zahlte er noch 8.40 Mark dazu. Die Tochter der beiden kam fast hundert Jahre später noch jedes Jahr kurz vor Weihnachten von Etzhorn für einige Tage in das Evangelische Krankenhaus. Von dort aus machte sie dann ihre Weihnachtseinkäufe. Es gab und gibt in Krankenhäusern wie dem "Evangelischen" so etwas wie Stammpatienten. Selbst die Enkel des alten Hullmann waren dort als Ärzte tätig. So kam es wohl zu der Anekdote in Oldenburg: Wo lassen sie arbeiten? Im Evangelischen!

Arme, Reiche, Kranke

Oldenburg hatte damals eine Unterschicht von 47%. Sie bestand aus Dienstboten und Arbeitern, die zwischen 300.- und 500.- Mark verdienten. Die Mittelschicht aus Kaufleuten und Handwerkern und Beamten umfaßte 48%. Sie verdienten zwischen 530.- und 4.800.- Mark. Es gab noch eine kleine Oberschicht, der 5% angehörten. Das Berliner Tageblatt hatte 1890 über Oldenburg geschrieben: "Kranken- und Armenpflege sind musterhaft geregelt, obschon die Stadt nicht eben reich ist tritt doch die Armut nirgends zu Tage, man sieht keine Bettler und Landstreicher. Es fehlt das Proletariat der Industrie, aber freilich auch die Industrie selber." Die 49 stadtoldenburger Ärzte gehörten 1900 bis auf wenige zur Oberschicht. Insgesamt gab es im Großherzogtum um 1900 110 Ärzte. Die Oberschicht umfaßte 557 Personen. Acht Ärzte und vierzehn Arztwitwen zählten zur Mittelschicht. Für die Einteilung wurde das steuerpflichtige Einkommen gewählt. In der Stadt Oldenburg hatte 1896 die AOK 2654 Mitglieder, gefolgt von der Dienstboten-Krankenkasse mit 1.627. Also waren etwa 16% der Stadt-Oldenburger bei einer dieser beiden größten Kassen versichert. Insgesamt war ein Drittel der Stadt-Oldenburger 1896 krankenversichert. Wenn von den Patienten des Evangelischen Krankenhauses 1896 mehr als die Hälfte bar bezahlten, dürfte die andere Hälfte krankenversichert gewesen sein. Die Nichtversicherten waren die Wohlhabenden, prozentual ließen sich also mehr Wohlhabende im Evangelischen Krankenhaus behandeln als andere. Ihre Berufe gaben nur wenige Patienten des Evangelischen Krankenhauses an. Im Jahre 1899 waren es diese: "Eisenbahner, Posthalter, Regierungsrat, Kaufmann, Schlosser, Former, Lehrer, Stationsvorsteher, Schachtmeister, Kadett, Postillon, Kellner".

Zwei Jahre vor der Jahrhundertwende kam es zu einem Streit mit der Oldenburger AOK. Diese wollte eine Rechnung über Desinfektionsmittel nicht bezahlen. Das Evangelische Krankenhaus argumentierte, viele Kranke der AOK säßen voller Ungeziefer. Eine gründliche Desinfektion und Reinigung sei erforderlich. Das Verhältnis zur AOK war gespannt. Einmal hatte sich ein Mitglied schriftlich über das Evangelische Krankenhaus beklagt. Der Verwaltungsrat überprüfte die Klage. Er erkannte sie in einigen Punkten an: Überlastung der Stationsschwester auf der Männerstation. Der Wärter redete den Kranken mit "Du" an. Kamm und Seife seien nicht gestellt worden, ein Hinweis in der Hausordnung, daß dies erforderlich sei, fehle. Es gäbe kein Sterbezimmer. Nicht anerkannt wurde die Klage über schlechte Verpflegung. Der AOK wurde mitgeteilt, daß ihre Mitglieder vom Evangelischen

Krankenhaus im Vergleich zu Mitgliedern anderer Kassen gleich behandelt und die berechtigten Beanstandungen abgestellt würden.

Die immer umfangreicheren Verwaltungsaufgaben wurden von Pastor Wilkens und dem ehrenamtlichen Rechnungsführer Herrn Trouchon erledigt. Das Aufwendigste war dabei die Verwaltung der Stiftungen und der Kontakt mit neuen Stiftern. Herr Trouchon, der die Kassenbücher mit seiner schönen Handschrift vorbildlich führte, erkrankte 1897 und starb 1900. Er wurde vom ersten besoldeten Verwaltungsleiter des Evangelischen Krankenhauses abgelöst. Der Buchhalter Spaeth kam zusammen mit der Wasserleitung. Das Vorstandsmitglied Menke kümmerte sich aber weiter um Haus und Garten und Inventar, dafür bekam er nicht mehr als ein Hausdiener. So waren es am Ende nur der Hausdiener, die Dienstmägde und die Ärzte, denen das Krankenhaus ein normales Einkommen verschaffte.

Jugendjahre bis 1923

Bordelle in Oldenburg

In den ersten Monaten des neuen Jahrhunderts richtete der Stadtmagistrat in Oldenburg zwei Bordelle ein. Dabei gerieten die Oldenburger Ärzte zwischen die Fronten der Befürworter und der Gegner. In einer anonymen Streitschrift, die viel Staub aufwirbelte, schrieb ein Johann Heinrich über "Die Bordellwirtschaft in Oldenburg, ein Wort der Mahnung". Er kritisierte Stadtverwaltung und Kirche, besonders aber die Ärzte, das "heidnische Laster der Prostitution zu dulden, statt es zu bekämpfen". Würde Oldenburg Bordelle als Staatseinrichtungen zulassen, würde sich bald "bei uns die Sünde in ihrer ganzen Nacktheit zeigen."

Darüber könnte man hinwegsehen, wenn "Johann Heinrich" nicht noch andere Argumente ins Feld geführt hätte. Er warf dem Oldenburger Oberbürgermeister Tappenbeck Rückständigkeit vor, denn die Berliner Medizinische Gesellschaft habe schon 1892 unter dem Vorsitz von Prof. Virchow Bordelle aus hygienischen und moralischen Gründen abgelehnt, weil sie die private Prostitution förderten: Ein Argument, daß bis heute in Oldenburg die Gemüter bewegt. "Johann Heinrich" vermißte zudem, daß die Männer nicht zur Verantwortung gezogen und untersucht würden. Sie seien schließlich die Verursacher der Bordellwirtschaft. Dafür machte er bestimmte Ärzte verantwortlich, die er im Evangelischen Krankenhaus vermutete. Jedenfalls sei es Unsinn zu glauben, daß geschlechtliche Enthaltsamkeit krank mache. "Johann Heinrich" - er stammte aus dem katholischen Vechta und hieß eigentlich Mönnich - wollte das Übel an der Wurzel packen. Dem Oberbürgermeister ginge es nur um die Eindämmung der Geschlechtskrankheiten. Er bestritt der Obrigkeit, "die Leiber ihrer Unterthanen daraufhin zu untersuchen, ob diese Ware zum Konsum geeignet sei oder nicht". Er sei für die Bekämpfung der Prostitution, aber nicht für ihre Legitimierung durch Bordelle.

Inzwischen gab es heftige Bürgerproteste in Oldenburg gegen die beiden Bordelle am Artillerie- und Scheibenweg. Die Anwohner waren empört, daß ihre Kinder auf dem Weg zur Haarentorschule an diesen "Unzuchthäusern" vorbeigehen mußten. Außerdem seien ihre Grundstückspreise gesunken, und eine junge Magd sei von einem Bordellbesucher beim Melken belästigt worden. Daraufhin verschickte Oberbürgermeister Tappenbeck Fragebogen an alle Oldenburger Ärzte. Eine Ärztekammer gab es noch nicht. Er ließ die Fragebogen zwei Tage nach Zustellung von Schutzleuten wieder abholen. Offenbar hatten die Ärzte nichts gegen Bordelle. Jedenfalls blieben sie.

Die Rückkehr des Elisabethstiftes

Für das Evangelische Krankenhaus begann das neue Jahrhundert mit der Kündigung der Hannoverschen Clementinen-Schwestern und dem Abschluß einer Haftpflichtversicherung. In der ersten Sitzung des Verwaltungsrats wurde der Vorsitzende Pastor Wilkens beauftragt, sich bei anderen Mutterhäusern um Schwestern zu bemühen, so in Berlin bei der Diakonissenanstalt Bethanien, in Bielefeld und beim Roten Kreuz. Aber niemand konnte aushelfen, auch Pastor v. Bodelschwingh nicht mit seinen Bielefelder Diakonissen. Er empfahl einen erneuten Versuch mit dem Oldenburger Elisabethstift. Er wußte, warum der erste gescheitert war und schickte Ida Siebel, eine seiner besten Schwestern, in das Elisabethstift. Bereits am 12. Februar war der Vertrag unterschrieben. Er sah vor, bei monatlicher Kündigung, "die Übernahme der Krankenpflege und die Besorgung des Haushalts durch Schwestern des Elisabethstiftes". Ausdrücklich wurde festgelegt, daß die Diakonissen unter der Leitung der Organe des Evangelischen Krankenhauses arbeiten sollten. Der Vorsitzende Pastor Wilkens wurde als ihr "Vorgesetzter, Führer und Berater" bezeichnet. Ein Hineinregieren des Mutterhauses in das Krankenhaus sollte nicht mehr möglich sein. Dafür waren Bezahlung an das Mutterhaus, Urlaub, Urlaubsgeld und Krankheit präzise geregelt. Am 11. Juni lösten sieben Diakonissen des Elisabethstiftes unter der Leitung von Meta Ellinghausen die Clementinenschwestern ab. Operationsschwester wurde Hermine Würdemann. Der Verwaltungsrat genehmigte zur Feier des Tages eine Waschmaschine mit Wäsche-Centrifuge. Diesmal sollte der Vertrag von Dauer sein.

Eine Folge der Rückkehr der Oldenburger Diakonissen war die Verbesserung der Beziehungen des Großherzoglichen Hofes zum Evangelischen Krankenhaus. Nach der Jahrhundertwende vermerkte das Vorstands-Protokoll: "Immer häufiger kommt unsere Großherzogin an die Betten der Kranken, so auch zum Weihnachtsgottesdienst. Seitdem kamen Seine und Ihre Königliche Hoheit regelmäßig in das Evangelische Krankenhaus und feierten mit den Patienten, Schwestern und Ärzten Weihnachten." In den "Nachrichten für Stadt und Land" war dann darüber zu lesen: "Auch diesmal geruhte I.K.H. die Frau Großherzogin der Weihnachtsfeier beizuwohnen, den Kranken persönlich ein Weihnachtsgeschenk zu überreichen, freundliche Worte mit ihnen zu wechseln und alle diejenigen, welche an der gemeinsamen Feier nicht teilnehmen konnten, in ihren Zimmern zu besuchen." Man ging singend und musizierend über die Flure, auf denen Tannenbäume brannten vor den geöffneten Türen. Die Sitte hat sich bis heute erhalten, wenn es auch nicht mehr die Hoheiten sind, sondern die Ärzte, die von Bett zu Bett gehen und Weihnachtsgeschenke in die Stationszimmer stellen.

Leider war die neue Oberschwester gesundheitlich ihrer Aufgabe nicht gewachsen. Dabei muß man sich vor Augen halten, daß die Wochenarbeitszeit damals über siebzig Stunden lag, heute sind es neununddreißig. Dazu kam noch der Bereitschaftsdienst. Durchschnittlich arbeitete eine Schwester 14 bis 15 Stunden am Tag. Diese Zahlen sind auch für das Krankenhaus Hamburg-Eppendorf belegt. Derartige Arbeitsbelastungen traute man vor 1890 "wegen der erforderlichen Kraft, Anspruchslosigkeit und Dienstwilligkeit nur dem dienenden Stand" zu. Diese Auffassung scheiterte jedoch, weil Krankenpflege nicht ohne Intelligenz und gute Ausbildung möglich ist. Nicht ohne Grund also nannte noch 1985 der Politikwissenschaftler Prof. Iring Fetscher auf die Frage, ob es Heldinnen der Geschichte gäbe, die Diakonissen.

Wegen des Gesundheitszustandes von Oberschwester Meta wandte sich die Großherzogin Anfang 1901 an Pastor Wilkens. Sie schlug vor, die Oberschwester zur Untersuchung und Kur vier Wochen nach Würzburg zu Prof. Leube zu schicken. Als Wilkens nicht reagierte, wandte sie sich an Pastor Allihn vom Elisabethstift. Schließlich bestellte sie Pastor Pralles Nachfolger Roth zu sich, den Ersten Pastor von St. Lamberti und früheren Vorsteher des Elisabethstiftes. Der wandte sich wieder an Pastor Wilkens. Oberschwester Meta neigte zu Magengeschwüren. Das Evangelische Krankenhaus sollte die Kur bezahlen. Offenbar war aber mit diesem Hineinregieren niemand einverstanden: Das Evangelische Krankenhaus nicht, die Ärzte nicht, auch nicht das Elisabethstift und am allerwenigsten Oberschwester Meta Ellinghausen selber. Schwester Meta ließ sich ihren Jahresurlaub geben und ging vierzehn Tage zu ihren Eltern nach Holzkamp und vierzehn Tage nach Wangerooge. Als die Großherzogin das erfuhr, schrieb sie einen vierseitigen Brief an Pastor Roth und bestand auf einer zusätzlichen Kur in Würzburg. Sie war der Meinung, irgend jemand wolle das zum Nachteil von Schwester Meta verhindern.

In einiger Verlegenheit schrieb Pastor Roth nochmal an Pastor Wilkens: "Schwester Ida Siebel vom Elisabethstift war dieses Eingreifen der Großherzogin, so freundlich und mitleidig es ist, eigentlich sehr ungelegen, da die anderen Schwestern noch alle ihre Ferien haben müssen. Aber sie sagt, man würde diesem Anstürmen der Großherzogin nicht entgegen sein können, scheint es doch, daß die freundliche Fürstin Sorge hat, daß Schwester Meta am Ende sich ganz hinlegt." Die Großherzogin sprach schließlich Klartext. Das Evangelische Krankenhaus hatte 50.- Mark für die Kur bewilligt. Das sei zu wenig. Dann müsse das Elisabethstift den Rest tragen. Die Kur koste pro Tag 2.50 Mark im allgemeinen Krankensaal. Die Großherzogin wird nicht geahnt haben, daß sie damit auch ihren Verbündeten Pastor Roth gegen sich aufbrachte. Der schrieb an Pastor Wilkens: "Hier irrt sich die Hohe Frau. Man kann doch die Diakonissen nicht in den allgemeinen Krankensaal legen, das tut kein Mutterhaus. Damit macht Serenissima unsere Diakonissen zu Dienstmädchen." Als schließlich Serenissima drohte, selber einen Teil der Kosten zu übernehmen, ließ sich das Evangelische Krankenhaus nicht lumpen und zahlte 100.- Mark für die Kur in der zweiten Pflegeklasse. Oberschwester Meta konnte noch neun Jahre ihren Dienst tun, bis sie 1910 aus Krankheitsgründen ausschied. Sie starb 1944 im einundachtzigsten Lebensjahr.

Das Elisabethstift stellte seit 1903 auch die Schwesternschaft des Peter-Friedrich-Ludwigs Hospital. Damit war es nicht möglich, in den Jahren bis 1906 eine achte Schwester für das Evangelische Krankenhaus zur Verfügung zu stellen. Das Haus bemühte sich, Ersatz zu bekommen und bot eine Hilfsschwestern-Ausbildung an. In einem Aufruf hieß es: "Wir richten an junge Mädchen, die unbefriedigt, weil unbeschäftigt, sind, die dringende Bitte: Füllt Euer Leben, daß Ihr so unnütz vertändelt, mit einem guten Inhalt!" Daraufhin bewarben sich mehrere Mädchen. Zwei wurden genommen. In dem Vertrag mit Magdalene Focke wurde diese "Auszubildende" genannt und festgestellt: "Lohn wird für dieses Ausbildungsjahr von beiden Seiten nicht beansprucht." Daraufhin schrieb Fräulein Focke: "Gegen den Vertrag wäre wohl nichts einzuwenden, aber im Falle ich dort in Ihrer Anstalt selber erkranke (dieses ist ja immerhin leicht vorauszusehen), erhalte ich dann kostenlose Verpflegung?" Pastor Wilkens antwortete, diese sei bis zu dreizehn Wochen gewährleistet.

Eine andere Bewerberin hatte schon einen Kursus als Lehrpflegerin im Diakonissenhaus Bethanien in Berlin gemacht. Sie möchte in Oldenburg gerne "die ganze Diakonissentracht mit Haube, natürlich ohne Abzeichen" tragen. Vorsichtshalber erkundigte sich Pastor Wilkens in Berlin. Oberin Jenny Gräfin v. Keller schrieb ihm: "Fräulein Clara Kelp hat hier ihren Kursus leider abbrechen müssen, weil sie körperlich zu schwach war und eine gewisse Unselbständigkeit ihres Charakters sie am Fortkommen hinderte. Sie ist sehr guten Willens und es scheint mir nicht ausgeschlossen, daß sie sich in einem kleineren Krankenhaus nützlich machen kann." Das kleine Krankenhaus hielt sich jedoch nicht für geeigneter als das große Bethanien.

Der Neubau 1907 mit der Verdoppelung der Bettenzahl brachte auf allen Arbeitsgebieten einen erheblichen Aufschwung. Die Zunahme der Zahl der Operationen im Evangelischen Krankenhaus führte 1912 zu einer Krise mit der Schwesternschaft. Das Elisabethstift schrieb an den Vorstand: "Die Schwestern vermögen den an sie gestellten Anforderungen nicht mehr zu entsprechen, ohne an ihrer Gesundheit schaden zu leiden." Das Stift schlug eine eigenständige Operations-Abteilung vor mit mehr Schwestern. Inzwischen war die Zahl der Diakonissen des Elisabethstiftes auf über 100 gestiegen. Als Oberschwester Meta Ellinghausen 1910 ausschied, wurde diese Abteilung eingerichtet unter Schwester Henriette Koopmann. Die bisherige Operationsschwester Hermine Würdemann wurde Oberschwester. Sie blieb es bis zu ihrem Tod am 20. Februar 1921. Dann wurde Schwester Henriette Oberschwester. Schwester Hermine war die tüchtigste und beliebteste Schwester im Evangelischen Krankenhaus. Dr.Schmeden sagte bei ihrem Tod: "Die Sonne des Evangelischen Krankenhauses ist untergegangen." Im Jahre 1912 wechselte auch der Hausarzt: Dr.Barnstedt ging, Dr.Hügel kam und wurde 1921 von Dr. Merkens abgelöst. Dr.Hügel kaufte das alte Diakonissenhaus neben dem Evangelischen Krankenhaus, das in Oldenburg seitdem Villa Hügel hieß.

Das Elisabethstift hatte in seinem Brief an den Vorstand weiter bemängelt, daß immer mehr Operationen aus Bettenmangel ambulant durchgeführt würden. Der Vorstand des Krankenhauses lehnte eine Änderung ab. Der Grund dürfte die Sachkostenregelung sein, die seit 1911 für ambulante Operationen eingeführt worden war: In der Bilanz von 1911 steht erstmals der Satz: „Die Verpflegungsgelder-Einnahmen enthalten Erstattungen für Arzneimittel, Verbandsstoffe, Benutzung der Operationsräume, Poliklinik, Bäder". In den Jahren bis 1914 betrug dieser Sachkosten-Anteil: 1911 = 22,5%, 1912 = 28%, 1913 = 25%, 1914 = 23%

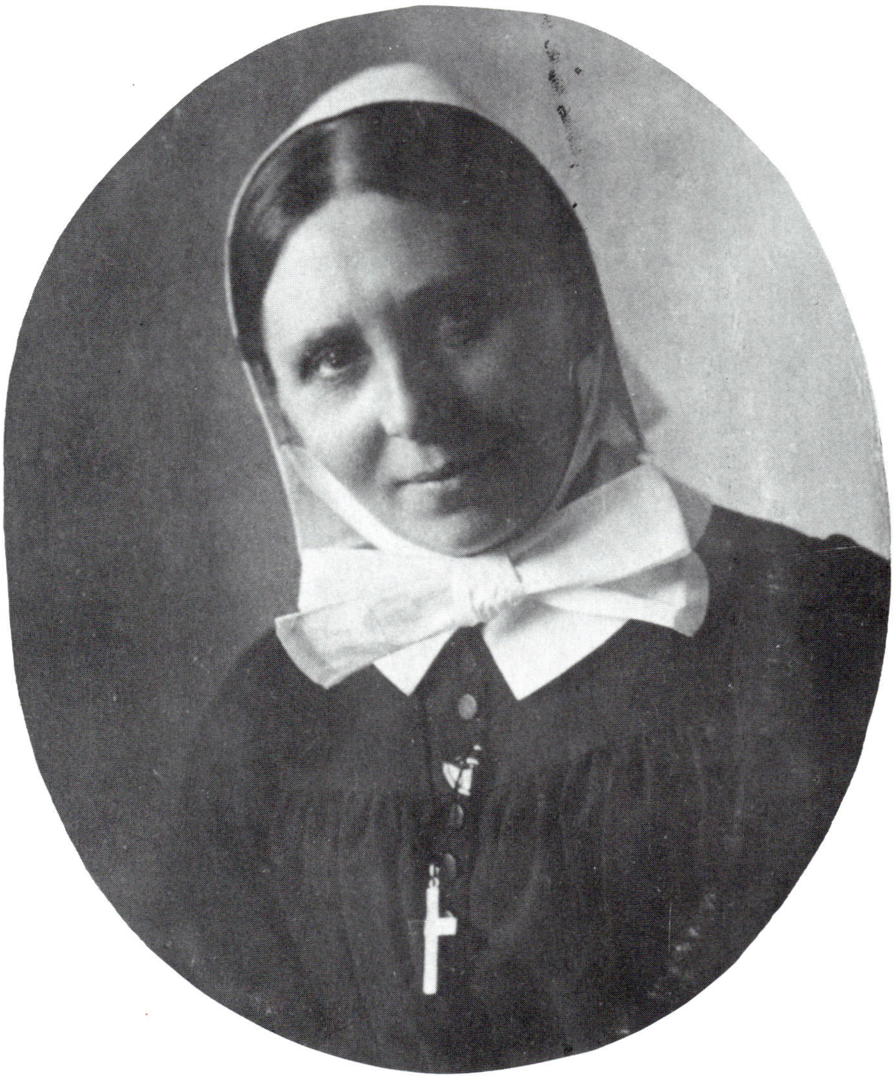

Diakonisse Hermine Würdemann
1874 - 1921
Nachfolgerin der Diakonisse
Meta Ellinghausen
als Leitende Schwester des
Evangelischen Krankenhauses
1910 - 1921

Staat und Ärzte

Es begann Anfang des letzten Jahrhunderts freundlich, wurde um die Jahrhundertwende stürmisch und ist heute schiedlich-friedlich: Das Verhältnis zwischen Staat und Ärzten im Lande Oldenburg. Am 14. September 1818 hatte der Herzog Peter Friedrich Ludwig ein Medizinalkollegium eingerichtet zur Aufsicht über die öffentliche Gesundheit, Ärzte und Apotheken, zur Prüfung ihrer Zulassungen, Preise und Honorare. Nach einer Novelle von 1832 blieb dieses Kollegium bis 1911 die oberste Medizinalbehörde des Großherzogtums. Auf dem Papier. Das ärztliche Mitglied des Kollegiums, der Landesphysicus und die Ärzte, waren seit Mitte des letzten Jahrhunderts mit diesem Kollegium unzufrieden und verlangten eine Ärztekammer. Darin wollten sie ihre Angelegenheiten selber regeln. Solche Bestrebungen gab es seit 1872 im ganzen Deutschen Reich. Am 7. Oktober 1873 kamen die Ärzte des Großherzogtums im Casino der Stadt Oldenburg zusammen und gründeten den Oldenburger Ärzteverein, um die "patriachalischen Verhältnisse neuzeitlichen anzupassen." Die Regierung lehnte den Ärzteverein sofort ab und blieb beim Medizinalkollegium.

Zu den zweiundzwanzig Gründungsmitgliedern des neuen Ärztevereins gehörten die Ärzte des größten Krankenhauses im Großherzogtum, des Peter-Friedrich-Ludwigs Hospitals der Stadt Oldenburg. Dies war so etwas wie ein Regierungshospital. Die dort Leitenden Ärzte Lüken, Theobald und Ritter waren die ersten Vorsitzenden des Ärztevereins. Sie zwangen die Regierung bald zum Handeln. Diese brachte eine Vorlage im Landtag ein. Sie stieß auf die Ablehnung der Ärzte, die sich in einer ungewöhnlich scharfen Eingabe an die Regierung wandten. Die Eingabe war von Dr. Lüken formuliert. Sie wurde in einer Generalversammlung des Ärztevereins am 17. Dezember 1878 einstimmig beschlossen und enthielt die Forderung nach einer Ärztekammer. Außerdem sollte der Landesphysicus fest besoldetes Mitglied der Regierung sein. Andere Vorschläge wurden zum Impfwesen gemacht, zur Einrichtung von Schlachthäusern, von Friedhöfen, Wasserleitungen und zur Medizinstatistik. Die Eingabe endete: "Der Oldenburgische Ärzteverein beehrt sich noch ausdrücklich hervorzuheben, daß diese Vorschläge die Kosten, von den Impfungen abgesehen, nicht erhöhen werden und glaubt gehorsamst Ausdruck geben zu dürfen, daß sich auf Grund derselben die Medicinalangelegenheiten des Herzogthums, welche ohne Zweifel hinter den Leistungen und Erfolgen der meisten übrigen Länder weit zurückgeblieben sind, den großartigen Fortschritten der medizinischen Wissenschaften gemäß heben und entwickeln werden."

Das war in verbindlicher Form eine vernichtende Kritik. Regierung und Großherzog haben diese Eingabe keiner Antwort gewürdigt. Aber das Medizinalkollegium hatte seitdem praktisch aufgehört zu existieren. Medizinalrat Dr. Lüken gab 1881 seine Stelle als Chefarzt des Peter-Hospitals auf, angeblich wegen einer Infektion, die er sich dort zugezogen hatte. Er starb 1909 in Detmold. Dreizehn Jahre später gestand die Regierung dann doch eine Ärztekammer zu. Da sie aber wesentliche Forderungen der Ärzte dabei nicht berücksichtigte, lehnte der größte Teil der Ärzte diese Kammer ab. Erst nach weiteren siebenundzwanzig Jahren, 1928, erhielt das Land Oldenburg mit Zustimmung der Ärzte als letztes Land eine moderne Ärztekammer.

Das Ärztekammergesetz von 1891 blieb praktisch wirkungslos. Der halbe Wille der Regierung, Verantwortung zu teilen, war für die liberalen Ärzte unannehmbar. Die regierungsfreundlichen Ärzte des Peter-Hospitals stellten sich nicht mehr zur Wahl des Vorstandes. Sie waren für einen Kompromiß mit der Regierung. In dieser Zeit wurde das Evangelische Krankenhaus gegründet. Dort sammelten sich die liberalen Ärzte. Sie gaben nun den Ton an im Oldenburger Ärzteverein.

Der Oldenburger Kassenkampf

In diese Zeit fiel auch Bismarcks Sozialversicherungsgesetz von 1883 mit der Zwangsgründung von Krankenkassen für Arbeiter. Dabei erhielten die Krankenkassen vom Staat den Sicherstellungsauftrag für die ärztliche Versorgung der versicherten Bürger, so wie ihn heute noch die poliklinischen Ambulatorien in der DDR besitzen. Im wiedervereinigten Deutschland sollen sie wie zu Bismarcks Zeiten in die Trägerschaft der Krankenkassen übergehen. Damals fiel den Vorständen dieser Krankenkassen Macht zu über die ärztlichen Honorare, weil sie festlegten, welche Ärzte ihre Patienten behandeln sollten. Im August 1884 verlangte eine außerordentliche Generalversammlung des Ärztevereins freie Arztwahl und Honorare nach Einzelleistungen. Außerdem sollten die Honorare nicht unter dem Minimum der bisherigen Oldenburger Taxe liegen. Hier kündigte sich der Oldenburger Kassenkampf von 1903 an. Der Ärzteverein wurde in den letzten Jahren vor der Jahrhundertwende mehr und mehr zu einem wirtschaftlichen Interessenverein.

Zu spät erkannte die Regierung, daß durch ihre Verweigerung einer Machtteilnahme sich die Ärzte auf die Durchsetzung ihrer eigenen Interessen konzentrierten. Deren Stimmung drückte der Ohrenarzt am Evangelischen Krankenhaus Dr. Schmeden so aus: Wenn wir uns alles gefallen lassen, nimmt uns keiner ernst. Der Leipziger Sanitätsrat Dr. Hermann Hartmann schrieb in einem Aufruf am 8. September 1900: "Ärzte aller Deutschen Staaten, organisiert Euch! Der einzelne ist nichts, alle zusammen sind wir eine Macht." Neben Leipzig war Oldenburg damals eine der aktiven Städte im Kampf um die freie Arztwahl, um Ärtzekammern und um Honorare. Hartmann gründete den "Verband der Ärzte Deutschlands zur Wahrung ihrer wirtschaftlichen Interessen." Der Hartmannbund ist heute noch der größte Deutsche Ärzte-Verband.

Der Oldenburger Kassenkampf hatte noch eine lokale Voraussetzung, wodurch er über Oldenburg hinaus bekannt wurde. Sein Ende war beinahe eine Gesellschafts-Komödie. Seit Mitte des Jahrhunderts war in der Stadt Oldenburg der Begründer der biochemischen Heilmethode Dr. Schüßler tätig. Wie Schüßler zu einem Doktortitel kam, ist bis heute umstritten. Sicher ist, daß er in Berlin und Paris Medizin studierte. Seine Heilmethode beruhte auf der Annahme, daß alle Krankheiten auf einen Mangel an anorganischen Stoffen zurückzuführen sind und folglich durch Zufuhr dieser Stoffe in kleinsten, homöopathischen Mengen geheilt werden können. Schon aus dem Antlitz eines Kranken konnten Dr. Schüßler und seine Anhänger erkennen, welche

Stoffe diesem fehlten. Sein Lehrbuch "Eine abgekürzte Therapie" erreichte zwischen 1874 und 1927 vierundfünfzig Auflagen. Seine Medikamente stellte er selber her wie die Homöopathen. In Oldenburg war er ebenso streitbar wie erfolgreich.

Die Oldenburger Ärzte bezeichneten ihn als Kurpfuscher. Generalarzt Dr. Müller hatte ihn deswegen sogar angezeigt. Aber solange Schüßler lebte - bis 1898 - blieb er unangetastet. Im Jahre 1900 wurde die Internationale Gesellschaft für Biochemie gegründet, deren Präsident in Oldenburg und deren Vizepräsident in London saß. Mehrere Gutachten von Universitätsprofessoren verwarfen die wissenschaftlichen Grundlagen der Biochemie, aber das blieb ohne Erfolg. Als 1901 in einer medizinischen Zeitschrift die Schüßlersche Lehre als "höherer Mumpitz" bezeichnet wurde, verklagten die Biochemiker den Verfasser, der aber vor einem Hamburger Gericht freigesprochen wurde. Es gab inzwischen vier Biochemiker in Oldenburg. Der Preußische Kultusminister beauftragte daraufhin den Geheimrat Dr. Kraus damit, ein Gutachten anzufertigen. Dieses Gutachten endete: "Schüßler ist ein Schwachsinniger oder Schlimmeres. Von seinen Schülern möchte ich uneingeschränkt das Letztere behaupten."

Der Schüßler-Streit spielte sich von Anfang an vor den Augen der Öffentlichkeit ab, denn Schüßler schrieb in allen Zeitungen gegen seine Gegner. Das Oldenburger Publikum umstand die Arena der streitenden Ärzte und amüsierte sich. Manchmal hatten auch seine Gegner die Lacher auf ihrer Seite, so, wenn Dr. Schmeden über Schüßler sagte: "Es ist nicht alles Arzt, was glänzt." Schüßler hatte viele Gönner, auch bei den Landtagsabgeordneten. Auch einer der Stifter des Evangelischen Krankenhauses hatte zur Bedingung Schüßlers Aufnahme als Belegarzt gemacht.

Der Spaß hörte allerdings auf, als es mit dem Kassenkampf ernst wurde. Die Krankenkassen hatten das Recht, für die Behandlung ihrer Mitglieder nur bestimmte Ärzte zuzulassen. Dies wurde in einer Gesetzesnovelle 1899 gegen den Widerstand der Ärzte noch einmal ausdrücklich bestätigt. Die Folge war die Gründung von Ärzte-Kampfbünden. In Oldenburg schloß sich der Ärzteverein auf Initiative des Belegarztes am Evangelischen Krankenhaus Dr. Laux fast geschlossen dem Leipziger Hartmannbund an.

In der Stadt gab es zahlreiche Zwergkassen. Alle hatten ihre Ärzte. Nur die größte, die allgemeine Ortskrankenkasse, führte die freie Arztwahl ein. Aber bei der AOK waren die Honorare so niedrig, daß die Ärzte 1899 beschlossen, den Honorarvertrag zu kündigen. Sie rechneten nicht damit, daß die AOK Ersatz bekommen würde. Die Ärzte täuschten sich: Die AOK bot den Oldenburger Biochemikern die ausschließliche Betreuung ihrer Mitglieder an, und die Biochemiker griffen zu. So wenig attraktiv können die Arzthonorare bei der AOK übrigens nicht gewesen sein. Es gab eine Reihe von Bewerbungen auswärtiger Ärzte bei der AOK. Dr. Laux und der Ärztevereins-Vorstand nahmen daraufhin Verbindung mit der Hartmannbund-Zentrale in Leipzig auf, und diese versuchte, alle Ärzte davon abzuhalten, sich in Oldenburg bei der AOK zu bewerben.

Was sagten nun die Patienten, auf deren Rücken dieser Kassenkampf ja ausgetragen wurde? Einer der ärztlichen Wortführer, Dr. Schmeden, schrieb in seinen Erinnerungen: "Was man nicht erwartet hatte, trat ein. Die Kassenmitglieder ließen sich diese einseitige Versorgung zunächst gefallen und dadurch, daß die Ortskrankenkasse vereinzelt Privatrechnungen anderer Ärzte bezahlte, hielt man gelegentliche Ausbrüche des Unwillens zurück. Aber schließlich mehrten sich doch die Beschwerden, so daß die Aufsichtsbehörde, die zunächst untätig zugesehen hatte, einschreiten mußte. Sie ordnete an, daß zum 1. Januar 1903 fünf weitere Ärzte, die nicht Biochemiker sein durften, von der Kasse angenommen werden mußten.

Noch im Jahre 1984 findet sich ein später Hinweis auf den Oldenburger Kassenkampf in der Festschrift zum 100-jährigen Bestehen der AOK Oldenburg: "Das Leistungsangebot umfaßte 1903 die medizinische Betreuung von mittlerweile zehn Ärzten, einem Zahnarzt, stationäre Behandlung im Pius-Hospital und im Peter-Friedrich-Ludwigs Hospital, Krankengeld in Höhe von 60% des durchschnittlichen Tageslohnes, der in der Höchststufe 2.70 Mark und in der niedrigsten 1.- Mark betrug." Neben diesem Text sind die beiden erwähnten Krankenhäuser abgebildet. Das Evangelische Krankenhaus nicht. Noch bis zum Jahre 1907 zog die AOK in Oldenburg den Ärzten 20% von ihrem Pauschalhonorar ab, wenn sie ihre Patienten in das Evangelische Krankenhaus legten, statt in das Pius-Hospital.

Die AOK hatte die fünf nicht-biochemischen Ärzte ausgewählt und der Ärzteverein hatte dem zugestimmt. Das bedeutete das Ende der von den Ärzten heiß umkämpften freien Wahl des Arztes durch den Patienten. Der Ärzteverein stellte allerdings eine Bedingung: Die neu zugelassenen Ärzte sollten nicht mit den Biochemikern zusammenarbeiten. Solche Konsultationen waren aber in den Vertragsbedingungen der AOK mit allen Kassenärzten vorausgesetzt. Damit war ein Machtkampf unausweichlich. Die Oldenburger Ärzte vertraten dabei eine dem Publikum wenig verständliche Position.

Der Kampf brach aus, als im August 1903 der Chirurg des Evangelischen Krankenhauses Dr. Merkens, einer der fünf neuen AOK-Kassenärzte, von einem Biochemiker zu einer Konsultation gebeten wurde. Dr. Merkens verlangte die Überweisung des betreffenden Patienten an ihn, da es sich um einen chirurgischen Fall handelte. Der

Biochemiker beschwerte sich bei der AOK und diese kündigte Merkens fristlos. Die Aufsichtsbehörde verlangte Ersatz für den Gekündigten. Diesmal ging die Rechnung des Ärztevereins auf: Kein Oldenburger Arzt bewarb sich. Wieder versuchte die AOK, auswärtige Ärzte zu bekommen. Doch die Ärzte waren gut vorbereitet, sie hatten ihre Reihen fest geschlossen. Spätestens jetzt wurde der Oldenburger Kassenkampf politisch. Schmeden, Merkens, Hügel und Laux, die führenden Ärzte des Evangelischen Krankenhauses verschärften den Kurs der Ärzteschaft. Am 17. November erklärte der Ärzteverein als sein oberstes Ziel, die freie Arztwahl wieder herzustellen. Man beschloß, notfalls die Verträge mit allen Krankenkassen zu kündigen. Das war ein gewagter Beschluß, denn wenn er hätte verwirklicht werden müssen, wäre die Geschlossenheit der Ärzte keineswegs sicher gewesen.

Wichtig war für die Ärzte, daß sie die Initiative zurückgewonnen hatten. Dr. Merkens übernahm die Aufklärung der Bevölkerung über die Biochemiker. Merkens war ein ruhiger Mann, der argumentieren konnte und Sachautorität ausstrahlte. Dr. Schmeden, ein eher bäuerlicher Mensch, konnte Sympathien wecken, hatte die Lacher auf seiner Seite und konnte kämpfen. Schmeden war der kommende Mann der Oldenburger Ärzteschaft. Er wurde später der erste Vorsitzende der Oldenburger Ärztekammer. Er blieb bis 1933. Dann mußte er die Führung an den Chirurgen Prof. Koennecke abgeben, seinen Kollegen im Evangelischen Krankenhaus.

Die Amtszeit des AOK-Vorstandes lief am 31. Dezember 1903 ab. Es mußte also eine Vertreterversammlung einberufen werden. Der bisherige Vorstand lag nach Meinung Schmedens "in den Händen politisch links gerichteter Leute vom Gewerkschaftskartell". Also mußten die Ärzte sich politisch engagieren, um Einfluß auf die Zusammensetzung des neuen Vorstandes zu bekommen. Dr. Schmeden hat über den weiteren Verlauf Erinnerungen hinterlassen. Darin spricht er von sich selber in der dritten Person:

"Die Aufforderung zur Wahl selber war in dem Blatt für amtliche Bekanntmachungen, den Oldenburgischen Anzeigen, durch eine kleine Annonce bekanntgegeben. Beim Lesen der kleinen unscheinbaren Annonce durchschaute der jetzige Vereinsvorsitzende sofort die ganze Situation. Er war sich klar darüber, daß der Kampf nur durch den gleichen Streich gewonnen werden könne, durch den die Kassenleitung selber einst ans Ruder gekommen, nämlich durch Überrumpelung bei der Wahl der Vertreterversammlung. Er unterbreitete dem Vorsitzenden des Vetrauensausschusses Dr. Laux seinen fertigen, bei den damaligen Verhältnissen unerhört erscheinenden Plan, in den, damit sie im Falle eines Mißlingens nicht bloßgestellt werde, die offizielle Standesvertretung nicht eingeweiht werden sollte. Laux erklärte sich sofort bereit, alles mitzumachen. Ein kleiner Kreis zuverlässiger Kollegen wurde ins Vertrauen gezogen und dann in aller Stille für die Wahl einer eigenen Liste geworben. Man kannte seine Patienten, die mit der AOK und der ausschließlich biochemischen Behandlung unzufrieden war und freie Arztwahl wünschten. Aus solchen Leuten war die Liste zusammengesetzt.

Daß die Kassenleitung nur einen kleinen Kreis zuverlässiger Parteigenossen an die Urne bringen wollte, war unverkennbar, weil sie jeden Hinweis auf die kommende Wahl unterließ. Und so wurde es erreicht, daß erst am Morgen des Wahltages die Kassenleitung von dem Vorgehen der Ärzte etwas merkte. Ein noch bei den Akten befindliches Flugblatt zeigt die Wirkung. "Mißbraucht werden soll die Arbeiterschaft bei den Wahlen der städtischen Ortskrankenkasse!" So beginnt es. Wahlleiter war der Kassenvorsitzende. In einem kleinen Raum sollte die Wahl in einundeinhalb Stunden stattfinden, hatte er geplant. Von 96 Stimmen der Arbeitgeber fielen 82 auf die von den Ärzten vereinbarte Liste. Dann kamen die Arbeitnehmer. Die Anhänger der freien Arztwahl waren zu Hunderten gekommen. Der kleine Raum reichte nicht aus. Die Wahlhandlung wurde in einen größeren Saal verlegt. Und bald lagen Wahlurne und Stimmzettel auf der Erde. Jedenfalls erklärte der Vorsitzende, daß er wegen zu großen Andranges die Wahl nicht beendigen könne, sie müsse vertagt werden. Nach einem noch vorliegenden Zeitungsbericht heißt es, daß ihn die Furcht vor dem Unterliegen der Gegner der freien Arztwahl zu dem Schritte veranlaßt habe.

Der in seiner Stellung bedrohte Kassenvorstand berief auf den 30. Dezember 1903 eine öffentliche Versammlung in den Kaiserhof. Der Kassenvorstand hatte nunmehr auch seine Anhängerschaft aufgeboten. Die Ärzte mußten die ungewohnte Aufgabe von Volksrednern auf sich nehmen. Das Resultat war folgende Resolution: Die heutige Versammlung erklärt, daß sie das Versprechen des Kassenvorstandes auf Einführung der freien Arztwahl anerkennt auf der Grundlage der heutigen Pauschalsumme unter Aufrechterhaltung des Konsultationszwanges in wirklichen Notfällen. Dazu wurde noch ein Zusatzantrag Schmedens angenommen, in dem die Definition eines Notfalles näher umrissen war.

Am folgenden Tage berichteten die Zeitungen von dem Friedensschluß der Ärzte mit der Ortskrankenkasse. Aber so weit war es noch nicht. Trotz der Resolution im Kaiserhof hatten die Ärzte Grund, dem Kassenvorstand nicht zu trauen. Sie hielten es für richtig, nochmals in voller Öffentlichkeit zu agitieren. Laux und Schmeden traten wieder im größten Saal der Stadt als Volksredner auf. Sie erreichten, daß der Kassenvorsitzende, die Seele der Gegner der freien Arztwahl, in dem bis auf den letzten Platz besetzten Saal öffentlich erklären mußte: Die Einführung der freien Arztwahl ist Ehrensache! Damit war der eigentliche Zweck erreicht, auch wenn die Vertreterliste des Gewerkschaftskartells in der folgenden Wahl die Mehrheit erhalten hat.

Zur Durchführung der freien Arztwahl wurde eine Kommission des Ärztevereins gebildet. Diese trat am 24. Januar 1904 zusammen. Dieser Tag ist somit der Gründungstag unserer heutigen Kassenärztlichen Vereinigung. In dieser saßen Laux, Schmeden und später Hügel. Dieser Kommission gelang es in kurzer Zeit auch bei allen andern Krankenkassen der Stadt Oldenburg die freie Arztwahl durchzusetzen." Soweit Schmedens Erinnerungen.

Schmeden wurde Vorsitzender des Oldenburger Ärztevereins. Aber erst 1928 konnte er der Regierung eine Ärztekammer abtrotzen, die nicht von der Regierung verordnet, sondern mit den Ärzten verhandelt worden war. Dabei wäre ihm das 1905 schon beinahe gelungen, als die damalige großherzogliche Regierung einen mit ihm ausgehandelten Gesetzentwurf im Landtag einbrachte. Dort wurde er aber abgelehnt. Der Grund war ein von den Ärzten verlangter Disziplinar-Ausschuß, damals Ehrengericht genannt. Dieser hätte den Ausschluß der Biochemiker durch die Ärzte aus der Ärztekammer ermöglicht. Schmeden kommentierte: "Biochemische Ärzte, Anhänger der Naturheilbewegung und Kurpfuscher hatten bei den Landtagsabgeordneten mehr Erfolg als wir Ärzte."

Das ohne Ehrengerichte verabschiedete Oldenburger Ärztekammergesetz von 1905 wurde auf Wunsch der Ärzte von der Regierung nicht publiziert und ist, wie Schmeden betont, nie in Kraft getreten. Die Ehrengerichte wurden mit dem Kammergesetz von 1928 eingeführt. Seitdem war das Verhältnis zwischen Staat, Ärzten und Krankenkassen - abgesehen von 1933 bis 1945 - bis heute schiedlich-friedlich geregelt.

Von 1894 bis 1904 betrug die Zunahme der Ärzte im Deutschen Reich im Verhältnis zur Bevölkerung in Berlin und Schlesien 18 Prozent, in Hamburg 16 Prozent, in der Provinz Posen 14 Prozent und in Oldenburg 0,2%. Das Großherzogtum war das Schlußlicht. In den ersten zehn Jahren des Evangelischen Krankenhauses von 1894 bis 1904 blieb die Bettenzahl gleich: 56. In dieser Zeit stiegen die Pflegetage um 23 Prozent, die Zahl der Patienten um 105 Prozent und die Zahl der Operationen um 168 Prozent. Die Liegezeit verkürzte sich auf unter 20 Tage. Die Prozentzahl der Toten sank von 7 auf 5,3%. Die Verpflegungssätze blieben zehn Jahre konstant: 1.20 Mark pro Tag in der dritten Klasse, für Kinder von 12 bis 14 Jahren 1.- Mark. In der 2. Klasse zahlten die Patienten dem Krankenhaus pro Tag 2.50 Mark, Kinder 1.60 Mark und in der 1. Klasse 4.- Mark, Kinder 2.- Mark. Seit 1900 stimmten die drei Oldenburger Krankenhäuser diese Preise untereinander ab. Im Jahre 1904 wurde auf Anregung des Peter-Hospitals der 3. Klasse-Satz auf 1.30 Mark angehoben. Die staatlichen Krankenhäuser in Jever und Delmenhorst nahmen damals bereits 1.50 Mark. Die beiden konfessionellen Krankenhäuser in Oldenburg lehnten 1.50 Mark ab. Der wirtschaftliche Erfolg des Evangelischen Krankenhauses war an der Belegung zu erkennen: Sie stieg von 46% auf 84%. Vergleicht man damit das Krankenhaus in Hamburg-Eppendorf, relativieren sich die Oldenburger Zahlen: 55% auf 83% 1903, allerdings betrug die Liegezeit jedes Patienten in Eppendorf noch 31 Tage.

Auffallend ist die Entwicklung in den drei Klassen. Im Jahre 1894 lagen in der 3. Klasse des Evangelischen Krankenhauses 87,5% aller Patienten bezogen auf die Pflegetage. Zehn Jahre später waren es nur noch 56,8%. Dagegen stiegen die Zahlen in der 2. Klasse von 7,3% auf 28% und in der 1. Klasse von 5,3 Prozent auf 15 Prozent. In den ersten zehn Jahren wurde das Evangelische Krankenhaus eigentlich erst zu einem "Luxusspital". Es überzeugte das wohlhabende Bürgertum mehr und mehr. In diesem Zusammenhang ist es interessant, daß immer mehr Patienten Frauen waren, durchschnittlich 53 Prozent, in der ersten Klasse waren sogar zwei Drittel aller Patienten Frauen. Das Peter-Hospital hatte noch bis über die Jahrhundertwende nie mehr als ein Drittel Frauen unter seinen Patienten. Wer in Oldenburg etwas auf sich hielt, kaufte seiner Frau damals Spitzen, Perlen oder die neuen korsettlosen Hemdkleider, vor allem aber legte er sie, wenn sie krank war, in das Evangelische Krankenhaus, besonders, wenn sie operiert werden mußte. Der Anteil der Wohlhabenden an den im

Evangelischen Krankenhaus Operierten ist viel höher als der Minderbemittelten, bezogen auf ihren Anteil an der Bevölkerung der Stadt.

Am Ende der ersten zehn Jahre ist auch eine Morbiditätsstatistik möglich. Von den 933 Patienten des Jahres 1904 ließen sich bei 83 Prozent die Diagnosen ermitteln: 30 Prozent waren Hals-Nasen-Ohren-Patienten, 23 Prozent internistische, 18 Prozent chirurgische Patienten, 11 Prozent hatten Frauenkrankheiten, ebenfalls 11 Prozent Hautkrankheiten, 4 Prozent waren Augenkranke und 3 Prozent lagen dort mit neurologischen Leiden, davon hatten 4 "Säuferwahnsinn". An der großen Zahl der HNO-Patienten sieht man die Bedeutung Dr. Schmedens in Oldenburg.

Von den erfaßbaren Daten lauteten 12% auf Infektionskrankheiten, vorwiegend Tuberkulose, 4,5% auf Herzkrankheiten, 5% auf bösartige Tumoren, 6% waren Unfälle, 8% waren Magen-Darmkrankheiten, von denen 73% operiert wurden. Von den HNO-Patienten sind 90 Prozent operiert worden, von den Patienten mit Frauenkrankheiten 73% und von den Augenkranken 80%.

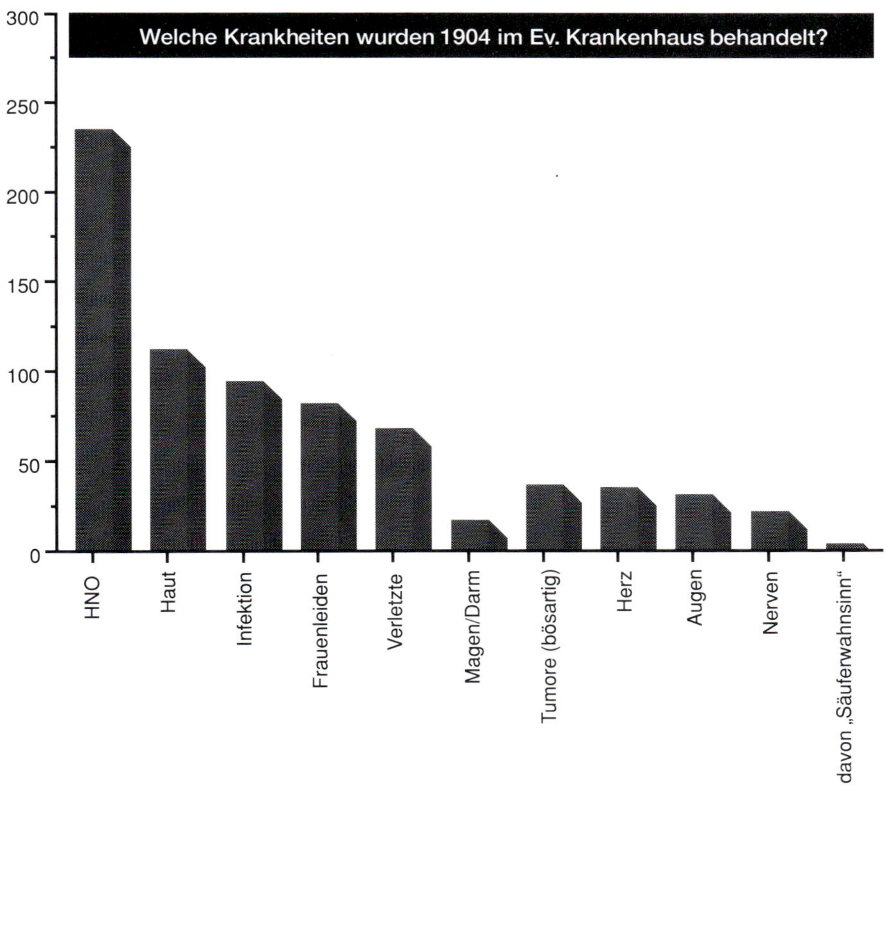

Das erste Jahresbudget, genannt Jahresrechnung, stammt aus dem Jahre 1904. Am 31. März 1905 legte der Rechnungsführer Spaeth eine Soll-Ist-Rechnung vor, aus der der Vorstand jede Abweichung von den geplanten Kosten ersehen konnte. Jedes "Mehr" mußte vom Verwaltungsrat nachträglich genehmigt werden. Die Erklärungen dazu konnten z. B. 1904 zu den vermehrten Heizkosten sein, daß die Heizung auch im Sommer die Warmwasser-Versorgung übernommen hatte, nachdem ein Jahr vorher für 4.000.- Mark zwei neue Heizkessel angeschafft werden mußten mit einer Warmwasserleitung zum Operationsraum.

1904 sind die Verpflegungskosten der größte Posten bei den Ausgaben. Alle anderen Kosten wie Löhne, Medikamente und Verbandsstoffe hatten eine vergleichsweise geringe Bedeutung, Unter dem Kapitel Anschaffungen und Instandhaltung der chirurgischen Instrumente war hauptsächlich das Schärfen der Geräte abgerechnet. Im Oktober 1904, zur Kramermarktszeit, gab es noch eine gute Ausgabe: Marktkuchen für die Schwestern für 3.80 Mark. Den hatten sie sicher verdient.

Erstes Budget 1904

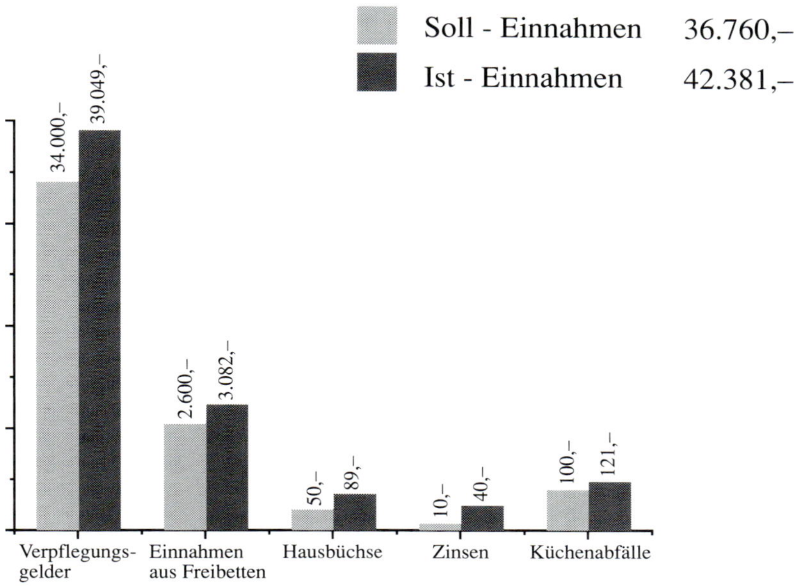

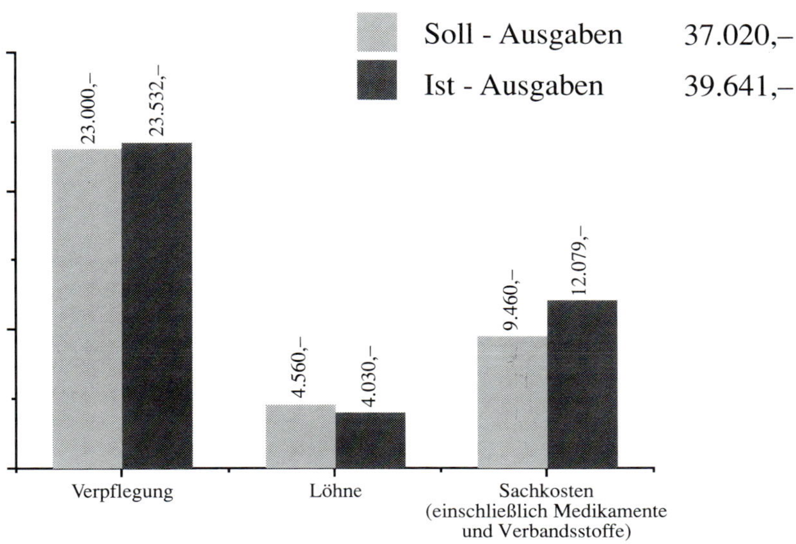

Was verdienten die Ärzte

Im ersten Jahrzehnt dieses Jahrhunderts war der Spezialarzt Dr.Schmeden einer der führenden Ärzte in der Stadt Oldenburg und im Evangelischen Krankenhaus. Im Jahre 1904 wies er dort 30% aller Patienten ein. Die Honorare für seine Hals-, Nasen- und Ohrenoperationen betrugen in diesem Jahr mindestens 3.000.- Mark. Das Evangelische Krankenhaus erhielt für Dr. Schmedens Patienten 6.000.- Mark Verpflegungsgelder. Der Chefarzt des Peter-Friedrich-Ludwigs Hospital verdiente bis 1907 3.000.- Mark im Jahr. Der Geheime Obermedizinalrat Dr. Theobald hatte aber sonst keine Einkünfte. Der Hausarzt des Evangelischen Krankenhauses Dr.Barnstedt bekam 1910 eine Vergütung von 1.000.- Mark neben seinen Belegarzt-Honoraren. Dr. Schmeden betrieb neben dem Evangelischen Krankenhaus noch eine Praxis in der Gottorpstrasse 9. Durch diese Praxis verdiente er 6.000.- bis 7.000.- Mark jährlich. Der Augenarzt Dr.Scheer, der die erste Spezialabteilung des Peter-Hospital leitete, erhielt 1907 dafür 1.200.- Mark Jahresgehalt, hatte aber das Recht, Patienten der ersten und zweiten Klasse Rechnungen zu stellen. Der Assistenzarzt des Peter-Hospitals verdiente 1.000 Mark im Jahr.

Man kann davon ausgehen, daß der Durchschnitt der Belegärzte des Evangelischen Krankenhauses jährlich zwischen 5.000.- und 8.000.- Mark Einnahmen hatten einschließlich ihrer Praxen. Die anderen Ärzte lagen bei 3.000.- bis 6.000.- Mark im Jahr. Zu dieser Zeit gab es zwischen 27.000 und 30.000 Einwohner in der Stadt. Nach der Steuerrolle der Stadt Oldenburg aus dem Jahre 1904 betrug das Durchschnittseinkommen aller Zensiten 1.755.- Mark. Dabei verdienten durchschnittlich jeder der

312	Fabrikanten und Großkaufleute	7.726.- Mark
305	Oberbeamte	7.179.- Mark
358	Kleinkaufleute	3.698.- Mark
190	Lehrer und Freiberufler	2.726.- Mark
1702	Rentiers	2.508.- Mark
132	Gastwirte	2.354.- Mark
826	Mittelbeamte	2.198.- Mark
662	Handwerker	1.857.- Mark
	(65% um 1.000.-, 5 über 10.000.-)	
635	Privatbeamte	1.755.- Mark
85	Landwirte	1.651.-Mark
379	Weibliche Erwerbstätige	1.442.-Mark

550	Unterbeamte	1.358.-Mark
2908	Arbeiter und Arbeiterinnen	765.-Mark
2332	Dienstboten und Lehrlinge	422.-Mark
542	Unterstützungsempfänger	208.-Mark

Neben ihren Einkommen hatten noch 40% aller Zensiten Vermögen. Dies lag zu 59% in den Händen der Rentiers. Diese hohe Zahl zeigt den Reichtum in der Stadt Oldenburg und erklärt den besonders tiefen Fall in der Inflation 1923.

Die dreißig Ärzte Oldenburgs rangierten also damals nach ihrem Durchschnittseinkommen an dritter Stelle, etwas über den Kleinkaufleuten. Das Geld war knapp und beständig, die Zinssätze lagen seit 1900 bei 3%. Ein Herrenanzug kostete 15.- Mark, ein Knabenanzug 2.50 Mark, eine Arbeitshose 1.50 Mark, ein Pfund Butter 0.85 Mark, ein Pfund Rindfleisch 0.65 Mark, ein Pfund Schweinefleisch 0.60 Mark, ein Dutzend Eier 0.80 Mark, ein Zentner Koks 3.20 Mark, eine Flasche Cognac 2.70 Mark, eine Flasche Portwein 2.- Mark.

Ein Knabenanzug kostete also soviel wie ein Krankenhaustag in der zweiten Klasse. Manche Preise haben sich wenig geändert. So kostete schon damals das Honorar für die Operation eines grauen Stars zwei Herrenanzüge. Der Stundenlohn des Geburtshelfers betrug bei der AOK 5.- Mark. Das verdiente ein Bauer pro Tag. War er Privatpatient, zahlte er maximal 15.- Mark an den Geburtshelfer oder 2 Zentner Hafer.

Ausrottung der Zunge bis Zwillingsgeburt

Die neue Gebührenordnung des Oldenburgischen Staatsministeriums vom 17. August 1900 löste die ersten Taxordnungen von 1874 und 1885 ab. Aus ihr kann man schließen, welche Behandlungen im Evangelischen Krankenhaus im ersten Jahrzehnt unseres Jahrhunderts durchgeführt wurden. In den allgemeinen Bestimmungen heißt es: "Die niedrigsten Sätze gelangen zur Anwendung bei nachweisbar unbemittelten, sowie bei Mitgliedern von Arbeiter- und Dienstbotenkassen. Im übrigen ist die Höhe innerhalb der festgesetzten Grenzen nach der Schwierigkeit der Leistung mit der Vermögenslage des Zahlungspflichtigen zu bemessen." Bei einzelnen Positionen sind die heutigen Preise der RVO-Kassen mit vermerkt.

Allgemeine Verrichtungen

	Goldmark
Ausführung der Narkose	5-15
Erfolgt dieselbe behufs Ausführung einer Operation, für welche der Arzt nicht unter 10 Mark. zu beanspruchen hat, so ist für die Narkose keine besondere Gebühr zu berechnen.	
(heute RVO-Kassen; 8-50 DM)	
Anlegung der Magensonde oder des Schlundrohres	3-7
Ein Aderlass	2-6
(heute RVO-Kassen: 10.- DM)	
Für die Untersuchung von Harn auf Eiweiß oder Zucker oder dergleichen	1-3
(heute RVO-Kassen: 3.- DM)	
Für die Untersuchung von Sputum u.dergl. auf Tuberkelbazillen und dergleichen	3
(heute RVO-Kassen: 5.- DM)	
Für die Untersuchung von Blut, hämatoskopische oder mikroskopische	3-5
(heute RVO-Kassen: 5.- DM)	

Wundärztliche Verrichtungen

	Goldmark
Eröffnung eines oberflächlichen Abscesses oder Erweiterung einer Wunde	2-8
Eröffnung eines tiefliegenden Abscesses	6-30
Anwendung des scharfen Löffels	2-8
Der erste einfache Verband einer kleinen Wunde *(heute RVO-Kassen: 15.- DM)*	1-5
Naht und erster Verband einer kleinen Wunde *(heute RVO-Kassen: 14.- DM)*	2-8
Naht und erster Verband einer größeren Wunde	10-20
Jeder folgende Verband die Hälfte, jedoch nicht unter 1 Mark	
Anlegung eines größeren festen oder Streckverbandes, jedesmal	5-15
Unterbindung eines größeren Gefässes als selbständige Operation oder Operation einer Pulsadergeschwulst	20-100
eine Sehnendurchschneidung	10-30
Eine Sehnennaht	8-30
Eine Nerven-Isolierung und Durchschneidung oder Dehnung der Naht	10-50
Entfernung fremder Körper	
a) aus den natürlichen Öffnungen	2-10
b) aus dem Kehlkopf oder der Speiseröhre	6-50
Entfernung fremder Körper oder Knochensplitter einer Schusswunde	5-10
Entfernung von Flüssigkeit mittelst Einstich	
a) aus dem Wasserbruch	5-10
b) aus der Brusthöhle, der Bauchhöhle, der Blase oder dem Eierstock	10-30
Absetzung der Brust mit Ausräumung *(heute RVO-Kassen: 250.- DM)*	50-200
Entfernung kleiner, leicht zu operierender Geschwülste an äußeren Körperteilen	3-15
Entfernung großer komplizierter Geschwülste	20-150
Katheterismus der Eustachischen Trompete mit Lufteinblasen oder Einspritzung	3-6
Ausstopfung der Nase	2-5

Ätzung und Abtragung von Teilen der inneren Nase mit Galvanokauter	3-20
Kleine Operation am Trommelfell und in der Paukenhöhle	2-10
Schwierige Operation am Mittelohr vom Gehörgang aus	5-30
Anbohrung oder Aufmeißelung des Warzenfortsatzes	15-100
Entfernung	
a) einer Mandel	3-15
(heute RVO-Kassen: 51.- DM)	
b) eines Nasen-oder Rachenpolypen	10-30
c) von Drüsenwucherungen im Rachenraum	5-50
Kleine Operation im Kehlkopf, Einbringung von Medikamenten in denselben u. dergleichen	2-10
Andere grosse Kehlkopf-Operationen und Entfernung einer Geschwulst aus dem Kehlkopf	20-200
Einrichtung und Verband gebrochener Knochen, u. zwar	
a) eines oder mehrerer Finger oder Zehen	2-10
b) eines gebrochenen Gesichtsknochens oder Schulterblattes	3-10
c) eines gebrochenen Beckenknochens, der Knochen der Hand-oder Fußwurzel, der Mittelhand oder des Mittelfußes	6-10
d) des Schlüsselbeines, einer oder mehrerer Rippen, des Oberarmes	10-20
e) des Unterarmes, des Unterschenkels	10-25
f) des Oberschenkels	15-30
g) des Oberschenkelhalses	20-50
h) der Kniescheibe	15-30
i) Naht der Kniescheibe	20-100
Für Einrichtung und Verband gebrochener Knochen bei Durchbohrung der Haut erhöhen sich die Sätze um	10-30
Absetzung oder Auslösung von Gliedern, und zwar:	
a) eines Ober-und Unterarmes, eines Ober- oder Unterschenkels	30-150
b des Fusses oder der Hand	20-100
c) eines Fingers oder einer Zehe oder einzelner Glieder derselben	10-30
Ausrottung eines Finger-oder Zehennagels	3-10
Trennung zusammengewachsener Finger oder Zehen	5-30

Resektion eines Knochens der Gliedmaßen in der Kontinuität	20-100
Gelenkresektion oder Resektion des Ober-oder Unterkiefers	30-200
Resektion einer Rippe	20-100
Eröffnung der Schädelhöhle	30-150
Eröffnung der Oberkieferhöhle	5-30
Gewaltsames Geradestrecken eines verkrümmten Gliedes oder Wiederzerbrechen eines fehlerhaft geheilten Knochenbruches	10-50
Eröffnung eines Gelenkes zur Drainage oder zur Entfernung eines Fremdkörpers	20-50
Knochenaufmeißelung	20-80
Osteotomie	15-80
Dieselbe an der Hüfte	30-150
Operation eines Klumpfusses	30-100
Einrichtung und erster Verband verrenkter Glieder und zwar:	
a) des Unterkiefers	10-20
b) des Oberarms	10-30
c) des Oberschenkels	30-60
d) des Vorderarms, Unterschenkels, Fuß-oder Handgelenkes	15-30
e) der Finger oder der Zehen	2-10
Für Einrichtung und Verband veralteter Verrenkungen sind die doppelten Gebühren zu gewähren.	
Größere plastische Operationen (Augenlid-, Nasen-, Lippen-, Gaumenbildung, Operation der komplizierten Hasenscharte	20-200
Operation der einfachen Hasenscharte	10-50
Ausrottung eines Teils der oder der ganzen Zunge *(heute RVO-Kassen: 122.- bis 244.- DM)*	20-150
Eröffnung des Kehlkopfes oder der Luftröhre	20-100
Teilweise oder gänzliche Ausrottung des Kehlkopfes	30-300
Eröffnung des Schlundes oder der Speiseröhre	30-100
Operation eines Empyems durch Schnitt	20-100
Eröffnung des oberflächlichen Verschlusses des Afters, der Harnröhre, der Schamspalte	5-20
Eröffnung tieferer Verschlüsse des Mastdarms, der Harnröhre, der Scheide, des Gebärmuttermundes	15-100

Operation an inneren Organen der Bauchhöhle	50-300
Zurückbringung eines beweglichen Bruches oder eines Mastdarmvorfalles	3-10
Zurückbringen eines eingeklemmten Bruches	10-50
Operation eines eingeklemmten Bruches oder Radikaloperation eines Bruches oder Anlegung eines künstlichen Afters oder Operation eines widernatürlichen Afters	30-150
Operation der Mastdarmfistel oder des Mastdarmvorfalles oder von Hämorrhoidalknoten	10-50
Ausrottung des Mastdarms	30-200
Katheterismus der Harnblase beim Mann (heute RVO-Kassen: 15.- DM)	3-15
Derselbe bei der Frau	1.50-5
Werden diese Operationen längere Zeit wiederholt ausgeführt, so ist für die drei ersten Male der volle Satz, für die folgenden die Hälfte zu berechnen jedoch nicht unter 1 Mark	
Operation der Phimose oder Paraphimose	6-20
Zurückbringung der Paraphimose	1-10
Harnröhrenschnitt	10-60
Operation einer Harnröhrenfistel	20-100
Absetzung des Penis	15-40
Spiegelung der Blase als selbständige Operation	5-20
Ausspülung der Blase desgleichen	2-5
Steinschnitt oder Zertrümmerung (in einer oder mehreren Sitzungen)	60-300
Operation eines Blutaderbruchs	10-30
Heftpflaster-Einwickelung des Hodens	1-5
Schnittoperation des Wasserbruchs	20-50
Ausrottung beider Hoden	30-100
Transfusion	30-60

Untersuchung der Sehkraft einschließlich Farbenblindheit, Gesichtsfeldbeschränkung	3-15
Operation der verengten oder erweiterten Augenlidspalte oder der Verwachsung der Lidspalte	5-30
Operation der Verwachsung der Augenlider mit dem Augapfel	20-60
Operation des auswärts gewandten Lidrandes	10-40
Ausschneiden der Übergangsfalte eines Augenlides bei Bindehaut-Entzündung	3-10
Operation des einwärts gewandten oder des herabhängenden Augenlides in einer oder mehreren Sitzungen	10-100
Katheterismus der Tränenwege	2-10
(heute RVO-Kassen: 8.-DM)	
Bei Wiederholung die ersten drei Male der volle Satz, bei weiteren die Hälfte	
Operation der Tränensackfistel oder Verödung des Tränensackes oder Operation der Tränensack-Fistel	20-50
Ausrottung der Tränendrüse	20-60
Entfernung des Flügelfelles	10-40
Entfernung von Fremdkörpern und zwar:	
a) aus der Bindehaut	2-10
b) aus der Hornhaut	3-20
(heute RVO-Kassen: 8.- DM)	
c) aus der Augenhöhle	5-50
d) aus dem Inneren des Augapfels	20-100
Schiel-Operation	15-100
Galvanokaustische Aetzung der Binde- oder Hornhaut	3-15
Tätowierung der Hornhaut in einer oder mehreren Sitzungen	20-40
Eröffnung der vorderen Augenkammer durch Schnitt	10-40
Iridektomie, Pupillenbildung	20-100
Operation des grauen Stars oder des Glaucoms	30-200
(heute RVO-Kassen : 260.-DM	
Nachstar Discision in einer oder mehreren Sitzungen	30-100
Auswahl und Einsetzen eines künstlichen Auges	2-5
Ansetzen künstlicher Blutegel	2-3

Geburtshülfliche und gynäkologische Verrichtungen.

Untersuchung auf Schwangerschaft, erfolgte Geburt oder Krankheit der Geschlechtsorgane	2-10
Beistand bei einer natürlichen Entbindung	10-30
(heute RVO.Kassen: 30.- DM)	
Bei einer Zwillingsgeburt um die Hälfte mehr	
Bei einer Geburt von mehr als zwei Stunden Dauer für jede angefangene halbe Stunde mehr	1.50-3
Künstliche Entbindung:	
a) durch Manual-Extraktion	15-30
b) durch Wendung mittelst innerer Handgriffe oder durch Zange	15-80
(heute RVO-Kassen: 91.- DM)	
c) durch Wendung, Extraktion und Zange zugleich oder durch Perforation mit oder ohne Kephalotripsie oder Zerstückelung oder mit Symphysiotomie	30-100
d) bei vorliegendem Mutterkuchen ausserdem	10-50
Beistand bei einer Fehlgeburt	6-40
Einleitung der künstlichen Fehlgeburt oder des Abortus	10-50
Kaiserschnitt bei einer Lebenden	50-300
(heute RVO-Kassen: 255.- DM)	
Desgleichen bei einer Verstorbenen	20-40
Entfernung der Nachgeburt ohne Entbindung	10-20
Behandlung einer Blutung nach der Geburt ohne Entbindung	10-20
Operation eines frischen Dammrisses	5-20
Operation eines veralteten Dammrisses	20-150
Sofern derselbe ein bis in den Darm durchgehender ist	30-250
Operation der Mastdarmscheidenfistel, der Blasen-oder Harnleiterscheidenfistel oder Ähnliches	30-300
Einlegen von Arzneistiften in die Gebärmutter, oder Ausspülung derselben durch Ätzung des Gebärmutterhalses oder der Gebärmutterhöhle oder Ansetzen von Blutegeln mittelst des Mutterspiegels	3-10
Einlegung eines Mutterkranzes mit Lageverbesserung der Gebärmutter	2-20
Reposition der umgestülpten Gebärmutter	10-50

Unblutige Erweiterung des Muttermundes	5-40
Blutige Erweiterung des Muttermundes	5-40
Naht alter Mutterhalsrisse	20-50
Teilweise Entfernung der Gebärmutter	20-100
Gänzliche Entfernung der Gebärmutter	50-300
(heute RVO-Kassen: 62.- DM)	
Untersuchung einer Amme	3-10

Für folgende Verrichtungen sind zu liquidieren:

eine Infiltrations-Anaesthesie	2
eine Rückenmarks-Anaesthesie	4
eine intramuskuläre Injektion	2
eine intravenöse Injektion	2
eine intravenöse Injektion vom 4. Male ab	1
eine Heilseruminjektion	2
eine intravenöse Kochsalzinfusion	5
eine subcutane Kochsalzinfusion	4
Wiederbelebung eines scheintoten Neugeborenen	3
Überpflanzung von Hautstücken	3

Die Kassen brauchten als Heilmittel nur solche zu gewähren, die dem von Brillen und Bruchbändern ähnlich waren, also Heilmittel etwa im Werte von 15 Mark. Finsen- und Röntgenbehandlungen gelten nach einigen gerichtlichen Entscheidungen als Hilfsmittel.

Zu den ärztlichen Gebühren bezahlten die Krankenkassen noch die Verpflegungsgelder für die Krankenhäuser. Der Tagessatz in der 3. Klasse betrug: 1.20 Mark, in der 2. Klasse: 2.50 Mark, in der 1. Klasse 4.- Mark. Das war von 1900 bis 1903. Im Jahre 1904 sprachen sich das Peter-Friedrich-Ludwigs Hospital, das Evangelische Krankenhaus und das Pius-Hospital untereinander ab und erhöhten den Tagessatz der 3. Klasse auf 1.30 Mark. Die Krankenhäuser in Jever und Delmenhorst erhöhten auf 1.50 Mark. Nach dem Umbau des Evangelischen Krankenhauses und des Peter-Hospitals 1907 erhöhten beide Häuser ihre Preise: 1. Klasse 4.50 Mark, 2. Klasse: 3.- Mark, 3. Klasse: 1.50 Mark. Diese Preise blieben bis 1911 bestehen. Die darauf folgenden leichten Preiserhöhungen bis zum ersten Weltkrieg machte das Pius-Hospital nicht mit.

Einen Krankenwagen gab es in Oldenburg seit 1902. Er durfte nur für Patienten mit ansteckender Krankheit benutzt werden und kostete 3.- Mark pro Transport. Drei

Jahre später wurde auch ein Unfallwagen eingeführt. Er kostete 4.- Mark. Beide Motorfahrzeuge standen im Spritzenhaus am Julius-Mosen Platz. Die Wagen fuhren auch nachts. In dieser Zeit mußten auch die Ärzte noch Spritzenhaus-Dienste ableisten.

Neubauten und was dahintersteckt

In den ersten zehn Jahren unseres Jahrhunderts tritt die "Spezialarztfrage" in den Vordergrund. Dr. Schmeden behandelte schon vor der Jahrhundertwende fast ausschließlich Patienten mit Hals-, Nasen- und Ohrenkrankheiten. Das stand nicht auf seinem Arztschild. Die Patienten kamen zu ihm, weil er dafür bekannt war. Es war auch nicht zu übersehen, daß Spezialärzte besser verdienten als andere, und das machte Probleme unter den Ärzten.

Im Jahre 1907 beschloß die Hamburger Ärztekammer, daß ein Arzt, der sich Spezialarzt nannte, sich fortan auf dieses Fach zu beschränken hatte, und daß er dafür eine Ausbildung brauchte, die über das Medizinstudium und das Praktische Jahr hinausging. Dieser Meinung schlossen sich auch die Oldenburger Ärzte an. Im gleichen Jahr waren durch den Umbau des Evangelischen Krankenhauses und des Peter-Hospitals die Voraussetzungen für die ersten Fachabteilungen in Oldenburg geschaffen.

Das Peter-Hospital hatte bereits 1883 eine Innere und eine Chirurgische Abteilung eingerichtet, beide aber wieder aufgegeben. Im Jahre 1891 wurde eine Augenabteilung unter dem jüdischen Militärarzt Dr. Scheer begründet. Sie bestand bis 1920. Augenabteilungen waren auch anderswo meistens die ersten Fachabteilungen. Die endgültige Einrichtung von Fachabteilungen kam erst mit dem Fortgang des Geheimen Obermedizinalrates Dr. Theobald am 1. April 1907. Er hatte das Peter-Hospital 25 Jahre als Chefarzt geleitet und alle Fächer vertreten. Nun wurden neben Dr. Scheer der Chirurg Dr. Eden und der Internist Dr. Roth tätig. In Hamburg-Eppendorf entstand 1900 die erste HNO-Abteilung, sie hatte 1911 32 Betten. Aber erst 1920 wurde die Hals-Nasen-Ohren-Heilkunde Prüfungsfach im Staatsexamen.

In das Jahr 1901 fielen die ersten Überlegungen zur Vergrößerung des Evangelischen Krankenhauses. Der Krankenhausverein veranstaltete eine Werbung. 100 neue Mitglieder wurden gewonnen. Die Häuser Steinweg 32, 33 und 34 wurden für 30.000.- Mark gekauft und das Geld dafür bei der Oldenburgischen Landesbank für 3% geliehen. Bald darauf vermerkte das Protokoll des Verwaltungsrates: "Das Peter-Hospital muß sich wegen baulicher Veränderungen an den Landtag wenden." Wieder bahnte sich eine Konkurrenzsituation an, diesmal in der Neubau-Planung.

Die Probleme wurden auch an anderen Stellen größer durch die immer höhere Belegung bei gleicher Bettenzahl - sie hatte 1904 84% erreicht - und die Zahl der Operationen - es waren 1901 schon 459 - die in einem Operationsraum von mindestens zehn Belegärzten und einer Operationsschwester ausgeführt wurden. Es wurde jeden Tag operiert, vormittags und nachmittags je eine Operation. Dazwischen wurde der Raum, die Einrichtung und die Instrumente zwei Stunden lang gründlich gereinigt. Bereits ein Jahr nach dem Neubau nahmen die ambulanten, poliklinischen Behandlungen, darunter viele kleine Operationen so zu, daß die Ärzte ein Wartezimmer für diese Patienten beantragten. Zudem wollte das Elisabethsitft eine Vertragsänderung: "Die Räume der Schwestern müssen sich sämtlich auf der Frauenstation, oder einem von der Männerstation genügend entfernten Teil des Krankenhauses befinden." Bisher schlief jede Schwester auf ihrer Station. Das hatte Probleme gegeben. Das Krankenhaus lehnte ab. Ein Jahr verhandelte das Elisabethstift vergebens.

Wegen Arbeitsüberlastung mußte Rechnungsführer Menke die Gebäudeaufsicht abgeben an den Bauunternehmer Willers, der diese Aufgabe ebenfalls ehrenamtlich übernahm. Die Probleme wurden auch an anderen Stellen größer durch die immer höhere Belegung bei gleicher Bettenzahl. Die Belegung hatte 1904 84% erreicht und die Zahl der Operationen betrug schon 1901 459. Dabei hatte das Evangelische Krankenhaus nur einen Operationssaal und mindestens zehn operierende Belegärzte. Es wurde jeden Tag operiert, vormittags und nachmittags je eine Operation. Dazwischen wurden Raum, die Einrichtung und die Instrumente zwei Stunden lang gründlich gereinigt. Bereits ein Jahr nach dem Neubau nahmen die ambulanten, poliklinischen Behandlungen, darunter viele kleine Operationen, so zu, daß die Ärzte ein Wartezimmer für diese Patienten beantragten. Zudem wollte das Elisabethstift eine Vertragsänderung: "Die Räume der Schwestern müssen sich sämtlich auf der Frauenstation, oder in einem von der Männerstation genügend entfernten Teil des Krankenhauses befinden." Bisher schlief jede Schwester auf ihrer Station. Das hatte Probleme gegeben. Das Krankenhaus lehnte dieses Ersuchen ab. Das Elisabethstift verhandelte deswegen ein Jahr vergeblich.

Weitere Schwierigkeiten entstanden durch die Zunahme der Zahl der 1. und 2. Klasse Patienten. Schon in seinem Bericht vom 18. Oktober 1901 vor der Generalversammlung des Krankenhausvereins sagte der Vorsitzende Pastor Wilkens: "Wir können nicht allen, oft verkehrten Wünschen der Kranken und ihrer Angehörigen Rechnung tragen. Ein Krankenhaus, das den Kranken alles erlaubt, um sich ihnen angenehm zu machen, erfüllt seine Aufgaben schlecht. Aber berechtigten Klagen müssen wir entsprechen: Alle Korridore sind mit Linoleum belegt und Heizkörper aufgestellt. Eine Pförtnerin ist angestellt und die bisher stets offene Haustür ist geschlossen worden, damit die Kranken Ruhe bekommen. Auf deren Wunsch haben wir

Besuchszeiten eingeführt von 10 bis 12 Uhr vormittags und von 3 bis 6 Uhr nachmittags. Die Pförtnerin ist zu Auskünften über Kranke jederzeit verpflichtet." Der Verkehr vor dem Evangelischen Krankenhaus und damit die Ruhestörungen hatte 1904 so zugenommen, daß der Stadtbaumeister Noack in der Marienstraße ein Holzpflaster aus norwegischer Kiefer verlegen ließ.

Ursprünglich wollte das Evangelische Krankenhaus als einziges in Oldenburg ein offenes Haus sein für jeden Bürger. Offenbar kamen aber Scharen von Besuchern, um einen Blick in die Zimmer zu werfen. Nicht nur die Patienten verbaten sich das schließlich, sondern auch die Belegärzte fürchteten um die Hygiene. Aber auch nach dem Umbau gab es noch Schwierigkeiten, wie man aus dem handgeschriebenen Brief eines Belegarztes sehen kann. Am 30. Januar 1908 schrieb Obermedizinalrat Burgtorf an Pastor Wilkens:

"Sehr geehrter Herr Pastor!
Die Pforten-Verhältnisse im Evangelischen Krankenhaus spotten noch jeglicher Beschreibung, obgleich sie nach Ihrer Aussage nach Fertigstellung des Neubaus besser werden sollten. Wenn nicht bald Änderung geschaffen und eine strenge Controlle wie im Pius eingeführt wird, so bin ich auch in der Lage, mein altes Interesse für das Pius mir zu bewahren. Eine Erörterung in der Presse dürfte vielleicht auch ein Weg sein, der aber zweifellos für das Haus nicht ohne Schaden wäre. Vergessen Sie nicht, daß man die Hälfte aller Kranken nicht bitten muß, ins Pius zu gehen. Ich hoffe auf schleunige Änderung, ehe mein Interesse für das Evangelische nachläßt. Sie wissen, daß ich in guter Absicht schreibe. Ihr ergebener Dr. Burgtorf"
Die Antwort von Pastor Wilkens ist leider nicht bekannt. Jedenfalls taucht Dr. Burgtorf nicht mehr unter den Belegärzten des Evangelischen Krankenhauses auf. Burgtorf starb 1912.

Auf der Generalversammlung des Jahres 1905 beantragte Pastor Wilkens einen Anbau zur Verdoppelung der Bettenzahl: "Bei unseren 56 Betten ist es vorgekommen, daß an einem Tag bis zu 6 Kranken vergeblich bei uns anklopften. Einerseits müssen wir den Forderungen der Zeit entsprechen, andererseits wollten wir eigentlich erst finanziell besser dastehen. Jedenfalls wollen wir nicht flicken, sondern in größerem Stil bauen. Daher haben wir seit 1903 drei Häuser hinter dem Evangelischen Krankenhaus am Steinweg gekauft, aus deren Mieten wir bisher die Kaufzinsen zahlten. Jetzt haben wir am 1. November 1905 die Häuser Marienstraße 3 und 4 gekauft für je 14.000.- Mark, die neben dem Evangelischen liegen. Der Verwaltungsrat bittet die Generalversammlung um Zustimmung. Das Evangelische Krankenhaus ist schuldenfrei, der Betriebsfonds durch Stiftungen auf 46.000.- Mark angewachsen. Die Bürgerschaft Oldenburg möge sich an einem vergrößerten Evangelischen freuen, das ja ihr

Krankenhaus ist. Für den Neubau haben wir Herrn Ingenieur Krüger gewonnen, der den Bau eines Krankenhauses in Wilhelmshaven leitet und am Bau eines der größten Krankenhäuser Deutschlands in Berlin beteiligt war."

Bei dem Berliner Krankenhaus handelte es sich um das Rudolf Virchow-Krankenhaus, dem letzten Bau Deutschlands in der veralteten Pavillon-Bauweise. Zum Glück für das Evangelische Krankenhaus ist der Westflügel, der Willersbau, kein Pavillon geworden. Der Neubau begann 1906 und war 1907 fertig. Seitdem hatte das Evangelische Krankenhaus 110 Betten. Den Bau leitete ehrenamtlich das Vorstandsmitglied Maurermeister Dietrich Willers, der 1876 das neue Rathaus gebaut hatte. Er erhielt für seine Arbeit eine goldene Taschenuhr. So stand nun neben dem Prallebau im Osten der Janssenflügel und im Westen der Willersbau. Der Kostenvoranschlag von Willers sah 110.000.- Mark vor, 130.000.- Mark wurden es am Ende. Man stellte einen Schuldentilgungsplan auf. Im Sommer 1906 wurde in den Festräumen des Ziegelhofs ein Sommerfest veranstaltet. In Anwesenheit von S.K.H. dem Großherzog kam dabei ein Reinertrag von 12.540.- Mark zustande. Auch der Neubau wurden aus privaten Stiftungen finanziert. Der geschätzte Wert des Krankenhauses betrug nun 280.000.- Mark, zusammen mit Hausbesitz und Inventar waren es 480.000.- Mark. Seit der Gründung des Evangelischen Krankenhauses hatte Oldenburg 23% mehr Einwohner. In der gleichen Zeit hatte sich die Bettenzahl des Evangelischen Krankenhauses verdoppelt und die Patientenzahl verdreifacht.

Die Zahl der Schwestern stieg wie die Bettenzahl auf das Doppelte von 8 auf 16, das Gesamtpersonal auf 30 Mitarbeiter. Im Jahre 1908, dem ersten nach dem Neubau, hatte das Evangelische Krankenhaus 1.664 Patienten, davon 31 in Freibetten. In der 1. und 2. Klasse lagen 84% aller Patienten. Es gab jetzt einen Bettenaufzug, der übrigens bis 1966 funktionierte und eine Dampfkocheinrichtung. Das Waschhaus und die Kapelle wurden aus Kostengründen erst 1909 fertiggestellt. Sie kosteten je 14.000.- Mark. Der einzige Hinweis darauf, daß 1907 ein Krisenjahr der deutschen Wirtschaft war.

Durch den Neubau hatten die Ärzte hatten ihr lange beantragtes Röntgen-Kabinett bekommen. Es war so beliebt, daß schon 1908 im Jahresbericht stand: "Die Patienten müssen lange Wartezeiten erdulden." Es lag dort, wo sich noch heute das Röntgenzentralinstitut befindet. Auch gab es jetzt drei Operationsräume, einen für die Hals-Nasen-Ohrenpatienten von Dr. Schmeden, einen für die chirurgischen Patienten von Dr. Merkens und einen, den sich die Frauenärzte Dr. Willers und Dr. Lueken teilten, der seit 1906 am Evangelischen Krankenhaus belegte. Darin operierte auch der Augenarzt Dr. Scheer und seit 1912 Dr. Cremer.

Der erste chirurgische Spezialarzt war seit 1901 Dr. Merkens. Er wurde 1921 erster Chefarzt. Das Evangelische Krankenhaus hatte nach dem Umbau 110 Betten, das Peter-Hospital 200 Betten, davon 7% Privatbetten. In den Jahren 1911 und 1912 wurden im Peter-Hospital 91,7% und 92,5% der Pflegetage in der 3. Klasse abgerechnet, 5,6% und 5% in der 2. Klasse und in der 1. Klasse 2,7% und 2,5%. Im Evangelischen Krankenhaus waren das zur gleichen Zeit: 3. Klasse 64% und 69%, 2. Klasse 22% und 19%, 1. Klasse 14% und 12%. Auffallend ist wieder die hohe Zahl der Frauen in der 1. und 2. Klasse des Evangelischen Krankenhauses. Es lagen dort doppelt soviele Frauen wie Männer, in der 1. Klasse sogar dreieinhalbmal soviele. Hier gab es noch keine Gleichberechtigung, vielleicht, weil der Mann seinen Wohlstand noch nicht durch sein Auto zeigte.

Daß sich damals die beiden Krankenhäuser schon als Konkurrenten sahen, ist daran zu erkennen, daß sich im Evangelischen ein Hinweis auf Unterschiede erhalten hat, die von 1911 bis 1913 in Belegung und Verweildauer bestanden. Übrigens konnte man sich 1911 nicht mehr auf gleiche Pflegesätze einigen: Das Peter-Hospital erhöhte nach dem Umbau seine Preise. Das Evangelische Krankenhaus zog erst später mit.

Vergleich Peter-Friedrich-Ludwig Hospital und Evangelisches Krankenhaus

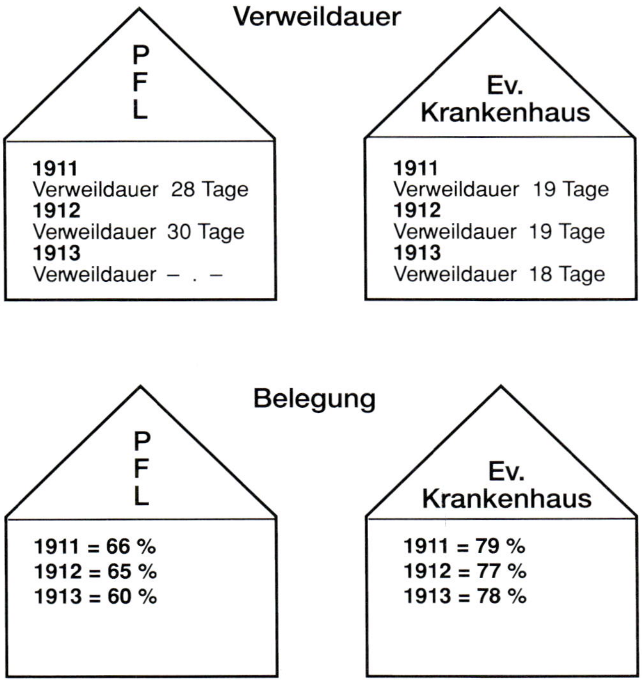

Die Herausbildung von Fachabteilungen war bis zum Ersten Weltkrieg im Evangelischen Krankenhaus fast abgeschlossen: Im Jahre 1914 kamen 35% aller Patienten von 3 Ärzten: Dem Chirurgen Dr. Merkens, dem Hals- Nasen- Ohren Spezialarzt Dr. Schmeden und dem Frauenarzt Dr. Lueken. Alle Operationen wurden von ihnen durchgeführt. Die 27 anderen Belegärzte verteilten sich auf andere Fächer, meist der Inneren Medizin. Zu ihnen gehörte der Hautarzt Dr. Thedering, ein Katholik, der seine Patienten sowohl in das Pius-Hospital schickte als auch in das Evangelische Krankenhaus. Er war der erste, der ohne Vorurteile ökumenisch dachte.

Hinter den Neubauten steckte also die fortschreitende Spezialisierung der Medizin und damit die Entstehung von Fachabteilungen in den Krankenhäusern. Im Evangelischen Krankenhaus entstanden die Fachabteilungen, im Peter-Hospital wurden sie geschaffen.

Rechnungsführer & Bilanzen

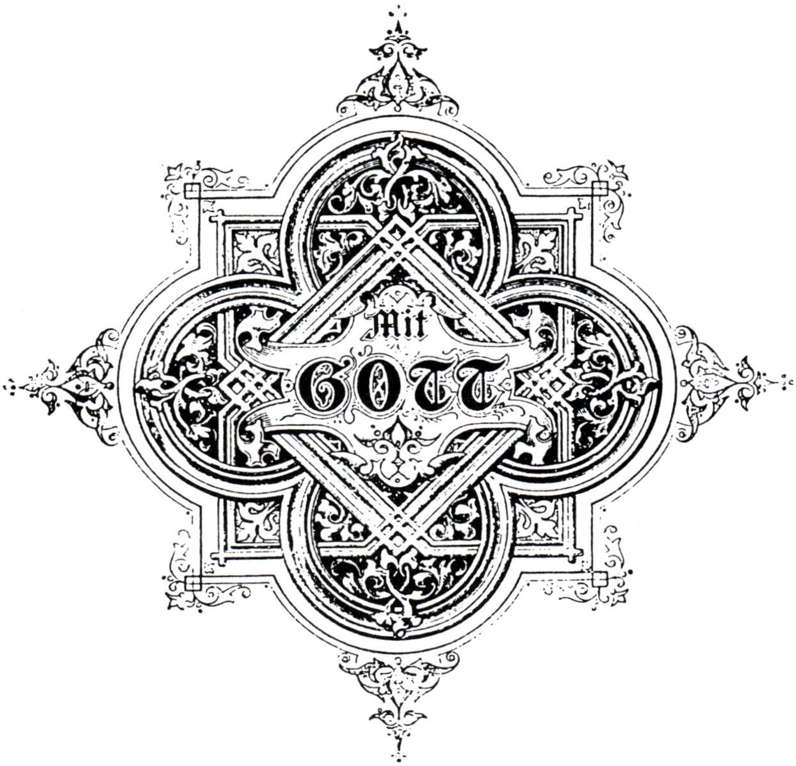

Die erste Seite des ersten Rechnungsbuches des Evangelischen Krankenhauses

In den ersten sieben Jahre des Evangelischen Krankenhauses führte ein Verwaltungratsmitglied unentgeltlich die Bücher des Hauses. Nach § 6 der ersten Satzung der evangelischen Krankenhausstiftung von 1890 wurde bestimmt, daß der Verwaltungsrat als "Wichtige Entscheidung" den Rechnungsführer zu wählen hatte. Der Rechnungsführer mußte spätestens nach 3 Monaten über das abgelaufene Jahr Rechenschaft über alle Einnahmen und Ausgaben ablegen. Er mußte auch alle Unterlagen zur

Einsicht dem Kirchenrat der Gemeinde Oldenburg vorlegen. Diese Regelung blieb in allen späteren Satzungen bestehen. Seit 1923 mußten die Unterlagen auch an den Landesverein für Innere Mission gegeben werden. Der Rechnungsführer hatte für Rückfragen zur Verfügung zu stehen.

Der erste Rechnungsführer war der Kaufmann und Kirchenälteste Trouchon. Er vereinnahmte schon bis 1892 Stiftungen in Höhe von 92.000.- Mark, so daß der Bau des Krankenhauses im Mai beschlossen werden konnte. Zu seinen Pflichten gehörte es auch, die ersten Häuser an der Marienstrasse zu kaufen. Freibetten-Stiftungen verwaltete er ebenfalls. Das Geld legte er möglichst günstig bei der Bank in Wertpapieren an, aus den Zinsen konnten bedürftige Kranke unentgeltlich im Krankenhaus behandelt werden. Zuverlässig wurden die Mitgliedsbeiträge des Vereins zur Erbauung des Evangelischen Krankenhauses in Höhe von 50.- Mark jährlich verbucht. Die Mitglieder wurden zu einmaligen außerordentlichen Zahlungen ermutigt wegen des bevorstehenden Baus.

Als die Verhandlungen wegen einer Hypothek für die fehlende Bausumme schon abgeschlossen waren, stiftete ein unbekannter Oldenburger aus Amsterdam 30.000.- Mark, so daß eine Fremdfinanzierung überflüssig wurde. Die ersten Preise für den Krankenhaus-Aufenthalt legte der Verwaltungsrat für die verschiedenen Klassen fest: 1.Klasse 4.- Mark, 2.Klasse 2.50 Mark und die 3.Klasse 1.20 Mark. 1895 hatte der Rechnungsführer die dritte Freibetten-Stiftung zu verwalten: Sie nannte sich "Knüttel von Schrencksche Freibetten-Stiftung", es waren 5.000.- Mark, gebunden an die Zusage, daß ein bestimmtes Bett mit dem genauen Stifter-Namen versehen werden mußte. 1897 kam es zu dem Pralleschen Freibettenfonds. 12.000.- Mark waren erforderlich, um aus den Zinsen ein Freibett das ganze Jahr zu finanzieren. Die größte Stiftung war eine anonyme Spende aus Berlin. "Muttchens Ruh" sollte die Stiftung von 55.000.- Mark heißen. Der Stifter knüpfte an sie besondere Verwendungsregeln, die der Rechnungsführer zu beachten hatte.

Erst im August 1897 bestellte das Evangelische Krankenhaus den ersten bezahlten Rechnungsführer zu einem Jahreseinkommen von 300.- Mark. Die ehrenamtliche Tätigkeit des Herrn Trouchon war damit beendet. Es kam der Rechnungsführer und Buchhalter Spaeth. Er hinterließ dem Krankenhaus schöne Dokumente in seiner sauberen und wohlgeformten Handschrift:

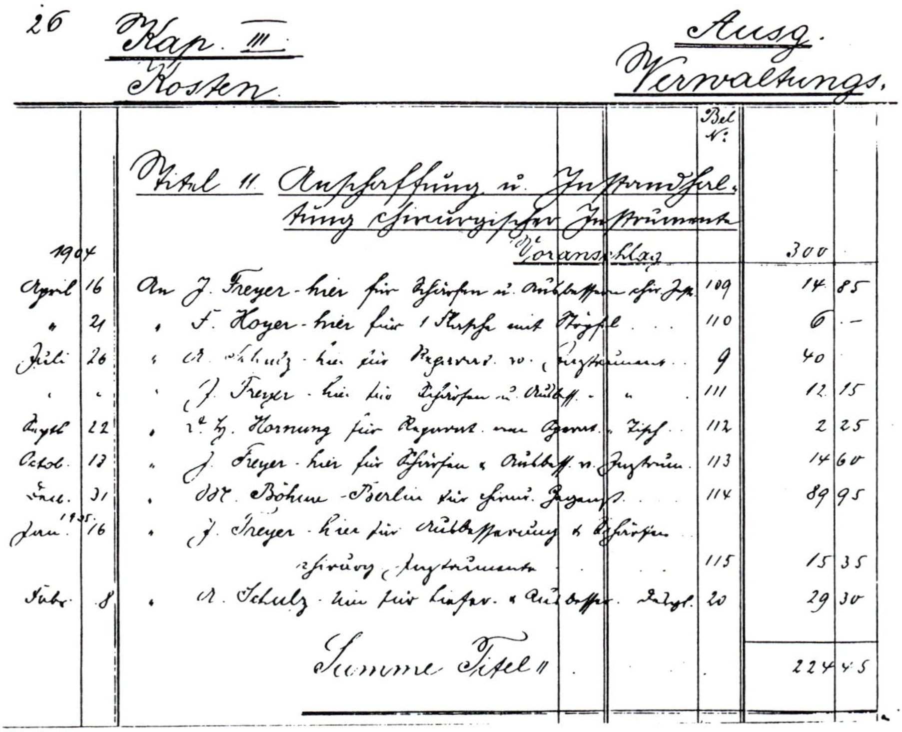

26 Kap. III Kosten — Verwaltungs-Ausg.

Titel 11 Anschaffung u. Instandhaltung chirurgischer Instrumente

			Bel. N.		
1904		Voranschlag		300	
April	16	An J. Freyer-hier für Schleifen u. Aufbessern chir. Instr.	109	14	85
"	21	" F. Hoyer-hier für 1 Spritze mit Köpfel	110	6	–
Juli	26	" A. Schulz hier für Reparat. v. Instrumenten	9	40	
"	"	" J. Freyer hier für Schleifen u. Aufbess. "	111	12	15
Augst	22	" 2 [illegible] Hornung für Reparat. von Gumm. Zeug	112	2	25
Oktob.	13	" J. Freyer hier für Schleifen u. Aufbess. v. Instrum.	113	14	60
Dec.	31	" [illegible] Böhme-Berlin für chir. [illegible]	114	89	95
1905 Jan.	16	" J. Freyer hier für Aufbesserung u. Schleifen chirurg. Instrumente	115	15	35
Febr.	8	" A. Schulz hier für Liefer. u. Aufbesser. desgl.	20	29	30
		Summe Titel 11		224	45

Jahresrechnung 1904
Chirurgische Instrumente

Herr Spaeth legte buchhalterisch exakte Jahresrechnungen für Einnahmen und Ausgaben dem Verwaltungsrat vor. Jede Mehrausgabe mußte nicht nur begründet, sondern auch nachträglich schriftlich genehmigt werden. Zwölf Jahre konnte dieser Rechnungsführer dem Krankenhaus dienen, bis er 1909 durch Herrn Tütken abgelöst wurde. Auch er bekam ein Jahresgehalt von 300.-, später 400.- Mark. Für die Verwaltung der Freibettenfonds hatte man sich eine besondere Vergütung ausgedacht: Je 1.000.- Mark Fonds gab es pro Jahr 1.- Mark Vergütung. Tütken war eigentlich Kirchenrechnungsführer der Lambertikirche und der Kirchengemeinde Oldenburg. In den Morgen- und Abendstunden vor und nach seinem Dienst kam er in das Evangelische Krankenhaus und erledigte dort seine Pflichten. Der heutige kaufmännische Direktor kam auch von der Kirchenverwaltung Oldenburg zum Evangelischen Krankenhaus. Beim Peter-Hospital führte Oberbürgermeister Tappenbeck die Bücher für ein Jahresgehalt von 600.- Mark im Jahre 1909. Das höhere Gehalt war wohl durch die höhere Bettenzahl zu erklären. Tütken wurde schon 1914 zum Kriegsdienst eingezogen, so daß seine Aufgabe Herr Edwin Schwarz übernahm. Dieser konnte drei Jahre die Bücher führen, ehe er auch zum Heer mußte.

Nun trat der Rechnungsführer Hahnenkamp seinen Dienst an für ein Salair von 400.- Mark. Seine Zeit reichte von 1917 bis 1922, schloß also Kriegsende, Ernährungsmangel nach dem Krieg und Inflation ein. Eine besonders schwere Periode für den Rechnungsführer. Er gab dann auch 1922 wegen Arbeitsüberlastung sein Amt ab an den Rentner Ramien. Der Rechnungsführer Ramien mußte in der schlimmsten Zeit der Inflation versuchen, daß die Preis-Kosten-Schere nicht zu sehr auseinanderklaffte.

Tabellarische Darstellung des Evangelischen Krankenhauses von 1894 bis 1923

Jahr	Patienten	Pflegetage	1. Klasse	2. Klasse	3. Klasse	Belegung	Liegezeit	Bettenzahl
1894	456	13924	5,3 %	7,3 %	87,3 %	46 %	21	56
1895	564	13596	7,5 %	10,6 %	81,7 %	57 %	20	56
1896	539	12490	5,9 %	16,5 %	77,5%	60 %	23	56
1897		12134	7,0 %	19,7 %	72,3 %	61 &		56
1898		14033	8,4 %	19,1 %	72,3 %	69 %		56
1899		13817	9,9 %	18,7 %	72,6 %	68 %		56
1900		16748	10,2 %	23,2 %	66,5 %	79 %		56
1901		16426	10,2 %	20,0 %	69,6 %	79 %		56
1902	805	14379	13,0 %	20,5 %	66,3 %	72 %	18,3	56
1903	801	16518	14,9 %	28,0 %	57,0 %	81 %	18,1	56
1904	933	17087	15,0 %	28,0 %	56,8 %	84 %	18,2	56
1905		17151	43,0 %	57,0 %		84 %		56
1906		17012				84 %		56
1907	1072	18178	16,0 %	28,0 %	56,0 %	45 %	17	110
1908	1664	26630			16,0 %	66 %	16	110
1909		27279				68 %		110
1910	1538	29035				72 %	19	110
1911	1643	31578				79 %	19	110
1912	1646	30956	14,0 %	22,0 %	64,0 %	77 %	19	110
1913	1770	31433	12,0 %	19,0 %	69,0 %	78 %	18	110
1914	1648					80 %	16	110
1915								110
1916	1485	36749	6,9 %	16,3 %	76,5 %	90 %	24,7	110
1917		36365	6,8 %	18,1 %	75,2 %			110
1918	1701	40159	7,8 %	26,5 %	64,3 %	98 %	23,8	110
1919	1749	37478	11,7 %	25,0 %	63,3 %	91 %	21,4	110
1920	1878	35453	9,7 %	29,3 %	60,8 %	86 %	18,8	110
1921	1889	35220				86 %	18,6	110
1922		33359	10,2 %	25,0 %	64,8 %			110
1923	1720	27459	9,7 %	24,7 %	65,7 %	68 %	16	110

Peter FriedrichLudwigHospital

Vom PFL sind für die letzten fünf Jahre, also von 1919 - 1923 Vergleichszahlen bekannt

Jahr	Patienten	Pflegetage	1. Klasse	2. Klasse	3. Klasse	Belegung	Liegezeit	Bettenzahl
1919	2034	72154				86%	35	230
1920	1935	64430				77%	33	230
1921	1536	56531				67%	37	230
1922	1288	49530				59%	38	230
1923	1011	45624				54%	45	230

Patienten 1909

Bei der Hälfte der Patienten des Jahres 1909 kann man noch ermitteln, woher sie kamen: 389 aus der Stadt Oldenburg, 169 aus Friesland, 130 aus der Wesermarsch, 117 aus dem Ammerland, 103 aus der Gegend von Hude und Delmenhorst. Von weiter her kamen sechzehn, darunter Patienten aus Berlin, Hamburg und Leipzig. Mehr als 60% der Patienten stammten nicht aus der Kirchengemeinde Oldenburg. Knapp 40% wurden von den Belegärzten des Evangelischen Krankenhauses eingewiesen. In der Stadt Oldenburg lebten damals 30.000 Menschen, darunter waren 1.702 "Rentiers." Sie waren die eigentlich Reichen der Stadt. Unter den Patienten des Evangelischen Krankenhauses lagen 1909 40% in der 1. und 2. Klasse. Unter diesen Privatpatienten waren die Rentiers zahlreich vertreten. Bei einem Anteil von fast 6% der Stadtbevölkerung besaßen sie nämlich fast 60% des Vermögens der Steuerpflichtigen. Zehn Jahre später, nach dem ersten Weltkrieg, gehörten die meisten dieser Rentiers zu den Armen Oldenburgs und entsprachen nun eher unserer heutigen Vorstellung von "Rentnern". Oldenburg war von einer reichen zur armen Stadt geworden. Vergleichsweise hatte Hannover 1923 nur dreimal so viel Hilfsbedürftige, obwohl es zehnmal so groß war.

Die Berufe lassen sich bei 15% der Patienten des Jahres 1909 erkennen. Mitglieder der Oberschicht gaben nur selten ihre Berufe an. Die weitaus größte Gruppe waren die Dienstmädchen, gefolgt von Haustöchtern. Die Mehrzahl der Patienten waren überhaupt Frauen. Bei ihnen wurden als Berufe oft die der Ehemänner angegeben. Ein Krankenhausaufenthalt kostete 1909 durchschnittlich 50 Mark.

Die Berufsbezeichnungen lauteten:

Assistent	Haustochter 11 x	Schmied 2 x
Bauaufseher 2 x	Haushälterin 4 x	Schneidermeister 6 x
Bedienter	Haussohn 5 x	Schuhmacher
Bildhauer	Heuermann	Schutzmann 2 x
Buchhalter 4 x	Handlungsgehilfe 4 x	Student
Bremser 2 x	Hofmusiker	Stukkateur
Büroangestellte 4 x	Hoflakai	Stationsverwalter 2 x
Buchbinder	Knecht 9 x	Theaterinspektor

Brauereiarbeiter
Destillateur
Diakonisse
Dachdecker
Drogist
Drechsler
Dienstmädchen
"Stütze" 52 x
Eintrager
Monteur
Gastwirt 6 x
Postschaffner
Geschäftsführer

Kutscher
Köchin 3 x
Kaufmann 7 x
Kellner
Landmann 24 x
Lehrer 2 x
Maler 5 x
Major
Maurer 4 x
Former
Obersteuerrat 2 x
Gärtner 3 x
Schlosser 6 x

Techniker
Telegraphenarbeiter
Tischler 2 x
Verkäuferin
Verwalter
Weichenwärter
Ziegelmeister
Zimmerer
Eisenbahner 2 x
Maschinist
Glasarbeiter 2 x
Rentner 5 x

Frühe Krankenkassen in Oldenburg

Stand vom l. Januar 1910
veröffentlicht 1911 vom Oldenburger Ärzteverein:
Krankenkassen mit freier Arztwahl:

I. Ortskrankenkassen

1. Allgemeine Ortskrankenkasse der Stadt Oldenburg:
Geschäftslokal: Gottorpstrasse 15 a - Telephon Nr. 509
Mitgliederzahl: ca. 5.300
Im Jahre 1896 waren es 2. 654

Pauschale von 5.80 Mark für das Mitglied und Jahr für die Behandlung der Mitglieder und der Ehefrauen derjenigen Mitglieder, die der Kasse ununterbrochen 13 Wochen angehört haben; außerdem Bezahlung der geburtshilflichen Operationen bei den anspruchsberechtigten Ehefrauen der Kassenmitglieder nach dem Mindestsatz der Gebührenordnung. Anspruch der Ehefrauen auf eine Behandlungsdauer von 13 Wochen für eine und dieselbe Krankheit in demselben Jahre und auf freie Arznei und Heilmittel, aber nicht auf Hospitalpflege.

Zahnärztliche Leistungen durch Zahnärzte werden von der Kasse extra honoriert.

Eine von einem Kassenarzt als unbedingt notwendig bescheinigte Anwendung von Röntgenstrahlen zu diagnostischen Zwecken fällt unter das Pauschale.

Evangelisches oder Pius-Hospital, eventuell Peter-Friedrich-Ludwigs Hospital. Arzneilieferung nur durch die Hofapotheke. Verabfolgung aller im Handverkauf zu habenden Heilmittel im Geschäftslokal und zwar, wenn dringend, auch ausserhalb der Kassenzeit.

Nach vorheriger Anweisung des Vorstandes Bäder in der Öffentlichen Badeanstalt, Huntestrasse 5, und Brillen bei den Herren Optiker Schulz und Lemcke.

2. Allgemeine Ortskrankenkasse des Amtsverbandes Amt Oldenburg.
Geschäftslokal: Heiligengeistwall Nr. 11. - Telephon 257.
Mitgliederzahl: ca. 2.200

II. Betriebskrankenkassen.

3. Betriebs- und Werkstättenkrankenkasse für den Bezirk der Grossherzoglichen Eisenbahndirektion zu Oldenburg.

Kassenarztbezirk 1 und 2.
Geschäftsstelle: Bureau für Versicherungswesen der Grossherzoglichen Eisenbahn-Direktion, Eisenbahndirektionsgebäude.
Telephon Nr. 59, Nebenanschluss.
Mitgliederzahl: 1.217; davon mit Familie: 854

Pauschale jährlich 7 Mark und 8 Mark für die im Kassenbezirk wohnenden und nicht selbst dem Krankenversicherungszwange unterliegenden Familienangehörigen der Kassenmitglieder, die der Kasse mindestens 2 Monate ununterbrochen angehören.

4. Krankenkasse für die Fabrik der Oldenburgischen Glashütte zu Osternburg.

Geschäftslokal: Osternburg, Stedinger Strasse 47.
Telephon Nr. 19
Mitgliederzahl: ca 430, davon mit Familie: 300

Pauschale: jährlich 5.50 Mark für das Mitglied und 8 Mk. für die Familienangehörigen. Zahnärztliches Honorar ausserhalb der Pauschale. Die Familienangehörigen haben Anspruch auf freie Arznei, jedoch nicht auf Hospitalpflege.
Pius-Hospital; ausnahmsweise Evangelisches und Peter-Friedrich-Ludwig-Hospital.

5. Krankenkasse für die Fabrik der Firma Warps-Spinnerei und Stärkerei zu Oldenburg.

Geschäftslokal: Osternburg, Stedingerstrasse 51, Telephon Nr. 20
Mitgliederzahl: 245.

Pauschale von 5 Mark pro Mitlied und Jahr. Evangelisches oder Pius-Hospital, ausnahmsweise P.-Fr.-L. Hospital.

6. Betriebs-Krankenkasse der staatlichen Bauverwaltung (für das ganze Herzogtum).

Geschäftsstelle: Vorsitzender: Geh. Oberbaurat Hoffmann,
Ministerium Zimmer 25; Kasseführer: Ministerialrevisor Eden, Ministerium.
Telephon Nr. 57.
Mitgliederzahl: 400-500 (über das ganze Herzogtum verteilt)

Bezahlung der Einzelleistung nach dem Mindestsatz der Gebührenordnung. Evangelisches oder Pius, oder P.-Fr.-L. Hospital.

7. Betriebs-Krankenkasse der Kanalbauverwaltung in Oldenburg (für das ganze Herzogtum).

Geschäftsstelle: Vorsitzender: Geh. Oberbaurat Hoffmann, Ministerium Zimmer 25; Kasseführer Schmidt (Ministerium), Telephon Nr. 56.
Mitgliederzahl; ca. 150 (in den Ämtern Oldenburg, Westerstede und Friesoythe).

Bezahlung, Familienunterstützung u. Hospitalbehandlung wie bei Nr.6

8. Post-Krankenkasse für den Bezirk der Kaiserlichen Ober-Postdirektion in Oldenburg (für das ganze Herzogtum).

Geschäftsstelle: Postamt Oldenburg. Telephon Nr. 680
(Auskunftsstelle des Postamts.)
Mitgliederzahl: ca 100 (für die Stadt Oldenburg).

Bezahlung der Einzelleistung nach dem Mindestsatz der Gebührenordnung. Freie ärztliche Behandlung und Arznei der Familienmitglieder derjenigen Mitglieder, die durch Entrichtung eines Zusatzbeitrages Anspruch darauf haben, auf die Dauer von 13 Wochen, vom Beginn der Krankheit ab. Evangelisches oder Pius oder P.-Fr.-L. Hospital.

9. Krankenkasse für die Fabrik der Firma Meyer u. Co. zu Oldenburg.

Geschäftsstelle: Stau Nr. 29, Telephon Nr. 533.
Mitgliederzahl: ca 80

Bezahlung und Hospitäler wie bei 8.

10. Hoyers Betriebs-Krankenkasse zu Donnerschwee.

Geschäftsstelle: Donnerschweer Chaussee 1, Telephon Nr. 8
Mitgliederzahl: ca 50

Bezahlung der Einzelleistung nach dem Mindestsatz der Gebührenordnung. Evangelisches oder Pius-Hospital.

11. Betriebs-Krankenkasse der Firma H. Boschen in Oldenburg.

Geschäftsstelle: Uferstrasse 17. Telephon Nr. 63.
Mitgliederzahl: ca. 90

Bezahlung und Hospitäler wie bei Nr. 10.
Für Ehefrauenbehandlung dieselbe Bezahlung wie für Mitglieder, ohne freie Arznei.

III. Innungskrankenkassen

12. Krankenkasse der Zwangsinnung der Schlosser und Schmiede zu Oldenburg.

Vorsitzender: Schlossermeister Harms, Nelkenstrasse 24.
Mitgliederzahl: ca 70

Bezahlung wie bei Nr. 10, die Entfernung bei Kilometerberechnung vom Schlossplatz gerechnet.
Selbständige Meister haben den Ärzten gegenüber keinen Anspruch auf freie ärztliche Behandlung. Hospitäler wie bei Nr. 10.

13. Innungs-Krankenkasse der Bäcker-Innung zu Oldenburg.

Vorsitzender: Hofbäckermeister Schomerus, Innerer Damm 2.
Mitgliederzahl: ca. 120

Bezahlung wie bei Nr. 8. Peter-Friedrich-Ludwig Hospital.

14. Innungs-Krankenkasse der Fleischer-Innung zu Oldenburg.

Kasseführer: Schlachtermeister Rave, Katharinenstrasse 7. Telephon Nr. 641.
Mitgliederzahl: ca. 120

Bezahlung wie bei Nr.8. Peter-Friedrich-Ludwig Hospital.

15. Innungs-Krankenkasse der Handwerker-Innung zu Wardenburg.

Vorsitzender: Maurer Fr. Ebken, Wardenburg.
Mitgliederzahl: 35

Bezahlung wie bei Nr. 12. Peter-Friedrich-Ludwig Hospital.

IV. Freie Hilfs-Krankenkassen.

16. Maler-Gewerks-Krankenkasse (Eingeschr. Hilfskasse).

Vorsitzender: Malermeister Oetken, Nelkenstrasse 7.
Mitgliederzahl: ca 200

Bezahlung wie bei Nr. 8 (für Gesellen und Lehrlinge); für die Behandlung der Meister

und der Ehefrauen der Meister und Gesellen zahlt die Kasse die sonst in der Privatpraxis üblichen Honorare.
Evangelisches und Pius-Hospital.

17. Schuhmacher-Gewerkskrankenkasse (Eingeschr. Hilfskasse).

Vorsitzender: Schuhmachermeister Stolle, Ofener Str. 47.
Mitgliederzahl: ca. 180

Behandlung wie bei Nr. 12, auch bei kleinen selbständigen Meistern; besser situierte Meister, deren Namen bei der Lokalkommission zu erfahren sind, haben auf Mindestsätze der Gebührenordnung keinen Anspruch.
Hospitäler wie bei Nr.8.

18. Kranken- und Sterbekasse der Tischler, Holzdrechsler und Holzbildner zu Oldenburg (Eingeschr. Hilfsk.).

Vorsitzender: Kontrolleur G. Bruns, Milchbrinksweg 64.
Mitgliederzahl: ca. 200

Bezahlung und Hospitäler wie bei Nr. 10.

19. Tabak- und Cigarrenarbeiter-Krankenkasse zu Oldenburg (Eingeschr.Hilfskasse)

Vorsitzender: Cigarrenfabrikant Pötter, Haarenstrasse 1.
Mitgliederzahl: ca. 30

Bezahlung wie bei Nr. 8
Hospitäler wie bei Nr. 10.

20. Maurer-Krankenkasse zu Oldenburg (Eingeschr. Hilfsk.).

Vorsitzender: Maurer Wilh.. Müller, Landweg 2.
Mitgliederzahl; ca. 120

Bezahlung wie bei Nr. 8
Hospitäler wie bei Nr. 10

21. Verband freier Krankenkassen, Hamburg.

a) Zentral-Kranken-u. Sterbekasse der Tapezierer u. verw..
Berufsgenossen Deutschlands, E. H. 36, Hamburg.
Verwaltungsstelle Oldenburg:
Tapezierer H Harms, Osternburg, Harmoniestrasse 31.

Mitgliederzahl: ca. 25

b) Zentral-Kranken-u. Sterbekasse der Maler u. verw.. Berufsgenossen Deutschlands (E. H. Br. 71, Hamburg)

Verwaltungsstelle Oldenburg;

Maler H. Ripken, Oldenburg, Häusingstrasse 8.

Mitgliederzahl; ca. 15

Bezahlung und Hospitäler wie bei Nr. 10.

22. Ziegler- Kranken-und Unterstützungskasse Schötmar. (E.H.)

(Die Arbeiter der Dampfziegelei Ohmstede gehören der Kasse an.)

Vermittlung durch Ziegelmeister Büschemann, Dampfziegelei Ohmstede.

Telephon Nr. 546.

Mitgliederzahl: 30

Bezahlung wie bei Nr. 8

Hospitäler wie bei Nr. 10

23. Krankenkasse für deutsche Gärtner (E.H. 33, Hamburg)

Verwaltungsstelle Oldenburg:

Handelsgärtner E. Ahlers, Nadorsterstrasse 49

Mitgliederzahl: ca. 20 Bezahlung wie bei Nr. 8

Bei denjenigen Mitgliedern, welche selbständige Meister sind, und bei den Familienmitgliedern sämtlicher Mitglieder bleibt die Festsetzung der Höhe des Honorars dem freien Ermessen des Arztes überlassen.

Hospitäler wie bei Nr. 10

24. Kranken-und Begräbniskasse des Verbandes deutscher Handlungsgehilfen zu Leipzig.

25. Deutschnationale Kranken-und Begräbniskasse zu Hamburg.

Freie ärztliche Behandlung der Familienangehörigen während 26 Wochen, keine freie Arznei, Legitimation durch eine besondere Karte für die Familienversicherung, als Familienangehörige gelten die Ehefrau, die eigenen Kinder bis zum vollendeten 16. Lebensjahr und die den Haushalt führende Mutter oder Schwester oder erwachsene Tochter eines Unverheirateten oder Verwitweten.

26. Kranken-und Begräbniskasse des kaufm. Vereins, E.H. 157 zu Frankfurt a.M.

27. Krankenkasse des Verbandes kathol.. kaufmännischer Vereine, E. H. zu Hannover.

Verwaltungsstelle Oldenburg; J. Pöppelmann, Bahnhofsplatz 5.

28. Kranken-u. Begräbniskasse des Verbandes der Deutschen Kaufleute, E. H. Nr. 44 zu Berlin.

29. Kranken- u. Begräbniskasse des Vereins junger Kaufleute zu Görlitz (E.H.)

30. Kranken- u. Begräbniskasse des Vereins "Merkur, kaufmännischer Verein E. V." Nürnberg.

Zwischen den Krankenkassen unter Nr. 24 bis 30 und dem Verbande der Aerzte Deutschlands zur Wahrung ihrer wirtschaftlichen Interessen ist ein Tarifvertrag vereinbart mit folgenden Bestimmungen: Die Honorierung der den nichtversicherungspflichtigen Mitgliedern geleisteten ärztlichen Hilfe erfolgt nach freier Vereinbarung zwischen Arzt und Patient.
Die Bezahlung der versicherungspflichtigen Mitgliedern geleisteten Hilfe geschieht nach den Mindestsätzen der Gebührenordnung.

31. Kranken-u. Begräbnis-Kasse des Vereins für Handlungs-Commis von 1858, E.H. Hamburg.

Mit der Kasse ist kein Vertrag zustande gekommen. Behandlung der Kassenmitglieder als Privatpatienten.

V. Dienstboten-Krankenkassen.

32. Krankenkasse für Dienstverpflichtete der Stadtgemeinde Oldenburg.

Verwaltung: Stadtmagistrat zu Oldenburg. - Geschäftsstelle; Rathaus, Zimmer 4, Aktuar Rohde. - Telephon Nr. 98 (Registratur), Mitgliederzahl: ca. 1.800

Pauschale von 2 Mark pro Mitglied und Jahr. Honorarverteilung nach Arztschein. Die ärztliche Behandlung umfaßt alle ärztlichen Leistungen mit Ausnahme der zahnärztlichen und geburtshilflichen. Verpflichtung zur häuslichen Behandlung innerhalb des Gebietes der Stadtgemeinde Oldenburg und ausserhalb desselben im Bereiche einer Entfernung von 2 1/2 Kilometern vom Schlossturme. Krankenunterstützung für die Dauer der Krankheit, nicht über 13 Wochen. Schwangerschaft gilt nicht als Krankheit.

33. Dienstboten-Krankenkasse der Gemeinde Eversten.

Verwaltung: Gemeindevorsteher Schwarting, Eversten, Hauptstrasse 72.
Telephon Nr. 291
Mitgliederzahl: ca. 250

Fixum von 1.000 Mark, Honorarverteilung nach Arztscheinen. Betr. Krankenunterstützung, Schwangerschaft, Dienstaustritt wie bei Nr. 32
Evangelisches oder Pius-Hospital.

34. Dienstboten-Krankenkasse der Gemeinde Ohmstede.

Rechnungsführer: Ad. Helms, Nadorst. - Telephon Nr. 314
Mitgliederzahl: ca. 315

Pauschale von 2 Mark pro Mitglied und Jahr, Bezahlung der Mindestsätze der Gebührenordnung für alle ärztlichen Leistungen von 5 Mark an.

35. Dienstbotenkrankenkasse der Gemeinde Wardenburg.

Rechnungsführer Fr. Arnken, Wardenburg.
Mitgliederzahl; ca. 190

Betr. Honorar, Honorarverteilung und Krankenunterstützung, Schwangerschaft, Dienstaustritt wie bei Nr. 34. Peter-Friedrich-Ludwig Hospital.

36. Dienstboten-Krankenkasse der Gemeinde Osternburg.

Verwaltung. Gemeindevorsteher Dählmann, Osternburg, Bremerstrasse 15.
Mitgliederzahl: ca. 200

Bezahlung der Einzelleistung nach dem Mindestsatz der Gebührenordnung.
Betr. Krankenunterstützung, Schwangerschaft, Dienstaustritt wie bei Nr. 32.
Peter-Friedrich-Ludwig Hospital.

37. Dienstboten-Krankenkasse der Gemeinde Hatten.

Verwaltung: Gemeindevorsteher Schröder, Hatten.
Mitgliederzahl: ca 120

Bezahlung wie bei Nr. 10. Betr. Krankenunterstützung, Schwangerschaft und Dienstaustritt wie bei Nr.3 Peter-Friedrich-Ludwig Hospital.

38. Dienstboten-Krankenkasse der Gemeinde Holle.

Verwaltung: Gemeindevorsteher Speckmann, Holle
Mitgliederzahl: 130

Betr. Krankenunterstützung, Schwangerschaft und Dienstaustritt wie bei Nr. 32. Evangelisches oder Piushospital.

VI. Familien-Krankenkassen.

39. Familienkrankenkasse und Arbeiterunterstützungskasse von Joh. Hilbers, Etzhorn.

Verwalter: Buchhalter Orth, Etzhorn. Telephon Nr. 193
Mitgliederzahl: 21 (dazu 52 Familienangehörige.)

Bezahlung wie bei Nr. 8. Gewährung von freier ärztlicher Behandlung und Arznei sowie Erstattung der Hospitalkosten (im Evangelischen resp. P.-Fr.-L. Hospital)

VII. Medizinkassen.

40. Allgemeine Krankenkasse zu Oldenburg (Familien-Krankenkasse).

An die Vereinsmitglieder, deren Frauen und Kinder im Alter bis zu einschließlich 15 Jahren Gewährung von freier Arznei und von Wein und Cognak mit Medikamenten vermischt (bis zu einem Quantum von 150 gr.) und Vergütung von Schröpfen und Klystiere auf ärztliche Verordnung.

B. Krankenkassen mit beschränkter Arztwahl.

41. Eisenbahnbeamten-Krankenkasse für den Bezirk der Großherzoglichen Eisenbahn-Direktion zu Oldenburg.

Geschäftsstelle wie bei Nr. 3.
Mitgliederzahl: 1.190 (für Oldenburg-Osternburg ca. 500).

Bahnärzte: Burgtorf, Königer, K. Müller, Scheer, Schmeden. Bezahlung nach den Mindestsätzen der Gebührenordnung mit einigen Einschränkungen.

C. Krankenkassen mit fixiertem Arztsystem:

42. Hofkrankenkasse.

Verwaltung: Hofintendantur.
Aerzte: Burgtorf, Löhr.

43. Theaterkrankenkasse.
Verwaltung: Theaterindendantur.
Arzt: Dr. Schlaeger.

44. Armenkasse.
Verwaltung wie bei Nr. 32.
Aerzte: Schlaeger, Hoffmann.

45. Armenkasse Osternburg.
Verwaltung wie bei Nr. 36.
Arzt: Dr. Müller.

46. Armenkasse Eversten.
Verwaltung wie bei Nr. 33.
Arzt: Hügel.

Es gab in Oldenburg und Umgebung im ersten Jahrzehnt dieses Jahrhunderts bis zu 16.000 Krankenversicherte. Damit war jeder Dritte Mitglied einer Krankenkasse, zählt man die Familienmitglieder dazu, waren über die Hälfte der Oldenburger krankenversichert. Die Familienmitglieder hatten aber meist keinen Anspruch auf Bezahlung der Krankenhausbehandlung.

Die freie Krankenhauswahl war bei den Oldenburger Kassen noch 1910 nicht selbstverständlich. So hieß es bei der Krankenkasse der Oldenburgischen Glashütte im sozialdemokratischen Osternburg: Pius-Hospital, ausnahmsweise Evangelisches und Peter-Friedrich-Ludwig Hospital, während die Warps-Spinnerei in Osternburg ihre Mitglieder nur "ausnahmsweise" in das staatliche Peter-Hospital ließ, aber ihren Frieden mit dem Evangelischen Krankenhaus gemacht hatte. Es war noch nicht selbstverständlich, daß ein Arbeiter in ein Bürgerkrankenhaus ging, auch nicht in ein Staatskrankenhaus wie das Peter-Hospital. Das hatte damals noch nicht den Charakter eines Allgemeinen Krankenhauses wie in großen Städten. Der Oldenburger Kassenkampf war eben auch ein Klassenkampf. Aus diesem verstand sich das Pius-Hospital herauszuhalten. Die Reste dieser Einstellung zu den Krankenhäusern verschwanden in Oldenburg erst nach dem zweiten Weltkrieg.

Ärzte unter sich

Im ersten Jahr nach der Jahrhundertwende entstanden in Oldenburg die "Wissenschaftlichen Abende der Oldenburger Ärzte". Sie sollten dem Kontakt der Ärzte untereinander dienen und der Fortbildung. Man traf sich zuerst im Casino, später im Gildesaal. Den Anfang machte Prof. Rüthning mit einem Vortrag über die Pest in Oldenburg. Es folgte Dr. Laux, der über die Säuglingsernährung sprach, und Dr. Schmeden, mit dem Thema "Nebennierenextrakte". Schon damals bestimmten die ersten Spezialärzte die Themen. Das Interesse war groß. Man beschloß, einen Vorsitzenden zu wählen, und man kam in den Wintermonaten alle vier Wochen zusammen. Dr. Steenken aus Elsfleth bemühte sich um die Teilnahme der auswärtigen Ärzte. Die meisten konnten erst am folgenden Morgen nach Hause fahren. Sie übernachteten bei den Oldenburger Kollegen. Dr. Schmeden wurde im Mai 1902 von 47 Ärzten, darunter 11 auswärtigen, zum "Vorsitzenden" gewählt. Schmeden bevorzugte den Namen "Sekretär". Zur Wahl kamen fast die Hälfte aller Ärzte des Großherzogtums. Damals arbeiteten fast ein Drittel, heute fast die Hälfte in der Stadt Oldenburg. Ihre Gesamtzahl ist heute vier bis fünfmal so groß.

Durchschnittlich nahmen ein Viertel aller Ärzte an den Abenden teil. Aus Oldenburg meist drei Viertel, heute etwa ein Sechstel. Die Zahl der Teilnehmer ist damit ungefähr gleichgeblieben. Der häufigste Vortragende war der chirurgische Belegarzt des Evangelischen Krankenhauses Dr. Merkens. Er hielt bis 1906 13 Vorträge. Der Ohrenarzt Schmeden und der Frauenarzt Willers, die ebenfalls am Evangelischen Krankenhaus operierten, waren mit 8 und 7 Vorträgen vertreten. Dr. Laux, von dem die meisten internistischen Patienten stammten, hielt 6 Referate, darunter einen über Röntgen-Lungenbilder.

Die Themen von Dr. Merkens waren fast alle chirurgisch oder röntgenologisch. Dr. Merkens leitete im Evangelischen Krankenhaus auch die Röntgenabteilung, damals "Röntgenzimmer" genannt. Dieser Ausdruck hat sich noch bis 1950 erhalten. Merkens Themen: Die "Talma´sche Operation bei Lebercirrhose" 1902, "Über Lokalanaesthesie mit Cocain-Adrenalin" 1903 "Bericht über eine Exsirpation des Ganglion Gasseri" 1903, "Ein Fall von Syringomyelie" 1904, "Demonstration einiger Röntgenbilder" 1904, "Demonstration von operierten Patienten a) Eileiter-Entfernung bei Gonorrhoe b) Rectumcarcinom c) Dickdarmcarcinom d) Gallengangsverschluß" 1904, "Indikation bei Operation der akuten Blinddarmentzündung" 1905, zusammen mit Dr. Schmeden "Vorstellung eines durch Totalexsirpation geheilten

Kehlkopfcarcinoms" 1905, "Trigeminusneuralgie" 1906, "Magenverschluß bei Carcinom, eine Fall-Demonstration" 1906, "Echinococcus der Leber, Durchbruch durchs Zwerchfell, Demonstration von Operations-Präparaten" 1906.

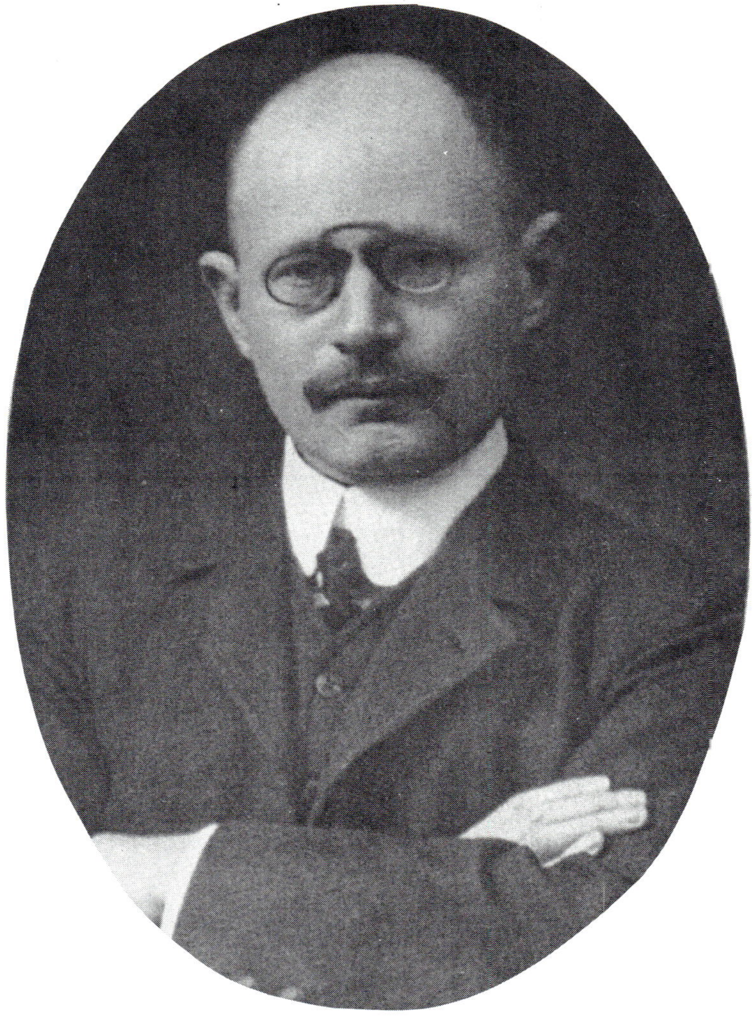

Dr. Wilhelm Merkens
1869 - 1923
Der zweite Chirurg des
Evangelischen Krankenhauses
Foto: privat, Frau Dr. Geyer

An seinen Vortrag "Ursache und Behandlung der Blinddarmentzündung" schloß sich eine lange Diskussion an. Es wurde kritisiert, daß ein Viertel der Operierten starben. Im Jahre 1908 wurden im Evangelischen Krankenhaus 30 Patienten am Blinddarm operiert, von denen 7 starben. Die Kritiker bemängelten, daß jeder Leibschmerz als Blinddarmentzündung angesehen würde. Es würde zuviel operiert. Der Landesarzt Dr. Schlaeger bestritt, daß die Krankheit zugenommen habe, sie würde nur häufiger erkannt und dies sei die notwendige Voraussetzung einer Frühoperation. Merkens stimmte dem zu, denn die Todesfälle seien meist zu spät operierte Blinddärme gewesen. Die übrigen Ärzte blieben gegen die Frühoperation. Man diskutierte noch über die Ursachen der Blinddarmentzündung. Viele gaben kleinen Verletzungen durch Pfefferkörner, Gräten, Borsten, Fruchtkernen die Schuld. Merkens war skeptisch, er hatte solche Dinge nie in seinen Blinddärmen gefunden.

Merkens kam noch einmal im Jahre 1911 in einem Vortrag auf die Frühoperation der Blinddarmentzündung zurück. Er erwähnte, daß 1890 zuerst sein Berliner Lehrer Prof. Eduard Sonnenburg im Krankenhaus Moabit eine akute Blinddarmentzündung operiert habe. Aber bis zum Chirurgen-Kongreß 1899 galt das Urteil: Nie im akuten Stadium operieren. Das änderte sich 1910 auf einem späteren Kongreß. Seitdem galt die Frühoperation als die beste Behandlung. Er, Merkens, habe selber seine Meinung ändern müssen, denn auch er habe vorher zu viele Patienten an Blinddarm-Durchbrüchen verloren. Die Chirurgie verdankt Sonnenburg die Früh- und Intervalloperationen der Blinddarm-Entzündung. Aber es hat fast dreißig Jahre gedauert, bis sie sich durchsetzte. In Oldenburg ging es dank Merkens schneller.

Im gleichen Jahr 1911 hielt Merkens einen Vortrag über seine Erfahrungen mit Magen- und Zwölffingerdarm-Geschwüren. Letztere fand er meist bei Männern im reiferen Alter. Es komme oft zu lebensgefährlichen Durchbrüchen. Manchmal vernarbten solche Durchbrüche, was aber zu dauernden Beschwerden führte. In England und Amerika sei man operationsfreudiger. Das sei gerechtfertigt. Man solle bei hartnäckigen Beschwerden operieren. Er habe bisher 56 dieser Geschwüre operiert.

Es wurde auch über die Tuberkulose diskutiert und über Krebs. Im Jahre 1903 starb in Oldenburg noch jeder 7. an Tuberkulose. Nachdem Robert Koch den Tuberkelbazillus als Verursacher gefunden hatte, waren mehrere Ärzte überzeugt, daß sich auch ein Krebserreger finden lassen müßte. Aber der Landesarzt Dr. Schlaeger meinte, dann hätte man längst einen Krebserreger gefunden, "bei der Feinheit unserer Instrumente und der fortgeschrittenen Technik unserer Untersuchungsmethoden". Und er fügte hinzu: "Deshalb darf man heute mit Sicherheit annehmen, daß der Krebs nicht zu den übertragbaren Krankheiten zu rechnen ist."

Die Malaria spielte im ersten Jahrzehnt dieses Jahrhunderts noch eine Rolle. Im Jahre 1907 gab es zwischen Oldenburg und Wilhelmshaven mehr als 150 neue Erkrankungen. Die Oldenburger Ärzte waren sehr stolz, daß daraufhin Robert Koch ihrer Einladung folgte und einen Bekämpfungsplan für Oldenburg aufstellte Tatsächlich war 1911 die Malaria in Oldenburg ausgestorben. Vielleicht war es aber auch der Druck Preußens, das um seine Flottenbesatzungen in Wilhelmshaven bangte, der Robert Koch nach Oldenburg brachte.

Mehrere Vorträge beschäftigten sich mit Narkosen. Dr. Merkens begann 1903 mit einem Vortrag über örtliche Betäubungen durch Cocain-Adrenalin. Zwei Jahre vorher war es gelungen, 4 Gramm Adrenalin aus 8.000 Ochsennebennieren zu gewinnen. Ein Jahr nach Merkens Vortrag fand man die chemische Formel und die synthetische Herstellung. In der Februar-Sitzung 1907 trug der Assistenzarzt des Peter-Hospitals Heye die Erfahrungen seines Chefs Dr. Theobald über Morphium-Skopolamin-Narkosen vor. In vier Jahren war diese Narkose bei 500 kleineren und größeren Operationen im Peter-Hospital angewandt worden. Das Mittel wurde dreimal im Abstand einer Stunde dem Patienten gespritzt. Zur Vollnarkose kamen dann noch bis zu 10 ccm Chloroform, das auf eine Gesichtsmaske getropft wurde. Der nachfolgende Schlaf dauerte 4 bis 6 Stunden. Die Patienten erbrachen nicht, es sei denn, bei einer Überdosierung von Chloroform. Auf 500 Narkosen sei nur ein tödlicher Narkose-Zwischenfall gekommen.

Interessant ist, daß noch im Dezember des gleichen Jahres Dr. Merkens erneut einen Narkosevortrag hielt. Er bestätigte die Erfahrungen Theobalds, empfahl aber ein Aether-Chloroform-Sauerstoff-Gemisch und beschrieb einen entsprechenden Apparat. Auch zitierte er eine Statistik, wonach auf 2.000 Chloroform-Narkosen und 5.000 Aether-Narkosen ein Todesfall komme. Dies sei immer noch zu hoch. Am Schluß erinnerte er für kleinere Eingriffe an seine örtlichen Betäubungen mit Procain-Adrenalin-Injektionen. Damit habe er auch Rückenmarksnarkosen ausgeführt. Er habe 24 Spinal-Anaesthesien mit Skopolamin-Morphium-Injektionen gemacht. Dabei sei es dreimal zu Kollapsen gekommen, die vorübergehend waren. Das Procain wurde 1905 von Einhorn entwickelt und ist heute unter dem Namen Novocain das meistgebrauchteste Lokalanästhetikum. Es hat nur geringe Nebenwirkungen.

Oft kam es an den wissenschaftlichen Abenden zu fruchtbaren Gesprächen zwischen Ärzten, Spezialärzten und den Ärzten der Krankenhäuser. Dr. Wicke, der Hausarzt des Evangelischen Krankenhauses, stellte die Neubaupläne vor. Es kam darüber zu einer eifrigen Diskussion. Das Peter-Hospital konnte sich zur Vorstellung seiner Pläne nicht entschließen. Aber die Oldenburger Ärzte machten dem Stadtmagistrat von sich aus Vorschläge. Der Oberbürgermeister nahm sie stillschweigend an. Immerhin hatte seitdem der Chefarzt des Peter-Hospitals Sitz und Stimme im Direktorium. Chefarzt wurde übrigens der Internist Dr. Roth, nicht der Chirurg Dr. Eden. Der alte Theobald trat mit 70 Jahren in den Ruhestand. Sein Schüler Burgtorf hielt die Abschiedsrede an einem der wissenschaftlichen Abende.

An einem anderen wissenschaftlichen Abend wurden Gespräche kritisiert, die Schwestern mit Patienten über Ärzte geführt hatten. Es handelte sich um Diakonissen des Elisabethstiftes. Der Leiter des Stifts, Pastor Thien, antwortete umgehend auf eine Anfrage der Ärzte: In der Instruktion für die Schwestern sei festgelegt, sie hätten "die Anordnungen der Ärzte auf das Pünktlichste zu erfüllen und sich jedes Urteils über die Ärzte zu enthalten, wodurch dieselben in den Augen der Kranken oder seiner Angehörigen heruntergesetzt werden könnte, außerdem hätten sie alles Selbstkurieren zu vermeiden."

Immer war den Ärzten auch die Geselligkeit und damit die Pflege persönlicher Kontakte wichtig. So wurde 1907 der Verlobung Dr. Merkens mit der Tochter Martha des wohlhabenden Unternehmers August Hanken gedacht. Eine Tochter der beiden ist die in Oldenburg bis heute tätige Nervenärztin Dr. Ingeborg Geyer. Gern verbanden sich Familien von Kaufleuten und Ärzten. So hatte der Landesarzt Dr. Schlaeger die Tochter von August Schultze geheiratet aus der bedeutendsten Unternehmer-Familie Oldenburgs. Ein Schwiegersohn August Schultzes war bis 1958 Vorstands-Vorsitzender des Evangelischen Krankenhauses.

Auch auf die Feier von Jubiläen legten die Ärzte wert, und sie gedachten besonders ihrer Toten. So sind einige Lebensläufe erhalten geblieben. Dr. Wicke, Hausarzt des Evangelischen Krankenhauses von 1896 bis 1908, wurde 1907 fünfundsiebzig Jahre alt. Er kam im Jahre 1842 in Oldenburg zur Welt, studierte und promovierte in Göttingen und machte 1865 vor dem Collegium medicum in Oldenburg sein Staatsexamen. Erst ließ er sich 1865 in Ovelgönne als Arzt nieder, wurde 1866 eingezogen und machte den Main-Feldzug der Oldenburger Truppen mit. Danach ging er drei Jahre nach Göttingen zu dem Internisten Prof. Hasse und von dort nach Paris, wo er ebenfalls an Inneren Kliniken arbeitete. Am Beginn des Krieges 1870 zwischen Frankreich und Preußen floh er nach England und arbeitete ein Jahr als Hausarzt am Deutschen Hospital in London. Nach dem Kriege ließ er sich in Oldenburg nieder und wurde der zweite Hausarzt des Evangelischen Krankenhauses, als Generalarzt Dr. Dode Emken Müller starb. Wicke erkrankte 1908 und starb 1922. Sein Nachfolger am Evangelischen Krankenhaus wurde 1908 Dr. Barnstedt, der zuvor zum Amtsarzt in Oldenburg ernannt worden war. Barnstedt hatte vorher in Bockhorn praktiziert. Nach seiner Ernennung zum Hausarzt kaufte er sich ein größeres Auto. Seinen "Piccolo" bot er im Oldenburger Ärzteblatt zum Verkauf an.

Mein tadellos erhaltener, $^5/_4$ Jahre gefahrener, 3sitziger, 5 P.S.

Piccolo-Motorwagen

mit Verdeck und allem Zubehör ist wegen gänzlicher Aufgabe des Fuhrwerkes zur Hälfte des Anschaffungspreises sofort zu verkaufen.

Dr. **Barnstedt.**

Im Jahr 1907 starb Dr.Heitmann, ein Belegarzt der ersten Stunde. Er wurde am 6. März auf dem Wege zum Evangelischen Krankenhaus aus seiner Kutsche geschleudert, als seine Pferde vor einem Automobil scheuten und durchgingen. Heitmann wurde 1858 bei Hildesheim geboren, studierte in Göttingen, ging nach Berlin zu Prof. Lasser und kam 1884 als Assistent an das Peter-Hospital. Er eröffnete 1897 in Oldenburg eine Praxis. Heitmann hatte seine Einäscherung im Bremer Krematorium verfügt. In dem Bericht eines Kollegen hieß es darüber: "Die Feier war würdig und ernst. Jeder seiner Kollegen hat den Eindruck mit heimgenommen, daß diese Form der Bestattung eine auf das Gemüt viel ruhiger und angenehmer wirkende ist, als die übliche Beisetzung in der Erdengruft. Sanft ruhe seine Asche."

Das Jahr 1907 war medizinisch in Oldenburg das ereignisreichste Jahr vor dem ersten Weltkrieg. Von den Umbauten der Krankenhäuser, über die Verträge mit den Krankenkassen, die zum ersten Mal einvernehmlich verliefen, bis zu der großen Zahl wissenschaftlicher Vorträge. In diesem Jahr bewährte sich auch die Einrichtung von Schulärzten. Nur die Augenuntersuchungen waren noch umstritten. Dr. Scheer bemängelte, daß bei diesen "Massenuntersuchungen" zu viele Fehlsichtige übersehen würden und meinte dabei die Weitsichtigen. Bei den Kurzsichtigen würden zu viele falsche Brillen verschrieben. Er sah die Ursache in der Sehprüfung. Sie wurde nicht mit jedem Auge alleine vorgenommen. Die Schulärzte sollten eine Leseprüfung in 33 cm Abstand und dazu noch eine in 5 Metern machen. Bei schlechten Ergebnissen an einem Auge sollten sie die Kinder zu einem Augenarzt schicken, denn nur der könne durch eine Homatropin-Untersuchung die wirkliche Höhe des Fehlers feststellen. Nach diesen Anregungen werden die Schuluntersuchungen bis heute in Oldenburg durchgeführt.

Diskutiert wurde in diesen Jahren viel, daß auch in Oldenburg die "Neurasthenie" zunahm. Dazu sagte der Landesarzt Dr. Schlaeger: "Unser Zeitalter stellt an die Leistungsfähigkeit des einzelnen immer größere Anforderungen. Der Kampf ums Dasein und die Konkurrenz verbraucht Kraft. Diese wird in den Ruhepausen nicht wieder aufgebaut, weil die Sucht der Menschen nach Vergnügungen, Ablenkungen und Genuß diese Ruhepausen genauso anstrengend macht wie die Arbeit. Letzteres geschieht nur, um ersteres zu ermöglichen. Wir Ärzte stehen dann vor den Folgen. Statt Mittelchen zu verschreiben, sollten wir den Patienten lieber die Ursachen erklären, nach dem Motto: Haste nie, raste nie, dann haste nie Neurasthenie."

Dr. Schlaeger äußerte sich auch über "die neue Krankheit Rentenneurose". Er trug viele Beispiele vor. So mußte einem Oldenburger 1876 der rechte Arm abgenommen werden. Er blieb danach bei unverändertem Gehalt weiter Gerichtsvollziehergehilfe. Im Jahre 1909 wurde er wegen einer Unterschlagung entlassen. Darauf stellte er Antrag auf Invalidenrente. Dr. Schlaeger hielt ihn für invalide. Aber er bekam keine Rente. Das Schiedsgericht für Arbeiterversicherung in Oldenburg fragte in der Verhandlung Dr. Schlaeger, ob der Betroffene seine Arbeit als Einarmiger noch hätte ausüben können, wenn er nicht entlassen worden wäre. Das mußte Dr.Schlaeger bejahen. Der Mann, er war inzwischen 55 Jahre alt, zog nun von Arzt zu Arzt: "Er hatte eine Rentenneurose, und die war schlimmer als seine Einarmigkeit".

Daß man mit seinem Schicksal auch ohne Rentenneurosen fertigwerden konnte, zeigte Dr. Schlaeger an einem jungen Mann, dem beide Hände und beide Unterschenkel abgefroren waren. Er lernte mit Höftmanschen Prothesen essen, gehen, schreiben und verdiente sich in einer Schlosserei zwei Mark täglich.

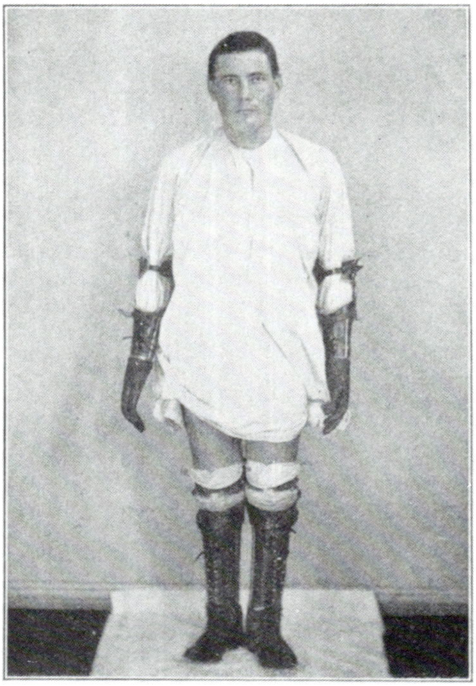

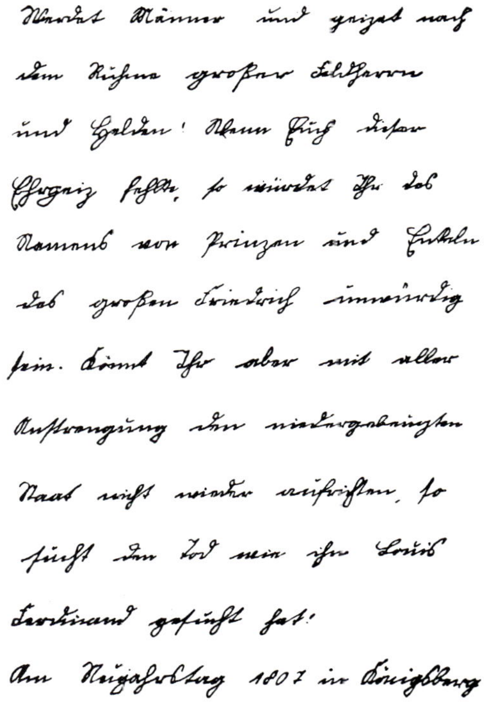
Werdet Männer und geizet nach dem Ruhme großer Feldherrn und Helden! Wenn Euch dieser Ehrgeiz fehlte, so würdet Ihr des Namens von Prinzen und Enkeln des großen Friedrich unwürdig sein. Könnt Ihr aber mit aller Anstrengung den niedergebeugten Staat nicht wieder aufrichten, so sucht den Tod wie ihn Louis Ferdinand gesucht hat!
Am Neujahrstag 1807 in Königsberg

Schriftprobe eines Mannes ohne Hände

Aus Schlaeger/ Seelmann,
"Einwirkungen der Krankheiten auf die Erwerbsfähigkeit",
Altenburg 1913

Im Evangelischen Krankenhaus wurden 1910 800 Operationen durchgeführt, 52% aller Patienten sind operiert worden. Am 25. Januar 1912 berichtete Dr. Merkens über einige dieser Operationen. Der wissenschaftliche Abend fand im Gildesaal der Handelskammer statt. Der Bericht stammt aus der Feder von Dr. Schmeden:

"Merkens demonstrierte: 1) Hydrocele funicoli spermatici. Die Cyste ließ sich vollständig herausschälen. Demonstration derselben. 2) Lidplastik bei einer 72-jährigen Frau. Das untere Lid und ein Teil des oberen waren durch Carcinom zerstört. Nach Exstirpation des Krebses wurde der Defect mit einem gestielten Hautlappen aus der Stirn gedeckt. Daraus resultierte eine zu kleine Öffnung für das Auge. Daher wurde in einer zweiten Sitzung die Oeffnung durch gestielte Hautlappen auf beiden Seiten erweitert. Die Operationen wurden in Lokalanaesthesie ausgeführt. Das Endresultat ist sehr zufriedenstellend. Demonstration der Frau.

3) Brustquetschung, Lungenzerreißung, Lungennaht, Heilung. Das Kind war 6 Meter heruntergestürzt und wurde besinnungslos aufgefunden. Transport ins Krankenhaus. Keine äußeren Verletzungen. Das Kind war sehr blaß, und der Puls wurde im Verlauf von 1 1/2 Stunden immer kleiner, zuletzt kaum noch fühlbar. Beim Husten kam Blut. Hinten rechts über der Lunge Dämpfung. Punktion ergab Blut. Sofortige Operation. Entfernung von drei Rippen. Bei Eröffnung des Lungenfells stürzt Blut hervor. Die Lunge wurde vorgezogen und zeigte hinten im Unterlappen einen klaffenden Riß von 5 cm Länge. Naht mit Catgut. Annähung der Lunge an das Lungenfell. Naht der Brustwand bis auf eine Öffnung für einen Tampon. Heilung. Vorstellung der kleinen Patientin.

4) Tuberkulöse Gelenkentzündungen. Merkens erläutert zunächst seinen Standpunkt bezüglich konservativer Behandlung und Operation. Für die konservative Behandlung kommen in Frage: Jodoform-Glycerin-Einspritzungen, Stauung nach Bier und Ruhigstellung durch Gypsverband. Merkens empfielt am meisten die Ruhigstellung. Tritt keine Besserung ein, Operation nicht zu lange hinausschieben. Auch Bier scheint operationslustiger geworden zu sein. Demonstration eines Kindes und eines Erwachsenen mit Kniegelenk-Resection. Nach der Operation wurde in beiden Fällen ein Gypsverband bis oberhalb des Nabels angelegt. Heilung unter dem Verband. Das Kind ist nur fünf Tage im Krankenhaus gewesen.

5) Zur Differentialdiagnose der Blinddarm-Entzündung. Merkens spricht über Patienten, die sich einbilden, blinddarmkrank zu sein, geht dann über zu Krankheiten, welche mit Blinddarm-Entzündung verwechselt werden können und beschreibt einen bemerkenswerte Fall: Eine Frau in mittleren Jahren, im vierten Monat schwanger, wird fiebernd ins Krankenhaus gebracht. Sie war plötzlich erkrankt mit Erbrechen

und Leibschmerz, Temperatur 39, Puls 110. Im rechten Unterleib Druckempfindlichkeit. Bei der Operation war der Blinddarm gesund. Es blieb nichts anderes übrig, als den Leib wieder zu schließen. Der Patientin ging es besser, sie hatte kein Fieber. Im Laufe von Wochen erneut Fieber. Die Patientin abortierte eine Fehlgeburt. Danach bildete sich unter der Operationsnarbe eine Schwellung. Ein Abscess entleerte sich mit einem Knochensplitter: Es hatte sich um eine Beckenosteomyelitis gehandelt. Der entzündete Knochen hatte sich abgestoßen. Vollständige Heilung.

6) Merkens berichtet schließlich über eine seltene Quetschung des Penis. Dieselbe war dadurch zustande gekommen, daß der Patient, draußenstehend, durch einen Türspalt in das Innere eines Stalles urinierte. Dabei glitt er aus und schlug selbst mit dem Knie die Tür zu. Das Glied war bei der Aufnahme ins Krankenhaus lang ausgezogen; die äußere Hälfte war nur noch durch einen Hautschlauch mit der zentralen Hälfte verbunden, da das Gewebe abstarb, mußte das Glied amputiert werden.'

Bei einem späteren wissenschaftlichen Abend empfahl Dr.Cremer, seit 1912 Spezialarzt für Augenkrankheiten am Evangelischen Krankenhaus, den Fluorescein-Farbstoff zur Erkennung kleiner Hornhautverletzungen für jeden Arzt. Für Spezialärzte gedacht waren seine Versuche mit der Einnahme von Fluorescein-Pulver. Dabei verfärbte sich die vordere Augenkammer bei Entzündungen mehr in der Mitte der Kammer, wenn ein Grüner Star vorlag mehr am Rande. Dr. Cremer unterschied so auch Sehnerven-Entzündungen von Druckstauungen an der Netzhaut.

Im Jahre 1911 kam es zu einer Diskussion über Schwangerschafts-Verhütung. Der Frauenarzt des Evangelischen Krankenhauses, Dr. Lueken sprach über Berechtigung und Wert der anticonceptionellen Mittel. "Das Thema ist sehr heikel und wohl gerade deshalb gibt es überhaupt keine Literatur darüber. Jeder Arzt kommt einmal in die Lage, dass ihm sein menschliches Empfinden vorschreibt, eine Frau vor weiteren Schwangerschaften zu schützen. Er will die Sterilisation auch für solche Fälle, in denen soziales Elend und jämmerlicher Allgemeinzustand der Frauen den Menschen neben dem Arzte sprechen läßt."

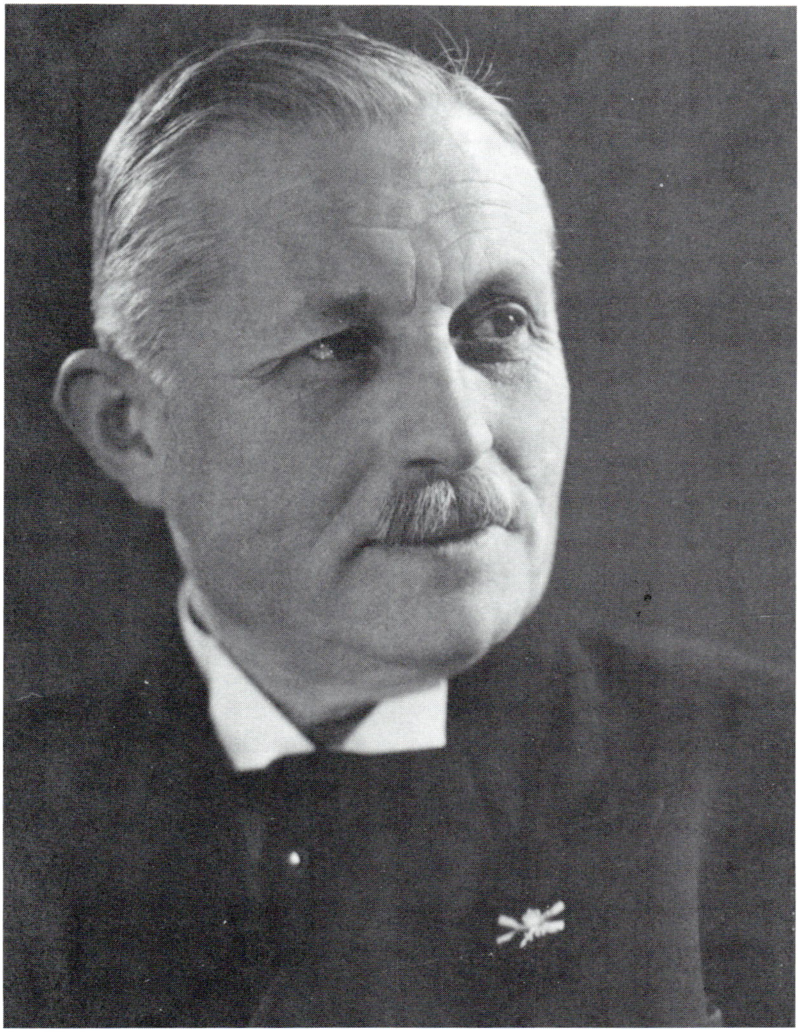

Dr. Karl Lueken
1876 - 1954
Erster Frauenarzt des
Evangelischen Krankenhauses
1907 - 1923 als Belegarzt
1923 - 1947 als Abteilungsarzt
1947 - 1954 als Belegarzt
Foto: Hedwig Pohlandt - Lueken

Lueken bewertete dann die zahlreichen "sehr verbreiteten anti-conceptionellen Mittel" und teilte sie ein in 1. Arzneien. Er hielt diese aber nicht für spermatötend. 2. Occlusiv-Pessare. Sie seien nicht sicher. 3. Spülapparate. Sie könnten Reizungen hervorrufen. 4. Coitus interruptus und Condom. Dabei bemängelte er "die oft ausbleibende Befriedigung der Frau". 5. Intrauterine Mittel. Bis vor kurzem war er von ihrer Unschädlichkeit überzeugt und hatte Steriletts und Silkwormknäuel 4 1/2 Jahre verwandt. Nach einem ernsten Erkrankungsfall, in dem das eingeführte Sterilett eine schwere Peritonitis mit Darmverschluß verursachte, sah er sich gezwungen, vor der Anwendung desselben dringend zu warnen. Mit dem Silkwormknäuel sind die gleichen ernsten Erfahrungen andernorts gemacht worden. Als einzig rationelle Methode der Sterilisation bliebe somit die operative Behandlung durch Eileiterunterbrechung.

Der Leitende Arzt der Oldenburger Frauenklinik Dr. Willers sagte in der Diskussion: "Es ist eine heikle Frage, die heute hier zur Diskussion steht, ist es doch soweit gekommen, daß wir ganz unverblümt bei nichtigen Gründen vom Publikum darum angegangen werden, Schwangerschaften zu unterbrechen oder Schutzmittel anzuwenden, von denen das erstere mit schwerer Strafe belegt.ist. Es ist wohl allgemein ärztlich anerkannt, daß es Krankheitszustände der Mutter gibt, die durch Schwangerschaft lebensbedrohlich werden können. Bei anderen Zuständen muß man sagen, daß es nicht unsere Aufgabe ist, soziale Mißstände zu beseitigen. Halten wir deshalb daran fest, daß bei dem künstlichen Abort nur medizinische Gefahren für die Mutter uns zum Eingriff veranlassen, und daß wir nur nach stattgehabtem Consilium zu dem Eingriff berechtigt sind. Für die Vornahme der Sterilisation gelten diese Vorschriften in noch viel höherem Maße. Am besten lehnen wir die Berechtigung derselben ganz ab. Kommt sie trotzdem einmal infrage, so ist die richtige Behandlung die Tubensterilisation." Antikonzeptionelle Mittel lehnte Willers ganz ab.

Gegen Ende der Jugendjahre zeigte sich noch einmal das Selbstbewußtsein der Ärzte des Evangelischen Krankenhauses gegenüber dem Staat. Es kam 1913 zu einem Streit mit dem Oldenburger Stadtmagistrat über die Schweigepflicht. Der Vorstand des Evangelischen Krankenhauses teilte der Regierung mit, daß Ärzte sich weigerten, für die Medizinal-Statistik Angaben von Krankheiten zu machen, schon gar nicht in Verbindung mit Patienten-Namen. Einer der Belegärzte hatte dem Vorstand gesagt: "Sie werden von mir keine Auskünfte erhalten, über meine Leiche nicht, die Schweigepflicht gegenüber meinen Patienten im Evangelischen Krankenhaus ist mir heilig, wir sind kein Staatskrankenhaus."

Das Problem ist immer noch aktuell: So wurde in unseren Tagen im Evangelischen Krankenhaus ein ehemaliger Offizier gesucht, der an Geiselerschießungen teilgenommen hatte. Ähnlich erging es einem abtrünnigen Terroristen der Baader-Meinhof-Zeit, der von seinen eigenen Leuten verfolgt wurde. Beide lagen schwer krank im Evangelischen Krankenhaus und vertrauten auf stillschweigenden Schutz.

Damals, vor dem ersten Weltkrieg, antwortete der Vorstand, der Vorsitzende des Evangelischen Krankenhauses: "Die Herren Ärzte erblicken in Ihrem Verlangen eine Verletzung ihres Berufsgeheimnisses." Der Oberbürgermeister gab dies an das Staatsministerium weiter. Das antwortete, die Hergabe der Unterlagen beruhe auf einer Ministerialverfügung vom 28. 9. 1876. Das Krankenhaus sei verpflichtet, sich die erforderlichen Kenntnisse zu verschaffen, notfalls durch Verweigerung der Aufnahme der Patienten solcher Ärzte. Der Oberbürgermeister schwächte diese harte Linie des Ministeriums dann ab, indem er vorschlug, die Herren Ärzte sollten im Einzelfall ihre Verweigerung begründen. Viele dachten aber nicht daran, wie man in den weiteren Jahren bis 1933 sieht: Immer noch fehlten bei einem Viertel der Patienten die Diagnosen. Tatsächlich befinden sie sich noch heute in den im Krankenhaus aufbewahrten Unterlagen. Das Krankenhaus selber hatte sich also gegen das Großherzogliche Ministerium auf die Seite der Ärzte gestellt.

Krieg und Nachkrieg

Am Vorabend des ersten Weltkrieges, im Februar 1914, schrieb der Vorsitzende Pastor Wilkens über das Evangelische Krankenhaus in den "Nachrichten für Stadt und Land":

"Tag für Tag wird hier das Messer an Menschen gelegt, wird bei stundenlangen Narkosen jeder Pulsschlag beachtet. Jeden Tag gehen hier dreißig behandelnde Ärzte aus der Stadt aus und ein. Hier wird gebadet, gewogen und mit Röntgenstrahlen durchleuchtet. Täglich wird für 120 Menschen 40 Pfund Fleisch, 120 Liter Milch, 40 Pfund Gemüse verarbeitet. Einmal in der Woche waschen und mangeln fünf Personen mit elektrischen Maschinen alle Wäsche. Täglich werden 80 Zimmer gereinigt. Jeden Morgen werden vierzig telefonische Anfragen beantwortet."

Im Jahre 1914 war die Entwicklung des Evangelischen Krankenhauses vom Belegkrankenhaus zum Abteilungskrankenhaus schon deutlich sichtbar. Fast ein Drittel aller Patienten wurde von drei Ärzten eingewiesen: Merkens (258), Schmeden (163), Lueken (125). Die andern Zweidrittel waren meist internistische Patienten und kamen von über dreißig anderen Ärzten in und außerhalb der Stadt. Von den Operationen wurden 65% durch die drei genannten Spezialärzte ausgeführt. Durchschnittlich lagen die Patienten im Evangelischen Krankenhaus 16 Tage. Die Belegung betrug 80%. Sie hatte schon zwischen 1911 und 1913 bei 78% gelegen, die Liegezeit lag bei 19 Tagen.

Die Belegung, die den wirtschaftlichen Erfolg eines Krankenhauses zeigt, nämlich die Ausnutzung der vorhandenen Betten, ist für diese frühen Jahre nicht leicht zu ermitteln. Die Bettenzahlen in der Reichsstatistik sind nicht zuverlässig. Bei Patientenandrang eingeschobene Betten wurden oft länger mitgerechnet als sie tatsächlich belegt waren. Bei Begehungen des Vorstandes wurde im Evangelischen Krankenhaus immer wieder Genauigkeit angemahnt. Bei Vergleichen mit andern Krankenhäusern dürfen diese frühen Belegungszahlen nicht zu eng gesehen werden, schon deshalb nicht, weil es noch keine einheitliche Berechnung des Aufnahme- und Entlassungstages gab. Im Evangelischen Krankenhaus wurden seit 1914 beide mitgerechnet, vorher nur einer von beiden. Die Fehler liegen aber nie höher als 4% oder zwei Tage. Damit ist ein Vergleich der Belegung des Jahres 1911 zwischen Peter-Hospital, dem Evangelischen Krankenhaus und dem Krankenhaus Hamburg-Eppendorf durchaus aufschlußreich. Die Belegungszahlen lauten in dieser Reihenfolge: 66%, 79%, 101%, wobei zehn Jahre vorher das Evangelische Krankenhaus die gleiche Belegung hatte. Die durchschnittlichen Liegetage: 28, 19, 26, zeigen, für wessen Patienten Zeit Geld war. Dabei wurden Pflegefälle, "Sieche", in diesen drei Krankenhäusern seit der Jahrhundertwende nicht mehr behandelt.

Bei Kriegsbeginn im August 1914 mußte das Evangelische Krankenhaus 30 Betten für verwundete Soldaten zur Verfügung stellen. Dies sah der Militär-Vertrag von 1898 vor. Das Pius-Hospital hatte 60 Betten zu stellen. Da aber das Evangelische Krankenhaus seit 1907 seine Bettenzahl verdoppelt hatte, mußte es die gleiche Zahl bereitstellen. Am 27. August kamen die ersten sechs Verwundeten.

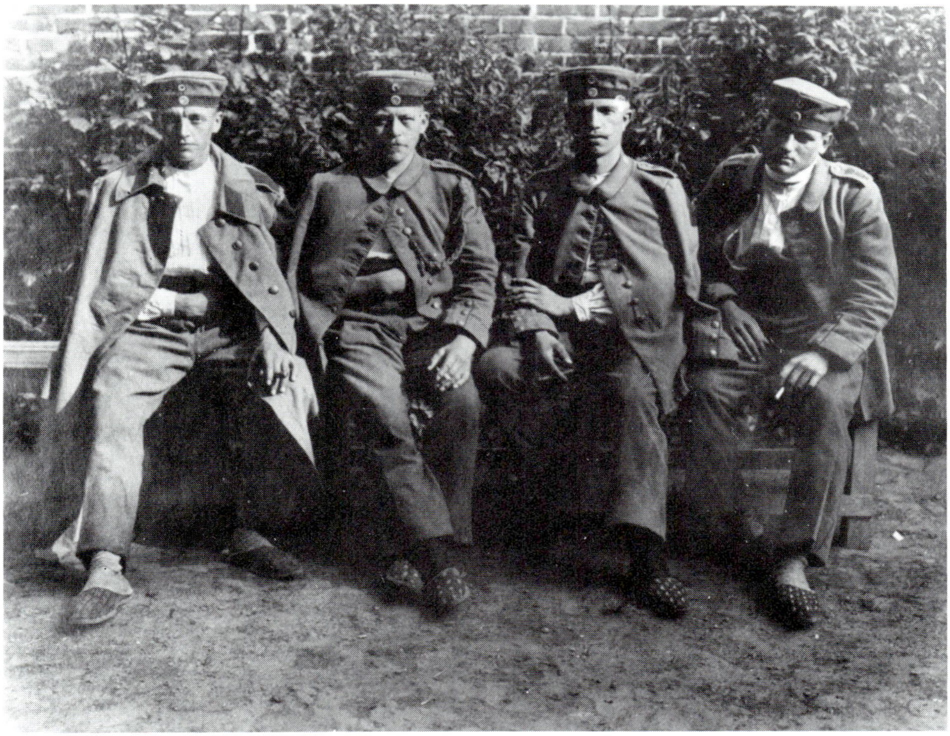

Die ersten Verwundeten

Sammlung Steenken

Bis zum Jahresende sollten es 198 werden. Am Jahresende 1914 wurden der Chirurg Dr. Merkens, der Frauenarzt Dr. Lueken und der Ohrenarzt Dr. Schmeden eingezogen. Als ältester der drei blieb Dr. Schmeden in Oldenburg und wurde als Oberstabsarzt Chef der Militärabteilung des Evangelischen Krankenhauses. Dort fiel nun alles um ein Jahrzehnt zurück: Die alten Belegärzte operierten wieder.

Die höchste Zahl von Verwundeten hatte das Evangelische Krankenhaus im Kriegsjahr 1916: 46 %. Es war das Jahr der großen Schlachten: Skagerrak, Somme und Verdun. Jetzt wurde die vereinbarte Zahl von 60 Betten erreicht. Das Evangelische Krankenhaus stand sich dabei nicht schlecht. Durch den zäh ausgehandelten Militärvertrag von 1898 hatte es im ersten Weltkrieg einen ausgeglichenen Haushalt. Der Verpflegungssatz der Mannschaftsbetten lag höher als in der dritten Klasse für Zivilkranke. Das glich sich aber durch die wenigen Offiziere aus, die in der ersten Klasse lagen, denn das Evangelische Krankenhaus hatte sonst einen höheren Anteil an erster und zweiter Klasse-Patienten. Im letzten Kriegsjahr 1918 standen 300.000.- Mark Einnahmen 290.000.- Mark Ausgaben gegenüber.

Da viele Schwestern an die Front mußten, gründete das Elisabethstift 1916 eine Krankenpflegeschule, in der auch Nicht-Diakonissen ausgebildet wurden. Die Schule blieb nach dem Kriege bis zur Hitlerzeit bestehen. In der Verwundetenpflege halfen viele Oldenburgerinnen. Im Evangelischen Krankenhaus entstand mit Anna Kufferath und Gertrud Laux der erste Besuchsdienst. Schülerinnen der Cäcilienschule führten Singspiele auf. Manchmal kamen auch die Töchter des Großherzogs. Anna Kufferath erinnerte sich an ihren ersten Besuch im Zimmer eines jungen Leutnants. Es war schon dunkel und sie sagte: Wer liegt denn da in der Finsternis? Sie zündete ein Licht an. Der Leutnant bat sie, ihm etwas aus der Zeitung vorzulesen. Er hatte durch einen Kopfschuß sein Augenlicht verloren. Seitdem kam Anna Kufferath jeden Tag in das Evangelische Krankenhaus.

Die Belegung aller Krankenhäuser erhöhte sich im Krieg. Im Evangelischen Krankenhaus stieg sie 1918 auf 98%. Im Peter-Hospital war es ebenso, vor allem durch die Zunahme der Infektionskrankheiten. Im Kriegsjahr 1916 wurden dort 515 Diphterie- und 150 Scharlachkranke behandelt. Im ersten Weltkrieg gab es auf beiden Seiten zusammen 20 Millionen Verwundete und 9 Millionen gefallene Soldaten. Bei der weltweiten Grippe-Epidemie im letzten Kriegsjahr 1918 starben 20 Millionen Menschen. Am Ende des Krieges kamen Dr. Merkens und Dr. Lueken wieder zurück an das Evangelische Krankenhaus. Langsam entstand nun auch eine Innere Abteilung unter Dr. Rommel, dem Leibarzt des abgedankten Großherzogs Friedrich August von Oldenburg.

Im ersten Friedensjahr 1919 waren nur noch 13% der Patienten Soldaten. Die Oldenburger Krankenhäuser gründeten in diesem Jahr eine Arbeitsgemeinschaft, um ihre Pflegesätze gegenüber den Krankenkassen abzustimmen. Diese Arbeitsgemeinschaft kam mehrfach im Jahr zusammen. Am 1. Januar 1919 setzte sie die Pflegesätze auf 8.- Mark für die 1. Klasse fest, 5.50 Mark für die zweite Klasse und 3.- Mark für die 3. Klasse. Bereits am 1. November wurden die Preise erhöht auf 12.- Mark, 8.- Mark und 4.- Mark. Zur gleichen Zeit betrugen sie in Eppendorf: 30.- Mark, 18.- Mark, 6.50 Mark. Die schnelle Anpassung brachte den drei Oldenburger Krankenhäusern bis zur Inflation keine Verluste. Das Evangelische Krankenhaus erwirtschaftete 1922 sogar noch einen Überschuß. Die Preise mußten 1922 alle sechs Wochen erhöht werden. Sie betrugen im Dezember in den drei Klassen: 1.500.- Mark, 1.100.- Mark und 800.-Mark. Immer noch lagen 35% der Patienten in der 1. und 2. Klasse. Ja, dieser Prozentsatz stieg im Evangelischen Krankenhaus noch nach der Inflation: 1924 waren es über 40%. Nur waren es nicht mehr die gleichen Patienten. Die neuen hießen im Volksmund "Raffkes", es waren die Kriegsgewinnler. Ihre Frauen trugen Bubiköpfe und glattfallende Gewänder, aber darunter hatten sie noch die gleichen Probleme, wie der Frauenarzt Dr. Lueken sich ausdrückte.

Während sich die Belegung verbesserte, verlängerte sich nach dem Kriege die Liegezeit in allen Krankenhäusern um mehrere Tage. Sie betrug 1911 im Peter-Hospital 28 Tage, 1919 35 Tage, im Evangelischen Krankenhaus 19 und 21 Tage, in Hamburg-Eppendorf 26 und 28 Tage. Die Belegung im Peter-Hospital verbesserte sich zwischen 1911 und 1919 von 66% auf 78%, im Evangelischen Krankenhaus von 79% auf 91%. Vergleicht man die Eppendorfer Frauenklinik mit dem Evangelischen Krankenhaus, dann lag dort 1919 bei doppelt so hoher Bettenzahl wie im Evangelischen Krankenhaus die gleiche Zahl von Patienten. Der Grund: Die Liegezeit jeder Patientin in der Frauenklinik betrug 45 Tage.

Auch die Berechnung der Liegezeit oder Verweildauer ist für die damalige Zeit nicht exakt möglich. Sie wird heute über die Fallzahl berechnet: Zugänge eines Jahres plus Abgänge durch zwei. Die Fallzahl wird geteilt durch die Pflegetage des Jahres. Im Evangelischen Krankenhaus sind Zu- und Abgänge oft nicht gesondert worden, so daß unter "Patienten" alle diejenigen zu verstehen sind, die in dem betreffenden Jahr aufgenommen wurden. Dadurch ergeben sich kleine Unterschiede, wenn man die Liegezeiten der Krankenhäuser vergleicht. Die Unterschiede betreffen aber nur die Zahl hinter dem Komma.
Da nach dem Krieg die Stiftungen immer seltener wurden, mußte sehr sparsam gewirtschaftet werden. So blieb das Evangelische Krankenhaus gegenüber dem Elisabethstift hart und lehnte Ende 1919 eine Erhöhung des Jahresgeldes von 550.- Mark auf 750.- Mark ab. Dies geschah schon wegen der erwarteten Arbeitszeitverkür-

zung nach Einführung des gesetzlichen Achtstundentages. Im Dezember 1920 schrieb Pastor Thien, der Vorsteher des Elisabethstiftes an das Evangelische Krankenhaus:

“Die Fragen der Kommunalisierung der nicht staatlichen Anstalten, die Einrichtung von Betriebsräten, sowie die Einführung des achtstündigen Arbeitstages für unsere pflegenden Schwestern hat durch die intensive Arbeit unseres Kaiserswerther Verbandes und anderer beteiligten Verbände eine für unsere Anstalten günstige Regelung erfahren. Statt des achtstündigen Arbeitstages für unsere pflegenden Schwestern ist den Mutterhäusern eine Arbeitszeit von 13 Stunden täglich, einschließlich der Pausen für Frühstück 1/4 Stunde, Mittagessen 2 Stunden und Kaffeezeit 1/2 Stunde zugestanden, mit dem Auftrage, daß die Mutterhäuser darüber zu wachen hätten, dass diese Zeit innegehalten würde.

In verfolg dieser Beordnung, die mit ganz geringer Stimmenmehrheit in der zuständigen Kommission, die diese Frage zu erledigen hatte, erreicht wurde, sehen wir uns veranlasst, diese wichtige Entscheidung den Vorständen der mit unsern Schwestern arbeitenden Anstalten mitzuteilen. Liegt, wie es scheint, heute noch keine gesetzliche Bindung vor, so ist es doch damit, dass den Mutterhäusern die Verantwortung zugeschoben wird, die Möglichkeit nahegerückt, dass bei Nichtbeachtung dieser Regelung die Zukunft uns noch den Achtstundentag heraufbeschwören könnte. Wir möchten deshalb das Ersuchen an den verehrlichen Vorstand richten, an seinem Teil zu erwägen, wie eine möglichst der Bestimmung nahegerückte Arbeitszeit der Schwestern zu erreichen ist. Dass eine Verringerung der Arbeitszeit der Schwestern im Allgemeinen zu begrüssen sei, darf wohl als gemeinsame Anschauung bezeichnet werden. Wie sie zu erreichen ist, das wird im Einvernehmen mit den Schwestern und wohl wesentlich auch mit den Herren Ärzten zu erwägen sein.”

Zwei Jahre später, als es dem Evangelischen Krankenhaus gelang, sogar einen Überschuß zu erwirtschaften, traf erneut ein Brief des Elisabethstiftes ein. Er war mit der Hand geschrieben. Das Stift war in Not: “Die ungeheuerliche Geldentwertung und die damit verbundenen, für unsere Finanzverhältnisse geradezu katastrophale Verteurung der gesamten Lebenshaltung, nötigt uns, die Schwestern-Jahrgelder, diese einzige feste, wesentliche Einnahmequelle des Mutterhauses, ganz erheblich zu erhöhen.

Nur sehr zaghaft und der Teurung sehr langsam folgend, sind wir mit der Erhöhung der Jahrgelder vorgegangen. Ganz allgemein stand man ja der neuen, gänzlich unberechenbaren Entwickelung der Dinge unsicher und tastend gegenüber. Als dann die Regelung von Gehältern und Löhnen in feste, grundsätzlich geordnete Bahnen einging, haben wir wieder zu lange gewartet. So stehen wir im Elisabethstift, wie in unsern Mutterhäusern überhaupt, geradezu in einer Krisis. Eine grundlegende tarifliche Festsetzung der Jahrgelder ist unbedingt erforderlich. Sie muß, den Verhältnissen entsprechend, eine gleitende Skala in automatischer Anpassung an die Teurung ermöglichen."

Jetzt stimmte das Evangelische Krankenhaus dem Vorschlag zu. Aber 1923, im folgenden Jahr, war es zahlungsunfähig. Der Ostflügel war durch die Flüchtlinge der französischen Ruhrbesetzung beschlagnahmt worden. Im Winter reichte das Geld nicht mehr zum Kauf von Lebensmitteln. Mehrere Landgemeinden stifteten Gemüse und Winterkartoffeln. Oldenburger aus Amerika schickten Dollarbeträge. Am Ende erzielte nur noch das Röntgenzimmer Überschüsse. Die Pflegesätze explodierten, die Belegung fiel von 91% auf 68%. Ein 1. Klasse-Tag kostete 10 Millionen Mark, in der zweiten Klasse 6 und in der 3. Klasse 4 Millionen.

Am Ende des Krieges wurden die Gebühren für Röntgenaufnahmen und Bestrahlungen um 10% erhöht. Im Jahre 1921 lag das Röntgenzimmer 30% über dem Vorjahresgewinn. In diesem Jahr betrugen die Jahresbeiträge der Evangelischen Krankenhausstiftung nur den dritten Teil des Überschusses der Röntgenabteilung. Dabei gingen noch zehn Prozent der Jahresbeiträge für die Kosten ihrer immer mühsameren Einsammlung verloren. Wie sehr Röntgenstrahlen in Mode waren, zeigt 1919 das Thema eines wissenschaftlichen Abends im Ärzteverein: "Auswüchse auf dem Gebiet der Strahlenbehandlung.". Den Vortrag hielt Dr. Thedering vom Pius-Hospital, Er warnte vor einer Ausübung der Röntgenbehandlung durch Laien, ohne ärztliche Aufsicht und erinnerte an die Notwendigkeit einer exakten Dosierung. Diese war 1902 von Guido Holzknecht entwickelt worden, der später an einem Röntgenkrebs starb.

Es ist merkwürdig, daß 1923, im Jahre des Konkurses der Evangelischen Krankenhausstiftung, in dem gleichen Jahr, in dem Wilhelm Conrad Röntgen verarmt starb, das Röntgenkabinett die einzige gewinnbringende Abteilung des Evangelischen Krankenhauses war.

Krankenhaus und Inflation

Das Evangelische Krankenhaus bekam schon vor der Aufnahme seines Betriebes Stiftungen für Freibetten, deren Geld bei den Banken angelegt wurden. Aus den Zinsen finanzierte das Krankenhaus Gratis-Krankenhaus-Aufenthalte für besonders Bedürftige. Oft gaben die Stifter den begünstigten Personenkreis an. Muttchens Ruh´ z. B. war der Fonds für "in erster Linie verheiratete, jugendliche unbescholtene Frauen aus Oldenburg, welche eine bessere Bildung haben". Diese Freibetten-Fonds wuchsen stetig, im Jahre 1920 hatten alle Freibettenfonds zusammen ein Kapital von 333.000.- Mark.

Daneben gab es im Evangelischen Krankenhaus die sinnvolle Einrichtung eines Betriebsfonds seit 1899. Er diente zur Deckung von Defiziten und wurde aus allgemeinen Stiftungen gefüllt. Ab 1909 nannte sich dieser Fonds richtigerweise Sicherheitsfonds. In ihn flossen auch alle Überschüsse und Vermächtnisse als Reservetopf für das Evangelische Krankenhaus. Der Sicherheitsfonds wurde mit dem Jahresergebnis bilanziert. Er hatte im Jahr 1922 einen Bestand von 950.000.- Mark. Pastor Pleus schrieb im Jahresbericht 1922 dazu: "Unter den heutigen Verhältnissen verdient der Sicherheitsfonds den Namen nicht, weil er dem Hause nicht die geringste Sicherheit bietet, wie denn alle genannten Summen an der Geldentwertung kranken." So wertvoll diese Fonds für das Evangelische Krankenhaus auch waren, so radikal gingen sie mit der Geldentwertung ihrer Wertlosigkeit entgegen. Die Inflation vernichtete alle Finanzpolster. Im Jahresbericht 1923 hieß es schließlich: "Alles Geld, das wir im Laufe der Jahre zu einem Sicherheitsfonds mühsam angesammelt hatten, ging uns verloren, und auch die Freibettenfonds lösten sich in nichts auf."

Schon nach dem ersten Weltkrieg zeigten sich erste Vorboten der Geldentwertung. Im Jahre 1920 konnten die Pflegesätze noch zeitnah an die Kosten angepaßt werden, so daß das Ergebnis noch so aussehen konnte: Einnahmen: 865.836..- Mark, Ausgaben: 811.101.- Mark, Überschuß 54.735.- Mark. Die Vorausplanung sah nur Einnahmen aus Verpflegungsgeldern von 490.000.- Mark vor. Die tatsächliche Einnahme lag bei 701.000.- Mark, was beweist, daß das Krankenhaus seine Preise kostengerecht erhöhte. Auch das Diakonissen-Mutterhaus forderte energisch eine Jahrgelderhöhung wegen ständig steigende Preise.

Im Juni 1920 richtete das Evangelische Krankenhaus sogar einen Wirtschaftsbeirat ein, der darüber wachen sollte, daß die Preise an die immer schneller steigenden Preise angepaßt wurden. Außerordentlich entlastend wirkten in dem Jahr 1921 die Naturalspenden. Der Bauerntag brachte dem Hause im Herbst 1921 30 Zentner Kartoffeln und einen fetten Ochsen. Die Gemeinden brachten Wagen voller Hülsenfrüchte, Korn und Räucherwaren. Es hieß in dem Vorstandsprotokoll: "Wer bedenkt, welche Preise dafür heutzutage zu zahlen sind, der erkennt die Entlastung, die in diesen Schenkungen für unsere Kasse liegt."

Aber die Preise galoppierten weiter. In einem Brief vom Elisabethstift vom 3. 12. 1921 schrieb Pastor Thien: "Jahrgelder für die Schwestern müssen pünktlich bezahlt werden, sonst müssen wir Verzugszinsen nehmen von 10%. Oft wurde nicht pünktlich gezahlt, und das Elisabethstift mußte Bankschulden machen." Dieser Verkehrston war ernst, aber jeder versuchte, vor der Geldentwertung seine Haut zu retten. Trotz anhaltender Inflation konnte das Evangelische Krankenhaus das Jahr 1922 noch mit einem Überschuß von 724.000.- Mark abschließen, wiederum nur durch Naturalspenden. Im Jahre 1922 lagen die Pflegesatz-Steigerungen in der 1. Klasse von 60 bis 1.500 Mark, in der 2. Klasse von 40 bis 1.100 Mark und in der 3. Klasse von 30 bis 800 Mark.

Einnahmen/Ausgaben/Saldo
Fieberkurve des Evangelischen Krankenhauses

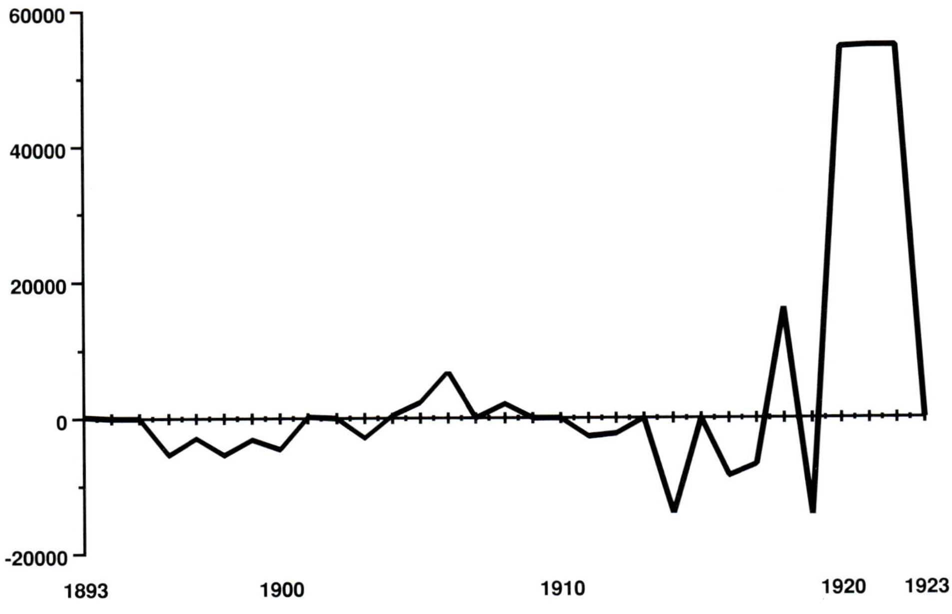

Am 21. September 1922 - also noch ein Jahr vor dem Ende der Inflation - bat der Rechnungsführer Hahnenkamp um Entlassung wegen Arbeitsüberlastung. Monat für Monat stiegen die Pflegesätze, aber auch die Kosten. Der Pflegesatz der dritten Klasse stieg im Jahre 1923 von 1.000 auf 4 Mill. Mark, die zweite Klasse von 1.300 bis 6 Mill. Mark und die erste Klasse schließlich von 1.800 bis 10 Millionen Mark pro Tag! Das Ehepaar Mr. und Mrs. Köster aus Grand Rapids, Michigan, stiftete im Mai 1923 einen Dollar-Betrag, wovon ein Patient noch 50 Tage in der ersten Klasse hätte liegen können. Als das Geld - 1,5 Millionen Mark - schließlich im Evangelischen Krankenhaus landete, konnte ein Patient nur noch ganze zwei Tage davon in der ersten Klasse liegen. Die Löhne uferten 1923 so schnell aus, daß der Heizer Wetjen im Januar noch 30.000.- Mark monatlich bekam, im April 100.000.- Mark, im August 19 Millionen pro Monat. Die nächste Nachricht von dem Heizer Wetjen fanden wie im Mai 1924: Lohn = 75 Goldmark im Monat.

Am 1. September war das Evangelische Krankenhaus illiquide. Es stand mit Gebäude, Inventar und Grundstücken da und konnte nicht von sich aus weiter wirtschaften. Vorstand und Verwaltungsrat tagten am 31. August 1923 und schrieben: "Die Evangelische Krankenhaus-Stiftung wurde dem Vorstand der Inneren Mission übergeben." Pastor Pleus fügte auf hebräisch hinzu: " Bis hierher hat uns Gott geholfen!

270

Vorstandssitzung

im Evangelischen Krankenhause am 30. Aug. 1923, abends 8 Uhr.

Anwesend: Rentner Villers, Rentner Weber, der Unterzeichnete; ferner Pastor Lindemann u. die Oberschwester.

Es wurde verhandelt über die Löhne. Es sollen für Monat August erhalten:

Bollmann 19 Millionen Mark (= dem Monatsgehalt für eine Schwester)
Wetjen dasselbe
Steinmetz 6 Millionen "
Schwarting 2.600 000 " + 400 000 für Aushilfe an 2 Sonntagen
die Mädchen bis zu 6 Millionen M.

Das Gehalt für die Rechnungsführerin Frl. Wegener soll sich regeln nach dem Gehalt, das die Buchführerin im Büro des Landesvereins für Innere Mission erhält.

Pleus.

1923 August 31,
abends 8 Uhr im Evangelischen Krankenhause.

Versammlung von Mitgliedern des bisherigen Verwaltungsrats und des Vorstandes des Landesvereins für Innere Mission.

Die Evangelische Krankenhaus-Stiftung wurde dem Vorstand des Landesvereins für Innere Mission zur Verwaltung übergeben.

עַד־הֵנָּה עֲזָרָנוּ יְהוָה

Pleus.

Wilkens geht, Merkens stirbt, Koennecke kommt

Als Pastor Wilkens 1919 den Vorsitz der Krankenhaus-Stiftung abgab an seinen Nachfolger Pastor Pleus, hatte er 25 Jahre lang mit den jeweiligen Rechnungsführern die Verwaltung des Evangelischen Krankenhauses geleitet. Er zog sich nach Hammelwarden zurück, einem Dorf in der Wesermarsch am Rande des Stedinger Landes. Dort blieb er bis 1930 Pfarrer. In Stedingen wurde er 1864 auch geboren, im Dorfe Schönemoor.

Als 1896 Pastor Pralle, der Gründer des Evangelischen Krankenhauses starb, war Wilkens sein Nachfolger geworden, zweifellos mit Hilfe des Großherzogs, der ihn gleichzeitig zum Zweiten Pfarrer an Oldenburgs Hauptkirche St. Lamberti machte. Auf Pralles Platz als Erster Pfarrer rückte Pastor Roth, als Nachfolger von "Pastor" Partisch. Roth und Wilkens waren Gegner der liberalen Richtung ihrer Vorgänger Spaeth und Pralle. Damit waren sie auf Seiten des Großherzogs. Der hatte schon Pralles Vorgänger Spaeth nach Breslau verdrängt. Als Roth 1902 starb wurde Wilkens erster Pfarrer von St. Lamberti.

Pastor Roth hatte in Oldenburg die Kindergottesdienste eingeführt, zur Freude der Großherzogin. Die liberalen Pfarrer unter Führung von Pralle hielten davon gar nichts. Pralle: "Exotisches Gewächs, katholisch." Als Wilkens Kindergottesdienste auch in der Lambertikirche abhalten wollte, kam es zum Bruch mit Pralle. Den Küster, der deshalb die Glocken läuten ließ, drohte Pralle zu entlassen: Kindergottesdienste in St. Lamberti seien vom Oberkirchenrat nicht genehmigt. Diese Genehmigung von höchster Seite legte Wilkens schon am folgenden Tag Pralle vor.

Als Pastor Roth 1902 starb, wurde auf Veranlassung der Großherzogin Pastor Schneider aus Kiel geholt, der dort bekannt war für seinen Zulauf bei Kindergottesdiensten. Der Großherzog schätzte Schneider, weil er in Kiel als Marinepfarrer gedient hatte. Pastor Schneider übernahm von Wilkens 1903 die Krankenhaus-Seelsorge, so daß Wilkens sich nun ganz der Verwaltung des Evangelischen Krankenhauses widmen konnte. Schneider starb 1919, im gleichen Jahr, als Pastor Wilkens Oldenburg und das Evangelische Krankenhaus verließ.

Wilkens Einfluß auf die Landeskirche blieb auch nach dem Ersten Weltkrieg groß. Er hat darüber in seinen unveröffentlichten "Erinnerungsblätter für meine Kinder" berichtet. Der Text ist hier gekürzt: "Bei der Neuordnung der kirchlichen Verhältnisse nach der Revolution von 1918 habe ich als Mitglied der Landessynode mitgewirkt." Die dreißig Mitglieder dieses höchsten Kirchenorgans unter dem Großherzog wurden nicht vom Kirchenvolk, sondern nach einem Siebsystem gewählt. Fünf ihrer Mitglieder ernannte der Großherzog selber. Frauen konnten der Landessynode nicht angehören. Gesetze traten nur bei Übereinstimmung mit dem Großherzog und seinem Oberkirchenrat in Kraft. Der Großherzog war der Bischof, Summus episcopus der Landeskirche.

Wilkens: "Es gab seit 1918 eine starke Strömung, alle Gewalt der vom Kirchenvolk zu wählenden Landessynode zu übertragen. Die Macht des Oberkirchenrats sollte eingeschränkt werden. Ich sah die in der Auslieferung der Kirche an die Massen liegende Gefahr und habe mich stark für ein festes Kirchenregiment eingesetzt. Mit Erfolg. Die Freunde der demokratischen Richtung unterlagen. Es wurde durchgesetzt, daß die Wahl des Oberkirchenrats auf Lebenszeit zu geschehen habe, endlich, das dem Oberkirchenrat ein Einspruchsrecht gegen von der Synode beschlossene Gesetze eingeräumt werde. Andererseits erhielt die Landessynode das Recht, Glieder des Oberkirchenrats durch Zweidrittel-Beschluß auf Wartegeld zu setzen. Ich vertrat die Ansicht, daß der Führer der Landeskirche hauptamtlich sein müsse. Diese Auffassung errang den Sieg. Mit bedeutender Stimmenmehrheit wurde Tilemann zum Präsidenten gewählt. Der Landessynode habe ich bis zu den durch die Nationalsozialisten veranlaßten Neuwahlen 1933 angehört. Die letzte Synode hatte ich zu leiten. Schon damals waren die Deutschen Christen unter Pastor Holljes Führung am Werk. Sie verlangten, daß die Synode sich selbst auflöse. Hollje rief uns zu; Meine Herren, horchen Sie in das Volk hinein! Ich antwortete ihm vor den Synodalen: Die Kirche hat woanders hin zu horchen als auf die Massen: Nach oben, auf die Stimme des Herrn!"

Soweit die Erinnerungen von Pastor Wilkens, der 1918 noch kurz nach dessen Abdankung seinem weltlichen Herrn, dem Großherzog, eine Huldigungsadresse geschickt hatte. Die folgenden Führer der Oldenburgischen Landeskirche, Präsident Tilemann und sein juristischer Oberkirchenrat Ahlhorn traten 1934 freiwillig zurück. Damit war die Landeskirche ein zweites Mal kopflos geworden und Hitlers Deutsche Christen besetzten die leeren Stühle. Pastor Wilhelm Wilkens starb mit 80 Jahren am 24. März 1946. So hat er noch einmal einen Neuanfang der Oldenburgischen Landeskirche erlebt.

Als Pastor Wilkens das Evangelische Krankenhaus 1919 verließ, kehrte Dr. Merkens aus dem Krieg zurück. Er war seit November 1914 an der Westfront in Frankreich und Belgien leitender Chirurg in mehreren Feldlazaretten gewesen, zuletzt im 12. Feldlazarett, das zur 38. Division der 4. Armee gehörte. Nach dem Scheitern der letzten deutschen Offensive erkrankte Merkens im Juni 1918. Mit der Diagnose Typhus kam er in ein rückwärtiges Lazarett nach Brüssel. Dort fiel auf, daß der Stuhlgang normal war und Typhuszeichen kaum bestanden. Aber Merkens hatte ungewöhnlich starke Schmerzen im rechten Oberbauch. Zwei Monate später fand man im Stuhlgang Typhuserreger. Er wurde in ein Reservelazarett nach Hamburg verlegt. Dort ging bei Kriegsende ein erbsengroßer Urat-Nierenstein ab.

Danach erholte sich Merkens langsam. Er wurde mit 30% Erwerbsbeschränkung entlassen. Das ganze Jahr 1919 verging, bis er in seiner Oldenburger Praxis wieder leistungsfähig war und operieren konnte. Im Jahre 1920 löste er Dr. Hügel als Hausarzt des Evangelischen Krankenhauses ab. Er selber nannte sich: "Chefarzt". In seiner Todesanzeige bezeichnete ihn das Evangelische Krankenhaus als Hausarzt. Merkens vertraute Operations-Schwester Henriette Koopmann wurde 1921 Oberschwester, als die bisherige Oberin Hermine Würdemann starb.

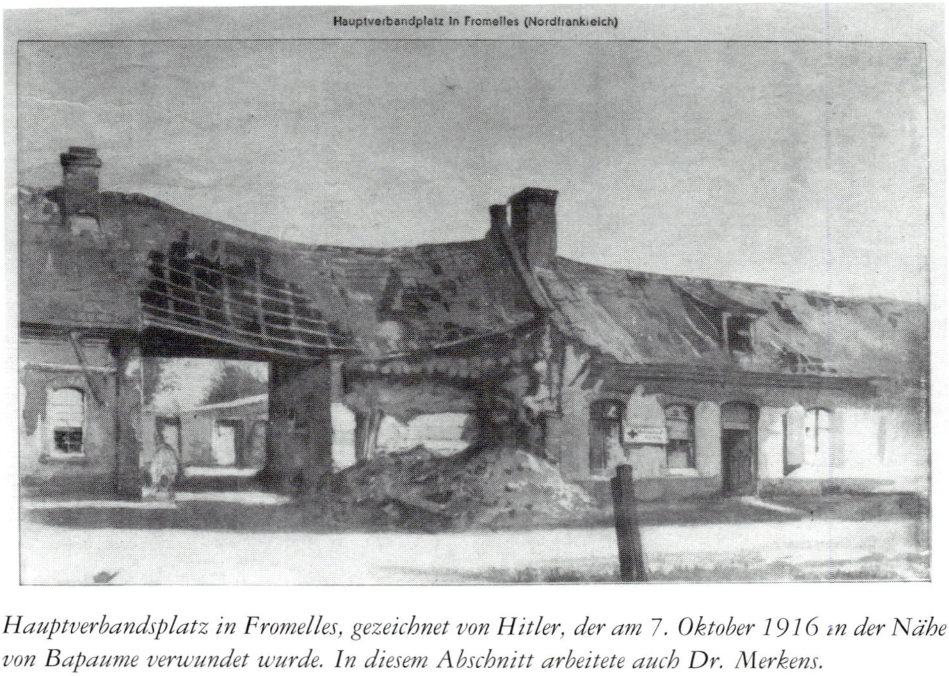

Hauptverbandsplatz in Fromelles, gezeichnet von Hitler, der am 7. Oktober 1916 in der Nähe von Bapaume verwundet wurde. In diesem Abschnitt arbeitete auch Dr. Merkens.

Kehren wir noch einmal zur Krankengeschichte von Dr. Merkens zurück. Am 13. Dezember 1917, als Merkens noch Chirurg des 12. Feldlazaretts in St. Quentin war, reichte er dem Divisionsarzt ein "Gesuch um Titelverleihung" ein. Das Gesuch wurde vom Chefarzt des Feldlazaretts begründet und befürwortet. Merkens beherrsche "die Chirurgie vollkommen und ist auf diesem Gebiet als Autorität anzusehen. Daher bin ich der allgemeinen Zustimmung sicher, wenn ich die Bitte ausspreche, das er für den Professorentitel in Vorschlag gebracht wird, zumal er sich durch seine wissenschaftlichen Abhandlungen einen Namen gemacht hat." Dem Antrag lag eine Liste von über zwanzig Veröffentlichungen bei, ebenso ein Zeugnis seiner Lehrer Prof. Hofmeister, Stuttgart, und Prof. Sonnenburg, dem Direktor des Krankenhauses Berlin-Moabit, dessen Assistent Merkens von 1898 bis 1901 war. Der Chirurg Sonnenburg hatte ihm ein glänzendes Zeugnis ausgestellt und besonders seine Arbeiten über Hirnabszesse erwähnt, die Merkens auf dem Deutschen Chirurgen-Kongreß 1901 vortrug.

Es lagen dem Gesuch aber auch Befürwortungen des Oldenburger Ärztevereins aus der Feder von Dr. Schmeden bei und zwei Schreiben des Oberbürgermeisters Tappenbeck vom Januar und Oktober 1917. Tappenbeck befürwortete Merkens Ernennung zum Professor, da er über die Grenzen Oldenburgs die Chirurgie gefördert habe, praktisch, wissenschaftlich und die Fortbildung seiner Kollegen betreffend. Er erwähnte auch, daß Merkens aus dem preußischen Wesselburen stamme und nicht Oldenburger Staatsbürger sei. Diese zweimalige Befürwortung des Oberbürgermeisters ist erstaunlich, da Merkens nicht der Chirurg des Tappenbeck unterstehenden Peter-Hospitals war.

Der Divisionsarzt befürwortete das Gesuch ebenfalls. Merkens habe neben seiner umfangreichen Arbeit als Kriegschirurg immer wieder jüngere Kollegen fortgebildet mit einem Talent zu klarer und einfacher Darstellung. Der Armee-Arzt der 4. Armee reichte das Gesuch ohne weiteren Kommentar an den Chef des Feldsanitätswesens im großen Hauptquartier weiter. Von dort kam fünf Tage später der Bescheid: "Dem Antrage, für den landsturmpflichtigen Arzt Dr. Merkens anläßlich seiner militärärztlichen Dienstleistung die Verleihung des Titels Professor zu erwirken, vermag ich nicht zu entsprechen."

Dies hat Merkens tief getroffen, denn er hatte zweifellos seine Pläne für die Nachkriegszeit darauf aufgebaut. Es mag auch sein, daß dies auf seine Krankengeschichte nicht ohne Einfluß blieb. Seitdem hat er seine alte Schaffenskraft nicht wiedererlangt. Anfang 1923 verschlimmerte sich sein Zustand. Im Juli begab er sich in die Kieler Chirurgische Klinik zu Prof. Anschütz. In Kiel hatte er sein Staatsexamen gemacht. Prof.Wilhelm Anschütz operierte ihn und erst jetzt wurde die Diagnose gestellt. Dr. Merkens hatte ein zur Leber durchgebrochenes Magengeschwür überlebt. Zahlreiche

Verwachsungen hatten ihn gequält. In einem späteren Gutachten, das 1928 der Chefarzt der Inneren Abteilung des Peter-Hospitals Dr.Kohlmann für das Versorgungsgericht machte, heißt es, das Geschwür sei vermutlich Mitte 1918 durchgebrochen.

Prof. Anschütz stellte keinen Krebs fest, was sich auch später bei der Sektion bestätigte. Er entfernte den Magenpförtner und die Verwachsungen, aber nach der Operation öffnete sich der Durchgang an den Nahtstellen nicht. Dauerndes Erbrechen zwang zu einer zweiten Operation. Auch sie blieb ohne Erfolg infolge Darmlähmung. Nach einer dritten Operation verstarb Dr. Merkens am 2. August 1923. In dem Brief, den Prof. Anschütz an die Witwe schrieb, heißt es:
"Es hat mir sehr leid getan, daß ich Sie in Kiel nicht mehr gesehen und gesprochen habe. Seien Sie versichert, daß ich Ihre tiefe Trauer mitempfinde. Ich habe auch als Mensch schwere Stunden in der Zeit der Krankheit Ihres Gemahles durchlebt. Man will sein bestes geben, man zerbricht sich den Kopf, wie man noch helfen könnte, man versucht alles mögliche, findet auch neue Wege, die zum Ziele führen könnten und kommt nicht zum Ziele. Das ist für jemand, der wie ich seit Jahren als Lehrer und Vorbild für Ärzte hingestellt ist, schmerzlich. Aber alles das wird verdoppelt dadurch, daß es sich um einen liebe Collegen handelte, der Hilfe suchend zu mir kam. Die Ursache des unglücklichen Verlaufs ist auch durch die Autopsie nicht geklärt. Wir stehen vor einem vollkommenen Rätsel, denn ich sah keine eigentliche Krankheit, sondern nur mechanische Störungen, deren Überwindung ich für möglich hielt. Ich weiß, daß auch Sie mit mir bis zum letzten Tage hofften. In der schweren Zeit habe ich Ihren Gemahl kennen gelernt und weiß, welch vornehmer und geduldiger Charakter er war und welche Stütze er Ihrem Leben gewesen sein muß. Sie fragen nach der Liquidation: Das versteht sich von selbst, daß derartige Beziehungen zwischen Collegen nicht bestehen. Ich bitte Sie, von dem Gedanken abzusehen."

Prof. Anschütz hielt mit der Witwe von Dr. Merkens Kontakt. In einem späteren Brief schrieb er: "Der Fall Ihres lieben Mannes hat eine offene Wunde in mir hinterlassen. Wie viele Menschen habe ich in gleicher Weise operiert, und niemals sind derartige Störungen wieder eingetreten Neulich hat Körte in Berlin darüber geschrieben, aber die Arbeit hat mich nicht befriedigt. Eine Erklärung des unglückseligen Zustandes steht bis jetzt aus, und ich empfinde Trauer, daß das gerade bei einem so lieben Collegen geschehen mußte."

Merkens starb mit 54 Jahren. In den Nachrufen wurde übereinstimmend seine Kunst der Diagnose gerühmt und sein operatives Geschick. Dr. Laux, sein Freund, erwähnte noch eine damals nicht nur unter Ärzten typische Stimmung. "Ein Deutscher war er bis auf den tiefsten Grund seiner Seele. Deutschlands Niederbruch hat auch ihm das

Rückrat gebrochen. Und wenn uns etwas mit seinem Scheiden versöhnen kann, so ist es die Überzeugung, daß ihm die Hoffnungslosigkeit unserer staatlichen Verhältnisse das Abschiednehmen leicht gemacht hat."

Im gleichen Monat, in dem Merkens starb, wurde das Evangelische Krankenhaus zahlungsunfähig. Die Stiftung brach zusammen. Am ersten September 1923 wurde das Haus von der Inneren Mission übernommen. An diesem Tag trat Prof. Koennecke die Nachfolge von Merkens an. Koennecke war kein Mann von Hoffnungslosigkeit. Schon bevor sich Merkens nach Kiel zur Operation nach Kiel begeben hatte, gewann er den Oberarzt des großen Göttinger Chirurgen Stich als Nachfolger. Außer dem Vorsitzenden Pastor Pleus wußte dies niemand. Koennecke zog in Merkens Haus an der Osterstrasse. In Göttingen war ein Schwerpunkt seiner Tätigkeit die Operation von Magengeschwüren gewesen. Sie hatten Ende des Krieges erheblich zugenommen. Auch aus den Operationsbüchern des Evangelischen Krankenhauses wird dies deutlich: Von 1916 bis 1918 wurden 13 Patienten an Magengeschwüren operiert, 1919 waren es 23, 1921, als Merkens Hausarzt wurde 41, 1922 46, 1923 64, 1924 unter Prof. Koennecke 138. Danach sank die Zahl wieder.

Neunzehn Tage nach der Ankunft von Prof. Koennecke, am 19. September 1923, mußte sich auch Pastor Wilkens einer Magengeschwür-Operation unterziehen. Er schrieb darüber: "Am Evangelischen Krankenhaus hatte Prof. Koennecke gerade seine chirurgische Tätigkeit begonnen. In seine Behandlung begab ich mich. Ich wußte, daß es auf Leben und Tod ging. So ordnete ich meine irdischen Angelegenheiten. In der Familie feierten wir das Heilige Abendmahl. Am Sonntag, den 16. September, hielt ich morgens den Gottesdienst; am Nachmittag fuhr ich mit meiner treuen Frau nach Oldenburg, am 19. wurde die Operation gemacht. Sie verlief günstig. Es war ein bitterkalter Herbst. Die Inflation erreichte ihren Höhepunkt. Man arbeitete mit Billionen. Die Beschaffung der Medikamente machte große Schwierigkeiten. Eine Freude war es mir, daß der Gemeindevorsteher von erschien und im Auftrage des Gemeinderats sagte, ich solle mir wegen der Krankenhauskosten keine Sorgen machen, die Gemeinde wolle sie bezahlen. Aber dann kam es so, daß weder Prof. Koennecke noch das Krankenhaus eine Bezahlung von mir wollte. Das konnte ich annehmen, da ich dem Krankenhaus über zwanzig Jahre unentgeltlich gedient hatte."

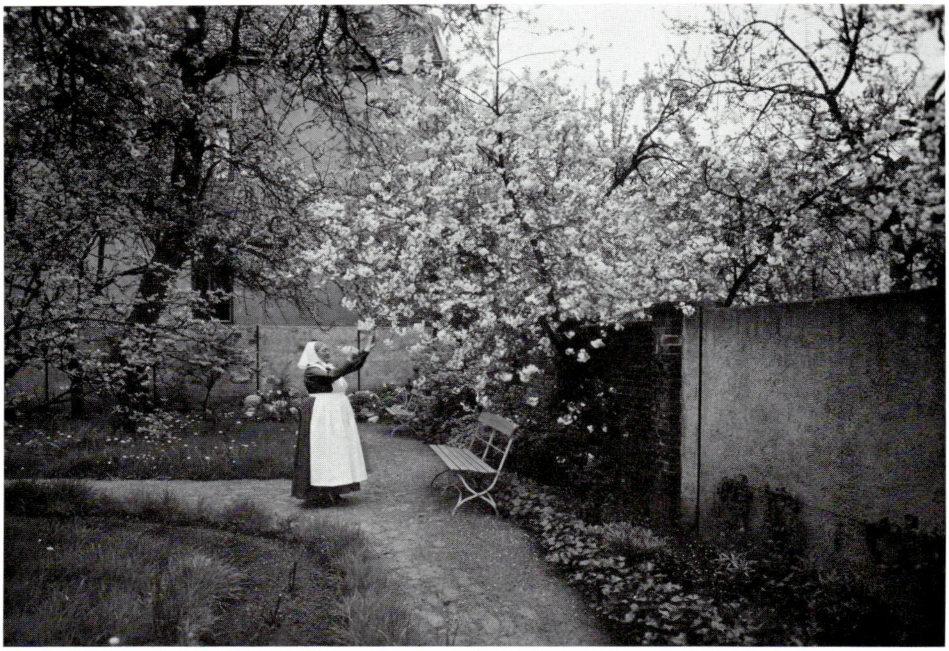

Im Schwesterngarten:
Diakonisse Henriette Koopmann
1871 - 1960
Seit 1900 im Evangelischen Krankenhaus,
zuerst als Operationsschwester,
von 1921 - 1935 als Leitende Schwester
Foto: Krankenhaus-Archiv

Lehrjahre bis 1945

Ein Fall für die Innere Mission

Auf dem Höhepunkt der Inflation übernahm die Innere Mission das Evangelische Krankenhaus. Das war 1923, dreißig Jahre nach seiner Gründung. Was ist die Innere Mission? Ein Kind der Revolution von 1848. Damals erinnerte Johann Hinrich Wichern den Kirchentag in Wittenberg an die Not vieler Volksgruppen, an die wandernden Handwerksgesellen, die ziehenden Land- und Eisenbahnarbeiter, die entlassenen Gefangenen, die kirchenfernen Arbeiter in den großen Städten und an die Kranken. Auch in Oldenburg begnügte sich die Kirche mit denen zu sprechen, die sich zu ihr bekannten. Vergessen hatte sie die umherziehenden Torfgräber, Ziegelei-Arbeiter und Hollandgänger, die Seeleute und Auswanderer in Brake, Nordenham und Elsfleth, die berufslosen Mädchen und die Kinder der Armen.

Die Kirche überließ diese Menschen dem Staat und beschäftigte sich mit den Reichen, "weil sie arm waren an Gott, während die Armen reich sind an Ihm", wie Wichern sich ausdrückte. Aber dabei war die Kirche wie der reiche Mann am armen Lazarus vorbeigegangen. Sie hatte sich mehr mit äußerer Mission in Afrika und Asien beschäftigt. Nach der Rede Wicherns, die eine große Überraschung hinterließ, wurde spontan ein "Centralausschuß für die innere Mission der deutschen Evangelischen Kirche" gegründet. Und nun entstanden Krippen, Kinderheime, Kindergottesdienste, Diakonissen-, Waisen- und Rettungshäuser, Taubstummen-, Trinker- und Blindenanstalten, Krüppel-, Seemanns-, Alters-, Kellner-, Auswandererheime, Herbergen zur Heimat, Jünglings- und Jungfrauenvereine.

In Oldenburg wurden diese Aktivitäten, von denen manche sich nicht lange hielten, 1903 unter dem Dach des Landesvereins für Innere Mission zusammengefaßt. Dazu gehörten und gehören zum Beispiel das Heim "To Hus" bei Dötlingen, die Arbeiterkolonie in Dauelsberg, die Seemannsmission, die Gefangenenseelsorge, das Diakonissenstift und das Gertrudenheim in Oldenburg. Die beiden letzten wurden gegründet von "Pastor" Partisch. Der Großherzog als Oberhaupt der Landeskirche hatte auf diese kirchlich-soziale Fürsorge großen Wert gelegt. Die Gründer des Evangelischen Krankenhauses gehörten nicht zu den Inneren Missionaren. Im Gegenteil. Das Evangelische Krankenhaus war eine Gründung liberaler, synodaler und demokratisch gesinnter Bürger und Pastoren, die gegen eine Verbindung von Thron und Altar waren. Doch hatten sich nach dem frühen Tod des Gründers Pralle mit Wilkens im Evangelischen Krankenhaus die Anhänger eines Kirchen-Regiments unter dem Großherzog durchgesetzt. So war es für die Innere Mission 1923 ein leichtes und auch angestrebtes Ziel, das Evangelische Krankenhaus zu übernehmen.

Die Innere Mission war nicht nur für den Oldenburger Großherzog ein gern benutztes Instrument, sie war es auch für den Kaiser in Berlin. Aber sie war am Ende des letzten Jahrhunderts im Deutschen Reich politisch einflußlos geworden, nicht dagegen in Oldenburg. Hier blieben Thron und Altar eng verbunden. In Oldenburg mied die Innere Mission auch nicht den politischen Raum. In Preußen wurde sie eher zu einer introvertierten Mission. In Oldenburg gehörte sie nicht zu den Stillen im Lande. Dennoch war sie in Oldenburg alles andere als eine Volksbewegung. Den Grund haben ihre Gründer nie so recht verstanden und die breite Zustimmung der Bürger bei der Gründung des Evangelischen Krankenhauses ist ihnen rätselhaft geblieben.

Es gibt einen noch heute eindrucksvollen Bericht über die Schwierigkeiten der Inneren Mission aus der Feder des einflußreichen Oldenburger Pastors Schauenburg. Er schrieb ihn kurz vor der Gründung des Vereins zur Erbauung des Evangelischen Krankenhauses. Der Bericht erschien 1882 im Hamburger "Organ des Central-Ausschusses für die Innere Mission der Deutschen Evangelischen Kirche". Er zeigt, daß Schauenburg ein Gegner der Synodalen von 1849 war, die den Großherzog um sein Bischofsamt brachte und in Oldenburg eine demokratische Kirche von unten eingeführt hatten. Als der Großherzog sich vier Jahre später wieder an die Spitze der Landeskirche setzte, verloren die gewählten Gemeinderäte und die Kreissynode wieder an Einfluß. Schauenburg wunderte sich nun in seinem Bericht über die zunehmende Interesselosigkeit der Gemeindemitglieder: "Wir tun alles für sie, aber sie bleiben verstockt". Daß er ihnen in Wirklichkeit auch nicht mehr zutraute, merkte er nicht. Aber die Oldenburger merkten es.

Schauenburg klagte, und sein Text erinnert dabei an Missionsberichte aus Afrika: "Die

Hindernisse für die Innere Mission liegen in den Charakter-Eigentümlichkeiten des Oldenburger Volksschlages. Bei aller Verschiedenheit der Geest von der Marsch - dort das Sachsenblut, hier das Friesenblut - kann man doch von einem einheitlichen Oldenburger Schlag reden: Langsamkeit, Verschlossenheit, ängstliches Mißtrauen vor aller geistigen und geistlichen Beeinflussung und Unabhängigkeitssinn sind ihm eigen. Die schwere Luft, die insulare Lage des Landes, die Vereinzelung der Höfe, wo jeder als ein Freiherr sitzt und es als Vorzug rühmt, wenn niemand ihm ins Fenster sieht, mag jenen Charakter begünstigt haben. Gewiß nicht gemütlos, aber durchaus nicht gemütlich, steif und zurückhaltend, dabei nicht ohne feine Beobachtungsgabe und Witz, der Wille mehr zäh im Widerstand als rasch im Entschluß, von großer Selbstgefälligkeit und nachhaltiger Empfindlichkeit, das sind Charakterzüge, welche Schwierigkeiten bieten für eine Innere Mission."

Schauenburg fährt fort: "Welche Macht übt auf ein solches Volk die Sitte aus, aber erst recht die Unsitte! Es liegt in der geistigen Atmosphäre Oldenburgs Stillschweigen, Stillsitzen und Langsamkeit, den Flüssen und Bächen gleich, die durch unsere Ebenen schleichen. Das kirchliche Leben in der Marsch ist heute dem Gefrierpunkt nahe. Nur das Jahr 1848 brachte die Volksseele in eine raschere Gangart. Aber das war ein Rausch. Aller Volkskreise bemächtigte sich damals diese Bewegung, auch der ländlichen. Volksführer donnerten wider Thron und Altar. Ja, leider blieb von diesem Gift viel sitzen. Seit jener Zeit beherrscht der Liberalismus, dem schon früher die oberen Schichten gehuldigt hatten, auch die ländlichen Kreise. Wie wenig indessen der Liberalismus den Gemeinsinn gehoben, das bezeugt die erbärmliche Teilnahme an den Wahlen!

Nur eine Herrschaft ist seitdem in die Häuser eingezogen, das ist die der Presse, und zwar der liberalistischen. Sie fesselt dabei ihre Leser durch Klatsch. Daß dabei vor dem Volk auf die Autoritäten in Staat und Kirche im Namen des Fortschritts losgezogen wird, gehört zum guten Ton. Tagesblätter, die für das Christentum und seine, das Volk vor der sittlichen Fäulnis bewahrende Lebenskraft eintreten, müßten erst gegründet werden. Aus dem allen fallen dunkle Schlagschatten auf den Stand der öffentlichen Moral. Geld- und Fruchthandel ist schon vereinzelt in den Händen der Juden. Ihr eigentliches Aussauggeschäft gehört noch nicht zur allgemeinen Landplage. Darum haben unsere Bauern noch keine Verständnis für die Judenfrage.

Der Oldenburger Durchschnittsmann führt zwar ein ehrbares Leben, aber es ist bezeichnend, daß er sich rühmt: "Ich habe niemand etwas genommen, nicht gestohlen, mich nicht als Schweinigel betragen. Wenn man sich mal betrinkt, ist man schließlich noch kein Schweinigel." Eine Unsicherheit über sittliche Begriffe und über den Zweck des Lebens hat unser Volk weit und breit ergriffen. Das Verbrechen ist bedenklich gewachsen, wie der Anstaltsgeistliche zu Vechta mahnt. Erschreckend groß ist die Zahl der Morde in unserem Land: Fünf! Und die Zahl der Sittlichkeitsverbrechen: Elf! Die Zahl der Eigentumsverbrechen stieg von 104 auf 135. Das spricht laut genug für den Niedergang der öffentlichen Moral. Und dabei ist die Säugamme des Verbrechens die Trunksucht! Die niedere Zahl der weiblichen Strafgefangenen beweist das: Das Weib ist häuslicher und kirchlicher."

Neben einer Bekämpfung der Trinksitten sieht Pastor Schauenburg für die Innere Mission in der Armen- und Krankenfürsorge neue Aufgaben: "Was dies betrifft, so war bis 1848 der Ortsgeistliche der Vorsitzende der Armenkommission. Seit der Staat die Armenpflege für sich reklamierte und sie dem Gemeindevorsteher in die Hand gab, übernahm die Kirche die Pflege der sogenannten verschämten Armen. Viele Arme und Kranke entzogen sich den staatlichen Armenkassen, denn wer von ihnen öffentlich Untersützung erhielt, verlor leicht sein Ehrgefühl. Wir mußten uns besonders der verwahrlosten Kinder annehmen. Ein solcher Tag, wo sie von der Gemeinde zur Aussicht und Vermittlung ausgestellt, ja, beim Ausgebot auf den Tisch zur Schau gestellt wurden, erinnert uns an einen Sklavenmarkt. Dürfen wir das zulassen? Dies zu ändern, ist die Aufgabe der Inneren Mission. Ist das nur Zuckergebäck, wie man gesagt hat, mit dem man ungezogenen Burschen nachläuft?"

Als die Innere Mission vierzig Jahre später das Evangelische Krankenhaus übernahm, war sie auch in Oldenburg eine introvertierte Mission geworden. Sie mied die Politik, nicht aber die Wirtschaft. Und so entstand in den zwanziger Jahren die "Devaheim", die man mit der "Neuen Heimat" der Gewerkschaften verglichen hat. Der 41. Kongreß der Inneren Mission in Dresden stand 1925 unter dem Motto: "Über den Gegensatz von Kapitalismus und Sozialismus hinauswachsen zu einem höheren Dritten!" Zu diesem Dritten wurde die "Devaheim". In einer Zeit großer Wohnungsnot sollte dieses "Gemeinnützige Deutsche Evangelische Heimstättenwerk" minderbemittelten Volkskreisen zu preiswerten Wohnungen verhelfen. Hunderttausende legten steuerbegünstigt bei der Devaheim ihr Geld an. Von diesem Gelde erhielten auch Krankenhäuser Kredite.

Es fehlten 1928 550.000 Wohnungen, 300.000 waren abbruchreif. Ende der dreißiger Jahre war aus der Devaheim eine mächtige Aktiengesellschaft geworden mit Sitz im Zentrum von Berlin. Die Innere Mission merkte zu spät, daß ihr die Devaheim über den Kopf wuchs. Die Anleger hatten unbegrenztes Vertauen. Der Zusammenbruch der Devaheim kam kurz vor der Machtübernahme der Nationalsozialisten. Führende Manager hatten in ihre eigenen Taschen gewirtschaftet. Sie wurden verhaftet. Tausende von Gläubigen und Pfarrern verloren darauf das Vertrauen und versuchten, ihre Einlagen zurückzubekommen. Die Devaheim war am Ende. Vergebens hatten Jahre zuvor kritische Kirchenmänner wie Paul Tillich, Friedrich Naumann und der junge Karl Barth vor den "Devaheim-Kapitalisten" gewarnt. Die Innere Mission hatte ihr Gesicht verloren, als das Dritte Reich begann.

Das Evangelische Krankenhaus hatte 1924 die vom Landespfarrer Lindemann in Aussicht gestellten Gelder von der Inneren Mission nicht bekommen. Pastor Lindemann, Sohn des Amtseinnehmers von Jever, war besessen von der Idee, alle Unternehmungen der Inneren Mission unter eine gemeinsame Verwaltung zu stellen. Er war ein wirtschaftlich denkender, tatkräftiger Mann. Dies war ein Grund, weshalb er Anfang 1924 nach Amerika reiste zu den deutschstämmigen lutherischen Gemeinden. Er brauchte Geld. Das Evangelische Krankenhaus, das er von der Kirchengemeinde Oldenburg übernommen hatte, war jetzt das Flaggschiff der Inneren Mission. Sachwertesammler wie Lindemann gab es in der Inflationszeit viele. Überall wurden große und kleine Konzerne gegründet. Hugo Stinnes und Flick sind damit in die Wirtschaftsgeschichte eingegangen. Lindemann starb am 4. April 1924 auf seiner Reise in Amerika, Stinnes sechs Tage später, als sein Konzern bereits wankte.

Lindemanns Nachfolger, der Landespfarrer Koch, beschrieb seine Gefühle, als er die Arbeit im Evangelischen Krankenhaus begann: "Wenn an jenem Tag, beim ersten Gang durch das Haus, ein gewisses Gefühl der Freude aufsteigen wollte, daß die Verwaltung dieses Hauses mit dem Amt des Landespfarrers der Inneren Mission verbunden war, daß also die älteste diakonische Arbeit der christlichen Kirche mit der Inneren Mission unseres Landes vereinigt sein sollte, so überwog aber die Besorgnis vor den damit verbundenen Schwierigkeiten."

Aber der befürchtete Konkurs des Evangelischen Krankenhauses trat nicht ein. Das Haus erwies sich als gesund. Es brauchte von der Inneren Mission kein Geld, um zu überleben. Pastor Lindemann hatte für den Notfall Gelder versprochen. Jetzt versuchte Pastor Koch für Bauvorhaben bei der Zentrale in Berlin Gelder zu bekommen. Er fuhr 1925 persönlich nach Berlin. Aber sein Antrag war einer von 180 ähnlichen. So kam er mit leeren Händen zurück.

Die Verwaltung des Evangelischen Krankenhauses wurde 1923 in die Räume der Inneren Mission verlegt. Dort blieb sie bis 1927. Im gleichen Jahr schied Koch aus, und der Gründer des Landesvereins, der Oberkirchenrat Iben, übernahm den Vorsitz des Verwaltungsrats. Mit ihm kam der neue Landespfarrer Dr. Arend Ehlers in das Evangelische Krankenhaus, ein Mann vom Schlage Lindemanns. Ehlers wurde 1930 Ibens Nachfolger als Vorsitzender des Verwaltungsrates. Der in Wirtschaftsdingen unerfahrene Iben war unter dem Großherzog Hofprediger gewesen und Mitglied des Oberkirchenrats. Das blieb er auch 1919 unter dem Kirchenpräsidenten Tilemann, bis er 1934 zusammen mit ihm zurücktrat. Heinrich Iben starb 1947. Danach begann jene Existenzkrise, die dem Evangelischen Krankenhaus neben der Gründergemeinde und der Inneren Mission einen dritten Träger brachte.

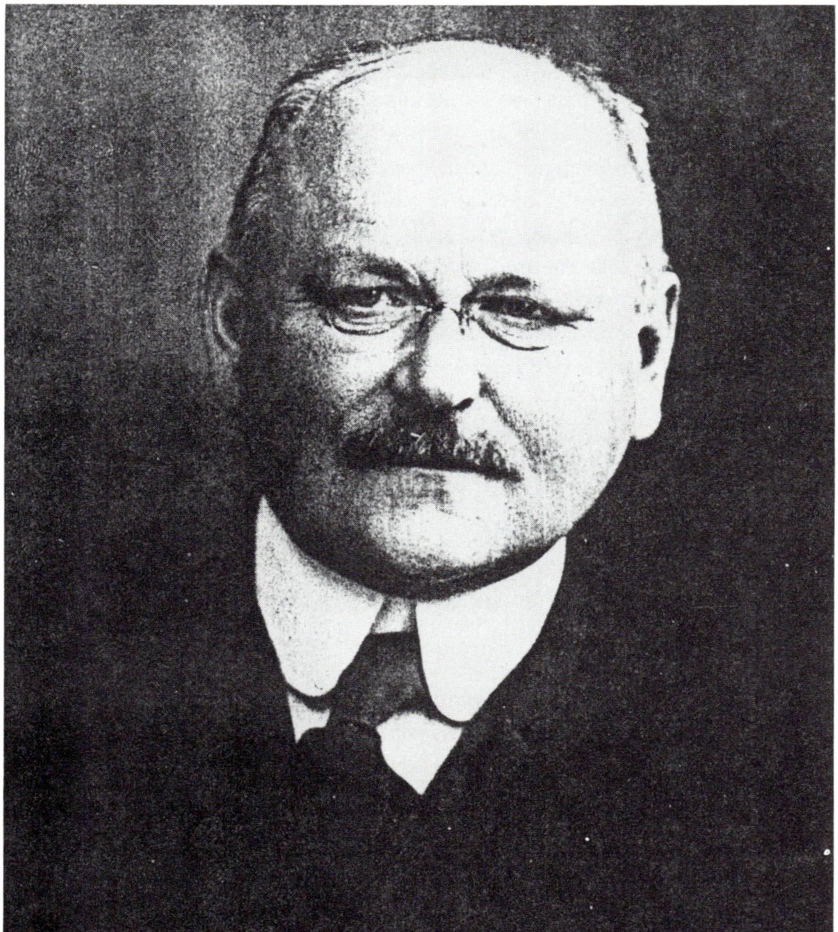

Pastor Lindemann
1868 - 1924
Landespfarrer der Inneren Mission
Verwaltungsrats-Vorsitzender des
Evangelischen Krankenhauses von
1923 bis 1924

War es Konkurs?

Im Jahresbericht 1923 schrieb Pastor Pleus, der Vorsitzende des Vorstandes des Evangelischen Krankenhauses: "In jener Zeit, wo alles unsicher wurde, glaubte der damalige Vorstand und auch der Verwaltungsrat der Evangelischen Krankenhausstiftung es schuldig zu sein, der Anstalt durch Angliederung an den Landesverein für Innere Mission, zu einer festeren Stellung zu verhelfen. So wurde nach reiflicher Überlegung der Entschluß gefaßt, die Anstalt unter Wahrung ihrer Selbständigkeit und der Rechte einer juristischen Person an den Landesverein für Innere Mission anzugliedern."

Dieses Angliederung geschah am 1. September 1923. Die Diskussionen über das Für und Wider hatten schon im Januar begonnen. Der Landespfarrer Lindemann erklärte dem Vorstand des Evangelischen Krankenhauses ausführlich die Vorteile, die bei Anschluß an die Innere Mission entstehen würden. Diese Vorteile sollten sein: "1. Versorgung mit den notwendigen Bedarfsartikeln. 2. Teilnahme an den Unterstützungen aus dem Ausland." Dafür wollte die Innere Mission die Verpflichtung übernehmen, die Evangelische Krankenhaus-Stiftung ihrem Zweck zu erhalten.

Der Vorstand hatte starke Bedenken, besonders Pastor Pleus. Die Selbständigkeit wurde seiner Meinung nach doch aufgegeben. Aber die Angst vor dem Konkurs, vor der Zahlungsunfähigkeit, führte den Vorstand zu immer neuen Überlegungen, ob ein Anschluß an die Innere Mission nicht doch richtig sei. Im Mai 1923 bildete der Vorstand eine Sonderkommission, die klären sollte, wie das Krankenhaus durch den kommenden Winter käme. Man wollte es ohne die Innere Mission versuchen. Diese "Schwere-Zeit-Kommission", zu der von der Gründergemeinde der Staatsminister Weber hinzugewählt wurde, kam Ende Juli 1923 zu dem Ergebnis: Dem Krankenhaus wird empfohlen, sich an die Innere Mission anzugliedern und entsprechend die Satzung zu ändern.

Welches waren die Beweggründe? Die Zahlen waren es nicht. Das Krankenhaus konnte bis zum 1. September seine Verpflichtungen erfüllen, wenn auch alle Reserven sich durch die Geldentwertung auflösten. Die Belegung des Krankenhauses hatte sich aus zwei Ursachen sehr verschlechtert: Einmal war es die Geldentwertung, die es manchem Selbstzahler unmöglich machte, ein Krankenhaus überhaupt aufzusuchen. Und außerdem fehlte gerade in dieser Zeit der Chirurg. Dr. Merkens erkrankte schwer, und Prof. Koennecke war noch nicht da. So hieß es im Jahresbericht: "Die schwache Belegung ist hauptsächlich auf die ungesunden Geldverhältnisse und den Chirurgenwechsel zurückzuführen."

In den Monaten September und Oktober 1923 kam für die deutsche Wirtschaft endlich das ersehnte Ende der Inflation. Bis zum 15. Oktober gab es Goldwährungs-Anlehnungen, und von diesem Datum an konnte das Krankenhaus Rechnungen in Rentenmark erstellen. Die Reichsmark kam dann ab August 1924 als Dauerwährung. Die Rechnungsübersicht von September bis Dezember 1923 gibt Aufschluß über die Situation unmittelbar nach Übernahme durch die Innere Mission. Der Kaufmann Eggerking, als Rechnungsprüfer eingesetzt, berichtete am 9. Juli 1924, daß den Gesamt-Einnahmen von 9. 629. 35 Rentenmark Gesamt-Ausgaben von 6. 588. 03 Rentenmark gegenüberstanden. Dabei hatte das Evangelische Krankenhaus bei der Inneren Mission ein Guthaben von 2.027.82 Rentenmark und der Kassenbestand des Hauses betrug 1.003.94 Rentenmark.

Also Guthaben bei der Inneren Mission nach wenigen Monaten. Nachträglich betrachtet darf man in Kenntnis dieser Tatsache wohl den Schluß ziehen, daß es dem damaligen Vorstand des Evangelischen Krankenhauses unter dem Eindruck der Geldentwertung, deren Ende ja nicht vorauszusehen war, an Mut zur Selbständigkeit gefehlt hat. Der Vorstand glaubte sich anlehnen zu müssen, und die Innere Mission bot sich dazu selber an. Das Zitat von Pastor Pleus vom 31. August 1923: "Bis hierher hat uns Gott geholfen", sollte wohl heißen: Bis heute waren wir unabhängig, was wird nun kommen?

Am 1. August 1923 stellte das Evangelische Krankenhaus zum ersten Mal eine Frau als Rechnungsführerin ein. Fräulein Erna Wegener übernahm das Amt von Herrn Ramien, der wegen des Anschlusses an die Innere Mission zurücktrat. Ihre Bezahlung erfolgte durch das Evangelische Krankenhaus und wurde genauso gehandhabt wie die einer Buchhalterin der Inneren Mission. Eine ihrer ersten Aufträge lautete: "Sie soll bei Herrn Gehlke anfragen, ober er den Drang, den das Krankenhaus abzugeben hat, gegen bar oder in natürlichen Gaben zahlen will. Das war im Oktober 1923, die Inflation war über ihren Scheitelpunkt gekommen. Das Geld bekam wieder einen Sinn, nachdem noch kurz zuvor soviel davon gedruckt wurde, daß die Reichsbahn nicht genügend Transportraum dafür zur Verfügung stellen konnte.

Fräulein Wegener mußte sich bald mit neuen Kurswerten der Mark befassen. In den Protokollen wurde vermerkt, daß ab 1. Oktober alle Krankenhäuser Oldenburgs Übereinstimmung in der Preisgestaltung beschlossen hatten, nämlich 5.- Goldmark für die erste Klasse, 3.- Goldmark für die zweite Klasse und 1.50 Goldmark für die dritte Klasse täglich. Dieser Goldmark-Wert wurde ermittelt aus dem mittleren Dollarstand der Monatshälfte, in die die Verpflegungstage fielen. Die inflationsgeschädigten Menschen von damals ersannen trickreiche Möglichkeiten, das Geld in seinem Wert festzulegen.

Von September 1923 bis zum Februar 1927 führte das Evangelische Krankenhaus seine Verwaltung in den Räumlichkeiten der Inneren Mission. Dies erwies sich aber schon bald als kostenaufwendig und umständlich. Es hieß im Jahresbericht von 1927, daß "die Teilverlegung in das Büro des Landesvereins für Innere Mission im Jahre 1923, als das Krankenhaus nahe am Zusammenbruch war, angebracht erschien, jetzt aber nicht mehr erforderlich ist."

So blieb von der Übernahme durch die Innere Mission nur noch die Satzungs-Änderung und die teilweise Besetzung der Führungsgremien übrig. Bei offiziellen Anlässen vertrat allerdings die Innere Mission in den folgenden dreißig Jahren das Evangelische Krankenhaus in der Öffentlichkeit: "Das Evangelische Krankenhaus ist eine Anstalt der Inneren Mission", hieß die Sprachregelung.

Das Evangelische Krankenhaus blieb seinen Stiftern verbunden. So wurde auf Veranlassung von Pastor Pleus am 2. Januar 1931 im Vorstand beschlossen: "Auf der v.Schrenck´schen Grabstätte die Steine zu richten und die Inschriften erneuern zu lassen, die unschöne Eiche wegzuschlagen und die Grabstelle mit Immergrün zu bepflanzen." Auch die Stifter blieben mit ihrem Haus in Verbindung. So steht 1941, kurz vor Kriegseintritt der USA, im Protokollbuch: " Herr Dr. Karl Eggers aus New York hat dem Evangelischen Krankenhaus wieder 250 $ gestiftet."

Der Ruf des Chirurgen Prof. Koennecke, der seit dem 1. September 1923 zusammen mit seiner Assistentin Fräulein Dr.Jungermann seine Arbeit begonnen hatte, führte ganz schnell zu einer guten Auslastung und damit zu verbesserten Ergebnissen. Die Auslastung stieg von 68% 1923 auf 90% 1926. Die Jahresergebnisse zeigten, daß die Einnahmen die Ausgaben überstiegen und kleine Überschüsse erzielt wurden. Anfang 1925 begann Prof. Koennecke die Diskussion um eine Erweiterung des Krankenhauses, weil "der Zudrang der Kranken so stark ist, das selbst akut Kranke abgewiesen werden müssen". Prof Koennecke war es auch, der als erster verlangte, daß das Geld für den Neubau durch Anleihen aufgebracht werden solle.

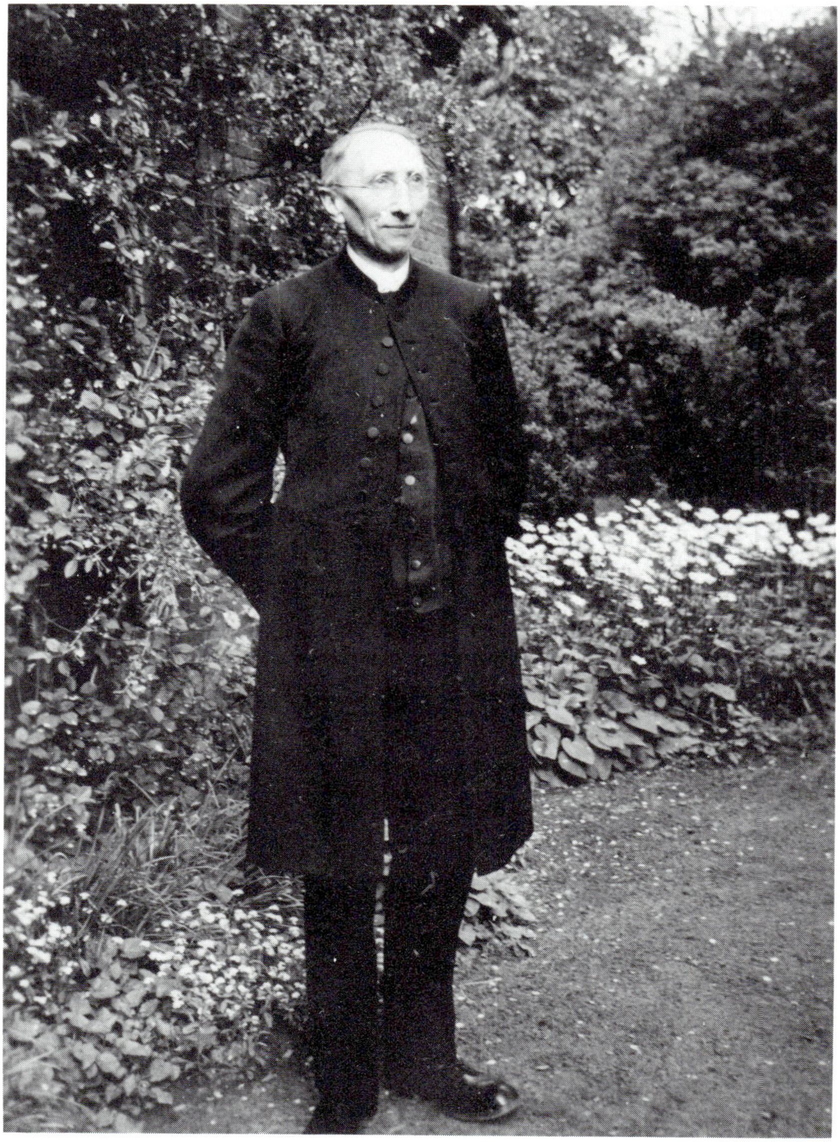

Pastor August Pleus
1874 - 1955
Verwaltungsrats-Mitglied von 1919 - 1932
Vorsitzender von 1919 - 1923
Foto: Privat, Schwester Elisabeth Pleus

Als die Ärzte noch Halbgötter waren

Das Ansehen der Ärzte war in der Zeit der Lehrjahre des Evangelischen Krankenhauses auf seinem Höhepunkt. Nie hatte es so viele Romane, Groschenhefte und Filme über Ärzte gegeben. Ihre Popularität begann um die Jahrhundertwende. Damals waren große Forscher wie Robert Koch und Chirurgen wie Theodor Billroth in aller Munde. Jetzt waren es auch die lokalen Größen, die man in seiner eigenen Stadt hatte, und von denen man sich behandeln lassen konnte. Zu denen drängten sich die Menschen. Ein solcher Mann wurde in Oldenburg der Chirurg Professor Koennecke.

Je mehr Spezialärzte in die Krankenhäuser einzogen, desto seltener wurde dort die freie Arztwahl. Statt der vielen gleichberechtigten Ärzte entstand eine Hierarchie mit dem Chefarzt an der Spitze. Schon bald nach seinem Beginn 1923 war Koennecke in Oldenburg ein Star. Dabei hatte er äußerlich wenig Faszinierendes. Er neigte zur Korpulenz, war unsportlich, hatte ein wechselndes Temperament und war dadurch unberechenbar. Seine Arbeitskraft war fast unerschöpflich, sein Ehrgeiz der eines Handwerkers: Seine Sache gut machen, dann kommt das andere von alleine. Er stammte aus einer Handwerkerfamilie, geboren in Braunschweig. Als er nach Oldenburg kam, war er 36 Jahre alt. Intellektuelle mochte er nicht. Er schätzte Bodenständigkeit und klare Worte. Unter Kultur verstand er Fleiß, Sauberkeit und gekämmte Haare. Danach kam rasch der Kultur-Bolschewismus. Pessimismus kannte er nicht, wohl aber Gemütsbewegungen. Er hielt sich für ehrlich. Ehrlich waren nur wenige Menschen. Wirklich ehrlich war nur die Natur. Sie konnte Fehler haben. Die mußte man dann beseitigen. Krebs zum Beispiel oder Magengeschwüre. Koennecke war Darwinist, auch im Leben, auch in der Politik. Alles andere hielt er für Illusionen, eben für unehrlich. Er wurde früh Nationalsozialist und trat noch vor Hitlers Machtübernahme in die SS ein. Wenn man Walter Koennecke gesagt hätte: Die Patienten vergöttern dich, hätte er geantwortet, Quatsch, alle Menschen haben das Bedürfnis, einer Führernatur zu folgen, aber ich bin keine. Wenn man ihn gefragt hätte: Ist Dr. Ehlers eine? hätte er gesagt: Das denkt der.

Koennecke arbeitete seit 1915 bei dem großen Chirurgen Prof. Stich in Göttingen, zuletzt als Oberarzt. Als Dr.Merkens starb fuhr Dr. Lueken, Frauenarzt des Evangelischen Krankenhauses, sofort zu Prof. Stich und fragte, ob er seinen Oberarzt für Oldenburg freigeben würde. Stich stimmte zu. Dann fragte Lueken Koennecke. Der sagte nicht nein. Das Ja kann ihm nicht leicht gefallen sein, denn seine wissenschaftliche Laufbahn, die einen anderen Oberarzt Stichs, K.H. Bauer, zu Weltruhm brachte, war damit beendet. Aber man muß bedenken, daß damals die Inflation ihren Höhepunkt erreicht hatte. Koennecke gab dem Aufbau einer gesicherten Existenz den Vorrang: Lieber in Oldenburg der Erste werden. Hinzu kam, daß er verheiratet war. Seine Frau erwartete ein Kind. Für einen Lehrstuhl kam er wohl nicht mehr in Frage. Stich hatte ihn ja freigegeben. Zudem war ein Oberarzt, der eine Familie gründete, eigentlich aus dem Rennen. Das war damals so. Außerdem mochte er Lueken. Sie waren sich in vielem ähnlich.

Als Lueken nach Oldenburg zurückkam, sprach er sofort mit dem Ohrenarzt und dem Internisten des Evangelischen Krankenhauses, Schmeden und Rommel. Schmeden als Vorsitzender des Ärztevereins lud alle Belegärzte ein. Es gab nämlich noch einen weiteren Vorschlag: Den Bremer Chirurgen Blendermann. Aber die Ärzte kooptierten einstimmig Prof. Koennecke. Sie teilten dies dem Vorsitzenden Pastor Pleus mit, und der schickte Prof. Koennecke am 22. August 1923 ein Telegramm. Das war 20 Tage nach Merkens Tod und 8 Tage vor dem Anschluß des Evangelischen Krankenhauses an die Innere Mission. Es war also Pleus´ letzte Amtshandlung als Vorsitzender.

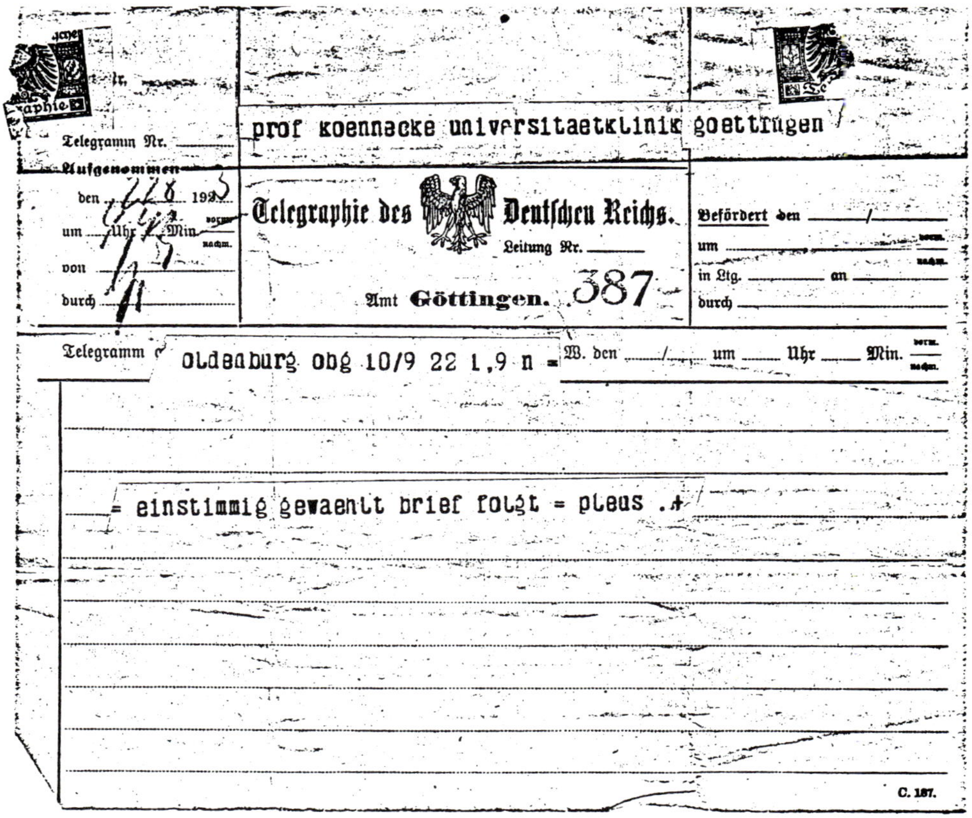
prof koennacke universitaetklinik goettingen

Telegramm Nr.

Aufgenommen den 22/8 1923 um Uhr Min. von durch

Telegraphie des Deutschen Reichs.

Leitung Nr.

Amt Göttingen. 387

Befördert den um in Ltg. an durch

Telegramm oldenburg obg 10/9 22 1,9 n = W. den um Uhr Min.

= einstimmig gewaehlt brief folgt = pleus .+

C. 187.

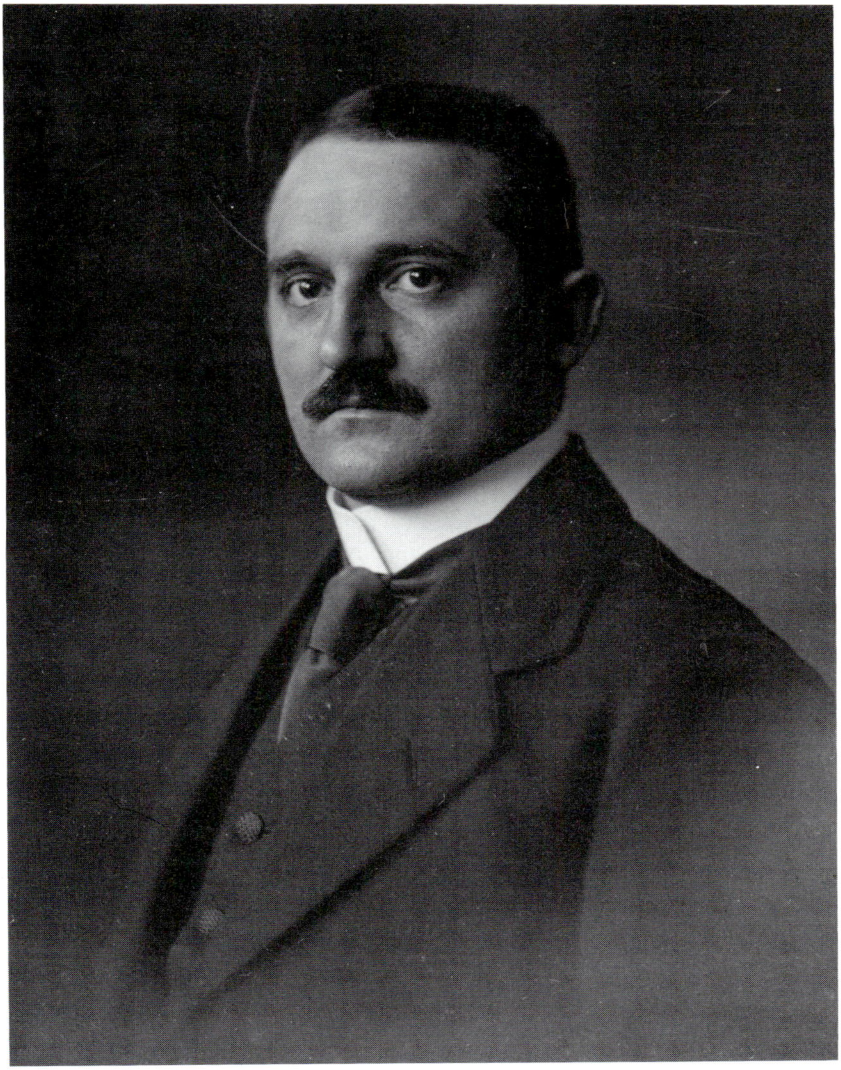

Prof. Dr. Walter Koennecke
1922 als Oberarzt an der chirurgischen
Universitätsklinik in Göttingen
unter Prof. Rudolf Stich
Chirurg und Chefarzt des
Evangelischen Krankenhauses
in Oldenburg von 1923 - 1945

Koennecke zog in die Osterstrasse. Wegen der Wohnungsnot bat Pastor Pleus Frau Merkens, ihn aufzunehmen. Nach wenigen Wochen holte Koennecke zwei Frauen aus Göttingen nach. Dies erregte Aufsehen in Oldenburg und trug ebenso zu seinem Ruf bei wie die Herkunft aus der Klinik eines der berühmtesten Chirurgen Deutschlands. Die eine war seine Frau, eine Pastorentochter aus Königslutter, schön, in sich ruhend, mütterlich. Sie schenkte Koennecke vier Söhne und eine Tochter. Die andere war seine Göttinger Assistentin. Sie blieb es bis 1945 auch in Oldenburg. Die Chirurgin Dr. Elisabeth Jungermann war Oldenburgs erste Krankenhausärztin, allerdings wurde sie

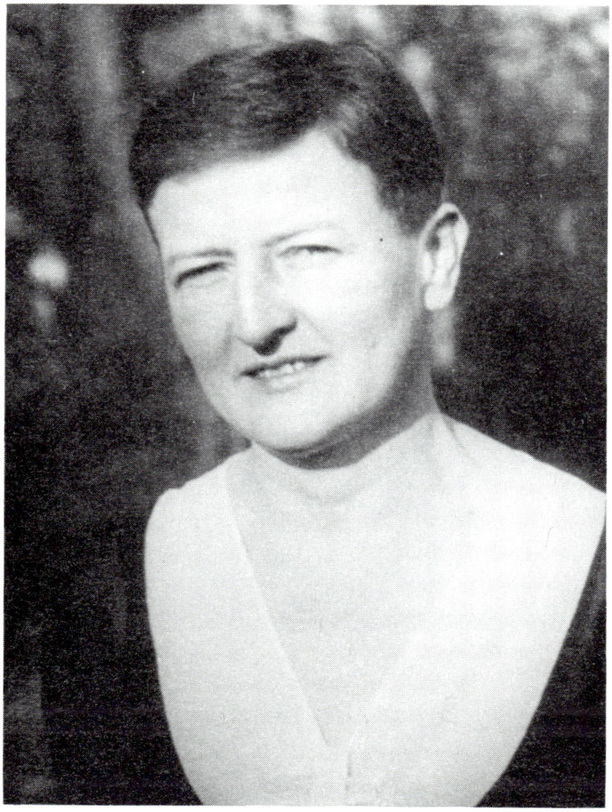

Dr. Elisabeth Jungermann
Chirurgin am Evangelischen
Krankenhaus von 1923 - 1945

nicht vom Krankenhaus, sondern von Prof. Koennecke bezahlt. Um "Die Jungermann" rankten sich bald Anekdoten. Als ein alter Mooriemer sie vor dem Fädenziehen fragte: "Tut das auch nicht weh, junge Frau?" sagte sie: "Ich heiße Jungermann, natürlich tut das weh." Die Leute bewunderten Koennecke und fürchteten die Jungermann. Kam sie zur Visite, und die Patienten fragten: "Kommt der Professor auch?" sagte die Jungermann: "Das wäre ja noch schöner!" Mein Vater, der 1938 bei meiner Blinddarm-Operation zusah, erzählte mir später, es sei ein aesthetischer Genuß gewesen: Blinddarm, vierhändig.

Zu Hause war Koennecke Pascha, im Krankenhaus Partner, nur im Urlaub war er beides. Die Jungermann fuhr immer mit. Sie half Frau Koennecke, und die Kinder liebten sie. Nach zwei Jahren hatte Koennecke in Oldenburg so viel Geld verdient, daß er sich für 75.000 Mark vom Bankdirektor Ballin eines der schönsten Bürgerhäuser der Stadt kaufen konnte. Es war das spätere Café Hassenbürger, das heute zum Stadtmuseum gehört. Damit hatte er sich in die Oldenburger Gesellschaft eingekauft. Fräulein Dr. Jungermann dagegen ließ sich von dem Architekten Görig in der Ratsherr-Schulze-Strasse ein kleines modernes Haus bauen. Als im Mai 1932 in Oldenburg die Nationalsozialisten zur Macht kamen, zogen sie ebenfalls in die Häuser des alten Bürgertums, besonders in die Straße "Unter den Eichen", die im Volksmund "Unter den Reichen" hieß. Damit erfüllten sie sich wohl einen geheimen Wunschtraum. Offenbar wollten sie die alten Throne gar nicht schleifen, sie wollten selber drauf. Und das, obwohl Hitler bei jeder Gelegenheit vom "blöden Bürgertum" sprach. Hier lagen auch Koenneckes Grenzen der Ehrlichkeit. Einige spürten das, zum Beispiel der alte Schmeden, der Koennecke nicht für so ehrlich hielt, wie er sich selber, und der ihn mehr und mehr mied. Koennecke verhinderte dafür am Evangelischen Krankenhaus lange eine geschlossene HNO-Abteilung.

Im Evangelischen Krankenhaus ging es seit Koenneckes Kommen aufwärts. Schon im ersten Jahr 1924 behandelte Koennecke von den 1837 Patienten 415. Der nächste war der Frauenarzt Dr. Lueken mit 243 Patienten. Der Ohrenarzt Dr. Schmeden wies 68 Patienten in das Evangelische Krankenhaus aus seiner Praxis ein. Allerdings wurden ihm dazu noch von anderen Ärzten 132 Patienten zur Operation geschickt. Das zeigt seine Beliebtheit bei den Oldenburger Kollegen. Ähnlich war es bei Dr. Lueken, der zwischen 1922 und 1929 durchschnittlich 500 Frauen behandelte, von denen ihm 60% durch andere Ärzte überwiesen wurden. Vom Internisten Dr. Rommel kamen 129 Patienten. Insgesamt wurden 68% aller Patienten von 8 Ärzten eingewiesen, die anderen kamen von 28 weiteren Belegärzten.

Welche Ärzte wiesen 1924 ein?

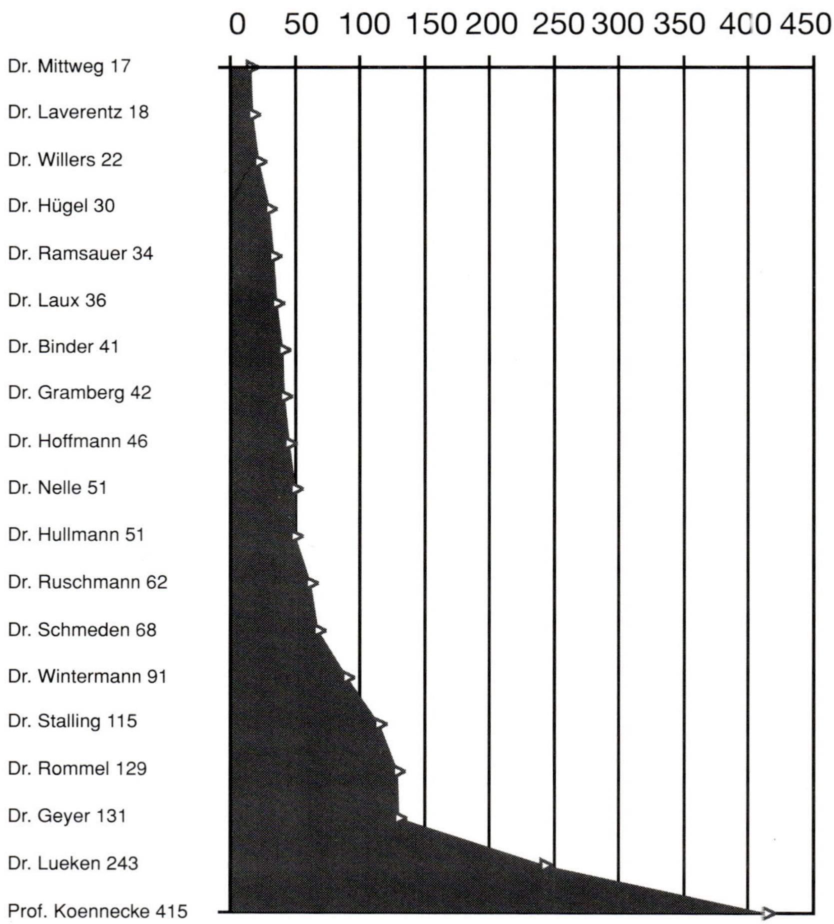

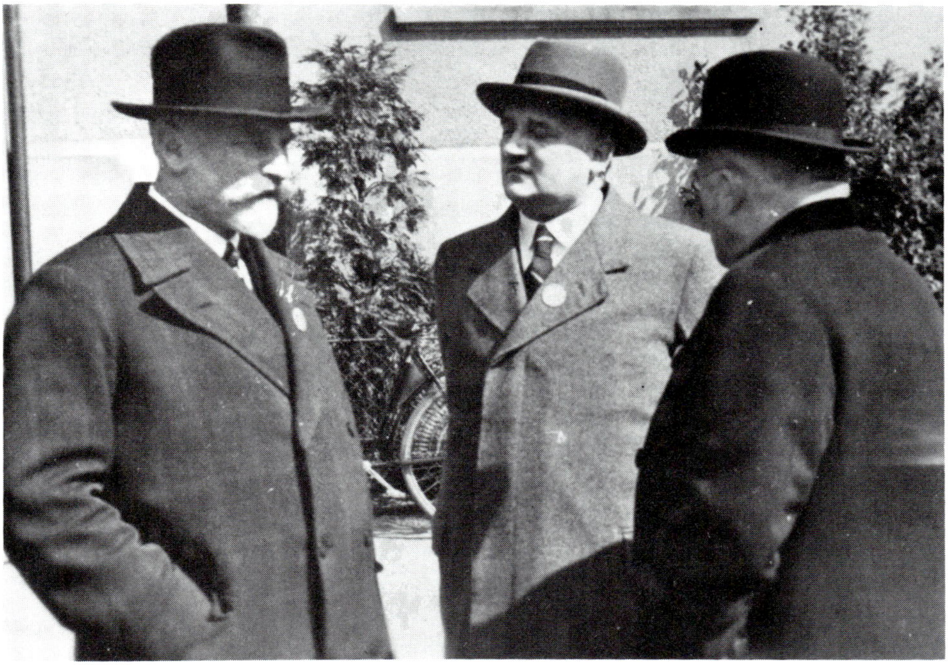

„Die drei Geschlossenen".
Die Ärzte der ersten geschlossenen Abteilungen
des Evangelischen Krankenhauses
Internist Dr. Rommel
Abteilungsarzt 1923 - 1946
Chirurg Prof. Koennecke
Chefarzt von 1923 - 1945
Frauenarzt Dr. Lueken
Beleg- und Abteilungsarzt 1907 - 1954

Foto: Archiv des Evangelischen Krankenhauses

Die Zahl der Blinddarm-Operationen, die schon 1914 über hundert lag, stieg unter Merkens 1922 auf 143, stieg dann 1926 bei Koennecke weiter auf 166, bei gleicher Bettenzahl. Als diese sich von 120 auf 200 erhöhte, wurden 1929 dann 247 und 1944 schließlich 293 Blinddärme operiert. Unter Merkens gab es dabei 1922 noch 4,8% Todesfälle, 1926 bei Koennecke 1,8%, 1929 noch 1,2% und 1944 wieder 2,3%. Die Zahl der operierten Magengeschwüre entwickelte sich zwischen 1922 (Merkens) und 1924 (Koennecke) von 46 auf 138, 1929 auf 213 un 1944 am Ende der Koennecke-Zeit waren es 309, wobei die Bettenzahl kriegsbedingt wieder auf dem Stand von 1929 angelangt war. Von diesen Magenoperierten (nach Billroth I und II) starben 1944 insgesamt 9,5%. Handelte es sich dabei um Magenkrebs, starben noch während des Krankenhaus-Aufenthaltes 33% der operierten Patienten.

Die erneute erhebliche Zunahme der Magengeschwüre während der Weltwirtschaftskrise veranlaßten Koennecke und Rommel 1929, zwei Vorträge im Oldenburger Ärzteverein zu halten über die "Chirurgische und interne Behandlung von Magen- und Zwölffingerdarm-Geschwüren". Koennecke hatte 366 Ulcuspatienten von 1924 bis 1928 operiert. Er erwähnte, daß er genauso viele Kranke operierte, die ihm von anderen Ärzten geschickt würden, als fortschicke. Diese hohe Zahl läge "an dem guten Nachrichtendienst in Oldenburg, wo immer nur der eine auf den Rat des anderen kommt. Und das ist nicht immer der Hausarzt. Trotzdem hatten von den 366 Operierten 53, also 14%, gar kein Magengeschwür, sondern etwas anderes, 10 davon hatten überhaupt nichts. Zieht man diese Fehldiagnosen ab, starben 2,5% meiner Operierten". Koennecke konnte 86% seiner Magenoperationen nachuntersuchen: 77% waren geheilt, 18% gebessert, 5% hatten noch die gleichen Beschwerden wie vorher. Unter seinen Operierten waren 12 durchgebrochene Magengeschüre. In 18% der entfernten Mägen fand sich Krebs. Koennecke schloß seinen Vortrag: "Unser Thema: "Chirurgische oder interne Behandlung" ist falsch. Es gibt kein "oder". Beide Behandlungsmethoden sind gleichwertig, aber nur eine ist in jedem Falle richtig".

Damit hatte er listig die Stafette an seinen internistischen Kollegen Rommel weitergegeben, der sogleich das Magengeschwür als eine ganzheitliche Erkrankung bezeichnete und nicht als eine lokale. Die Krankheit hänge von der Lebensführung ab und gehöre in die Hand der Hausärzte, weil sie die Lebensumstände ihrer Patienten am besten kennen. Der Beginn der Krankheit, die Magenschleimhaut-Entzündung müsse mit Diät und Lebensumstellung behandelt werden, um das Geschwür zu vermeiden. Sei es erst da, dürfe vorübergehend der Schmerz mit Röntgen-Tiefenbestrahlung behandelt werden, besser sei aber die Operation. Sie setze die richtige Diagnose voraus: Ist es ein Magengeschwür oder nicht. Eine enge Zusammenarbeit mit dem Chirurgen sei an dieser Stelle für den Patienten entscheidend.

Bald nach Koenneckes Kommen gab es auch im Peter-Hospital einen wichtigen Wechsel. Am 1. Januar 1925 ging der alte Dr. Roth und wurde von einem "Star" abgelöst, den sich der Oberbürgermeister mit Bedacht ausgesucht hatte. Es war Dr. Gerd Kohlmann, bisher Leiter des Röntgeninstituts der Universität Erlangen. Kohlmann, er war auch Spezialarzt für Innere Medizin, wurde Chef der "Inneren Station". Röntgenbilder waren immer noch ungeheuer populär in der Bevölkerung und lukrativ für Krankenhäuser und Ärzte. Kohlmann hielt sofort mehrere Fortbildungsvorträge vor dem Ärzteverein. Er veranlaßte auch seine Mitarbeiter dort vorzutragen, was selten vorkam. So sprach 1925 der Assistenzarzt Dr. Steenken, später Ärztlicher Direktor des Evangelischen Krankenhauses, über akuten Gelenkrheumatismus und perniziöse Anämie anhand von Patienten des Peter-Hospitals. Die Rheuma-Patienten erhielten das seit 50 Jahren bekannte Natrium Salizylicum und zwar 6 Gramm pro Tag. Eine starb an Herzentzündung. Der Streptococcus als Verursacher wurde erst 1944 entdeckt. Patienten mit perniziöser Anämie erhielten Röntgenbestrahlungen auf ihre Röhrenknochen und Eigenblut-Injektionen. Nach zwei bis drei Rückfällen starben sie damals, denn die Ursache - Vitamin B12 Mangel - war noch nicht bekannt.

Im Jahre 1931 richtete Kohlmann eine "Radiumstation" im Peter-Hospital ein. Die Stadt hatte 115 Milligramm Radium gekauft zum halben Preis eines Röntgen-Behandlungsgerätes. Die Radiumbehandlung hatte ihren Siegeszug gleich nach dem ersten Weltkrieg begonnen. Unter den ersten zwölf radiumbestrahlten Patienten in Oldenburg waren drei Patientinnen mit Gebärmutterkrebs, eine mit Scheidenkrebs, drei mit Brustkrebs und ein Patient mit Augenkrebs. Die meisten waren mit Röntgenstrahlen vergeblich vorbehandelt. Das Evangelische Krankenhaus überlegte auch, ob es Radium anschaffen sollte. Es entschied sich aber, damit zu warten. So entstand eine über zwanzigjährige Zusammenarbeit mit dem Peter-Hospital. Es kam damals darüber zu Vereinbarungen zwischen den Krankenhäusern. So vereinheitlichten sie ihre Röntgentarife und hielten sie etwas niedriger als die der niedergelassenen Ärzte.

Im Evangelischen Krankenhaus benutzten neben den Belegärzten Prof. Koennecke und Dr. Rommel das Röntgengerät. Koennecke spürte, daß die Röntgenheilkunde unaufhaltsam zu einem unabhängigen Fachgebiet wurde. Als 1929 der alte Laux starb, der zu den Belegärzten der ersten Stunde gehört hatte - er wechselte nämlich bei seiner Niederlassung 1893 vom Peter-Hospital zum Evangelischen Krankenhaus - überredete Koennecke den Sohn dazu, Röntgenarzt am Evangelischen Krankenhaus zu werden. So kam es zur vierten geschlossenen Abteilung im Evangelischen Krankenhaus, die bis 1935 bestand. Unter Kohlmann erhöhte sich die Zahl der Röntgenleistungen im Peter-Hospital sofort um 20%. Genauso war es 1929 im Evangelischen Krankenhaus, erstaunlich für die Weltwirtschaftskrisen-Zeit. Dabei war auch noch das 10 Jahre alte Röntgengerät zusammengebrochen. Die Firma Siemens lieferte ein neues und gewährte einen Zahlungsaufschub von einem Jahr. Das Gerät kostete 20.000 RM. Im Jahre 1935 kam es zu einem Streit zwischen Laux, Koennecke und Rommel, die ihre Röntgentätigkeit nicht aufgeben wollten. Der Streit hatte sachliche und finanzielle Gründe. Laux, den Koennecke immer Herrn v. Laux nannte, weil er eine Adlige geheiratet hatte, resignierte. Seitdem gab es bis 1945 keine geschlossene Röntgen-Abteilung mehr.

Das Evangelische Krankenhaus machte sich immer wieder Gedanken über seine Konkurrenten. Die "Äussere Station" des Peter-Hospitals, gemeint war die chirurgische Abteilung unter Medizinalrat Dr. Eden, brauchte es nicht zu fürchten. Anders war das schon mit der Chirurgie des Pius-Hospitals unter Dr. Crone-Münzebrock. Im Peter-Hospital lagen die Patienten 1925 durchschnittlich 45 Tage, im Evangelischen Krankenhaus 20,4 Tage bei einer Betten-Belegung von 80%. So kam es, daß im Peter-Hospital 1925 bei höherer Bettenzahl 1440 Patienten lagen und im Evangelischen Krankenhaus 2048. Ähnlich war es im Pius-Hospital. Dabei machte sich der Verwaltungsrat des Evangelischen Krankenhauses jedoch Sorgen: "Bei uns ist der für die dritte Klasse zu zahlende Betrag nur in Ausnahmefällen bei Leichtkranken und längerer Liegezeit kostendeckend. Aber mit den Sätzen der beiden höheren Pflegeklassen ist durchzukommen und solche Patienten sind ja bei uns am zahlreichsten. Ein möglichst niedriger Pflegesatz in der dritten Klasse entspricht ja auch der Tradition des Evangelischen Krankenhauses."

Ein aus heutiger Sicht wichtiges Thema beschäftigte die Oldenburger Ärzte im folgenden Jahr 1926. Im Oldenburgischen Landtag wurde über "lebensunwertes Leben" diskutiert. Dabei forderte man die Ärzteschaft zur Stellungnahme auf. Die Diskussion wurde in mehreren Zeitungen veröffentlicht. Das Oldenburger Ärzteblatt beschrieb sie so: "Eine Eingabe beabsichtigte, den Oldenburgischen Landtag zu veranlassen, einen Gesetzentwurf, den Medizinalrat Dr. Boeters beim Deutschen Reichstag eingereicht hatte, durch eine zustimmende Beschlußfassung zu unterstützen und die Oldenburgische Staatsregierung zu ersuchen, im Reichsrat dafür einzutreten. In diesem Gesetzentwurf werden operative Maßnahmen verlangt, um zu verhüten, daß Kinder, die als Blinde, Taube oder Blödsinnige geboren sind, fortpflanzungsfähig werden. Ferner sollen moralisch Haltlose und geistig und körperlich Minderwertige ebenfalls zeugungsunfähig gemacht werden. Der zur Beratung hinzugezogene Landesarzt gab hierzu folgende Erklärung der Oldenburger Ärzte ab: Die Frage der Abkürzung "lebensunwerten" Lebens und die "Verhütung unwerten Lebens" wird zur Zeit in ärztlichen Kreisen viel besprochen. Die erste Frage der "Abkürzung" wird mehr abgelehnt als befürwortet. Ob man die zweite Frage bejahen darf, ist mir zweifelhaft. Das würde das Rechtsgefühl des Volkes ungünstig beeinflussen. Ich kann nur in der Form zustimmen, daß derartige Eingriffe gemacht werden dürfen, aber nicht gemacht werden müssen. Der Landtag hielt sich nach dieser Darlegung des Landesarztes nicht für kompetent, eine bestimmte Stellung für oder gegen die Eingabe vorzuschlagen."

Bei dieser vorsichtigen Einschätzung ist es später nicht geblieben. In einem Karton mit der Aufschrift "Unterricht" fanden sich im Keller des Evangelischen Krankenhauses jene Schreckensbilder von "Lebensunwerten", die im Schwesternunterricht Abscheu erwecken sollten. Es gab nämlich seit 1938 keine Schwesternschule mehr im Diakonissenstift.

Auf "Koenneckes Vorschlag", wie es im Protokoll heißt, "stimmt der Verwaltungsrat zu, daß die Schwesternschule in das Evangelische Krankenhaus verlegt wird". Dort baute Koennecke eine nationalsozialistische Schwesternschaft auf. Im Jahr darauf begann in Deutschland die Euthanasie, in der mindestens 70.000 "Lebensunwerte" getötet wurden, bis man die Aktion 1941 abbrach, weil sich die Proteste dagegen in der Bevölkerung häuften. In dieser Zeit wurde der bedeutende Neurologe Prof. Max Nonne um eine ärztliche Stellungnahme dazu gebeten. Sie dürfte typisch gewesen sein für einen großen Teil der deutschen Ärzte, von denen 45% der NSDAP angehörten, davon 7% auch der SS. Sie waren die größte Gruppe der akademisch gebildeten Parteimitglieder.

Nonne schrieb in seinem Gutachten: "Zur Zeit begegnet dem Gedanken einer Freigabe der Vernichtung völlig wertloser geistig Toter vielerorts Widerspruch. Zunächst und vielleicht noch für eine weitere Zeit stehen vorwiegend gefühlsmäßige und religiöse Bedenken dagegen. Im Publikum muß auch heute noch die Überzeugung herrschen, daß die Ärzte nie aufhören werden, körperlich und geistig Erkrankte bis zum Äußersten zu behandeln. Es sollte aber eine vernünftige Aufklärung der Bevölkerung diese zu der Auffassung heranreifen lassen, daß die Beseitigung der völlig geistig Toten kein Verbrechen, sondern ein erlaubter nützlicher Akt ist." Prof. Nonne ist auch nach dem Kriege bei dieser Auffassung geblieben.

Im gleichen Jahr 1938, in dem der Verwaltungsrat einer NS-Schwesternschaft neben den Diakonissen zustimmte, resignierte dessen Vorsitzender, der Ministerialrat Ruhstrat, als Vertreter der Inneren Mission. Sein Nachfolger wurde der neue Landespfarrer Dr. Ehlers. Der holte sofort zwei Koennecke-Gegner in den Verwaltungsrat und sagte zu einem weiteren Vorschlag Koenneckes: Nein. Dabei ging es um die Vereinigung des Evangelischen Krankenhauses mit dem Peter-Hospital unter Koenneckes Leitung. Ein weiteres Stimmungsbild der gleichen Jahre ist der Brief von zwei Oldenburger Ärzten. Sie schrieben an Oberbürgermeister Dr.Rabeling und beklagten sich über eine Judenschule. Ecke Staugraben/Osterstrasse. Dort hatten besonders viele

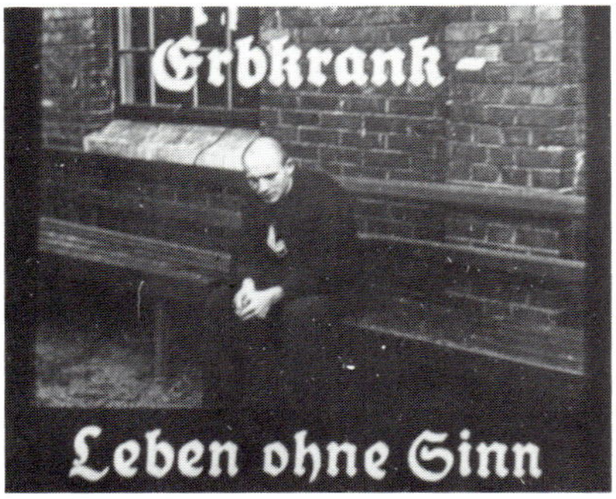
Erbkrank -
Leben ohne Sinn

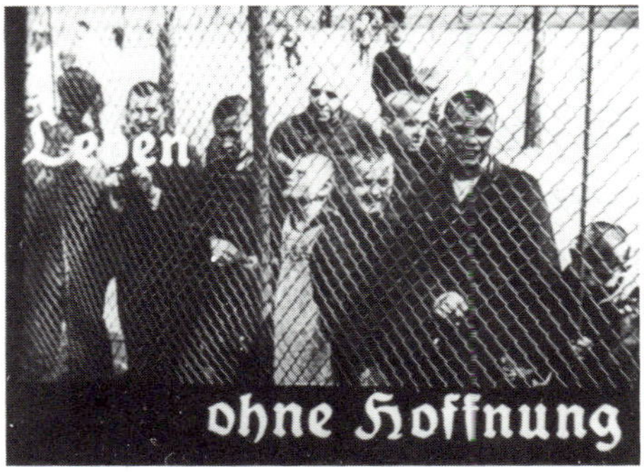
Leben
ohne Hoffnung

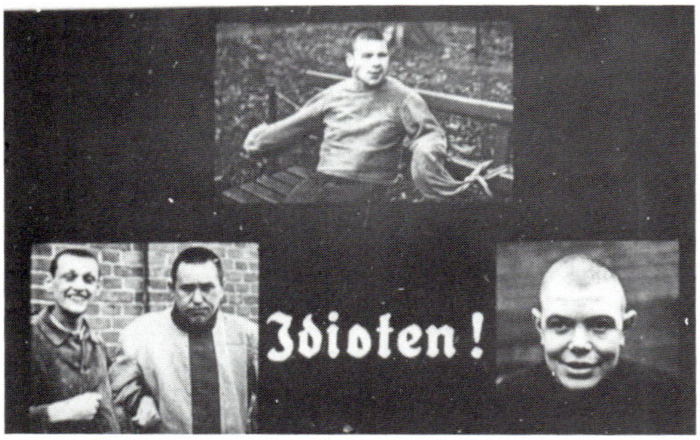
Idioten!

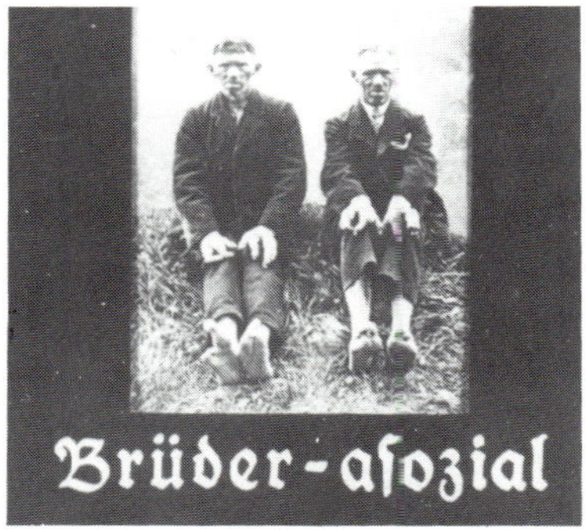
Brüder - asozial

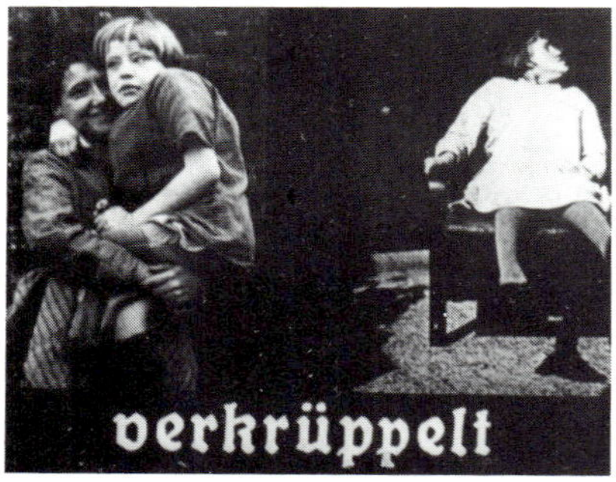
verkrüppelt

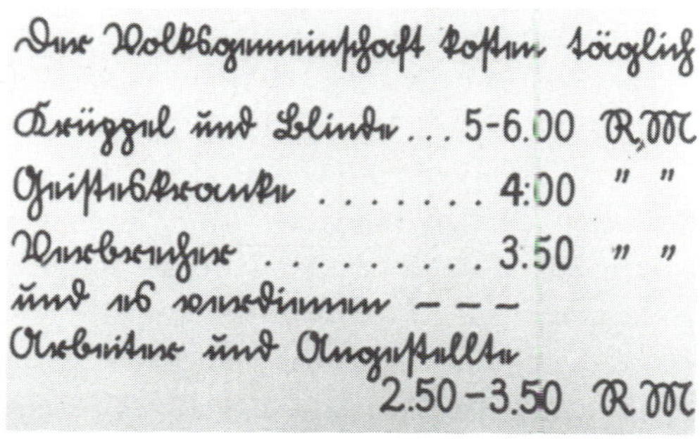
Der Volksgemeinschaft kosten täglich
Krüppel und Blinde ... 5-6.00 RM
Geisteskranke .... 4.00 " "
Verbrecher .... 3.50 " "
und es verdienen – – –
Arbeiter und Angestellte
2.50–3.50 RM

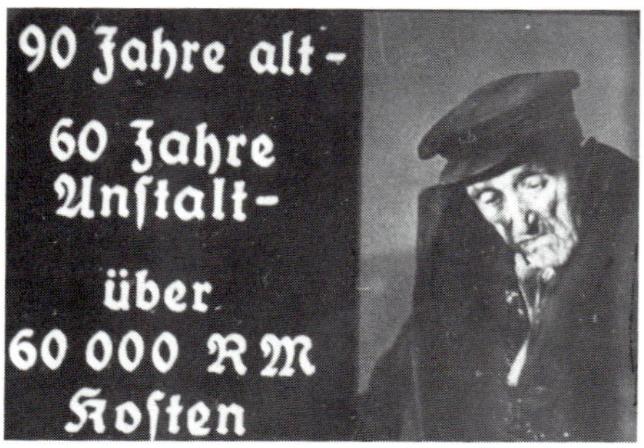
90 Jahre alt -
60 Jahre
Anstalt -
über
60 000 RM
Kosten

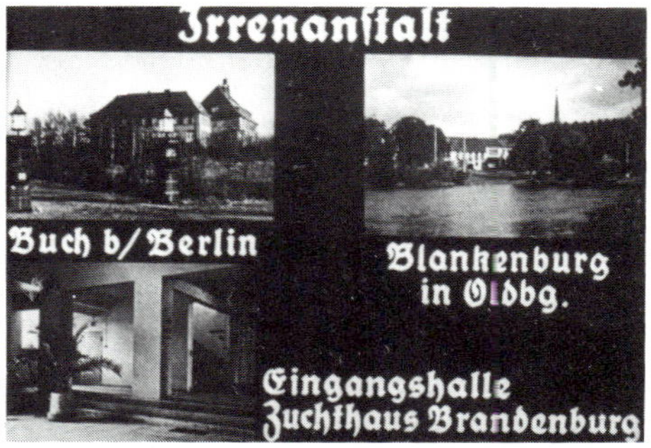
Irrenanstalt
Buch b/Berlin
Blankenburg
in Oldbg.
Eingangshalle
Zuchthaus Brandenburg

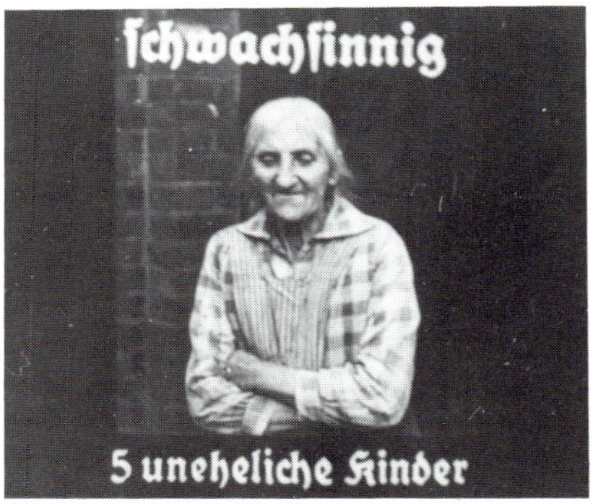
schwachsinnig
5 uneheliche Kinder

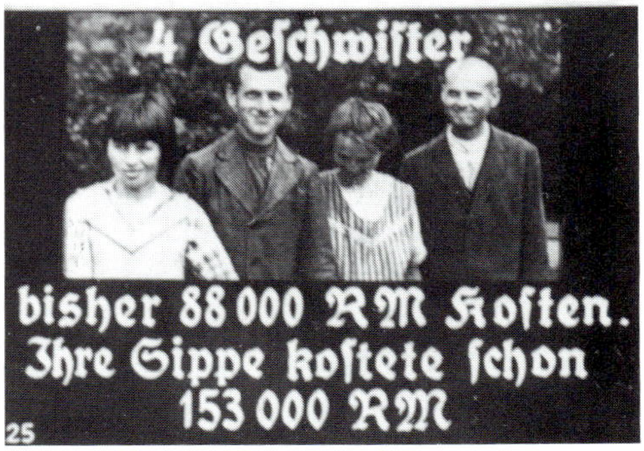
4 Geschwister
bisher 88 000 RM Kosten.
Ihre Sippe kostete schon
153 000 RM
25

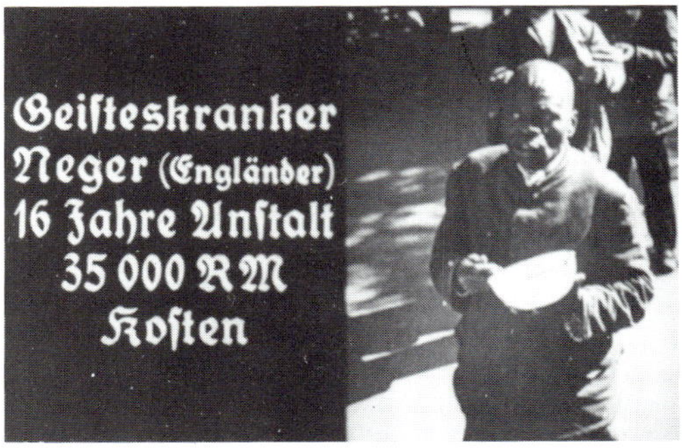
Geisteskranker
Neger (Engländer)
16 Jahre Anstalt
35 000 RM
Kosten

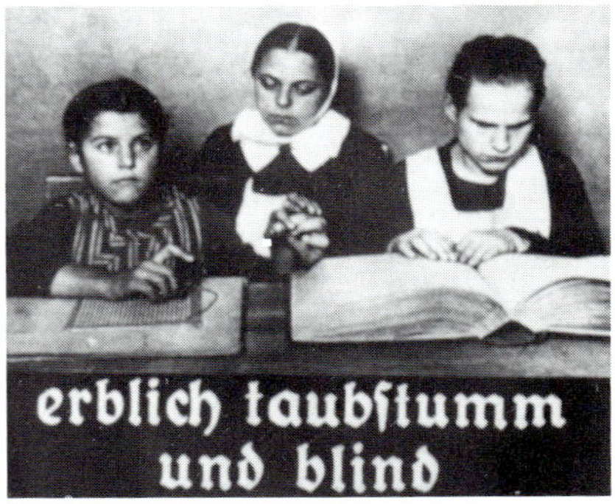

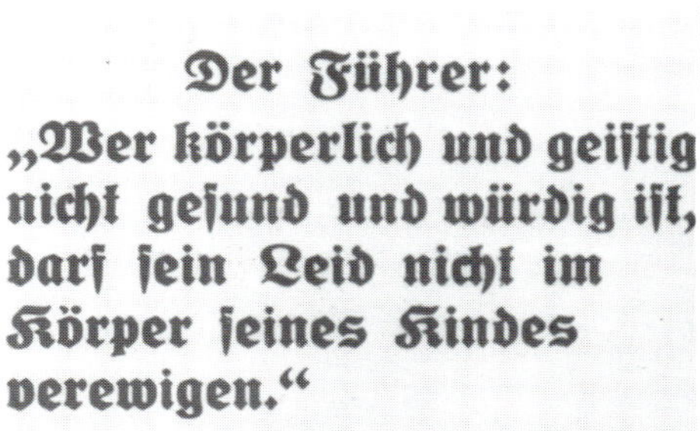

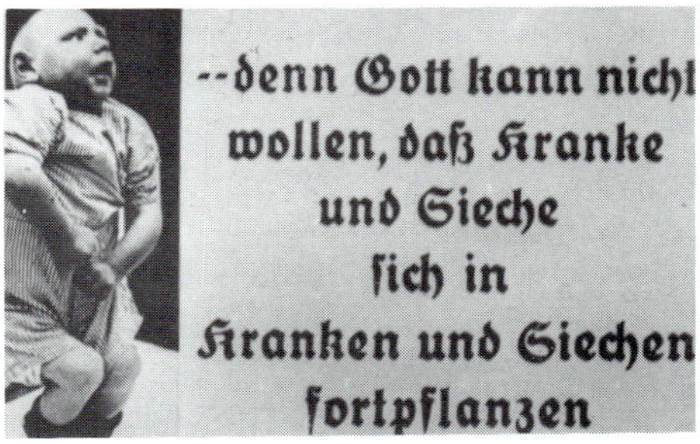
--denn Gott kann nicht
wollen, daß Kranke
und Sieche
sich in
Kranken und Siechen
fortpflanzen

Diese Bilder sind beim Schwesternunterricht im Evangelischen Krankenhaus benutzt worden, seit dieser 1936 den Diakonissen entzogen wurde. Sie wurden herausgegeben vom „Reichsausschuß für Volksgesundheitsdienst“ in Berlin.
Nach den Tötungsaktionen (70.000 Geisteskranke) sind sie seit1941 im Evangelischen Krankenhaus nicht mehr verwendet worden. Sie wurden archiviert

Ärzte ihre Praxen. Es sei "heutzutage eine Unmöglichkeit, mitten in der Stadt, in einer Gegend, wo täglich Hunderte von Volksgenossen zu den dort wohnenden Ärzten gehen, solche Juden-Ansammlungen zu ertragen. Wir bitten Sie daher, solches zu verhindern. Heil Hitler!"
In der zweiten Hälfte der zwanziger Jahre nahm die Zahl der Spezialärzte und der Spezialabteilungen an den Krankenhäusern rasch zu. Schon 1926 stellten sich die Pflichtkrankenkassen der Stadt Oldenburg auf diese Änderungen ein. Sie zahlten die Arzthonorare ihrer Mitglieder pauschaliert als Zusatz zum Pflegesatz an das Krankenhaus. Im Jahre 1926 kamen 55% aller Patienten im Evangelischen Krankenhaus von den Ärzten mit Spezialabteilungen, 1933 waren es 75%. Dabei wurden geschlossene Abteilungen erst in den Arztverträgen und in der Satzungs-Änderung von 1927 verankert. Im Vertrag mit Prof. Koennecke hieß es jetzt: "Ein weiterer Chirurg wird nicht zugelassen." Im gleichen Vertrag wurde Koennecke nicht mehr "Hausarzt", sondern "Leitender Arzt" des Evangelischen Krankenhauses genannt. Er selber nannte sich "Chirurg und Leitender Arzt". Außerdem hatte er Sitz und Stimme im Vorstand und im Verwaltungsrat. Meinungsverschiedenheiten sollten nach seinem Vertrag von drei Schiedsrichtern entschieden werden, von denen einer durch Koennecke und einer durch das Krankenhaus benannt wurde, während der dritte der jeweilige Landgerichts-Präsident war.

Koennecke führte inzwischen die Verhandlungen in der Arbeitsgemeinschaft der drei Oldenburger Krankenhäuser mit den Krankenkassen. Vorher taten das die Vorstands- oder Verwaltungsrats-Vorsitzenden. Als Koennecke sein Ziel erreicht hatte und die Einschränkung der freien Arztwahl in der Satzung verankert war, hielt er einen geschickten Vortrag zur Verteidigung derselben. Dabei hielt er die freie Arztwahl im Krankenhaus in Wirklichkeit für völlig überholt. Aber er wußte, wie populär sie war. Sie ist es heute noch. Keine Frage erhält in den Emnid-Umfragen soviele positive Antworten wie diese: "Würden Sie von Ihrem Arzt auch gerne im Krankenhaus mitbehandelt werden?"

Koennecke sagte 1928: "Der Grundgedanke der beschränkten freien Arztwahl aus der Entstehungszeit des Evangelischen Krankenhauses war richtig, als noch wenig Ärzte in Oldenburg praktizierten und diese das ganze ärztliche Gebiet beherrschten. Er kann heute nicht aufrechterhalten werden, weil jetzt fast 60 Ärzte in Oldenburg tätig sind und die Medizin einen Umfang erreicht hat, der es dem einzelnen Arzt unmöglich macht, auf allen Gebieten Meister zu sein. Aber während überall auf der Welt das Krankenhaus den draußen praktizierenden Ärzten verschlossen wird, erhielt sich das Evangelische Krankenhaus neben den geschlossenen Abteilungen für Innere Medizin, Chirurgie und Frauenheilkunde eine Offene Abteilung, die allen Oldenburger Ärzten zur Verfügung steht. Das Ideal, das seit langem von den Patienten und den frei praktizierenden Ärzten in aller Welt erstrebt wird, blieb den Ärzten Oldenburgs erhalten. Mit Neid können die Ärzte im Deutschen Reich auf ihre Oldenburger Kollegen sehen, die in enger Zusammenarbeit mit den Krankenhaus-Fachärzten das Schicksal ihrer Patienten persönlich verfolgen können. Und ihre Patienten wissen, daß sie bei uns nicht zu irgend jemandem kommen und auch nicht unter Wandprüchen aus der Bibel liegen, denn in eine Kirche kann man gehen, aber in ein Krankenhaus muß man gehen."

Hier wurde von Koennecke handfeste Politik gemacht. Er hielt diese Rede vor den Führungsgremien des Evangelischen Krankenhauses, denen er zwar angehörte, aber keineswegs als Vorsitzender. Der letzte Satz war ein Schlag in das Gesicht aller Vorstands- und Verwaltungratsmitglieder. Aber keiner widersprach Koennecke. Vier Jahre vor dem Wahlsieg der Nationalsozialisten im Freistaat Oldenburg und fünf Jahre vor der Machtergreifung Hitlers, ergriff Koennecke im Evangelischen Krankenhaus die Macht. Eigentlich überließ man sie ihm. So ausführlich die Protokollbücher damals waren: Man findet keinen Protest, keine Diskussion darüber. Wie hatten sich Pralle, Roth, Wilkens, Pleus und der Staatsminister Weber von der Gründergemeinde, oder Justizrat Lohse, Schatzmeister Eggerking und die Landespfarrer von der Inneren Mission sonst in den Gremien auseinandergesetzt! Jetzt hieß es immer öfter: Koennecke wird beauftragt, Koennecke wird übertragen. Diese Resignation ist schwer zu verstehen. Jedenfalls ist sie nicht sachlich begründet. Dem Krankenhaus ging es gut. Es mangelte auch nicht an Verwaltungs- und Wirtschaftsfachleuten in den Gremien seit dem Hinzukommen der Inneren Mission. Aber Koennecke, der frühe Nationalsozialist, wußte, was er wollte: Die Macht. Zuerst im Evangelischen Krankenhaus.

Es gab damals, als die Ärzte noch Halbgötter waren, auch das andere Extrem. Es gab den Arzt, der seine Abteilung für den Nabel der Welt hielt und diese Einstellung auch von allen anderen erwartete. Ein bezeichnendes Beispiel ist der seinerzeit führende deutsche Ohrenarzt Prof. Karl Wittmaack, der Verwaltungsmenschen für Halbidioten hielt. Er kam 1926 nach Hamburg-Eppendorf. Seine Forderungen an Krankenhausverwaltung und den Hamburger Senat, was die Ausstattung seiner Klinik anbelangte - es ging immer ums Geld - waren meist unerfüllbar. Mitten in der Weltwirtschaftskrise, als viele Krankenhäuser schließen mußten, bestand er auf einer Erweiterung seiner Ohrenklinik. Andererseits lehnte er jede Verwaltungsratssitzung als Zeitverschwendung ab. Dabei war er zur Teilnahme daran nach seinem Vertrag verpflichtet. Am Ende war er mit allen Institutionen so zerstritten, daß er Hamburg nach seiner Pensionierung nie wieder betrat, obwohl er fast hundert Jahre alt wurde.

Schließen wir das Kapitel über die Zeit, als die Ärzte noch Halbgötter waren, mit der letzten Nummer des "Oldenburger Ärzteblattes" vom 3. Dezember 1933. Zum Abschied schrieb der ehemalige Hausarzt des Evangelischen Krankenhauses Obermedizinalrat Dr. Barnstedt: "27 Jahre lang ist unser Oldenburger Ärzteblatt allmonatlich in jedes oldenburgische Arzthaus gewandert. Nun heißt es Abschied nehmen. Denn mit dem Ausgang des Jahres 1933 soll unser Blatt, höherem Befehle folgend, sein Dasein beschließen. Die letzte Nummer erscheint verspätet, weil der Beitrag unseres Kollegen Schmeden nicht fehlen sollte. Mancher wird vielleicht bedauern, daß das enge Band, das unser Blatt um die Oldenburger Ärzte geschlungen hat, nun fortfällt und wird sich fragen: Warum mußte das sein? Der Grund liegt natürlich in den innenpolitischen Maßnahmen, im Neuaufbau des Reiches und seiner Ärzteschaft. Prosit Neujahr!"

Ein Oldenburger Ärzteblatt ist nie wieder erschienen. An seiner Liquidierung hatte Prof. Koennecke mitgewirkt. Die wissenschaftlichen Abende der späteren "Medizinischen Gesellschaft" haben die jährliche bilanzierende Darstellung der Oldenburger Krankenhaus-Abteilungen nicht fortgesetzt.

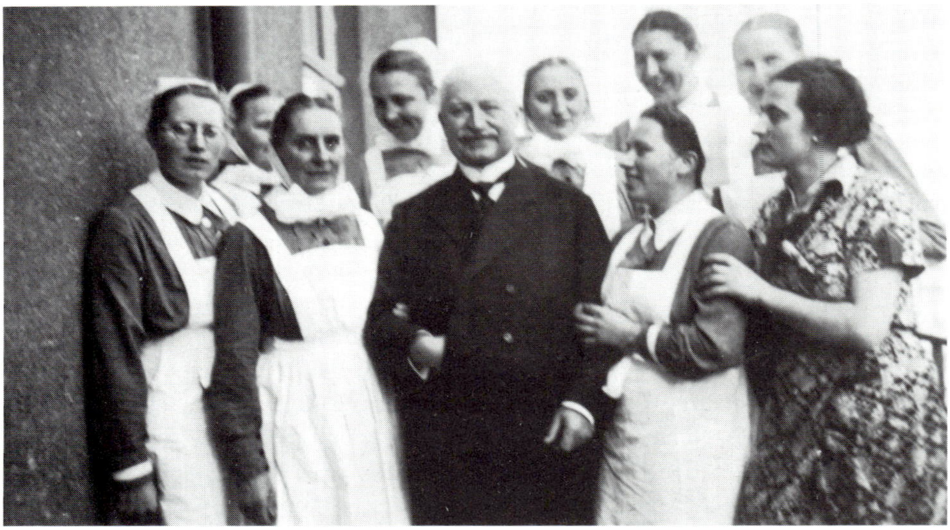

„Der alte Schmeden"
Beginn der dreißiger Jahre
im Kreise seiner Schwestern;
von 1887 - 1940
Hals-Nasen-Ohrenarzt am
Evangelischen Krankenhaus
Foto: Gebke Raben

Die Macht der Satzungen

Satzungen sind Machtinstrumente für die einen, für die andern sind sie notwendige Übel. Die meisten kennen sie gar nicht. Auch im Evangelischen Krankenhaus gab und gibt es Satzungsmuffel und leidenschaftliche Spieler mit ihren Paragraphen. So verdankte Pastor Ehlers seine Macht dem letzten Satz des § 7, den vor ihm noch keiner entdeckt hatte. Er lautete: "Der Verwaltungsrat kann im Zweifelsfalle darüber bestimmen, ob ein Gegenstand der Verwaltung seiner Beschlußfassung unterliegen soll oder nicht". Mit diesem Satz regierte Ehlers von 1938 bis 1955, wenn es ihm darauf ankam, auch gegen den Vorstand. Der Satz wurde erst 1923 wirksam, als auf Verlangen der Inneren Mission in die zweite Satzung des Evangelischen Krankenhauses ein Verwaltungsrats-Vorsitzender eingeführt wurde, und diesen Posten die Innere Mission erhielt. Auch als diese Koppelung in der Satzung von 1963 weggefallen war, blieb dieser Satz bestehen und ermöglichte es nun den Vertretern anderer Träger, dies auszunutzen.

Natürlich führt so etwas nur dann zu Konflikten, wenn sich mehr als eine starke Persönlichkeit in den Führungsgremien befindet, oder wenn Mißbrauch betrieben wird. Aber Satzungen sollen ja gerade Konfliktregelungen ermöglichen. Eine Verfassung, die mehreren Leuten die Richtlinien-Kompetenz in die Hand gibt, erzeugt Konflikte. Alle Satzungen seit 1923 enthalten zwischen Vorstand und Verwaltungsrat diese Konfliktmöglichkeit. Erst im 99. Lebensjahr des Evangelischen Krankenhauses hat eine neue Satzung dies glücklich beendet.

Die erste Satzung vom 14. August 1890 war die einfachste. Das Krankenhaus wurde regiert von fünfzehn Bürgern, die für vier Jahre gewählt waren, und die wiederum einen fünfköpfigen Vorstand wählten, der einen der fünf zum Vorsitzenden ernannte. Das war Pastor Pralle. Von den fünfzehn Bürgern mußten neun zur Kirchengemeinde Oldenburg gehören, sechs zum "Verein zur Erbauung eines Evangelischen Krankenhauses". Der Vorstand hatte die Gesamtverwaltung, konnte aber nicht den Rechnungsführer bestimmen. Das stand dem Verwaltungsrat zu. Und noch eines stand diesem zu: "Im Zweifelsfall steht dem Verwaltungsrat die Entscheidung darüber zu, ob ein Gegenstand der Verwaltung seiner Beschlußfassung unterliegen soll oder nicht." Da ist sie schon, die spätere Lex Ehlers, nur gab es in der ersten Satzung noch keinen Verwaltungsrats-Vorsitzenden.

Die zweite Satzung von 1923 hatte die Gründer des Evangelischen Krankenhauses, die

Kirchengemeinde Oldenburg, zur Bedeutungslosigkeit verurteilt. Pastor Pleus hatte weder den Vorsitz im Vorstand noch im Verwaltungsrat, noch hatte er Einfluß auf die Rechnungsführung. Seine Furcht vor einem finanziellen Zusammenbruch des Evangelischen Krankenhauses, trieb ihn 1923 in die Arme der Inneren Mission. Aber die Innere Mission brauchte keinen Pfennig in das Evangelische Krankenhaus zu stecken und konnte auch zum Neubau nichts beitragen. Den Hinrichsbau ermöglichten die Stifter Hinrichs und Timmermann, die der Kirchengemeinde Oldenburg nahestanden. Für sie saß der Schwager von Johann Hinrichs, Bunnemann im Verwaltungsrat, während der Veranlasser der Timmermann-Stiftung Medizinalrat Dr.Steenken Mitglied des Verwaltungsrates des Elisabethstifts war.

Verständlich, daß Pastor Pleus eine Revision der Satzung anstrebte. Wie im Jahre 1923 arbeitete er dabei mit dem Justizrat Lohse von der Inneren Mission zusammen. Am Ende hatte er ein Gleichgewicht im Vorstand errreicht, nicht aber im Verwaltungsrat. Die Verwaltung selbst wurde in das Evangelische Krankenhaus zurückverlegt. Pleus wurde wieder Vorsitzender des Vorstandes und blieb es bis 1932. Dann löste ihn der Staatsminister Weber ab. Den Vorsitz im Verwaltungsrat behielt die Innere Mission. Dazu sagte Justizrat Lohse in der gemeinsamen Sitzung von Verwaltungsrat und Vorstand am 3. August 1927: "Der Einfluß der Inneren Mission und der Gründergemeinde sollen erhalten werden, aber im Verwaltungsrat soll ein Überwiegen der Mitgliederzahl der Inneren Mission bestehen, damit das Anrecht auf Verwaltung gewahrt bleibt, daß die Innere Mission sich durch ihr Einspringen im Jahre 1923 und die dadurch möglich gewordene Erhaltung der Selbständigkeit und Freiheit des Evangelischen Krankenhauses erworben hat." Dieser Satz enthält wieder die Legende vom Konkurs und Rettung des Evangelischen Krankenhauses 1923. Wahr ist, daß die Gründergemeinde mit Pastor Pleus und Staatsminister Weber auf dem Höhepunkt der Inflation die Nerven verloren hatten. Wahr ist auch, daß die Innere Mission mit Lindemann, Lohse und Ehlers dem Evangelischen Krankenhaus wirtschaftlich versierte Verwaltungsfachleute stellten, wie sie die Kirchengemeinde nicht zur Verfügung hatte.

Das Tauziehen um den Vorsitz im Verwaltungsrat ging weiter. Weil Prof. Koennecke als Ärztlicher Leiter des Evangelischen Krankenhauses Sitz und Stimme im Vorstand und Verwaltungsrat hatte, rechnete die Gründergemeinde ihn zu den Ihren. Pastor Pleus, dessen letzte Amtshandlung seine Berufung war, glaubte daher, daß in Wirklichkeit doch Stimmengleichheit bestünde. Aber in Prof. Koennecke hatten sich alle getäuscht. Er trat aus der Kirche aus. Das führte zu einer Resignation der anderen Mitglieder in den Führungsgremien. Koennecke gab bei allen Entscheidungen den Ton an. Niemand widersprach ihm, als er eine weitere Vergrößerung des Evangelischen Krankenhauses verlangte. So entstand nach dem Hinrichsbau von 1928, der sich nördlich an den Willersflügel anschloß, der Koenneckebau von 1936, der zwischen Willers- und Hinrichsbau das Evangelische Krankenhaus nach Westen verlängerte.

Auch bei einer weiteren Satzungsänderung 1938 zeigte sich die Handschrift Koenneckes im §11: "Der Grundsatz der freien Arztwahl erleidet folgende Einschränkungen: Für die Spezialgebiete Chirurgie, Innere Medizin und Gynäkologie kann nur je ein Facharzt zugelassen werden". Damit war nun auch nach der Satzung das Evangelische Krankenhaus kein freies Beleg-Krankenhaus mehr. Abgesehen davon, daß Belegkrankenhäuser damals schon nicht mehr als fortschrittlich galten und es ihrer Qualifikation nach auch nicht mehr waren, konnten sich die neuen Chefärzte nun per Satzung die Konkurrenz vom Leibe halten.

In dieser Satzung von 1938 wurde wieder Gleichheit zwischen Gründergemeinde und Innerer Mission beschlossen. Aber nun war die Mitgliederzahl ungleich und Koennekke wurde das Zünglein an der Waage. Der Vorsitz blieb bei der Inneren Mission. Vorsitzender wurde Dr.Ehlers. Er wurde - damit hatte Koennecke nicht gerechnet - sein Gegenspieler. Ehlers verstand es nämlich meisterhaft, mit jenem Satz des Paragraphen 7 umzugehen. Somit saßen sie aufgrund dieser Satzung in der kommenden Existenzkrise des Evangelischen Krankenhauses wie zwei Skorpione in einer Flasche.

Nach dem zweiten Weltkrieg erhielt das Evangelische Krankenhaus mehrere starke Vorstandsvorsitzende als Gegengewicht zu Pastor Ehlers. Da dessen Kräfte langsam nachließen, war dies gut für das Evangelische Krankenhaus und brachte keine Konflikte. Im Jahr 1947 wurde der Jurist Dr. Michaelis von Seiten der Kirchengemeinde Oldenburg zunächst Stellvertreter und seit Mitte Mai 1950 Vorsitzender des Vorstandes. Michaelis war Vertreter der Paul-Stalling-Stiftung des Evangelischen Krankenhauses und hatte darüber hinaus Erfahrungen in der Leitung des Stalling-Verlages. Er schied Ende 1958 aus im Zorn über die Chefärzte. Diese Ereignisse werden im Kapitel "die unverträglichen Verträge" der Reifejahre beschrieben. Ihm folgte Landesrat Plagge, ein ausgewiesener Krankenhaus-Fachmann, der den Vorstand bis 1975 leitete. Er erkannte nicht nur die lebensbedrohlichen Schwächen des Evangelischen Krankenhauses, sondern er hatte ein Konzept, sie zu überwinden. Dazu gehörte eine Satzungsänderung.

Plagge gelang viel, aber die Änderung der Satzung gelang ihm nicht. Er hat dies als die größte Enttäuschung seiner Amtszeit empfunden. Er war sich klar, wie alle anderen auch, daß die Leitung des Evangelischen Krankenhauses auf viel zu viele Schultern verteilt war. Das Evangelische Krankenhaus war durch alle möglichen Hineinregierer manchmal handlungsunfähig. "Wir sind wie ein Schrebergarten-

Verein", hieß es im Vorstand, und es gab im Verwaltungsrat niemanden, der das bestritt. Aber ändern ließ es sich nicht, denn im entscheidenden Moment wollte niemand auf seinen Einfluß verzichten. So kam es in den siebziger Jahren zu einem jahrelangen Satzungsstreit. Er war nicht entschieden, als Landesrat Plagge 1975 den Vorstandsvorsitz an den Generalstaatsanwalt Friedrich Höse übergab. Ihm gelang es schließlich, eine moderne Satzung auf den Weg zu bringen, die unter seinem Nachfolger Pastor Hinrichs eingeführt wurde. Höse wurde 1986 als Staatssekretär in die Regierung nach Hannover berufen. Die neue Satzung trat 1989 in Kraft. Mit ihr beginnen die Meisterjahre des Evangelischen Krankenhauses, das jetzt von einem kaufmännischen und einem medizinischen Direktor regiert wird. Dieser Doppelkopf muß sich einem Aufsichtsrat gegenüber verantworten.

Beim Satzungsstreit ging es um diese Machtfrage: Sollen die Wirtschaftsfachleute und Juristen oder die Kirchenmänner das Sagen haben. Auf seinem ersten Höhepunkt 1975 kam es zu einer Vorentscheidung, als Hans Plagge aus dem Vorstand ausschied. Zur Wahl in den Vorstand wurde gewonnen der Vorstandsvorsitzende der Landessparkasse Dieter Schlecht. Bei der Wahl trat aber ein Gegenkandidat auf in Pastor Hinrichs. Er erhielt in offener Abstimmung eine Stimme mehr. Hinrichs war bisher für einen starken Verwaltungsrat eingetreten, dem er angehörte. Schlecht sollte im Vorstand den Bankdirektor Bergmann ersetzen. Es fehlte nun dem Vorstand an Wirtschaftsfachleuten. Im Jahre 1977 wurde noch einmal ein Versuch gemacht, den Vorstand zu stärken. Aber der Antrag auf Satzungsänderung wurde abgelehnt, weil ihn neben den Kirchenmännern auch die Ärzte ablehnten, die ebenfalls eine Wirtschaftsdiktatur des Vorstandes fürchteten. Schlecht und Höse konnten sich damals noch nicht durchsetzen. Zehn Jahre später, Pastor Hinrichs war inzwischen Vorstandsvorsitzender geworden, war die Zeit reif für die neue, zeitgemäße Satzung.

In vielen deutschen Krankenhäusern waren die Verläufe ähnlich. So wurde in den Städtischen Krankenhäusern München 1970 ein Departmentsystem eingeführt mit einer Krankenhausleitung aus dem Ärztlichen Direktor und dem Verwaltungsleiter sowie einer Krankenhaus-Konferenz. Die Münchner reformierten ihre Reform noch einmal 1988 und führten eine dreiköpfige Geschäftsführung ein, bestehend aus dem Ärztlichen Direktor, dem Verwaltungsdirektor und dem Pflegedirektor. Die Krankenhaus-Konferenz kann Beschlüsse fassen, an die die Geschäftsführer, die ihr selber angehören, gebunden sind.

Im Evangelischen Krankenhaus in Oldenburg brachte die neue Satzung von 1989 eine Kollegialleitung mit einem Medizinischen Direktor , dem neurologischen Chefarzt Dr. Sander und einem Kaufmännischen Direktor, dem Verwaltungsleiter Helmut Ehrhardt. Dieser Doppelkopf tagt mindestens wöchentlich und muß einstimmige

Beschlüsse fassen. Er ist einem Aufsichtsrat verantwortlich, der von seinem Vorsitzenden Pastor Hinrichs vierteljährlich, längstens halbjährlich, einberufen wird. Im Aufsichtsrat sind nach wie vor die drei Träger des Hauses mit je drei Mitgliedern vertreten. Eine monatliche Hauskonferenz dient der gegenseitigen Information und berät den Vorstand.

Das Evangelische Krankenhaus hat sich nach seinen langjährigen Erfahrungen mit schwachen, einander neutralisierenden Führungsgremien eine Satzung gegeben mit einem starken Vorstand. Der muß sich alle fünf Jahre zur Wahl stellen. Ist er nicht einig, kann der Aufsichtsrat jederzeit einen anderen Vorstand wählen.

Wir sind die Größten

Am 23. Januar 1925 gab Prof. Koennecke als Mitglied des Krankenhaus-Vorstandes die Anregung zur baulichen Vergrößerung des Evangelischen Krankenhauses. Das Geld könnte durch Anleihen aufgebracht werden, schlug er vor. Solche Ideen hatte der Chirurg, nicht etwa ein kaufmännisches Mitglied des Vorstandes. Im März 1925 wurde der Erweiterungsbau beschlossen. Ein Kredit von 200.000.- RM sollte über die Innere Mission besorgt werden. Der Landespfarrer der Inneren Mission Koch, gleichzeitig Verwaltungsrats-Vorsitzender, hatte das vorgeschlagen. Aber der Central-Ausschuß der Inneren Mission Deutschlands in Berlin lehnte das Gesuch ab mit der Begründung, viele andere Projekte rangierten noch vor dem Evangelischen Krankenhaus. Vergleicht man das Duisburger Haniel-Krankenhaus mit dem Oldenburger Evangelischen Krankenhaus, dann hatten beide bis 1925 fast gleiche Bettenzahlen. Die Zahl von Schwestern und Ärzten dagegen war in Duisburg immer geringer: 1925 gab es in Duisburg dreizehn, in Oldenburg dreißig Schwestern. Beide Krankenhäuser planten jetzt einen Erweiterungsbau.

Das Jahr 1926 zeigte, daß der Erweiterungsbau immer dringlicher wurde. Die Vorstandssitzung vom 7. Februar 1927 stellte fest, daß 80 Betten mehr hätten belegt sein können, wenn sie vorhanden gewesen wären. Wieder dachte der Vorstand über die Beschaffung einer Anleihe nach. Er verhandelte mit verschiedenen Banken. So kam es, daß der erste Kredit des Evangelischen Krankenhauses bei der Landessparkasse aufgenommen wurde. Sie verlangte dafür eine selbstschuldnerische Bürgschaft von der Kirchengemeinde Oldenburg. Aber das lehnte die Kirchengemeinde ab. Damit schien der Kredit hinfällig zu sein. Die Innere Mission hielt sich mit seiner Bürgschaft zurück.

Die Landessparkasse wollte nicht auf die selbstschuldnerische Bürgschaft verzichten. Sie begründete das damit, daß "wir ohne diese im äußersten Fall das Evangelische Krankenhaus verkaufen müßten. Das Odium darüber würden wir niemals übernehmen wollen". Offenbar war ein Krankenhaus kein normales Finanzobjekt. Es machte einen guten Eindruck, es unter seinen Kunden zu wissen, aber einen schlechten, es unter den Hammer bringen zu müssen. Schließlich schlug die Landessparkasse vor, das Evangelische Krankenhaus solle eine Hypothek von 100.000 RM auf die Hinrichsstiftung aufnehmen und eine Sicherheitshypothek von 125.000 RM auf den anderen krankenhauseigenen Besitz. Aber dabei hatte der Vorstand Pietätsbedenken. Konnte man geschenkte Ländereien zu einer Beleihung "mißbrauchen"?

Man entschied sich dafür mit folgender Begründung: "Sollte das Krankenhaus je einmal zu Falle kommen, so würden die Ländereien auf jeden Fall doch mit hineingezogen werden. Der Erweiterungsbau soll ja gerade ein Fallen des Hauses verhüten. Der Bau soll es vielmehr emporbringen." Prof. Koennecke schlug daraufhin für den Neubau den Namen "Johann Hinrichsbau" vor. So heißt er bis heute.

Die gute Belegung des Evangelischen Krankenhauses war nicht der einzige Grund für den Hinrichsbau. Nach den Protokollen der Vorstandssitzungen scheint es eher das optimistische, bestimmte Auftreten Prof. Koenneckes gewesen zu sein, das bei der Entscheidung für den Hinrichsbau den Ausschlag gab. Offensichtlich waren Vorstand und Verwaltungsrat und damit die Kirchengemeinde und die Innere Mission eher gegen den Neubau. Der eigentliche Grund war aber wohl noch ein anderer. Er ist in keinem der Protokolle zu finden, wohl aber in der Zeitung. Die "Nachrichten für Stadt und Land" scheuten sich nicht, ihn zu nennen bei der Einweihung des Hinrichsbaus am 2. Januar 1928: "Es war der große Plan der Stadt Oldenburg, auf den ihr durch Erbschaft vermachten Harms´schen Ländereien an der Alexanderstrasse eine umfassende Krankenanstalt zu errichten. Infolge der schlechten Finanzverhältnisse der Stadt konnte dieser Plan aber bisher nicht verwirklicht werden. Es wird vor der Hand wohl auch nicht daran gedacht werden können."

Der Hinrichsbau wurde im Norden an den Westflügel angebaut und verlängerte das ursprüngliche Hufeisen auf der Westseite. Das Hufeisen bestand im Süden aus dem ersten Bauabschnitt, dem Prallebau von 1893 und den Janssen- und Willersflügeln von 1894 und 1907. Zwischen den beiden Flügeln lag das Waschhaus. Der Hinrichsbau war 1928 fertig. Die Bettenzahl erhöhte sich damit von 130 auf 200, davon waren 70 für die erste und zweite Klasse bestimmt. Die Zimmer hatten zwei bis vier Betten. Der Altbau Pralles enthielt weiterhin den Verwaltungsraum neben dem Eingang und die Röntgenabteilung. Darüber lagen drei Operationssäle für die Frauen-, Augen- und Ohrenärzte, sowie die neue Entbindungsabteilung. Die Chirurgen zogen in den Hinrichsbau und bekamen dort die vierte Operationsabteilung. Im Hinrichsbau wurde auch eine Bäderabteilung und ein Labor eingerichtet. Der Architekt des Hinrichsbaus war der Bremer Diplom-Ingenieur Görig, der auch das Privathaus von Fräulein Dr.Jungermann in der Ratsherr-Schulzestraße baute.

Der Hinrichsbau genügte Koennecke nicht. Er ließ nicht locker, sondern forderte einen weiteren Neubau. Dies war drei Tage nach Beginn der Weltwirtschaftskrise, als die Arbeitslosenzahlen schon hoch waren und die Patientenzahlen in den Krankenhäusern zurückgingen, als die Liegezeiten ausgedehnt wurden und die Krankenkassen zum ersten Mal von einem Bettenberg sprachen. Kurz zuvor waren die ersten Konkurse von Krankenhäusern gemeldet worden. Da erklärte Koennecke am Montag nach dem Schwarzen Freitag der New Yorker Börse in einer längeren Rede am 28. Oktober 1929 vor dem Verwaltungsrat: "Ich möchte Ihnen verständlich machen, warum ich an der Notwendigkeit eines Erweiterungsbaus keinerlei Zweifel habe. Als wir vor fünf Jahren an die Vergrößerung des Krankenhauses gingen, planten wir einen Neubau von 80-100 Betten. Die Pläne waren fix und fertig. Der Bau scheiterte daran, daß die nötigen 400.000 RM nicht zu beschaffen waren. Es gelang, wenigstens die Hälfte zu bekommen, mit der 1927 der Hinrichsbau errichtet wurde. Wenn wir bedenken, daß wir heute in Deutschland eine Steigerung der Krankenhausbetten und der Krankenhaus-Patienten von mehr als 100% gegenüber der Vorkriegszeit haben und daß diese Steigerung in Oldenburg bisher bei weitem geringer war, aber jedenfalls im Evangelischen Krankenhaus deutlich größer ausfiel, als in den beiden anderen Krankenhäusern, dann müssen wir diesen Weg fortsetzen, bis wir die Größten sind."

Und dann fuhr Koennecke fort: "Meine Herren, ich darf es in diesem Kreise ruhig aussprechen, daß nach unparteiischem Urteil das Evangelische Krankenhaus heute schon das besteingerichtetste und modernste Krankenhaus in Oldenburg ist. Bitte erzählen Sie das aber nicht weiter, denn der Neid ist auch hier die Wurzel allen Übels. Aus dem Jahresbericht über das Jahr 1928, der Ihnen Anfang dieses Jahres vorgelegen hat, ersehen Sie, daß wir 1928 dreitausend Kranke mit 57.000 Verpflegungstagen hatten. Das Peter-Hospital mit seinen 250 Betten hatte nur wenig mehr als die Hälfte unserer Krankenzahl. Und während ferner in unserer Bäderabteilung im ersten Halbjahr 1928 insgesamt 4.746 Behandlungen stattfanden, ist diese Zahl im ersten Halbjahr 1929 auf 6.181, also um 30% gestiegen. Die Diathermie-Behandlungen vermehrten sich ebenfalls um 30%, die Röntgenaufnahmen und Bestrahlungen um 13%. Da wir inzwischen in diesem Sommer eine neue Röntgenmaschine bekommen haben, die der der anderen Krankenhäuser überlegen ist, können wir auch hier mit weiterem Zuwachs rechnen. Diese letzten Zahlen sind finanzpolitisch wichtig, denn hier können wir verdienen, ohne das unsere Ausgaben steigen. Dennoch ist aber die Produktivität jedes Betriebes von der Bettenzahl abhängig. Sie gilt es weiter zu erhöhen."

Nun spielte Koennecke noch einmal die evangelische Karte aus: "Das wachsende Ansehen und die Beliebtheit des Evangelischen Krankenhauses legt uns auch Pflichten auf. Wie oft haben wir von Ärzten hören müssen: Im Pius-Hospital finden wir immer Platz für unsere Patienten, warum nicht hier? Und trotzdem baut jetzt das Pius-Hospital, weil das katholische Geld billig ist und immer da für Prestige-Zwecke. Wenn wir weiter Kranke zum Pius-Hospital abdrängen, so würde dieses Bollwerk des Katholizismus in Oldenburg am Ende die Vorherrschaft gewinnen. In maßgebenden protestantischen Kreisen wird die Bedeutung von Krankenhäusern viel zu gering eingeschätzt. Im Gegensatz dazu weiß die katholische Propaganda nur zu gut, daß Krankenhäuser ihre stärksten Werbemittel sind."

Koennecke kommt jetzt auf den Konkurrenten Peter-Hospital zu sprechen: "Man könnte sagen: Ja, aber das staatliche Peter-Hospital ist doch im Grunde evangelisch eingestellt und hat Platz genug. Die Kranken können ja dahin gehen. Sie denken nicht daran! Das große Peter erfreut sich bei Kranken und Ärzten eben keiner großen Beliebtheit. Es wäre auch ein Trugschluß zu glauben, daß der Unterschied darin seine Ursache hätte, daß hier die freie Arztwahl besteht und im staatlichen Hospital nicht. Die Sache liegt anders. Im Peter-Hospital gibt es eine Chirurgische und eine Innere Abteilung. Schluß. Und die Frauenkrankheiten? Die Augenkranken? Die Hals-Nasen- und Ohrenkranken? Wohin sollen die?

Im ersten Halbjahr 1929 hatten wir 1374 Patienten von Fachärzten und nur etwa 320 Patienten von praktischen Ärzten, also 23%! Im Jahre 1928 waren 52% unserer Kranken aus der Stadt Oldenburg und 48%, also ungefähr die Hälfte, von auswärts. Bei diesen auswärtigen Kranken kann man den einweisenden Ärzten wirklich kein persönliches, materielles Interesse unterschieben. Sobald aber in der Landeshauptstadt Oldenburg nicht mehr hinreichende Möglichkeit gegeben ist, Kranken klinische Spezialbehandlung angedeihen zu lassen, könnte ein öffentlicher Skandal die Folge sein, der zur Schaffung der notwendigen Einrichtungen im staatlichen Krankenhaus zwänge. Werden aber im Peter eine Reihe von Spezialabteilungen mit angestellten Chefärzten geschaffen, so wäre das eine Katastrophe für das Finanzministerium. Nicht nur die Stadt Oldenburg hat deshalb allen Grund, den beiden caritativen Krankenhäusern dankbar zu sein, daß sie Stadt und Staat recht kostspielige Soziallasten abnehmen."

Wer wäre nicht gerne Zuhörer gewesen bei dieser Rede Koenneckes vor den kirchliche Trägern des Evangelischen Krankenhauses? Hat er sie richtig eingeschätzt? Jedenfalls gab es keine Diskussion. Beeindruckt waren sie offensichtlich von einem Brief des Kirchenrats in Ofen. Die Mitglieder des Vorstands und des Verwaltungsrats stimmten sofort der dort vorgetragenen Bitte zu, obwohl sie 1928 beschlossen hatten, die Zulassung von Belegärzten auf die Kirchengemeinde Oldenburg zu beschränken. Trotzdem wurde nun der katholische Arzt Dr.Hoffmann Belegarzt des Evangelischen Krankenhauses und blieb es fast zwei Jahrzehnte lang. Es wäre schön, wenn man sagen könnte, dies sei der erste Schritt gewesen zu einem gemeinsamen, christlichen, ökumenischen Krankenhaus in Oldenburg. Aber so war es damals nicht gemeint.

Kirchenrat zu Ofen.

In der hiesigen Gemeinde hat sich 1926 ein Kathol. Arzt Dr. med. Hoffmann niedergelassen, dessen Praxis fast die ganze Gemeinde umfaßt. Bei schweren Erkrankungen bringt Herr Dr. H. seine Patienten stets ins Stiftshospital unter dem Vorwand, er dürfe sie im Ev. Krankenhause nicht weiter behandeln. Das hat in der fast ganz evangel. Einwohnerschaft große Unzufriedenheit erregt und ist schon wiederholt in Kirchenrats- und Gemeinderatssitzungen zur Sprache gebracht worden.
In der heutigen Sitzung hat nun der Kirchenrat beschlossen, beim Vorstand des Ev. Krankenhauses den Antrag auf Zulassung des Herrn Dr. H. zur Behandlung seiner Kranken zu stellen, und bittet diesen Antrag unter den obwaltenden Umständen zu genehmigen.

Namens des Kirchenrats:
Brückmann, Pfarrer

Zunächst wurde aus den Plänen Koenneckes nichts. Der Schock der Weltwirtschaftskrise ließ alle Aktivitäten erlahmen. Aber bereits nach einem Jahr, mitten in der Deflationsphase unter dem Reichskanzler Brüning, stockte das Evangelische Krankenhaus den Prallebau auf, ebenso den Janssenflügel. Dadurch stieg die Bettenzahl auf 208. Das Geld kam wieder von der Landessparkasse. Im Jahresbericht von 1930 steht, die Aufstockung habe Schulden verursacht und sei ein Opfer gewesen. 470.000 RM Einnahmen standen 643.000 RM Ausgaben gegenüber. Der Architekt Görig hatte seine Honorare für den Hinrichsbau von 1927 von 21.330 RM noch nicht erhalten, da war der nächste Bauabschnitt schon fertig. Das Säuglingszimmer wurde auf Kosten von Dr. Lueken gebaut. Die aufgewendeten 3.000 RM wollte das Krankenhaus in drei Jahren zurückzahlen.

Der Aufstockung des alten Prallebaus fiel übrigens der gelbe Außen-Stein zum Opfer, der bis dahin an die Berliner Diakonissen-Anstalt Bethanien erinnert hatte. Koennekke sagte dazu; "Unsere Außenansicht wurde vereinheitlicht, alte überlebte Verzierungen sind endlich beseitigt durch einen modernen Terranova-Putz." Trotzdem kann man heute noch das zweistöckige Ur-Krankenhaus durch diese Verkleidungen hindurch erkennen. Im Inneren ist sogar noch das schmiedeeiserne Treppengeländer zu sehen, dort, wo sich der alte Eingang befand. Festlich eingeweiht wurde die Aufstockung wegen der Weltwirtschaftskrise nicht. Nur die Diakonissen erhielten zur Feier des Tages die Zusage, daß das Krankenhaus für sie künftig die Kosten für Schuheinlagen und Brillen übernehmen wolle.

Im folgenden Jahr 1931 mußten die Pflegesätze um 10%, 1932 um 12% herabgesetzt werden. Harte Sparmaßnahmen waren zwingend. Vier Schwestern und fünf Hilfskräfte wurden entlassen. Auch das Stationsgeld der Diakonissen wurde herabgesetzt. Heizung und Beleuchtung mußten eingeschränkt werden, sogar das Kramermarktsgeld wurde vermindert. Wegen unbezahlter Baurechnungen mußte ein Kredit aufgenommen werden. Zum ersten Mal kam dieses Geld von der Inneren Mission. Das Krankenhaus bot eine Entbindungspauschale an, wenn der Aufenthalt 10 Tage nicht überschritt. Die Zahle der Patienten und die Belegung der Betten verringerte sich zum ersten Mal. Im Jahre 1932 konnte der Pächter Frels auf dem von Hinrichs gestifteten Hof die Pacht nicht mehr bezahlen und lieferte dafür Milch an das Evangelische Krankenhaus.

Nur Koennecke verlor nie den Mut: "Wir werden als Sieger aus der Krise hervorgehen." Zunächst stimmte das für seine Partei, die war inzwischen die größte geworden. Schon 1932 übernahmen die Nationalsozialisten die Macht in Oldenburg. Koenneckes Pläne für einen vierstöckigen Anbau nach Westen an der Nahtstelle zwischen Willersflügel und Hinrichsbau waren fertig. Es ist unglaublich, aber Koennecke hatte Recht. Die Patientenzahlen stiegen bereits wieder, ebenso wie die Belegung der Betten. Endlich wurde 1935 wieder ein Überschuß erwirtschaftet. Als der Koennekkebau 1936 fertig war, hatte das Evangelische Krankenhaus 280 Betten und war tatsächlich größer als die beiden anderen Oldenburger Krankenhäuser.

Die Zeitungen zitierten am 23. November 1936 Koenneckes Worte bei der Einweihung: "Die gewaltige Belebung des Arbeitsmarktes, besonders des Baumarktes und damit auch diesen Neubau verdanken wir Adolf Hitler und dem Neuen Deutschland. Ihm gilt unser Dank für dieses Krankenhaus und unser dreifaches Siegheil!"
Spätestens seit der Vergrößerung durch den Koenneckebau 1936 merkte das Evangelische Krankenhaus, oder besser gesagt, sein Verwaltungsleiter, daß das Zahlenwerk nicht nur aus einer Einnahme- und Ausgaberechnung bestehen konnte. Die Grundstücke und Bauten hatten ihren Wert, aber keiner kannte die Zahlen, eine Bilanz gab es noch nicht. Dr. Ehlers nahm 1938 an einer Sitzung des Gesamtverbandes der Krankenhäuser teil. Von diesem Zeitpunkt an wurde im Evangelischen Krankenhaus das Rechnungswesen modernisiert. Zum 1.Juli 1939 stand die erste Bilanz mit Gewinn- und Verlustrechnung, entwickelt aus der Einnahme- und Ausgaberechnung und ausführlicher Begründung jeder Bilanzposition. Der Wirtschaftsprüfer Rapp aus Stuttgart - Spezialist für Krankenhaus-Rechnungswesen - legte auch eine Selbstkostenrechnung vor, die es dann dem Krankenhaus möglich machte, den bald vom Militär beschlagnahmten Teil abzurechnen. Außerdem verlangte das Finanzamt zur Befreiung von der Gewerbe- und Körperschaftssteuer ein kaufmännisches Rechnungswesen, denn die Kameralistik reichte hierfür nicht mehr aus. Auch eine Satzung wurde

erforderlich, aus der hervorging, daß der Zweck der Stiftung nicht auf einen wirtschaftlichen Geschäftsbetrieb gerichtet sei.

Die erste Bilanz des Evangelischen Krankenhauses vom 31. Dezember 1939 hatte eine Bilanzsumme von 1,8 Millionen Reichsmark. Langfristige Schulden bestanden in Höhe von 260.000 RM. Der Überschuß von 26.500 RM wurde so erklärt: "Die Bewirtschaftung von Lebensmitteln, gerade der teuren wie Fleisch und Fett, führte zu Ersparnissen." Die Buchführung selbst lag seit 1934 in den Händen von Fräulein Goertz, die Nachfolgerin von Fräulein Wegener geworden war.

Koenneckes Parole: Wir sind die Größten! spornte natürlich auch die anderen beiden Abteilungen an, sich zu vergrößern. Wahr an Koenneckes Parole war nämlich nur, daß er mit seiner Chirurgischen Abteilung der Größte war. Der Funke dieses Größenwahns - so sahen es die beiden anderen Oldenburger Krankenhäuser - sprang nun auf Dr. Lueken über, dem Leitenden Arzt der geburtshilflich-gynäkologischen Abteilung des Evangelischen Krankenhauses. Dr. Lueken holte sich zum 1. Oktober 1935 den Frauenarzt Dr. Steenken vom Urban-Krankenhaus in Berlin, vor allem, um die Geburtshilfe auszubauen und die vaginalen Operationen aufzubauen. Dr. Steenken erhielt ein Monatsgehalt von 300.- RM, das war doppelt soviel wie eine Hebamme. Allerdings zahlte ihm Dr. Lueken die Differenz bis zum tariflich vorgeschriebenen Gehalt und sicherte ihm beim Ausscheiden seine Nachfolge zu. Noch zehn Jahre vorher wurde Geburtshilfe fast nur in der Oldenburger Frauenklinik an der Kanalstraße gemacht, oder durch die dort ausgebildeten Hebammen zu Hause. Nur ein Kind kam 1922 und 1923 im Evangelischen Krankenhaus zur Welt, und das durch Kaiserschnitt, 1925 waren es vier Kaiserschnittkinder. Zur ersten Normalgeburt kam es am 13. Mai 1929.

Nun stellte Dr. Lueken an das Gesundheitsamt und an die Staatsregierung einen Antrag auf Zulassung einer Krankenhaus-Hebamme. Bisher bestand am Evangelischen Krankenhaus so etwas wie freie Hebammenwahl. Gegen diesen Plan wandten sich die freien Hebammen in Oldenburg und auch die Staatsregierung. Beide rechneten dem Evangelischen Krankenhaus vor, daß im Jahre 1935 die 11 Oldenburger Hebammen 994 Geburten geleitete hätten, die Landesfrauenklinik 1095, das Evangelische Krankenhaus 206 und das Pius-Hospital 170. Das hieße, das schon jetzt fast 68% aller Geburten in Oldenburg im Krankenhaus stattfänden. Der Staatsminister des Inneren redete Klartext: "Der Reichsminister des Inneren legt zur Hebung des Familiengedankens Wert auf Hausentbindungen und Abwanderung der Gebärenden aus den Entbindungsanstalten in seinem Runderlaß vom 6. September 1934. Die Zulassung einer Hebamme für das Evangelische Krankenhaus würde diesem Runderlaß widersprechen."

Der Staatsminister wurde noch deutlicher und kam auf den springenden Punkt, das Geld: "Im übrigen ist das Evangelische Krankenhaus an der Konzessionierung einer Anstaltshebamme interessiert, weil die Zulassung einer Hebamme es dem Krankenhaus ermöglichen würde, die Kosten für den einzelnen Entbindungsfall herunterzusetzen. Bei Aufnahme einer Wöchnerin in der III. Klasse muß die Wöchnerin an Hebammenkosten für die Entbindung im Evangelischen Krankenhaus allein rund 35.- RM zahlen. Würde das Haus eine Anstaltshebamme haben und diese nach der Gruppe V bezw. VI des oldenburgischen Angestelltentarifs bezahlt werden, so könnte das Evangelische Krankenhaus bei rund 200 Entbindungsfällen im Jahr seine Verpflegungssätze für Wöchnerinnen dem Verpflegungssatz der Landesfrauenklinik anpassen. Die Landesfrauenklinik berechnet für die Tätigkeit einer Anstaltshebamme bei der Geburt 10.- RM. Die Folge würde sein, daß die Belegung der Entbindungsabteilung im Evangelischen Krankenhaus zu Lasten der staatlichen Landesfrauenklinik zunimmt."

Die staatliche Landesfrauenklinik an der Kanalstraße war natürlich der Augapfel der Regierung. Sie war die Nachfolgerin der Großherzoglichen Hebammenlehranstalt, die 1902 gegründet wurde, deren Vorläufer aber schon in das 18. Jahrhundert zurückreichen. Während nun das Evangelische Krankenhaus neben seiner Gynäkologie sich eine Geburtshilfe aufbauen wollte, war es bei der Landesfrauenklinik umgekehrt. Ihr Chefarzt Dr. Willers hatte bisher gynäkologische Operationen im Evangelischen Krankenhaus vorgenommen. Die Staatsregierung lehnte also die Konzession für eine Krankenhaus-Hebamme ab. Prof. Koennecke schaltete sich ein und nach langen Verhandlungen stimmte die Regierung unter der Voraussetzung einer Begrenzung der geburtshilflichen Bettenzahl von 16 auf 10 zu. Genau das aber wollte Dr. Lueken nicht. Er wollte ja seine Abteilung vergrößern.
Inzwischen hatten sich die freien Hebammen Verstärkung aus Berlin geholt. Die Reichs-Hebamme Nanna Conti, Ehefrau des Reichs-Ärzteführers, schrieb persönlich einen Brief, ja, sie kam sogar nach Oldenburg. Frau Conti lehnte Krankenhaus-Hebammen in Oldenburg überhaupt ab und forderte, daß in allen Oldenburger Krankenhäusern die freien Hebammen "bei Entbindungen, die sie einlieferten, auch selber bis zum Schluß Hilfe leisten sollten". Die Frage ihrer Bezahlung sei in Güte zu regeln.

Nun sollte man denken, das Evangelische Krankenhaus hätte aufgegeben. Keineswegs. Mit Hilfe von Dr. Steenken holte man eine gut ausgebildete Hebamme aus Berlin vom Kaiser-Friedrich-Haus. Schwester Luise Aye wurde unter dem Titel einer Säuglingsschwester am l. Januar 1936 eingestellt. Das blieb in Oldenburg nicht verborgen, und schon nach wenigen Tagen kam eine Anfrage des Gesundheitsamtes. Dr. Lueken antwortete, es stimme, daß die Hebamme Luise Aye als Säuglingsschwester eingestellt sei, aber sie leite keine Geburten. Das täten allein die Ärzte. Die erste Geburt, an der Luise Aye beteiligt war, erfolgte dann auch nicht im Evangelischen Krankenhaus, sondern im Schloß zu Rastede, wohin sie Dr. Lueken mitnahm, zur sechsten Entbindung der Erbgroßherzogin. Dort übernahm sie dann auch die Wochen- und Säuglingspflege. Die erste Krankenhaus-Hebamme beendete ihre Tätigkeit bereits am 1. Juli 1936. Jetzt bildeten Dr. Lueken und Dr. Steenken selber eine Hebamme aus. Es war das Kindermädchen der Familie Koennecke. Johanne Jacobs blieb dem Evangelischen Krankenhaus 35 Jahre treu.

Von der ersten, noch illegalen Hebamme Luise Aye hat sich ein Brief erhalten, den sie am 13. Mai 1936 an ihre Berliner Oberin Zerwer schrieb. Sie scheint übrigens gar nicht gewußt zu haben, was für einen Wirbel ihre Person ausgelöst hatte. Sie selber beklagte sich vor allem über das Oldenburger Wasser. Durch zu vieles Waschen habe sie Ekzeme bekommen. Dies gab sie als Kündigungsgrund an. In ihrem Brief beschrieb sie ihre Tätigkeit, woraus zu entnehmen ist, daß sie durchaus Geburtshilfe betrieb:

"Das Evangelische Krankenhaus gehört der Inneren Mission und ist besetzt mit Diakonissen der Elisabeth-Stiftung. Ungefähr 300 Betten hat das Haus. Oberschwester Anni und Prof. Konnicke (Chirurg) leiten die Anstalt. 45 Ärzte aus der Stadt können ihre Patienten dort hinlegen und behandeln. Chirurgisch und gynäkologisch wirken allerdings nur Prof. Konnicke und Dr. Lucken. Dr. Steenken macht die Geburtshilfe. Seit dem 1. Januar sind 115 Kinder zur Welt gekommen, 10 Kaiserschnitte, etliche Zangen, Steißlagen, Zwillings- und eine Sonntags-Drillingsgeburt. Es hat ein Segen auf uns geruht. 12 bis 14 Betten haben wir auf der Wochenabteilung immer belegt. Der Kreißsaal ist klein, aber sehr nett. Ich konnte alles nach meinem Wunsch einrichten. Bisher war ohne Handschuhe entbunden worden. Dagegen habe ich mich aber gleich gewehrt. Das Kinderzimmer ist auch klein, vielleicht für vier Säuglinge, aber hier stehen sie alle drin, manchmal fünfzehn, mehrere in einem "Himmelsstubenwagen" mit rosa oder blauen Steppdecken in Reih und Glied, Kopf bei Fuß. In Berlin wäre so etwas undenkbar. Aber dort würden die schlimmsten Sachen passieren, trotz geschulter Schwestern. Hier passiert nichts."

Wie es im Evangelischen Krankenhaus während der Besuchszeiten zuging, beschrieb Schwester Luise so: "Besuchszeit ist zweimal am Tag, von 11 bis 12 und von 3 bis 5. Man bringt Kind und Kegel und auch Hunde mit. Man darf das alles, und auch das noch: Die Neugeborenen müssen dann bei den Müttern stehen! Ich bekam Zustände über solche Zustände! Ich betone natürlich immer wieder, wie verkehrt und gefährlich so etwas ist, aber der Dr. Lucken meint, das mache nichts. Na ja, er hat ja die Verantwortung! Man ist in Berlin zu gut erzogen. Ich sehe immer zu, daß ich nichts sehe in der Besuchszeit: Dies Getriebe, dies Gewoge und alles muß über unseren Flur und unsere Treppe, Omas, kranke Tanten, Geschwister, Haustiere. Das Publikum ist auch ein ganz anderes als in Berlin. Wer hier zweiter liegt, ist in Berlin dritter oder vierter Klasse."

Am Ende beklagte die Berlinerin den Speck, die dicken Diakonissen und das scheußliche Schloß. "Überhaupt ist Oldenburg eine kleine langweilige Stadt, jetzt allerdings niedlich im Frühlingsschmuck. Alles fährt Rad. Besonders hübsche Häuser gibts hier nicht, das wundert mich, weil Oldenburg Residenzstadt war. Das Schloß ist scheußlich, der Schloßgarten so groß wie unser Luisenplatz. Herzliche Grüße."

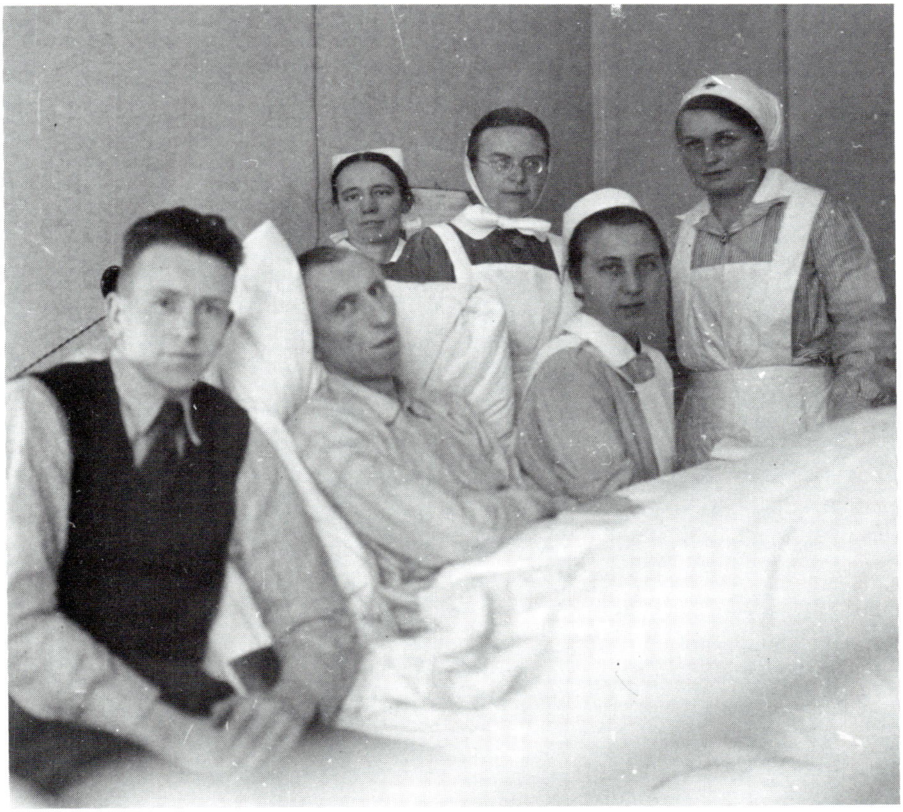

Der beliebte Volksschauspieler
Fritz Hoopts
1937 am Tage nach seiner Operation
durch Prof. Koennecke

Foto: Gebke Raben

Schließt Rathäuser statt Krankenhäuser

1927 entstand der erste schriftliche Chefarztvertrag des Evangelischen Krankenhauses mit Prof. Koennecke. Da war er schon vier Jahre tätig. Der Vertrag zeichnete sich durch Knappheit aus. Zur Frage der Kündigung hieß es: "Die Kündigung ist beiderseits ausgeschlossen". Es konnte nur aus wichtigem Grunde der Vertrag aufgelöst werden, zum Beispiel bei Überschreitung der Altersgrenze von 65 Jahren, oder falls es eine wesentliche Einschränkung des Krankenhaus-Betriebes geben sollte. Wörtlich hieß es zu seiner Tätigkeit: "Ein weiterer Chirurg wird vom Krankenhaus nicht zugelassen". Der Leitende Arzt hatte im Vorstand und im Verwaltungsrat Sitz und Stimme. Er war Vorgesetzter der Schwestern und des übrigen Pflegepersonals. Sein Gehalt betrug 1.200.- RM jährlich, bei freiem Liquidationsrecht in allen Klassen. Dabei hatte er den caritativen Charakter des Hauses zu berücksichtigen. Prof. Koennecke hatte nach kurzer Zeit die Zügel des Evangelischen Krankenhauses in der Hand. Auf sein Drängen hin entstand der Hinrichsbau, der zu einer Kapazitätserweiterung auf 200 Betten geführt hatte. Vor der Weltwirtschaftskrise wurden überall die Krankenhäuser vergrößert. Danach änderte sich das völlig.

Ende 1929 legte Prof. Koennecke dem Verwaltungsrat ein Gutachten über die Notwendigkeit eines weiteren Neubaus vor. Ungeachtet der Weltwirtschaftskrise sah er für das Evangelische Krankenhaus diesen Weg: "Es war vorauszusehen, daß die vorhandene Bettenzahl nicht genügt. Nicht nur in Deutschland, nein, in der ganzen zivilisierten Welt steigt der Bedarf an Krankenhausbetten. Der Grund dafür liegt in der Einstellung der Bevölkerung. Früher hatte man eine abergläubische Scheu vor dem Krankenhaus, in das man mit dem Gedanken ging, nicht lebendig wieder herauszukommen. Man ließ sich nur überreden, wenn es auf Leben und Tod ging. Heute weiß man, daß nirgends so günstige Heilbedingungen bestehen, wie in einem guten Krankenhaus. Einige Zahlen werden mehr sagen als Worte. Nach der amtlichen Reichsstatistik hat sich in Deutschland die Zahl der Krankenhäuser von 1913 bis 1926 um 25% vermehrt, die Zahl der Betten um 71% und die Zahl der Patienten um 79%. Diese Entwicklung ist auch in Oldenburg nicht aufzuhalten. In Oldenburg hatte 1923 das Peter-Hospital 230 Betten, das Pius-Hospital 130 Betten und das Evangelische Krankenhaus 112 Betten. Im Jahre 1929 hat das Peter-Hospital 250 Betten, das Pius-Hospital 150 Betten und das Evangelische Krankenhaus 200 Betten. Die Zahl der Krankenhausbetten ist also in Oldenburg nur von 472 auf 600, also um 28% gestiegen, blieb also erheblich unter dem Reichsdurchschnitt. Die Zahlen zeigen aber auch, daß das Evangelische Krankenhaus bei dieser Zunahme die Führung übernommen hat."

Auch der Jahresbericht für 1929, Anfang 1930 vorgelegt, als die Wirtschaft schon in die Krisenzeit kam, klang optimistisch. Er konstatierte gute Belegung bis Überbelegung. Im einzelnen hieß es: "Im Jahre 1929 mußte es in erster Linie das Bestreben des Vorstandes sein, die Restschulden aus dem Vorjahre zu tilgen. Das ist über Erwarten gut gelungen. Im Frühjahr wurde angeregt, die Verpflegung der ersten Klasse abwechslungsreicher zu gestalten und zu verfeinern. Durch vorübergehende Einstellung des früheren Hofmundkochs des Großherzogs Müller suchte man diesen Wünschen gerecht zu werden".

Die Einstellung des Hofmundkochs war eine Reaktion auf die schlechte Belegung der ersten Klasse. Das Krankenhaus reagierte schnell auf diese wichtige Verschlechterung, denn aus der ersten Klasse konnte das Gesamtergebnis am besten beeinflußt werden. Nach 1924 war die erste Klasse mit 13,5% an den Pflegetagen beteiligt, 1929 waren es nur noch 7,4%.

In der Verwaltungsratssitzung vom 28. November 1929 wurde auf Wunsch Koenneckes erneut eine Vergrößerung der Bettenzahl beschlossen. Dagegen bestanden Bedenken, denn es war bekannt, daß im Peter-Hospital Betten leerstanden. Trotzdem stimmten die Mitglieder der Aufstockung des Prallebaus zu, wodurch die Bettenzahl bis 1931 auf 250 vermehrt wurde. Nach dem Jahresbericht nützte dies in erster Linie der dritten Klasse und brachte nichts für die Wirtschaftlichkeit des Hauses. Aber es steht in dem Bericht zu lesen: "Mit diesem Erweiterungsbau sind wir auch hinsichtlich der Größe an die erste Stelle der Krankenhäuser Oldenburg gerückt."

Wie sah es nun im weiteren Umfeld aus? Koennecke propagierte einen Erweiterungsbau, während in der Welt und in Deutschland die Weltwirtschaftskrise ihrem Höhepunkt zusteuerte. Wodurch war die ganze Welt wirtschaftlich in eine bis dahin nicht gekanntes Ungleichgewicht geraten? Aus der Sicht Deutschlands waren es die Kriegsschulden, die Reparationsleistungen des ersten Weltkrieges. Nach dem Krieg 1914/18 entwertete das Geld immer mehr bis zum Höhepunkt der Inflation 1923. Dadurch konnten die Kriegsschulden jedenfalls mit schlechtem Geld bezahlt werden. Aber nach der Stabilisierung der Reichmark konnte Deutschland seine Schulden kaum noch aufbringen. Ein Gutachten - weltweit als Dawesplan bekannt - brachte Deutschland bis 1928 Erleichterungen, so daß die Wirtschaft die Möglichkeit der Erholung hatte. Diese Jahre waren die "Goldenen Zwanziger". Das Vertrauen ausländischer Sparer in die Deutsche Reichsmark wuchs, es flossen fremde Zahlungsmittel in das Land. Hiervon konnten auch Reparationsleistungen bezahlt werden. In Millionenhöhe zeichneten Amerikaner deutsche Anleihen.

Was aber passierte 1929? Der New Yorker Börsenkrach war der Auslöser für die Weltwirtschaftskrise. Amerika verlor den Glauben an die ewige Prosperity, die Kurse an der Börse fielen in den Abgrund. Der breite Strom der Auslandsanleihen nach Deutschland versiegte im Laufe des Jahres 1930. Die Kapitalmärkte waren nicht mehr flüssig. Die günstigen Finanzierungsmöglichkeiten bis zu diesem Zeitpunkt waren eine der Ursachen des Aufschwungs bis 1929 gewesen. Jetzt begann eine Kette von Notverordnungen die das Kabinett Brüning beschloß, um die Auslandsschulden aufzubringen. Deflationspolitik führte zu Nachfrage- Rückgang und Arbeitslosigkeit. Deutschland hatte 1930 4,4 Millionen Arbeitslose. Sogar die Beamtengehälter wurden gekürzt.

Die Nationalsozialisten und die Kommunisten gewannen bei der Reichstagswahl 1932 zusammen die Mehrheit der Sitze. Die Zahl der Konkurse der Betriebe erreicht 1931 ihren Höhepunkt. Brüning verhinderte jede Maßnahme, die eventuell wieder zu Inflation oder Preissteigerung hätte führen können. Im Gegenteil, diese Deflation führte schließlich zu Bankzusammenbrüchen, so daß am Montag, dem 13. Juli 1931 alle Schalter von Banken und Börsen geschlossen werden mußten. International kamen die Währungen in einen gefährlichen Zustand der Instabilität, weil jedes Land über eine Loslösung von der Goldparität nachdachte. Die Engländer waren die ersten, die sich davon lösten. Das kam einer Abwertung gleich. Schließlich gab auch Amerika seine Goldparität auf im Interesse der Neuordnung der Währungsverhältnisse. Das führte zu einer Beruhigung der Währungen.

Nach der Weltwirtschaftskrise wurden die Reparationen, die Deutschland zu zahlen hatte, von 132 auf 3 Milliarden herabgesetzt. Das wurde im Lausanner Abkommen von 1932 verabredet. Praktisch war damit für Deutschland die Zahlung der Reparationen vom Tisch. Es blieben furchtbare materielle Verluste der deutsche Wirtschaft und die größte Arbeitslosigkeit des Jahrhunderts: 1932 waren es 6 Millionen.

Zurück zum Evangelischen Krankenhaus. Der alte Prallebau wurde aufgestockt. Die Zahlen während der Krise sahen so aus:

Jahr	Betten	Pflegetage	Patienten	Liegezeit	Auslastung
1929	200	57.677	3.331	17.3	79.0%
1930	208	58.760	3.537	16.6	77.4%
1931	250	69.584	4.063	17.1	76.0%
1932	250	60.119	3.740	16.0	65.0%
1933	250	60.250	4.010	15.0	66.0%

Das Evangelische Krankenhaus wurde also sichtbar von der Krise berührt. Der Rückgang der Pflegetage und der Patienten 1932 zeigt das. Es wurden in dieser Zeit auch deutlich weniger Betten in der ersten und zweiten Klasse in Anspruch genommen, aber im Verhältnis zu vielen anderen Kliniken Deutschlands kam das Evangelische Krankenhaus glimpflich davon. In den Krisenjahren 1929 bis 1933 konnte es seine Kosten immer selber erwirtschaften ohne fremde Zuschüsse. Es liegen zwar nur Jahres-Voranschläge vor, aber das Haus stellte diese Planungen sehr sorgfältig und realitätsnah auf. So gingen im Jahr 1932 und 1933 zwar die Einnahmen zurück, aber im gleichen Verhältnis auch die Ausgaben.

Es sind aus dem Jahre 1931 Richtlinien für die Gestaltung der Pflegesätze in den Krankenanstalten vom Deutschen Städtetag erhalten, die über die wirtschaftliche Lage der Deutschen Krankenanstalten Auskunft geben. Darin heißt es, daß Krankenhäuser grundsätzlich ohne Zuschüsse auskommen und sich finanziell selber tragen müßten. Zahlreiche Kliniken seien unterbelegt, deshalb müßten einzelne Abteilungen oder ganze Krankenhäuser geschlossen werden. Zur einheitlichen Ermittlung der Selbstkosten habe ein Gutachter-Ausschuß ein Selbstkosten-Berechnungsblatt herausgegeben, wonach eine einheitliche Ermittlung jetzt möglich sei. Regional sollten Arbeitsgemeinschaften von kommunalen und freigemeinnützigen Krankenanstalten gebildet werden, Zweckverbände also, die mit den Krankenkassen in Pflegesatzverhandlungen zu treten hätten. Die Nachprüfung der Wirtschaftlichkeit solle durch facherfahrene Wirtschafts-Beratungsstellen durchgeführt werden. Das Bettenvolumen gehe fast überall über den Bedarf hinaus. Vor Neubauten sei dringend zu warnen. Der Zuschußbedarf für kommunale Häuser habe im Jahr 1929 122,5 Millionen Mark ausgemacht. Da diese Häuser Belegungsrückgänge und damit Einnahmeminderungen bis zu 20% gehabt hätten - besonders in Gebieten hoher Arbeitslosigkeit - seien die Kommunen in finanzielle Notlagen gekommen. Es gäbe Städte, die 25 bis 30% der Selbstkosten zu tragen hätten. In den Jahren 1924 bis 1930 seien zahlreiche Krankenhäuser gebaut worden, was zur Folge hatte, daß in solchen Bezirken eine besonders hohe Unterbelegung zu verzeichnen war.

Auch im Evangelischen Krankenhaus war dies alles spürbar. In einem Bericht mit dem Vermerk: "Nicht für die Zeitungen bestimmt" stand: "Das Jahr 1933 war das Jahr der nationalen Revolution, für die Krankenhäuser aber ein Jahr der schwersten Krise. Die Krankenkassen verlangten, soviele Patienten wie möglich ambulant, außerhalb des Krankenhauses, zu behandeln. Sie kämpften gegen unsere Verwaltungen, die sich bemühen, die Betten zu füllen. Viele Krankenhäuser haben sich überbaut. Die Zahl ihrer Betten übertraf weit den Bedarf. Erstaunlicherweise nicht bei uns. Zwar sank die Belegung unserer Betten von 1929 bis 1932 von 79% auf 65%, aber wir konnten unsere Liegezeit noch um einen Tag auf 16 verringern, während sie in anderen Krankenhäusern ständig stieg."

Zu den Städten mit notleidenden Krankenhäusern gehörte auch München. Der Stadtrat beschloß, eines der beiden Krankenhäuser zu schließen. Aber da ging die Bevölkerung auf die Barrikaden und rief: Schließt Eure Rathäuser, aber nicht unser Krankenhaus! Und da hob der bayrische Innenminister den Beschluß wieder auf.

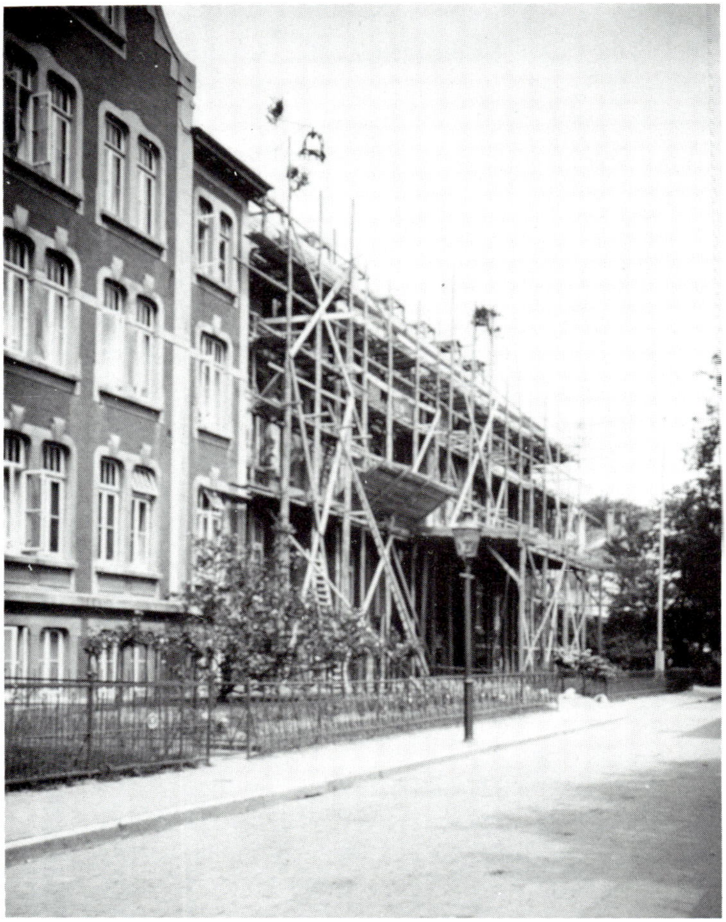

Aufstockung des Prallebaus
1930
Links der alte Willersflügel

Von Asthma bis Zellstoff

Ab 1934 gab es für die Oldenburger Krankenhäuser einen Einheitstarif, wonach sie mit den Krankenkassen abrechneten. Federführend bei dieser Verhandlung war Prof. Koennecke. Der Tarif galt für das Elisabeth-Kinderkrankenhaus, das Evangelische Krankenhaus, das Peter-Hospital und das Pius-Hospital. Ein Tag in der dritten Klasse durfte 3.15 RM kosten, in der zweiten Klaase 6.- RM und in der ersten Klasse zwischen 8 und 10 RM, je nach Ausstattung und Lage des Zimmers. Aufnahme- und Entlassungstag wurden voll berechnet. Im Tarif erschien eine Kategorie neu: Geisteskranke, mit einem Verpflegungssatz von 5.- RM. Die Arztkosten berechneten die Krankenhäuser nach Einzelleistungen, nur im Peter-Hospital wurde in der dritten Klasse täglich pauschal 1.- RM berechnet.

Der Tarif legte von Asthma-Behandlung bis Zellstoff-Verbrauch Mindest- und Höchstsätze fest. Im letzten Teil standen die Operations-Unkosten, die außer den Operationskosten anfielen. Heute würde man von Nebenkosten sprechen. Der Allgemeine Tarif der Oldenburger Krankenhäuser lag in gedruckter Form seit 1934 in jeder Krankenhaus-Verwaltung. An ihm ist der ärztliche Leistungsumfang im Evangelischen Krankenhaus zu erkennen, außer der Radium-Therapie, die nur im Peter-Friedrich-Ludwigs Hospital durchgeführt wurde. Die Gebührenordnung wird hier - wie die aus dem Jahre 1900 - gekürzt wiedergegeben. Fortgelassen sind wieder die in Oldenburg vermutlich nicht ausgeführten Positionen. Die Sätze für "Operationskosten" erhielt der Arzt. Die Sätze für "Operationsunkosten" bekam das Krankenhaus von den Krankenkassen.

Tarif A

der Krankenhäuser der Stadt Oldenburg.

(Elisabeth-Kinderkrankenhaus, Evangelisches Krankenhaus, Peter Friedrich Ludwigs Hospital und Pius-Hospital.)

✣

1. Der Verpflegungssatz beträgt für den Tag:

	RM
a) Erwachsene	
III. Klasse	3,15
II. Klasse (Zimmer mit 2 Betten) . .	6,–
I. Klasse (Zimmer mit 1 Bett) . .	8–10
b) Kinder unter 14 Jahren	
III. Klasse	2,50
II. Klasse (Zimmer mit 2 Betten) . .	5,–
I. Klasse (Zimmer mit 1 Bett) . .	6–8
c) Geisteskranke	5,–

2. Arztkosten.

a) Peter Friedrich Ludwigs Hospital:

In der I. und II. Klasse nach Einzelleistungen.
In der III. Klasse: Pauschale täglich 1,– RM.

Notwendig werdende Untersuchungen und Behandlungen durch Spezialärzte, die nicht Anstaltsärzte sind, werden besonders berechnet.

b) Elisabeth-Kinderkrankenhaus, Evangelisches Krankenhaus und Pius-Hospital:

In allen Klassen nach Einzelleistungen.

3. Nebenkosten.

a) Peter Friedrich Ludwigs Hospital:

In der III. Klasse täglich 1,– RM.

Hierfür gelten als abgegolten:

1. Operationsauslagen (Benutzung der Behandlungsräume, der Instrumente, Hilfeleistung, Materialverbrauch),
2. Betäubungsmittel,
3. Arzneien,
4. Verbände,
5. Packungen, Spülungen, Wasserkissen, Gummikissen, Wärmebeutel, Unterlagen,

1

Tarif A

Allgemeine Kosten

Tarif B

1. Operationen.
2. Bäder.
3. Bestrahlungen.
4. Wärmebehandlungen.
5. Inhalationen.
6. Massage, Elektrische und orthopädische Übungen.
7. Sachkosten, soweit dieselben nicht bereits durch die Berechnung der Operationsunkosten abgegolten sind.
8. Laboratoriumsuntersuchungen.
9. Medikamente.
10. Benutzung der Kapelle.
11. Benutzung des Sezierraumes.
12. Für Benutzung des Obduktionsbesteckes.
13. Grundumsatzbestimmung.
14. Elektrokardiogramm.
15. Radiumbehandlung.

Röntgendiagnostik.

Oberflächentherapie

Tiefentherapie.

Operationsunkosten

Gruppe I

Gruppe II

Gruppe III

Gruppe IV

	Mindestsätze RM	Höchstsätze RM
Operationskosten		
Gruppe 1 (geringfügige Eingriffe)	2-5	3-8
Gruppe 2 (kleine Operationen)	6-10	9-15
Gruppe 3 (mittlere Operationen)	11-15	16-22
Gruppe 4 (große Operationen)	16-20	24-30
Laboratoriumsuntersuchungen		
Urin, vollständige Analyse	4.-	6.-
Urin, Eiweiß und Zucker, qualit.	0.60	1.-
Urin, Eiweiß und Zucker, quantit.	1.50	2.50
Urin, Sediment	1.-	1.50
Auswurf, vollständige Untersuchung	3.-	5.-
Auswurf, Untersuchung auf Tbc-Baz.	1.50	2.50
Kot, vollständige Untersuchung	2.-	3.-
Kot, Untersuchung auf Blut	1.-	1.50
Kot Untersuchung auf Parasiteneier	1.-	1.50
Magensaft, vollständige Analyse	3.-	5.-
Blut, Hämoglobin	0.60	1.-
Blut, Zählung d. Erythrocyten	1.-	1.60
Blut, Zählung der Leukocyten	1.-	1.50
Blut, Auszählung des Blutbildes	1.25	2.-
Gonokokken: Ausstrichpräparat	1.25	2.-
Gonokokken, Urinsediment	1.25	2.-
Eiter auf Bakterein	1.25	2.-
Untersuchung auf Spirochaeta pallida	2.-	3.-
Benutzung der Kapelle		
Für die im Krankenhaus Verstorbenen	5.-	10.-
Für nicht im Krankenhaus Verstorbene	10.-	10.-
Grundumsatzbestimmung	3.-	7.50
Elektrokardiogramm	6.-	20.-

Radiumbehandlung

III. Klasse:		
Unkosten für die 115 mg-Std.	2.-	
Mindestgebühr	3.-	
Honorar für jede ärztl. Leistung	2.-	6.-
I. und II. Klasse		
Unkosten für die 115 mg-Std.	2.50	4.-
Mindestgebühr	5.-	6.-

Organtarif für Röntgendiagnostik

Zahnfilme 1 - 3	6.-	10.-
Finger und Zehen (2 Aufnahmen)	10.-	16.-
Oberarm, Unterschenkel, Knie, Oberschenkel (2 Aufnahmen)	17.-	26.-
Ganzes Becken (Erwachsene) und Übersichtsaufnahme Nier	16.-	24.-
Schädel und Nasennebenhöhlen bis zu 3 Aufnahmen	20.-	32.-
Wirbelsäule (1 Aufnahme)	12.-	20.-
Herz- oder Lungenuntersuchung, Durchleuchtungsübersicht mit Spitzen- oder schräger Aufnahme	20.-	31.-
Lungen- oder Herzdurchleuchtung ohne Aufnahme	9.-	13.-
Magenuntersuchung (mindestens 3 Durchleuchtungen sowie Durchleuchtung im Liegen, einschließlich Dickdarmpassage, Übersichtsbild und Serienaufnahme und nötigenfalls Schleimhautuntersuchung	35.-	61.-
Dickdarmuntersuchung mit Kontrastmahlzeit und Aufnahmen	25.-	39.-
Untersuchung der Gallenblase mit Kontrastmittel (1-3 Aufnahmen)	25.-	40.-
Untersuchung der Gebärmutter und des Eileiters mit Kontrastmitteln	25.-	40.-

Organtarif für Oberflächentherapie

Einmalige Bestrahlung eines Feldes ohne Rücksicht auf die Art der Filtrierung	10.-	17. - 22.-

Organtarif für Tiefentherapie

Geschwülste

Bestrahlung von Krebsen der Gebärmutter, der Vulva, der Scheide einschl. der Drüsen, der Speiseröhre oder des Darmkanals	135.-	220. - 255.-
Bestrahlung von Krebsen des Magens, der Geschwülste der Brusthöhle, von Sarkomen am Körperstamm und Oberschenkel, von Krebsmetastasen, an inneren Organen und Knochen oder von Sarkomen der Geschlechtsorgane einschließlich Drüsen, von Krebsen der Brustwand einschließlich Achselgrube und Oberschlüsselbeingrube, des Penis einschließlich Drüsen, oder von Geschwülsten im Bereich des Hirn-und Gesichtsschädels (Oberkiefer-Zungenkrebs, Geschwülste des Nasenrachenraums und der Hypophyse und des Gehirns)	110.-	200. - 230.-
Bestrahlung der Tuberkulose der Knochen des Kopfes, des Körperstammes, eines Hüftgelenks, der Genitaltuberkulose der Frau, der Strahlenpilzerkrankung ohne Rücksicht auf ihren Sitz	65.-	105.- 12o.-
Betrahlung der Milz oder Röhrenknochen oder der gesamten Drüsenschwellungen bei Blutkrankheiten oder Hodgkin	65.-	97.- 122.-

	Mindest Sätze	Höchst Sätze
Bestrahlung der Tuberkulose des Bauchfelles, der Mesenterialdrüsen, des Darmes, der Bronchialdrüsen, der Blase, der Gliederknochen mit Ausnahme des Hüftgelenks	45.-	67.-82.-
Bestrahlung eines Blutschwammes oder der Tuberkulose des Augapfels, des Kehlkopfes oder der Lungen	35.-	57.-67.-
Bestrahlung der Neuralgien, der chronischen Gelenkentzündungen, der Mandeln, Hypophysen- oder Ovarialreizbestrahlungen, Milz und Drüsen bei Asthma	35.-	57.-67.-

	Mindest Sätze	Höchst Sätze
Tarif für Operationsunkosten		
Operation eines tiefliegenden Abszesses oder eines Karbunkels an den Extremitäten	2.-5.-	3.-8.-
Naht und erster Verband einer größeren Wunde		
Entfernung leicht zu operierender Geschwülste aus äußeren Körperteilen		
Eröffnung des oberflächlichen Verschlusses des Afters, der Harnröhre, der Schamspalte		
Operation der Phimose	2.-5.-	3.-8.-
Naht eines frischen Mutterhalsrisses		
Entfernung oder Entnahme von Flüssigkeiten mittels Einstich: aus dem Wirbelkanal		

Gewaltsames Geradestrecken eines verkrümmten Gliedes oder Wiederzerbrechen eines fehlerhaft geheilten Knochenbruches

Operation der einfachen Hasenscharte

Absetzung oder Auslösung von Gliedern: Finger, Zehen oder einzelne Glieder derselben (Hand, Fuß)

Anlegung des künstlichen Pneumothorax

Unterbindung und Resektion eines größeren Gefäßes

Naht von Sehnen und Muskeln

	Mindest-Sätze	Höchst-Sätze
Größere plastische Operation (Augenlid-, Nasen-, Lippen-, Gaumenbildung), Operation der kosmetischen Hasenscharte	11.-15.-	16.-22.-
Absetzung des Penis		
Gewaltsames Geradestrecken eines verkrümmten Gliedes oder Wiederzerbrechen eines fehlerhaft geheilten Knochenbruches		
Eröffnung der Schädelhöhle, lediglich zur Gehirnpunktion		
Ausrottung eines Teils der Zunge		
Eröffnung des Kehlkopfes oder der Luftröhre		

Eröffnung des Schlundes oder der Speiseröhre

Absetzung oder Auslösung von Gliedern: Oberarm, Oberschenkel, Vorderarm, Unterschenkel, Hand, Fuß

Operation eines eingeklemmten Bruches

Ausrottung eines oder beider Hoden oder der Neben-Hoden

Teilweise Entfernung der Gebärmutter ohne Eröffnung der Bauchhöhle

Entfernung der gesamten Krampfadern

Ausrottung der ganzen Zunge

Eröffnung der Schädelhöhle: mit breiter Freilegung des Gehirns mit Eingriffen am Gehirn

Wirbelbogenresektion mit oder ohne Entfernung einer Geschwulst im Wirbelkanal sowie mit Durchschneidung der hinteren Nervenwurzeln

Kropfoperation

Thorakoplastik 16.- 20.- 24.- 30.-

Eröffnung der Niere oder des Nierenbeckens oder Ausrottung oder Anheftung der Niere

Ausrottung der Vorsteherdrüse

Kaiserschnitt:
von der Scheide aus
von den Bauchdecken aus

Operation der Extrauterin-
schwangerschaft (Schwangerschaft
außerhalb der Gebärmutter)

Als 1938 Neuverhandlungen der Tarife anstanden, meldete sich der Reichsarbeitsdienst (RAD) Arbeitsgau Niedersachsen mit Sitz in Oldenburg, Pferdemarkt 16, und schrieb am 15. Juli an die Oldenburger Krankenhäuser: "Vielfach liegen die Kranken bei guter Verpflegung so lange, bis sie selber den Wunsch äußern, wieder entlassen zu werden. Diese Methode bringt der Krankenhausverwaltung wohl Geld, den Kranken und dem Staat aber keinen Nutzen. Bei der Festsetzung der Vergütungen werden wir jetzt von der Frage ausgehen: Welche Leistungen bietet Ihr Krankenhaus im Vergleich zu anderen Häusern!" Prof. Koennecke antwortete, er begrüße den vorgeschlagenen Leistungsvergleich sehr. Er wußte natürlich, daß die kürzesten Liegezeiten das Evangelische Krankenhaus hatte. Das wußten alle. Es könnte also sein, daß Koennecke der Veranlasser des RAD-Briefes war.

Die Einführung des Führerprinzips war mit Ausnahme der kirchlichen Krankenhäuser 1934 fast überall durchgeführt. Die Gremien hatten ausgedient. Dabei kam es nicht darauf an, ob der Führer ein Arzt war oder ein Verwaltungsfachmann. Es ging um das Prinzip. So war es im Evangelischen Krankenhaus ein Arzt, in Eppendorf dagegen der Verwaltungsleiter Natzkow. Der deckte 1934 eine schlimme Mißwirtschaft auf und damit die Inkompetenz des bisher verantwortlichen Ärztlichen Direktors. Zahlreiche Lieferanten hatten zu überhöhten Preisen geliefert, meist durch Bestechungen. Das waren keineswegs immer persönliche Bestechungen, sondern sie gingen so vor sich: "Unsere Firma möchte gern etwas Gutes tun für Ihre Klinik, Herr Professeor, was fehlt Ihnen denn am meisten?" Allein der Einkauf wurde durch den neuen Verwaltungsleiter, den Nationalsozialisten Natzkow, um 25% billiger.

Im Evangelischen Krankenhaus versuchte Prof. Koennecke von ihm abhängige Leute in den Verwaltungsrat und in die Verwaltung zu schleusen. Schon 1933 brachte er seinen Parteifreund, den Augenarzt Dr. Kübler, in den Verwaltungsrat. Kübler trat daraufhin in die SS ein. Seitdem operierte er am Evangelischen Krankenhaus. Als Ende 1933 der Vorstandsvorsitzende, der ehemalige Minister Weber nach Göttingen zog und in den Verwaltungsrat an die Stelle von Justizrat Lohse der Justizrat Wisser trat, teilte Koennecke den Gremien mit, daß die Kriegsbeschädigten-Fürsorge der NSDAP die Einstellung eines Kriegsbeschädigten als Verwaltungsfachmann wünsche.

Koennecke: "Es ließe sich eine neue Stelle in der Buchhaltung schaffen, die zugleich die Aufsicht über das männliche Personal führen könnte. Die Gremien hatten Bedenken und baten zu prüfen, "ob die neue Hilfskraft auch fachlich qualifiziert sei". Die Gauleitung der NSDAP schaltete sich ein und ließ wissen, daß sie auf die Einstellung wertlege. Daraufhin wurde Karl Hinrichs, der vorher bei der Midgard Bürogehilfe war, Verwalter für ein Anfangsgehalt von 200.- RM. Er verdiente damit zweieinhalbmal so viel wie der neue Medizinalpraktikant Dr. Cropp.

Hinrichs Gehalt wurde bereits ein Jahr später "angemessen" erhöht, und er erhielt anläßlich seiner Heirat, ein halbes Jahr nach der Einstellung, den Titel "Inspektor". Hinrichs arbeitete im Evangelischen Krankenhaus noch bis weit nach dem Krieg. Erstaunlicherweise wandelte er sich schon im Dritten Reich von einem Parteigenossen, der er nach außen blieb, zu einem Ehlersgenossen, der die Sache des Evangelischen Krankenhauses bald über die der Partei stellte. Prof. Koennecke war enttäuscht von ihm. Karl Hinrichs war sicher keine Leuchte seines Faches als Geschäftsführer. Er wußte das auch wohl. Koennecke nannte ihn das "fleißige Muttersöhnchen" des Evangelischen Krankenhauses. Nach dem Krieg blieb er als treuer Zuarbeiter von Dr. Ehlers. Ich sehe ihn noch, über Rechnungen gebeugt, in seinem abgeschabten Anzug, auf dem Revers die dunkle Stelle, auf der das Parteiabzeichen gesessen hatte.

Kurz nach Hinrichs kam ein weiteres Wunschkind der Partei ins Evangelische Krankenhaus: Die Buchhalterin Fräulein Grete Goertz, die nun zwanzig Jahre lang die eigentliche Arbeit in der Verwaltung machte, während Pastor Ehlers die Richtlinien bestimmte. An diesen drei vorbei konnte niemand Politik machen im Haus. Koennekke führte das darauf zurück, daß Hinrichs zu schwach war und Fräulein Goertz ihn nicht mochte wegen seines Doppellebens mit Fräulein Dr. Jungermann. Einmal sagte er: "Die Goertz hat alles im Kopf, Hinrichs hat alles in den Büchern und Ehlers hat alles in der Hand." Immerhin war Dr. Ehlers, als Hinrichs 1934 Inspektor wurde, nur Verwaltungsratsmitglied, Vorsitzender wurde er erst 1938.

Irgendwann zwischen 1934 und 1938 wird Prof. Koennecke gemerkt haben, welche Rolle der von ihm empfohlene Inspektor Hinrichs eigentlich spielte: Er war ein SA-Aufpasser. Als Hitler 1934 während des angeblichen Röhm-Putsches die Führung der SA von der SS erschießen ließ, blieb Oldenburg mit seinem Gauleiter Röver eine der letzten SA-Hochburgen. Dies ist der Grund, warum die SS in Oldenburg nie zu Einfluß kam. Insofern hatte Prof. Koennecke sich mit der SS auf das falsche Pferd gesetzt, denn auch der gewaltsame Tod Rövers im Jahre 1942 hat Koenneckes Karriere nichts mehr genützt.

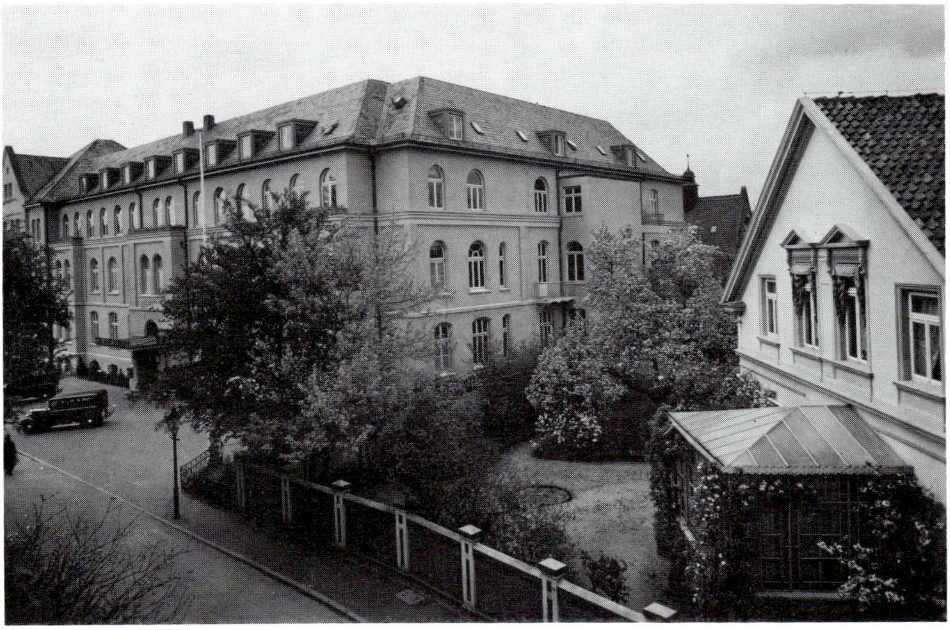

Das Evangelische Krankenhaus 1930. Rechts "Villa Hügel", das ehemalige Diakonissen-Mutterhaus des Elisabethstifts, das danach Dr. Hügel bewohnte, der seit 1913 "Hausarzt" des Evangelischen Krankenhauses war.

Dies und die folgenden elf Bilder wurden hergestellt von der Kunstanstalt Kettling & Krüger, Schalksmühle bei Hagen i. W.

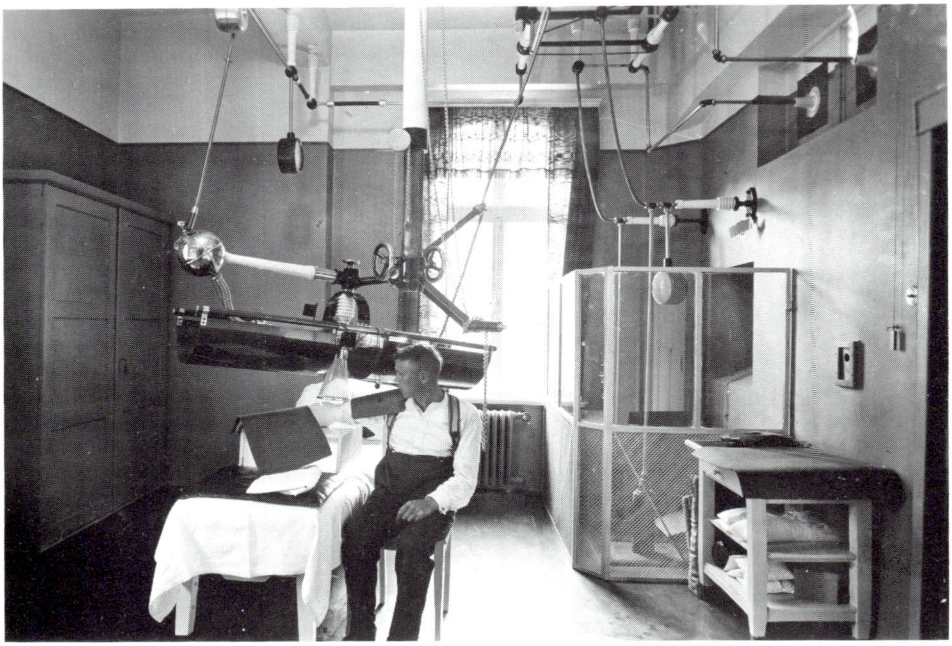

Röntgen-Kabinett

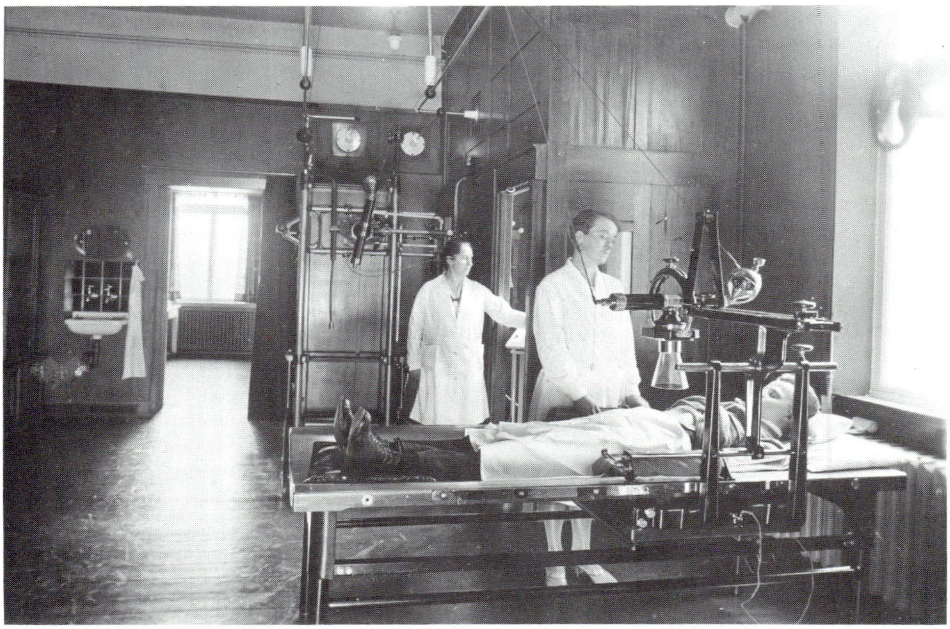

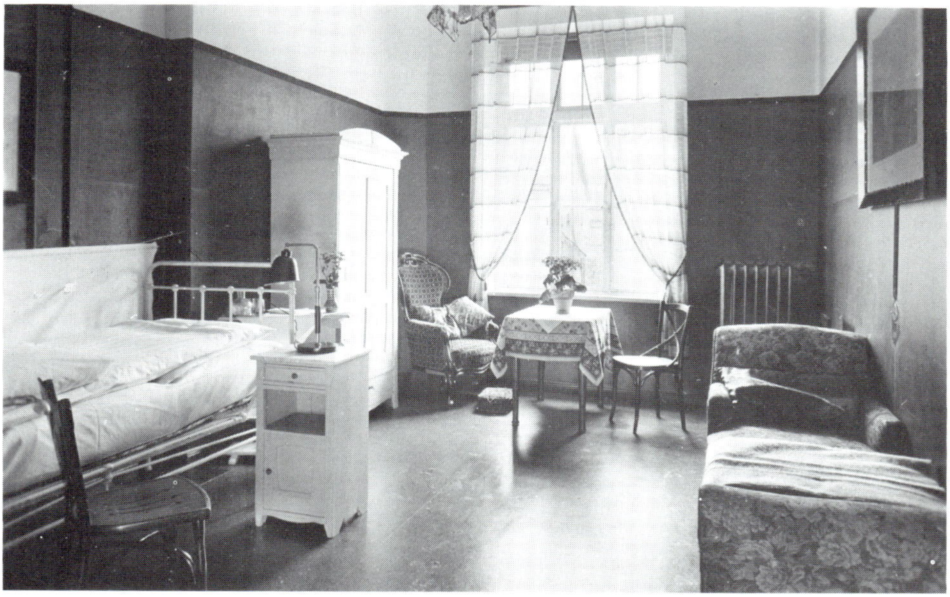

I. Klasse-Zimmer

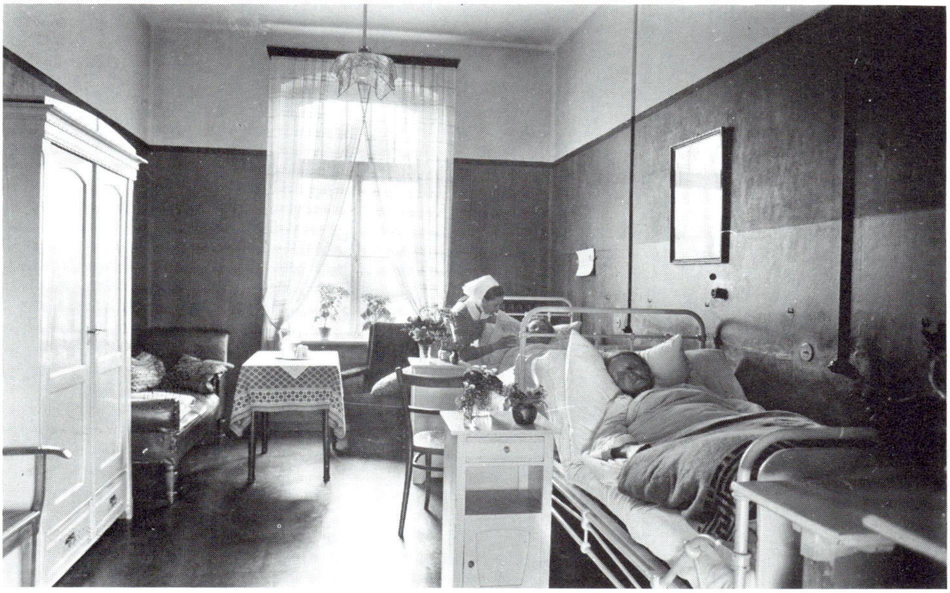

II. Klasse-Zimmer

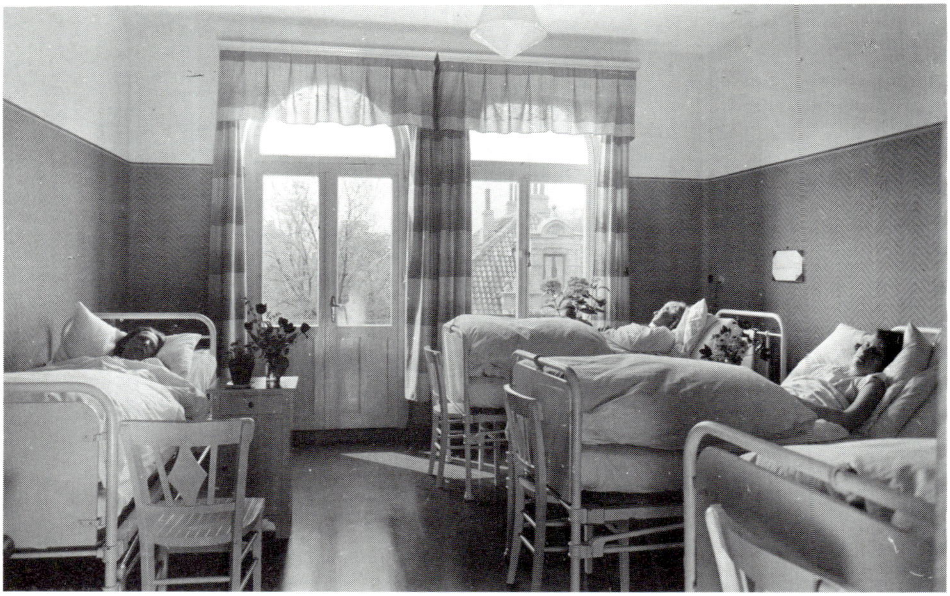

III. Klasse-Zimmer

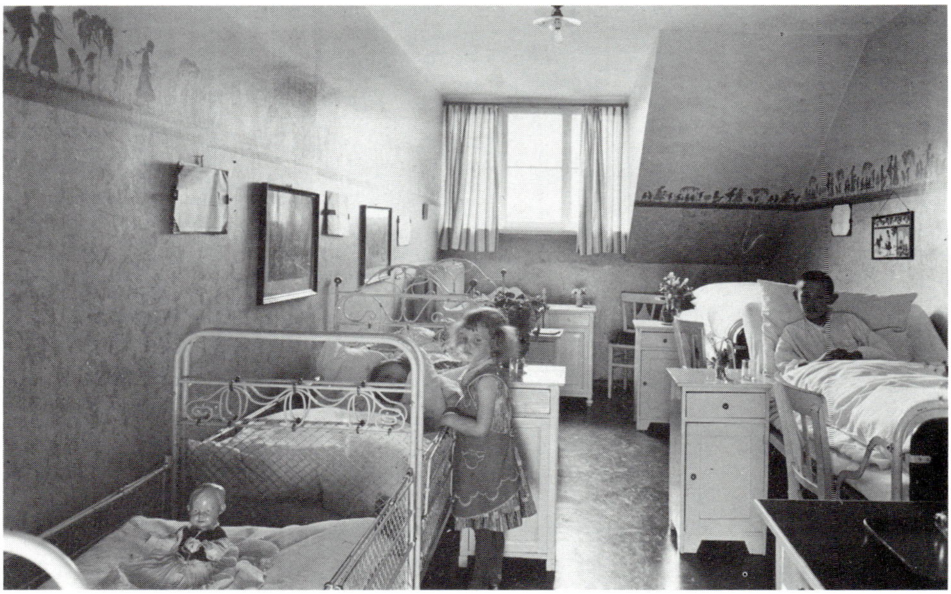

Kinderzimmer

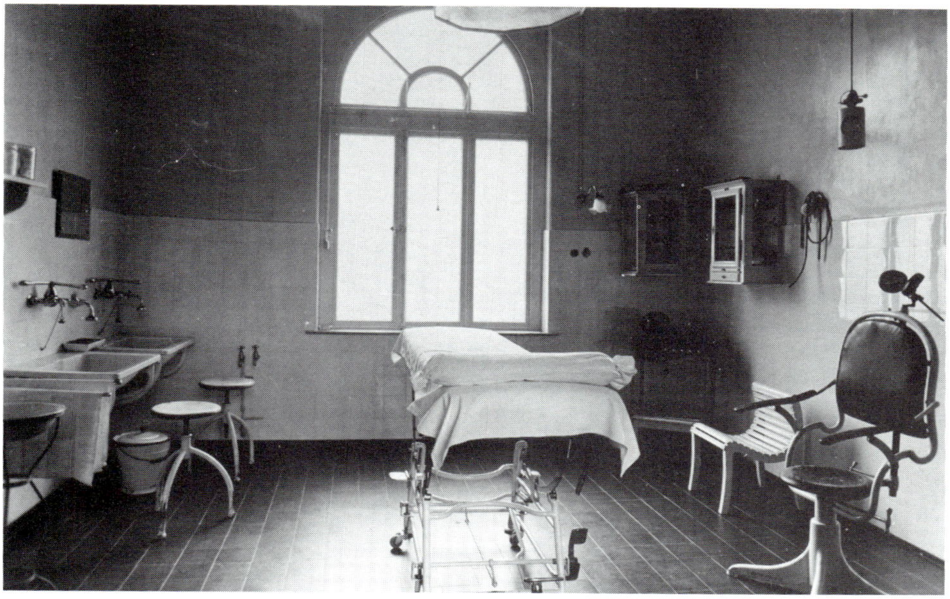

Dr. Schmedens Hals-Nasen-Ohren-Operationsraum

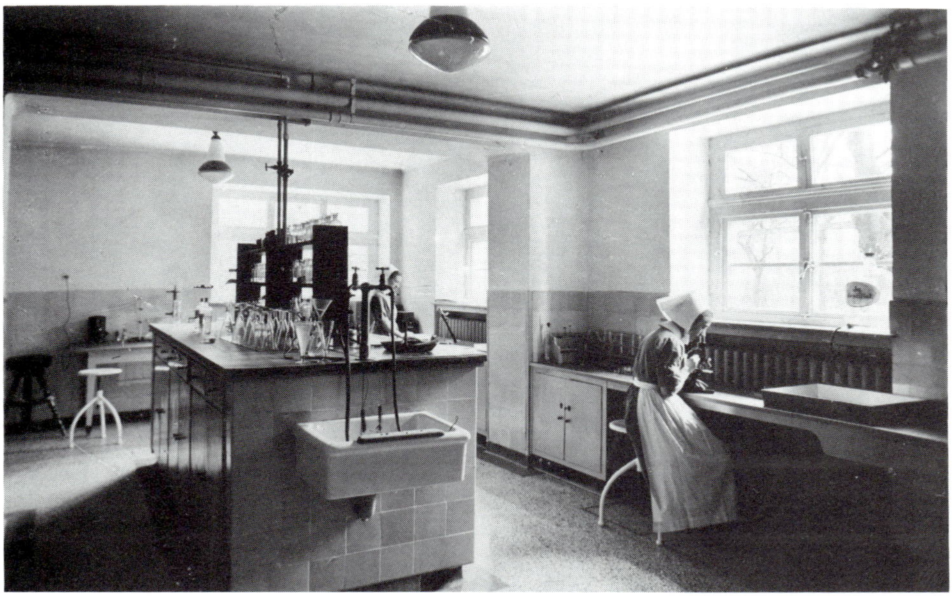

Labor

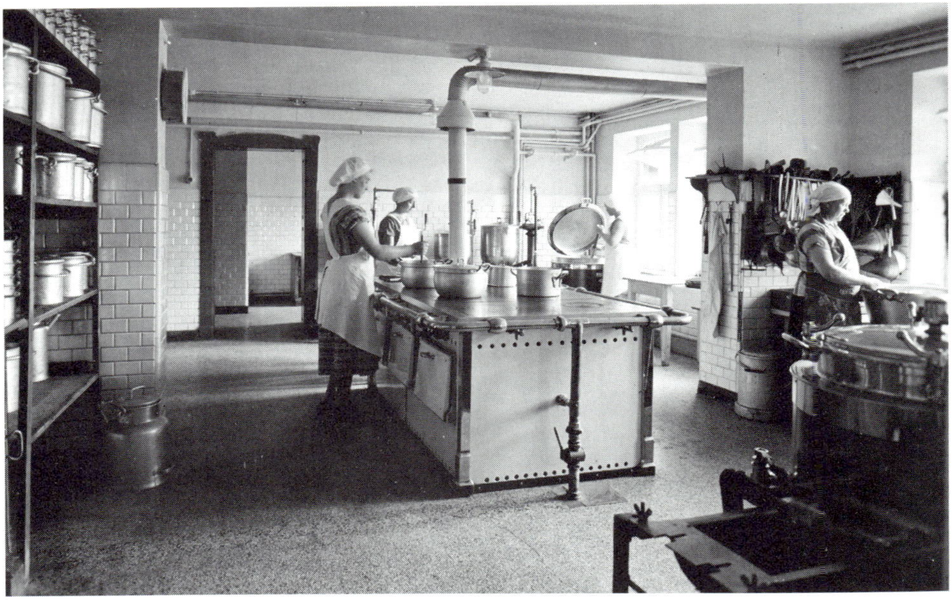

Küche

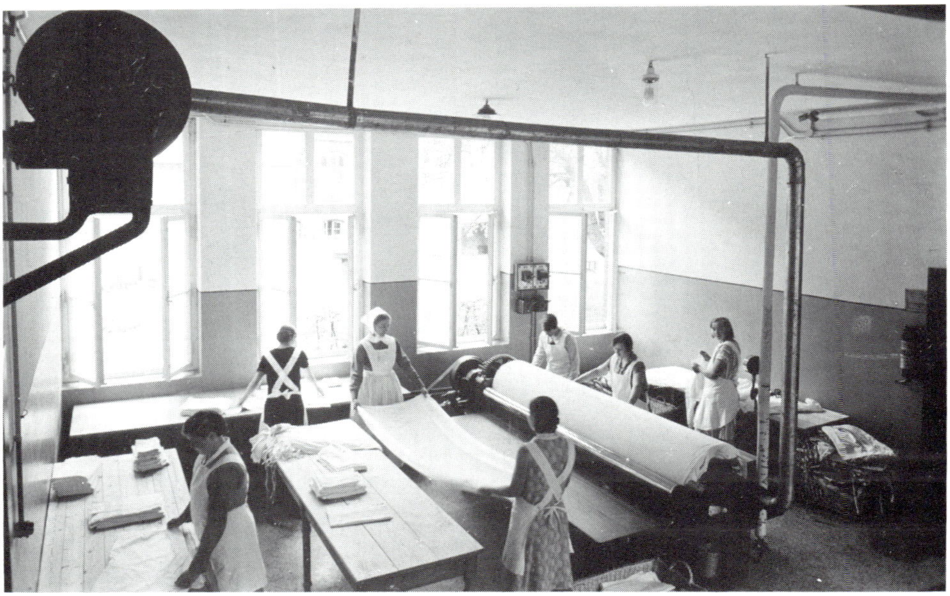

Wäscherei und Heißmangel

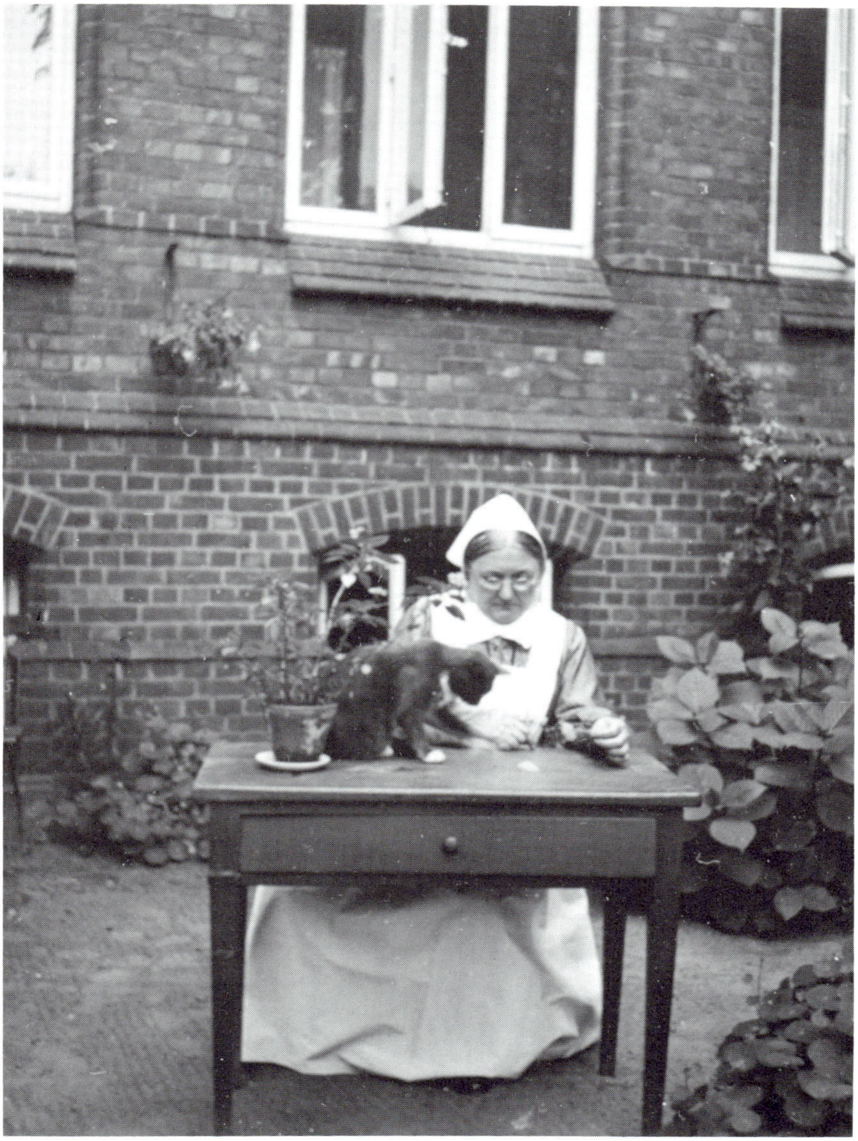

Diakonisse Henriette Koopmannn
genannt "Mutter Jette"
Leitende Schwester des
Evangelischen Krankenhauses von
1921 - 1935

Heil Hitler im Krankenhaus

Bei den Landtagswahlen am 29. 5. 1932 erhielten die Nationalsozialisten in Oldenburg 48,4% der Stimmen und die absolute Mehrheit der Abgeordnetensitze. Der Freistaat Oldenburg war das erste Land im Deutschen Reich, in dem die NSDAP von nun an regierte. Ministerpräsident wurde der stellvertretende Gauleiter Georg Joel, ein aus bescheidenem Verhältnissen stammender Mann, der sogleich in die Straße "Unter den Eichen" zog, in die Straße der Reichen.

Schon bei der Reichstagswahl am 20. Mai 1928 erzielte der Oldenburger SA-Führer Gauleiter Röver für die NSDAP das beste Ländererergebnis im Reich. Röver war ein Nationalsozialist, aber kein Hitlervasall. Er hat ihm nie die Entmachtung der SA im Röhmputsch und die Erschießung ihrer höchsten Führer durch die SS verziehen. Himmler, seit 1929 Reichsführer der SS, hatte bis zu dem mysteriösen Tod Röhms 1942 daher keinen wirklichen Stützpunkt in der Gauhauptstadt Oldenburg. Die nächsten lagen in Bremen und Wilhelmshaven. Professor Koennecke, Himmlers Standortältester in Oldenburg, konnte an der Vormachtstellung von Rövers SA nie etwas ändern. Diesem Umstand verdankt das Evangelische Krankenhaus sein Überleben. Es überlebte zwischen den Stühlen von SA, SS und Kirche.

Als die Nationalsozialisten 1932 an die Macht kamen, schied Pastor Pleus von der Gründergemeinde als Vorsitzender des Vorstandes der Evangelischen Krankenhausstiftung aus. Er wurde nach Dedesdorf versetzt. Für seine ehrenamtliche dreizehnjährige Tätigkeit schenkte ihm das Krankenhaus Luthers "Ausgewählte Werke". Seine Nachfolger waren ein Jahr Staatsminister Weber und dann bis 1945 Justizrat Wisser. Wichtiger wurde, daß mit dem Fortgang von Pleus Pastor Rühe als Mitglied des Vorstandes nachrückte. Rühe war seit 1922 Pfarrer der Lambertikirche und nebenamtlich Militärpfarrer. Weitere neue Mitglieder waren der Regierungsrat Brüning und der Handelsstudienrat Janßen von Seiten der Kirchengemeinde Oldenburg.

Im folgenden Jahr 1933 wurde das Evangelische Krankenhaus vierzig Jahre alt. In den "Nachrichten für Stadt und Land" erschien ein langer Bericht, dem man seine Herkunft anmerkt: "Durch die Inflation wurde das Vermögen der Stiftung vernichtet, und der weitere Bestand des Hauses gefährdet. Das Eingreifen des Landesvereins für Innere Mission half über die Krise hinweg. Diese Entwicklung mag heute wie ein Wunder erscheinen. Der Rückblick auf sie sollte dankbar machen gegenüber dem, der bis hierher geholfen hat." Auf der nächsten Seite folgten die Erinnerungen einer alten

Freundin des Evangelischen Krankenhauses. Anna Kufferath gehörte der Kirchengemeinde Oldenburg an, dem anderen Träger des Hauses. Sie schrieb: " Aller Anfang ist schwer, und die ersten Jahre auch dieses Instituts machten naturgemäß keine Ausnahme. Alles war anfänglich primitiv. Es gab noch kein elektrisches Licht, auch noch kein Gas. Als man das erhielt, dünkte man sich Gott weiß wie fortgeschritten. Nur Petroleumlampen erhellten spärlich die Räume, was in allererster Linie für Operationen ein arger Mißstand war. Man kannte z. B. auch WCs nur dem Namen nach, die bewußten Kübel waren an der Tagesordnung; mancherlei Annehmlichkeiten mußte man entbehren, vieles Unerwünschte in Kauf nehmen. Erst im Jahre 1899 gab's Wasserleitung und eine anständige Heizung; auch konnte man sich von da an des Telephons bedienen.

Aber aus kleinen Anfängen wuchs das Haus und wurde ein Faktor im Leben unserer Stadt, der nach vier Jahrzehnten nicht mehr zu entbehren, nicht wegzudenken ist. Auf eine reichgesegnete Tätigkeit blickt das Evangelische Krankenhaus heute zurück. Die Wünsche der Patienten wurden berücksichtigt, es konnten stets alle Ärzte dort behandeln. Jedem von ihnen in Stadt und Land und weiterer Umgebung ist gestattet, dort seine Kranken einzuliefern. Eine Ausnahme nur ist darin zu sehen, daß für Chirurgie, Gynäkologie und innere Krankheiten die Patienten einem Spezialarzt unterstehen. Nach dem Tode von Dr. Merkens, dessen Andenken zu Ehren uns heilige Pflicht ist, berief man Prof. Dr. Koennecke aus Göttingen als ärztlichen Leiter, der sehr bald seine Assistentin Fräulein Dr. Jungermann nachkommen ließ. Die vertrauenswürdige Art des Professors, seine eminenten Kenntnisse und die großen Erfolge seiner Behandlung erwarben ihm die Zuneigung aller Kranken. Sein Ruf ist über die Grenzen unserer Heimat gedrungen, Heilungshoffende kommen von weither zu ihm. Vor reichlich einem Jahr stellte man auch einen Assistenzarzt an, dem sich seit kurzem der zweite zugesellte. Jetzt müßte ich unsere Diakonissen nennen, die dort bis heute tätig sind. Aber ich weiß als langjährige Nachbarin, die oft und gern einmal zum Krankenhause - als Gesunde - geht, daß man dort die kleinste Anerkennung, die man ihnen so gern sagt, gar nicht hören mag. Es ist eben selbstverständliche Pflicht, die man auf sich genommen, und die schaltet jedes Lob aus. So sind mir die Hände gebunden, und ich kann das, was ich in herzlichen Worten für so manche nachbarliche liebe Teilnahme erfahren durfte, nun leider nicht erzählen."

Anna Kufferath erinnerte sich an den Krieg: "Aber in Gedanken gehe ich doch einmal zurück in die Kriegsjahre, da mir spürbar herzlich Mitfreude und Mitgefühl zuteil wurden. Ja, die Jahre des Krieges leben auch sonst noch in meiner Erinnerung. Die ersten Verwundeten! Noch war uns alles neu. Innige Anteilnahme erregte ihr Transport. Wenige Wochen darauf wurde es fast alltäglich. Kaum achtete man darauf, wenn nicht nachts das Anrollen der Wagen, die dem Krankenhaus die bedauernswerten Verwundeten zubrachte, immer wieder daran erinnert hätte. Noch sehe ich einen kleinen, bayrischen Bäckergesellen. Blutleer lag er in seinem Kissen mit abgenommenem Bein. Er spielte auf einer von mir mitgebrachten Mundharmonika, und ich höre ihn auf meine Frage, ob er einen besonderen Wunsch habe, antworten: "Muatta, b'sorg mi halt a Birn!" Alle aber, die ich ihm herbeiholte, waren nicht die gewünschten. Frische solltens sein. Aber woher in der Weihnachtszeit solche nehmen? Ich fragte bei Bekannten, in Delikatessgeschäften vergeblich, bis ich, als schon alle Hoffnung aufgegeben war, einen Versuch im Schloßgarten machte, und unser guter Vater Immel mir drei noch sorgfältig verwahrte gab, mit denen ich dankbarst zu meinem Schützling eilte, der sie mir förmlich aus der Hand riß und mit einer Geschwindigkeit ohnegleichen, heißhungrig, mit wenigen Bissen aufaß. Einem jungen Kriegsfreiwilligen aus dem Württembergischen, ach, wie krank er war! hatten die Eltern auf seine Bitte die geliebte, buntbebänderte Laute geschickt, und wenn es die Schmerzen nur irgend zuließen, sang dieser bildhübsche Junge kleine Lieder. Und wie bald war seinem Leben ein Ziel gesetzt! Ich denke wieder an die wunderschönen Adventsfeiern der Kriegszeit, wenn die Mädchen der Luisenschule, die ich im Gesang unterrichtete, mit dem Choral: "Wie soll ich dich empfangen?" durch alle Stationen des Hauses zogen, einen Tannenzweig mit brennender Kerze in der Hand, den sie an das Lager der Verwundeten brachten. Ich höre sie wieder ihre kleinen Verse sprechen, höre die Worte eines ostpreußischen Schneiders, der mit Gott und der Welt haderte in bösen Ausdrücken, sehe aber auch seine dankerfüllten Augen, als ein Kindermund, der ihn tröstete, ihn selbst wie ein Kind vertrauensvoll machte! Und ich denke an einen jungen, seines Augenlichtes beraubten Offiziers, mit schöner Stimme, mit dem ich täglich musizieren durfte.

Liebe Leser, habt Ihr einmal miterlebt, wenn der Gong das Ende der Besuchszeit ankündigt? Diese Völkerwanderung! Schon mehr Kramermarktsbetrieb. Als wenn man in einen Ameisenhaufen sticht, aus dem nach allen Seiten die Ameisen schwirren? Scherz beiseite! Das ist ein unglaubliches Gewoge, das verstärkt wird durch die aufgestellten Fahrräder und an- und abfahrenden Kraftwagen. Habt Ihr schon mal ein Viertelstündchen, längerer Zeit bedarf es nicht, den Betrieb an der Pforte gesehen? Wißt Ihr, wie es dort zugeht? Da meldet sich das Telephon. Man will einen Kranken bringen. Zu gleicher Zeit erkundigt sich an einem andern Apparat ein besorgter Angehöriger nach dem Befinden seines Kranken. Hier bringt man von der Apotheke Medizin; es erscheint der Postbote, liefert seine Last ab, die sortiert werden muß. Ein Patient wünscht aus der Schreibtischschublade eine Freimarke, ein anderer möchte telephonieren. Eine Schwester bittet um Wein für eine Kranke; eine andere benötigt irgendeinen Schlüssel; der Hauspolsterer kommt mit einem Anliegen; die Vorsteherin des Waschhauses muß unbedingt Ersatz für ein erkranktes Mädchen haben. Links und rechts schwirrt es in den Telephonapparaten; man versteht sein eigenes Wort nicht.

Besuch für die Kranken! Hintereinander kommen drei Jünglinge, die um ein Butterbrot bitten. Es erscheint zur Visite ein Arzt, noch einer, wieder einer. Halt! Da fährt das Krankenauto vor. Schon eilen die Krankenwärter hinaus, die Bahre mit dem Kranken hinaufzutragen. Zu gleicher Zeit ist die Personalaufnahme einer Eingelieferten, oder jemand wünscht seinen Entlassungsschein. Und nun bitte, lieber Freund, bleibe bei allem immer hübsch ruhig und freundlich, gib jedem, was er wünscht, wenn´s dir auch manchmal in den Fingern kribbelt. Es hängt in dem Raum übrigens ein Vers von Fritz Reuter:

Wenn eener kümmt un tau mi seggt:
Ick mak dat allen Minschen recht,
So segg ick: Leiwe Fründ, mit Gunst,
Lehr mi doch disse swere Kunst.

Wahrlich, es ist eine schwere Kunst, ein Krankenhaus zu sein."

Soweit dieser Geburtstagsbericht Anna Kufferaths, der zeigt, daß Krankenhäuser sich einen Platz im Herzen der Menschen erwerben können. Darum hatten ja auch die Münchner im Jahr davor ihrem Bürgermeister zugerufen: Schließe Dein Rathaus, aber nicht unser Krankenhaus! Zwischen diesen beiden Geburtstagsberichten war in den "Nachrichten für Stadt und Land" eine kirchliche Nachricht eingeschoben: "Was wollen die Deutschen Christen?" Im "Anton Günther" fand eine Werbeveranstaltung der "Deutschen Christen" statt, die stark besucht war. Pastor Hollje begrüßte auch den Oberkirchenrat Iben. Der Hauptredner Pastor Meyer aus Aurich setzte voraus, daß die Versammlung gemeinsam bejahe, wem wir das Erleben dieser Tage nächst Gott zu verdanken haben, nämlich Adolf Hitler. In ihm, sagte er, sehen wir den von Gott gesandten Mann, der das Deutsche Volk gerettet hat, und wie würde nun die Kirche dastehen, wenn Adolf Hitler sie fragen würde: Wo wart ihr in den Jahren des Kampfes? Wir sollten den Gedanken der Inneren Mission viel stärker herausstellen und die rassisch guten Kräfte fördern. Pastor Kloppenburg antwortete, daß es nicht darum gehe, die Kirche zu politisieren. Mit einem dreifachen Heil wurde nach gut zwei Stunden die Versammlung geschlossen."

Es gab noch zwei Gratulanten zum 40. Geburtstag des Evangelischen Krankenhauses 1933: Der ehemalige Erbgroßherzog Nikolaus von Oldenburg und der nationalsozialistische Ministerpräsident Joel. Der erwähnt in seinem Glückwunsch nicht die Diakonissen, sondern verlangt die "Heranbildung einer Schwesternschaft im eigenen Betrieb". Sonst sind die Grußformeln beider Glückwünsche gleich, da der Brief Joels erstaunlicherweise nicht mit "Heil Hitler" endet.

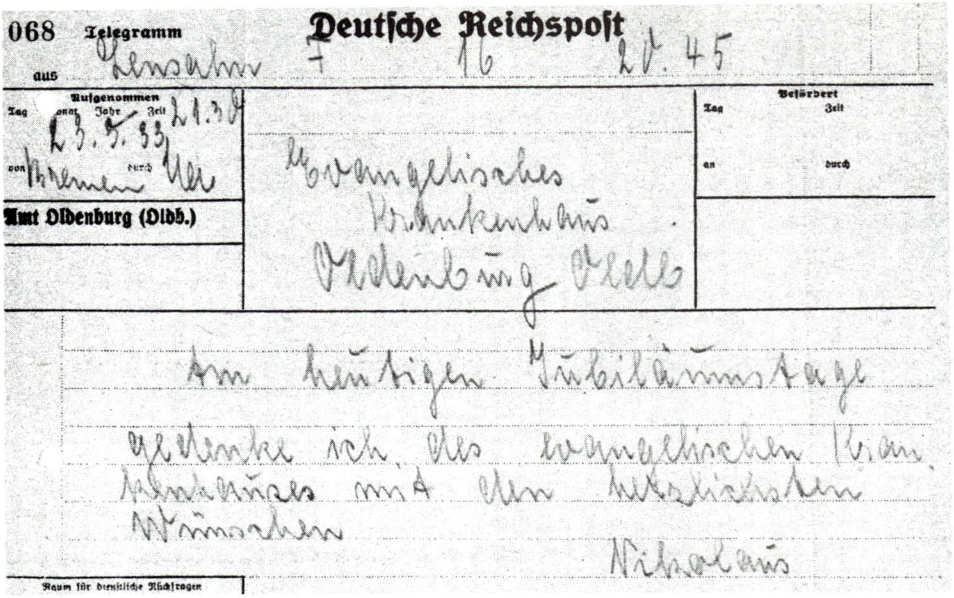
068 Telegramm **Deutsche Reichspost**
aus Lensahn 7 16 20.45

Aufgenommen
Tag Monat Jahr Zeit
23.5.33 21.30
von Bremen durch

Amt Oldenburg (Oldb.)

Befördert
Tag Zeit
an durch

Evangelisches
Krankenhaus
Oldenburg Oldb

Am heutigen Jubiläumstage
gedenke ich des evangelischen Kran-
kenhauses mit den herzlichsten
Wünschen
Nikolaus

Raum für dienstliche Rückfragen

Der Dank des Vorstandes an den alten und neuen Herrscher unterscheidet sich ebenso wenig. Das Krankenhaus beehrt sich, es ist ihm ein Bedürfnis, es empfindet Dank, tiefgefühlten, für die liebenswürdigen Wünsche. Es erinnert sich und darf bestätigen: Wohlwollen und Fürsorge. Nikolaus erfährt am Ende ehrfurchtsvolle, Joel ergebenste Hochachtung. Joel wohnte inzwischen nur zwei Häuser vom Vorsitzenden des Verwaltungsrates entfernt.

Die erste Konfrontation im Verwaltungsrat zwischen Rühe, Ehlers und Koennecke kam ein Jahr später. Mitte 1934 vermerkt das Protokoll: "Die Arbeitsgemeinschaft der Oldenburger Krankenhäuser unter Führung von Prof. Koennecke regte die Anstellung eines Pathologen für Sektionen an. Die Prosectur solle an das Evangelische Krtankenhaus kommen. Um Leichen zu sezieren, mußte die Hausordnung geändert werden. Koennecke schlägt den Text vor: Bei Kranken, die im Krankenhaus sterben, kann in schonender Weise eine innere Untersuchung vorgenommen werden. Koennecke legte dem Verwaltungsrat bereits Baupläne für den Sektionsraum vor. Es sollten 3.850 RM Kosten entstehen. Ehlers lehnte ab. Er wies auf die satzungsgemäße Zustimmungspflicht des Verwaltungsrates nach § 7 hin. Rühe sagte, man solle erst das Pius-Hospital fragen, ob es einer Hausordnungs-Änderung zustimmen werde. Daraus ergab sich diese Diskussion. Rühe: " Fast jeden Tag stirbt im Evangelischen Krankenhaus ein Patient, und wir haben nicht einmal ein Sterbezimmer." Koennecke: "Jeden Tag außer Sonntag. Im übrigen werden neuerdings bei uns mehr Menschen geboren als sterben. Wir haben kein Sterbezimmer? Sie haben Ihre Kapelle vergessen, Herr Pastor, die steht doch leer."

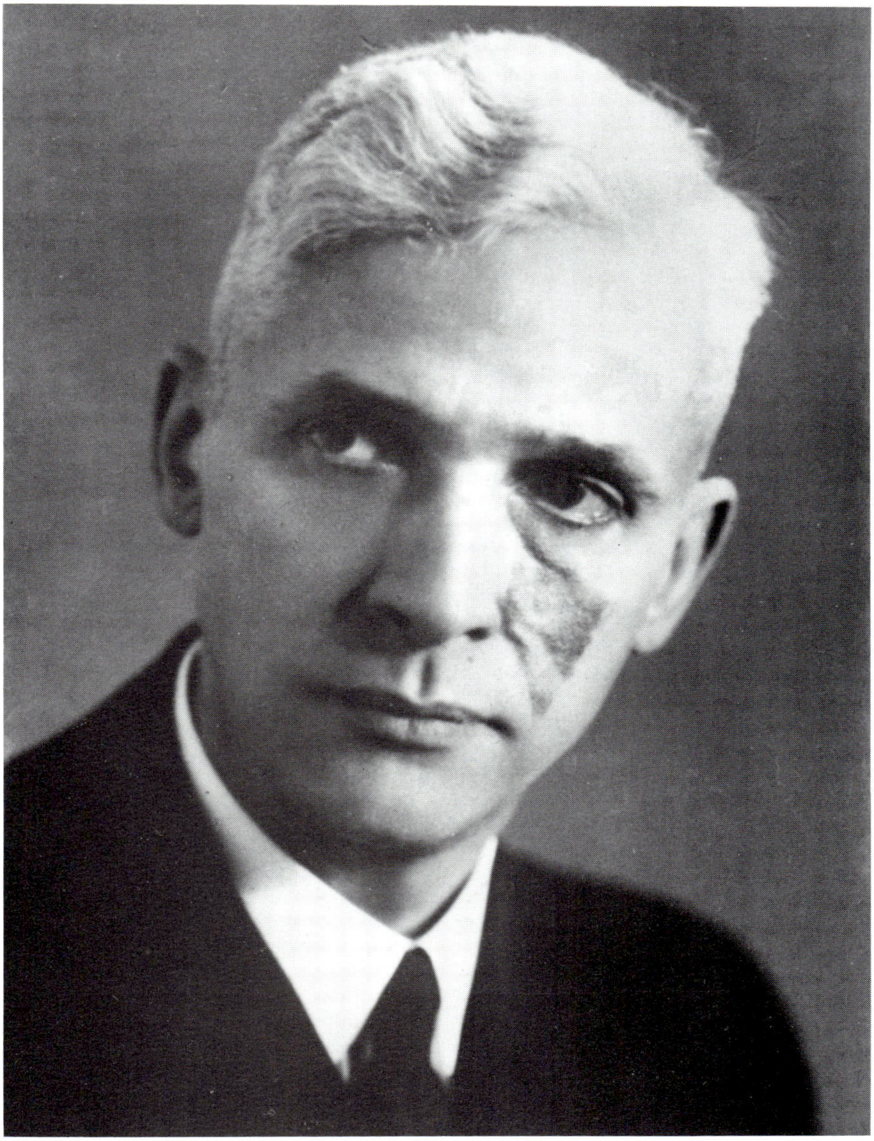

Pastor Hans Rühe
Im Verwaltungsrat des
Evangelischen Krankenhauses
von 1930 - 1957

Das Pius-Hospital lehnte die Änderung der Hausordnung tatsächlich ab. Darauf schlug Koennecke den Zusatz vor, daß die Angehörigen der Sektion zustimmen müßten. Er warnte Ehlers, die Prosectur käme sonst an das Peter-Hospital. Der Prosector würde außerdem größtenteils vom Staat bezahlt. Darauf stimmten die Gremien zu. Das ganze verzögerte sich noch um ein Jahr, weil der Prosector nach seiner Ankunft in Oldenburg starb. Erst 1935 begann Dr. Neuhaus seine Arbeit.

Im gleichen Jahr 1934 verschickte Pastor Rühe ein Schreiben an alle Gemeinden, das sein Geschick zeigt. Es kam ihm nicht auf Konfrontation an, schon weil er nicht an eine längere Dauer der Regierung Hitlers glaubte. Es galt zu überwintern. Mit Rühe begann am Krankenhaus die Wiederentdeckung des Evangelischen: "Das Evangelische Krankenhaus ist ein Bollwerk des Evangelischen Glaubens. Dieser Haltung kommt erfreulicherweise der gegenwärtige Staat durch seine Maßnahmen entgegen. Nach der kürzlich erfolgten Änderung des § 371 der Reichsversicherungsordnung sollen die Krankenkassen den religiösen Bedürfnissen der Kranken bei der Auswahl der Krankenanstalten möglichst Rechnung tragen. In evangelischen Kreisen ist jedoch nur wenig bekannt, daß die Krankenkassen zur Anwendung dieser Bestimmung nur dann verpflichtet sind, wenn die evangelischen Kranken ihre Wünsche ausdrücklich anmelden und die Unterbringung in einem Evangelischen oder anderen christlichen Krankenhaus ausdrücklich beantragen. So enthält z. B. das Antragsformular die Frage: "Haben Sie Wünsche in religiöser Beziehung?" Leider wird hier häufig "Nein" geschrieben, aus Unkenntnis oder Vorsicht. Dies sollte nicht sein. Darauf hinzuweisen ist eine herzliche Bitte an unsere evangelischen Gemeinden."

Rühes Verwaltungsratskollege Pastor Ehlers war ein anderer Typ. Für ihn kam die Macht nicht aus der neuen Klasse, die jetzt regierte, sondern aus der Kasse. Keiner kann regieren, wenn die Kasse nicht stimmt. Davon war er überzeugt. Das würde sich bald bei den neuen Machthabern zeigen, denen auch er kein langes Leben zutraute. Prof. Koennecke würde sich entscheiden müssen, wie er es mit der Kasse halten wollte. Daß Ärzte nicht mit Geld umgehen können, jedenfalls nicht so gut wie er, war und blieb Ehlers Überzeugung. Sie verschaffte ihm sogar bei den Nationalsozialisten Respekt, und die hatten nach dem Devaheim-Zusammenbruch eigentlich keinen Grund, die Kirche in Gelddingen für fähig zu halten.

Pastor Rühe war auch Militärpfarrer in Oldenburg. Mit ihm setzte sich eine diskrete Tradition am Evangelischen Krankenhaus fort, die schon mit dem ersten Hausarzt Dr. Dode Emken Müller begann: Die Emigration in das Heer. So konnten schon Dr. Müller als preußischer Generalarzt die Eingriffe des Oldenburgischen Großherzogs blockieren. Im ersten und zweiten Weltkrieg waren es die Militärärzte Schmeden und Lueken, die mit Hilfe des Heeres gegenüber Stadtmagistrat und Partei dem Krankenhaus Vorteile verschafften. Rühes Berufung in den Verwaltungsrat 1932 war deshalb wohl kein Zufall. Das Evangelische Krankenhaus schloß am 31. Oktober 1939 einen Nutzungsvertrag mit der Heeresverwaltung, noch bevor Stadtverwaltung, Partei oder Regierung das Haus in ihr Konzept einfügen konnten. Federführend waren Lueken, Ehlers und Rühe. Der Vertrag hatte den großen Vorteil, daß die Ärzte des Evangelischen Krankenhauses ihre Arbeit nicht zwischen dem Lazarett in Kreyenbrück und ihrem eigenen Krankenhaus teilen mußten wie die Ärzte des Peter-Hospitals. Das Heer war unter Hitler die einzige reale Nebenmacht. Das war in Oldenburg schon unter dem Großherzog so.

Am 21. März 1933, dem Tag von Potsdam, als Hitler und Hindenburg sich in der Garnisonkirche trafen, sagte Rühe in einem Feldgottesdienst, er sehe darin ein Bekenntnis der beiden zur Kirche. Sie sei die tiefste Kraft zum Aufbau des Vaterlandes. Rühe täuschte sich genauso wie der Reichskanzler v. Papen, als er sagte, er habe Hitler nicht zur Macht verholfen, er habe ihn engagiert. Das Jahr 1933 war noch nicht zu Ende, da waren v. Papen und die Kirche nur noch das fünfte Rad am Wagen Hitlers.

Daß sie im Jahr der Machtergreifung für Hitler nur nützliche Idioten gewesen waren, begriffen die Oldenburger Pastoren ein Jahr später. Aber da waren Kirchenpräsident Tilemann, der theologische Oberkirchenrat Iben und der juristische Ahlhorn bereits freiwillig zurückgetreten. Sie hatten den Deutschen Christen Platz gemacht, anders als in Hannover, wo Kirchenpräsident Marahrens selbst physischem Druck widerstand und Hitlers Deutsche Christen nie die Kirchenleitung eroberten. Seit 1934 hatte Oldenburg eine zerstörte Kirche. Es bildete sich eine Notkirche, die den deutschchristlichen Landesbischof nicht anerkannte. Sie stand unter der Leitung von Pastor Kloppenburg. Sechzig Prozent der Pfarrer der Landeskirche bekannten sich zu dieser "bekennenden Kirche". In der Stadt Oldenburg war Pastor Rühe ihr führender Kopf. Rühe holte den mit Präsident Tilemann zurückgetretenen Kirchenjuristen Pauly in den Verwaltungsrat des Evangelischen Krankenhauses. So gab es in den Gremien jetzt keine Koennecke-Mehrheit mehr. Das zeigte sich aber nur selten. Die Parole hieß: Überwintern, der Spuk dauert nicht allzu lange. Oder wie spätere Kritiker der jüngeren Generation es ausdrückten: Rühe ist die erste Bürgerpflicht.

Das bedeutete nicht, daß Rühe selbst Ruhe gab. So baute er Bezirke von Vertrauensleuten der Bekennenden Kirche mit auf. Zum Bezirk des Evangelischen Krankenhauses gehörten unter der Leitung von Studienrat Dr. Sehrt zehn Helfer, von denen drei mit dem Krankenhaus verbunden waren: Fräulein Wegener, Herr Eggerking und Frau Trouchon. Von Rühe ist ein Schreiben erhalten, in dem er einen Amtsbruder vor der Gestapo warnte, die bei ihm gewesen sei, weil sie leider öffentlich über acht Verhaftungen gesprochen hatten. Solche Warnungen gingen unter den Vertrauensleuten rasch von Mund zu Mund. Anfang des Krieges wurde Rühe wegen einer Weihnachtspredigt denunziert und vom Landesbischof Volkers zur Rede gestellt. Seitdem konnte er sein Amt als Militärpfarrer nicht mehr ausüben, angeblich wurde die Stelle gestrichen.

Merkwürdig stumm sind die Protokollbücher des Evangelischen Krankenhauses zum Erbgesundheitsgesetz vom 14.7.1933. Etwa 410.000 Erbkranke sollten unfruchtbar gemacht werden, tatsächlich waren es 200.000 bis 350.000. Es ist anzunehmen, daß Prof. Koennecke Sterilisationen vornahm, so wie Dr. Eden es im Peter-Hospital tat. Sie tauchen aber nicht in den Büchern auf. Die katholische Kirche lehnte eine Mitwirkung ab. Die Innere Mission hatte unter der Wortführung des Hygienikers Prof. Harmsen 1931 die Tötung "Lebensunwerter" ebenfalls abgelehnt. Sterilisationen wollte sie nur zulassen, wenn sie freiwillig seien, oder bei Geisteskranken, wenn Freiwilligkeit nicht möglich sei. Für diesen Fall begrüßte die Innere Mission dann das Erbgesundheitsgesetz. Schon im Jahre 1934 wurden in Evangelischen Krankenhäusern 2.399 Sterilisationen vorgenommen, 1935 mehr als doppelt so viele.

Als Prof.Koennecke 1934 für das Evangelische Krankenhaus eine Hausordnung verfaßt hatte, bat ihn Dr. Ehlers, für den "Volkstag der Inneren Mission" einen Artikel über "Das Evangelische Krankenhaus als Glied der Inneren Mission" zu schreiben. Koennecke spürte die Herausforderung und schrieb, kirchliche Krankenhäuser wären ein Segen für Oldenburg, "denn sie entheben die Stadt der Pflicht ein ausreichend großes Krankenhaus zu unterhalten". Am Ende erwähnte er, daß damit die Bedeutung kirchlicher Krankenhäuser nicht erschöpft sei: "Sie stellen schließlich eine gute Werbung für die Kirchen dar."

In Koenneckes Dienstordnung von 1934 steht: "Es entspricht dem Wesen des Evangelischen Krankenhauses, daß die Gefolgschaft im Geiste des Hauses und im Sinne nationalsozialistischer Weltanschauung innerhalb und außerhalb des Betriebes handelt. Die Dauer der Arbeitszeit richtet sich nach den Bedürfnissen der Kranken. Den Gefolgschaftsmitgliedern steht in der Woche ein freier Nachmittag zu und alle vierzehn Tage ein freier Sonntag. Die Mahlzeiten dauern 20 bis 30 Minuten und werden gemeinsam eingenommen." Diese Dienstordnung Koenneckes wurde vom Central-Ausschuß für die Innere Mission in Berlin zur Einsicht angefordert. Dies geschah, nachdem Pastor Ehlers Verwaltungsrats-Vorsitzender geworden war. Der Central-Ausschuß schickte sie zurück mit "Richtlinien zum Erlaß von Dienstordnungen für Anstalten der Inneren Mission" und schrieb:

"Zweckmäßigerweise ist das Folgende in jede Dienstordnung aufzunehmen: "Das...Krankenhaus ist eine Anstalt der Inneren Mission. Sie hat den Zweck, Kranken

A b s c h r i f t

Evangelisch-lutherischer
Oberkirchenrat
Nr.44

Oldenburg, den 4.1.40.
Amalienstr.6, Fernruf 4366

Präsidium der Bekenntnissynode
Oldenburg
Eingeg.: 6. JAN. 1940
Abtl. A 6 (5034 Erled.

Herrn
Pfarrer Rühe
O l d e n b u r g

Dem Vernehmen nach haben Sie am Heiligen Abend in der von Ihnen abgehaltenen Christvesper, an der Offiziere und Mannschaften der Wehrmacht in größerem Umfange teilgenommen haben, des Zeitgeschehens nicht gedacht, nicht der im Felde stehenden Wehrmacht, nicht der Gefallenen, nicht des Führers, sondern nur der im Gefängnis sitzenden Geistlichen und der "Angebundenen".
Sie sollen dann zwar sich in der Sylvesteransprache über den Polenfeldzug verbreitet und dabei lange Ausführungen über das schöne Wetter gemacht, ferner für die geringen Verluste gedankt und über die Äußerung eines polnischen Offiziers berichtet haben, daß Gott mit dem dautschen Heere gewesen sei, sollen aber durch Ihre weiteren Ausführungen das Gegenteil des Gesagten erzielt haben.
Ferner sollen Sie der Errett ung des Führers aus dem Münchener Attentat überhaupt nicht gedacht und ihn und die Wehrmacht in Ihrem Gebet mehr nebenbei erwähnt haben.
Militär- und Zivilkreise haben an Ihren beiden Andachten erheblichen Anstoß genommen. Der Oberkirchenrat fordert Sie zum eingehenden schriftlichen Bericht innerhalb 3 Tagen auf, widrigenfalls er annehmen muß, daß die ihm gewordenen Mitteilungen zutreffend sind.

gez.Volkers

F.d.R.

Brief des Oldenburgischen Landesbischofs Volkers an Pastor Rühe, der von Pastor Kloppenburg beantwortet und zurückgewiesen wurde im Namen des "Präsidiums der Bekenntnissynode", die sich in Oldenburg zu einer Art kirchlicher Nebenregierung entwickelt hatte.

und Hilfsbedürftigen auf der Grundlage des biblischen Evangeliums zu dienen. Es wird demgemäß von jedem Mitarbeiter erwartet, daß er der Evangelischen Kirche angehört und die christlichen Grundsätze der Anstalt anerkennt. Nationalsozialistisches Handeln innnerhalb und außerhalb des Dienstes, Treue und kameradschaftliches Verhalten gegenüber dem Führer des Betriebes versteht sich aus dieser Grundeinstellung für jeden Mitarbeiter von selbst. Heil Hitler! Central-Ausschuß für die Innere Mission der Deutschen Evangelischen Kirche. gez. Schirmacher. gez. Dr. Fuß."

Dieses Dokument mit seinen beiden Teilen, die so unvereinbar erscheinen, zeigt den Spagat, der in Diktaturen Überleben ermöglicht. Es ist dabei unerkennbar, ob die Unterzeichner selber glaubten, was sie da schrieben, oder ob dies Taktik war. Die Herrschenden jedenfalls hielten es für Taktik, wie man an den geheimen Berichten des Sicherheitsdienstes an das Reichs-Sicherheitshauptamt aus dem gleichen Jahre sehen kann. Koennecke war zu dieser Zeit übrigens schon aus der Kirche ausgetreten, die ja eigentlich sein Arbeitgeber war. Pastor Ehlers holte sich die Stellungnahme aus Berlin natürlich aus diesem Grund. Er hat den Text auch in der Hausordnung durchgesetzt, wozu er nach §7 h der Satzung berechtigt war. Dabei hatte er die Mehrheit des Verwaltungsrates hinter sich. Es bestand also bis zum Ende des Dritten Reiches im Evangelischen Krankenhaus eine Hausordnung, wonach der Leitende Arzt dieses Hauses aus diesem ausgeschlossen war. Ein Paradox, mit dem die beiden Skorpione in ihrer Flasche leben konnten, der eine, weil er damit sein Gesicht behielt, der andere, weil er das für völlig bedeutungslos ansah, denn es änderte nach seiner Meinung gar nichts daran, daß er der tatsächliche Führer des Evangelischen Krankenhauses war.

Übrigens hat Ehlers nach der Verhaftung Prof. Koenneckes 1945 ihn fristlos entlassen und das mit dem Bruch der Hausordnung durch seinen Kirchenaustritt begründet. Aus dem gleichen Grunde entließ er einige Monate später, als ein Nachfolger für Prof. Koennecke bereitstand, auch Fräulein Dr. Jungermann, "weil sie die gleichen politischen Ziele wie Prof. Koennecke dem Evangelischen Krankenhaus gegenüber verfolgte und auch aus der Kirche austrat, als es 1939 um unsere Existenz ging."

Es gibt neben dieser "Existenzfrage" von 1939, über die im Kapitel "Zwei Skorpione in der Flasche" berichtet wird, noch drei Konflikte zwischen Koennecke und der Kirche im Evangelischen Krankenhaus. Das war sein Streit mit dem Elisabethstift, der Bildersturm und die Stürmerangelegenheit. Im ersten Fall siegte Koennecke, im letzten verlor er. Der Diakonissenstreit begann 1935 und erinnert an jenen ersten von 1894. In einem Brief an den Vorgänger von Dr. Ehlers, den Ministerialrat Ruhstrat, schrieb Koennecke:

"Das Elisabethstift befindet sich in großen Schwierigkeiten bedingt durch das Fehlen von Schwesternnachwuchs. Die Sache ist ernst. Das Elisabethstift sollte alle kleinen Krankenhäuser restlos aufgeben. Die kleinen Krankenhäuser sind in ihrem jetzigen Zustand eine Gefahr für die Volksgesundheit und jeder, der sie unterstützt, macht sich mitschuldig." Dann aber begründete Koennecke seine Ablehnung der Diakonissen ganz anders: "Elisabethstift und Krankenhaus arbeiten leider nicht miteinander, sondern gegeneinander. Das Krankenhaus hat die Pflicht, seine Kranken zu schützen. Dabei ist auch die Arbeit am Krankenbett Gottesdienst und Diakonie und eine Schwester, die ihre Kranken nicht versorgt, um zur Bibelstunde zu gehen, erwirbt sich hier keine Verdienste und zeigt, daß sie den Beruf einer Diakonisse nicht erfaßt hat. Das Krankenhaus ist deshalb zu seinem Leidwesen gezwungen, verantwortliche Stellen mit Hilfsschwestern zu besetzen, jedenfalls nicht mit Diakonissen, weil die Diakonissen immer wieder aus der Arbeit herausgerissen werden. Es liegt nicht an der ungenügenden Zahl von Schwestern, über die das Krankenhaus verfügt, sondern an der ungenügenden Qualität. Wenn das Elisabethstift die beiden großen Oldenburger Krankenhäuser verliert, das Peter-Hospital und uns, wird es zur Bedeutungslosigkeit herabsinken und die Braunen Schwestern hätten erreicht, was sie erstreben."

Hier taucht er wieder auf, der Vorwurf mangelhafter Qualität der Diakonissen. Schon 1894 hatte er zum Bruch mit dem Elisabethstift geführt, damals wohl zu recht. Im Jahr 1938 wurde die Krankenpflege-Ausbildung erstmals reichseinheitlich geregelt. Bis dahin lernte eine Krankenschwester ihr Handwerk oft bei einer oder mehreren Meisterinnen. Das Eintrittsalter durfte nicht unter 18 Jahren liegen, eine abgeschlossene Schulbildung und ein Haushaltsjahr mußten vorausgegangen sein. Der Besuch einer Krankenpflegeschule für 18 Monate bei 200 Unterrichtsstunden wurden Pflicht. Dazu kam ein Praktisches Jahr. Es gab unter vielen jungen Schwestern eine Stimmung gegenüber den "dummen Diakonissen"m die nicht ohne Arroganz war. Hören wir noch einmal die Berliner Hebamme Luise Aye. Sie äußerte sich 1936 über die Diakonissen des Evangelischen Krankenhauses: "Einige Diakonissen sind dick und rund, aber einige auch recht mager, blaß und elend, besonders die jungen. Dienst der Schwestern: Beginn 6 Uhr mit Andacht, 21 Uhr Schluß, eine halbe bis eine Stunde Freizeit, ein freier Nachmittag in der Woche von 2 bis 6 Uhr, Ausbildung: Einige Diakonissen sind schon 5 bis 6 Jahre in der Krankenpflege tätig, ohne irgendein Examen oder auch nur einen Kurs gehabt zu haben! Das soll nun alles geändert werden. Hier ist eben noch alles rückständig!"

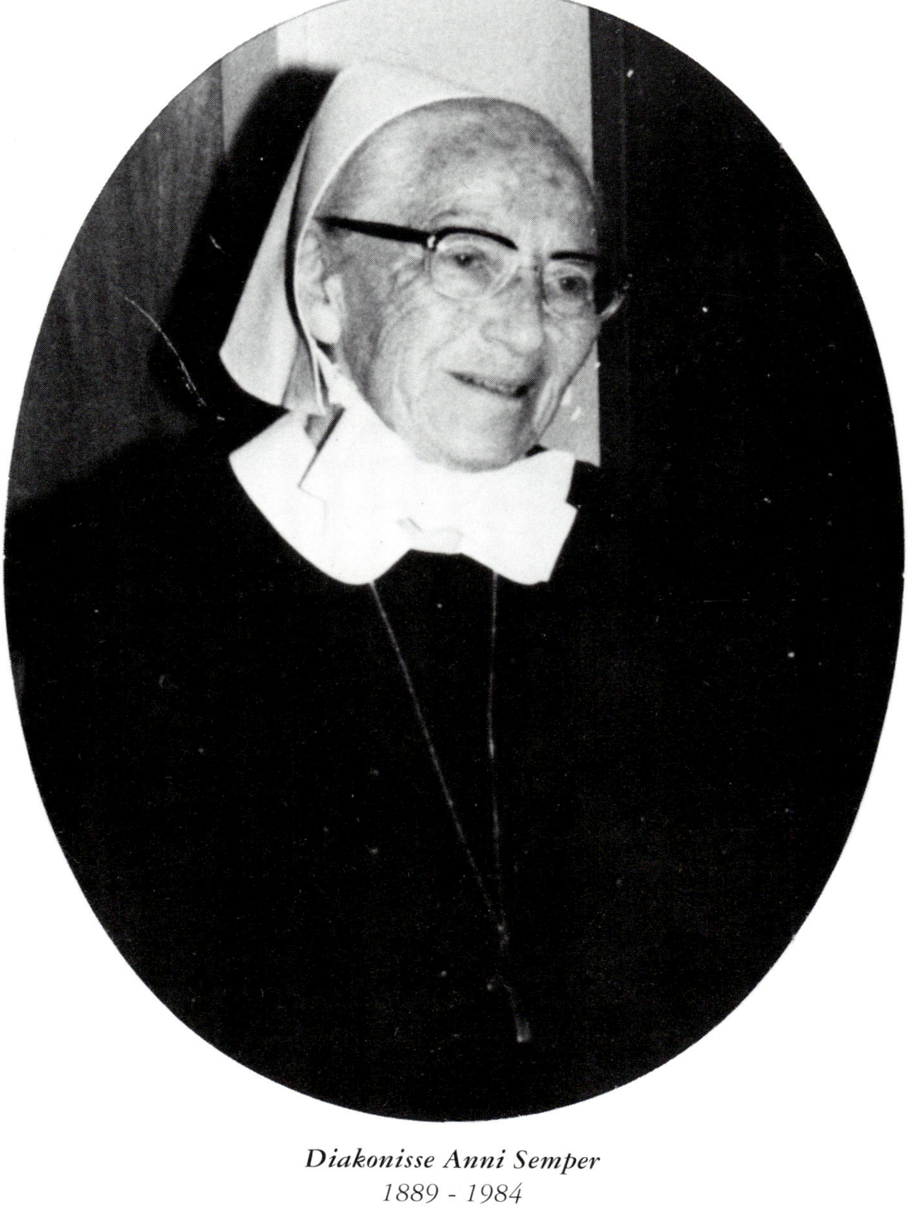

Diakonisse Anni Semper
1889 - 1984
von 1935 bis 1961
Leitende Schwester des
Evangelischen Krankenhauses

In Wirklichkeit war das nicht der eigentliche Grund des Diakonissenstreites von 1935. Am Ende eines Briefes ließ Koennecke die Katze nämlich aus dem Sack: "Alle Schwierigkeiten, die durch den Schwesternmangel bedingt sind, können behoben werden durch Einrichtung einer Krankenpflegeschule am Evangelischen Krankenhaus." Und dies gelang Koennecke. Im Mai 1938 stand im Vorstandsprotokoll: "Der von Prof. Koennecke vorgelegte Vertragsentwurf zwischen dem Evangelischen Krankenhaus und der NS-Volkswohlfahrt betr. Ausbildung der ersten 12 NS-Schwestern wird durchgesprochen und nach Vornahme einiger Änderungen genehmigt". Anwesend waren außer Koennecke Pastor Rühe, die Diakonissen-Oberschwester Anni Semper und Justizrat Wisser. Sie ließen es geschehen. Dabei war das Argument des Schwesternmangels falsch, schon deshalb, weil die Diakonissen den Braunen Schwestern bereits im Peter-Hospital weichen mußten. Es gab damals keinen Mangel. Noch zum 50. Geburtstag des Stiftes traten 12 Diakonissen in das Elisabethstift ein. Der Auszug aus dem Peter-Hospital fiel den meisten sehr schwer. Im Laufe der Zeit verwuchsen sie mit den Häusern, in denen sie arbeiteten. Dies ist ein Grund, warum das Mutterhaus sie gelegentlich versetzte. Deshalb kam es auch zu Austritten aus dem Mutterhaus. Es hat sogar Übertritte zu den Braunen Schwestern gegeben. Dies war nicht ungewöhnlich. Im Duisburger Haniel-Krankenhaus traten im gleichen Jahr von fünfzehn Diakonissen zwei zu den Braunen Schwestern über.

Der Bildersturm war kein lokales Ereignis. Am Evangelischen Krankenhaus begann 1937 Pastor Rühe mit Hilfe der Diakonissen in den Zimmern wieder Losungen und kurze Texte aus der Bibel aufzuhängen. Sie waren seit Jahren nach Einsprüchen Koenneckes verschwunden. Rühe hatte Muster der Sprüche dem Vorstand vorgelegt. Koennecke lehnte den ganzen "Spuk" ab. Die Sprüche wurden manchmal von Patienten, oft von Ärzten, wieder abgenommen. Aber am nächsten Tag waren sie wieder da. Es gab in Berlin eine Druckerei, die sie herstellte. Pastor Ehlers bestellte sie dort. An dem Briefwechsel sieht man, daß er günstige Preise aushandelte. Die Nationalsozialisten reagierten noch im gleichen Jahr. Sie hielten das wohl nicht für Spuk. Sie gründeten in Berlin-Charlottenburg eine Zentralstelle, die Wochensprüche mit Kernsätzen von Hitler, Goebbels, Göring und Goethe produzierte und vertrieb. Sie kosteten ebensoviel wie die Bibelsprüche. Die Nationalsozialistischen Wochensprüche wurden auch dem Evangelischen Krankenhaus angeboten. Sie lauteten zum Beispiel: "Das Banner muß stehen, wenn der Mann auch fällt", oder "Jetzt gilt es daran zu denken, den Krieg so zu führen, daß wir den Feinden die Lust verleiden, den Frieden noch einmal zu brechen: Friedrich der Große" oder "Das Mutterherz ist der schönste und unverlierbarste Platz des Sohnes, selbst wenn er schon graue Haare trägt, und jeder hat im ganzen Weltall nur ein einziges solches: Adalbert Stifter", oder "Im Glauben an Deutschland werden wir das Schicksal meistern: Adolf Hitler".

Der häufigste Bibelspruch, der danach im Evangelischen Krankenhaus immer wieder aufgehängt wurde, steht heute noch auf der ersten Seite des Patientenheftes: "So spricht der Herr: Ich will das Verlorene wieder suchen und das Verirrte wiederbringen und das Verwundete verbinden und des Schwachen warten". Er ist von Hesekiel.

Schließlich verbot am 8. Juli 1941 der Reichsinnenminister den Kirchen, unaufgefordert in Krankenhäusern tätig zu sein. Dr.Ehlers erläuterte diesen Erlaß im Vorstand: "Da er öffentliche Krankenhäuser betrifft, findet er bei uns keine Anwendung." Darauf bekam er einen scharfen Verweis von der Kreisleitung der NSDAP und sagte nun im Vorstand: "Der Erlaß hat auch für uns Gültigkeit, aber nicht für Taufen in der Kapelle." Danach erstellte der Sicherheitsdienst der SS am 16. 10. 41 einen geheimen Lagebericht mit dem Titel: Immer noch konfessionelle Einflüsse in den Krankenhäusern". Darin hieß es: "Der Erlaß des Reichsministeriums des Inneren über die seelsorgerische Betreuung der Kranken vom 8. 7. 1941, wonach Geistliche beider Konfessionen nur auf besonderen Wunsch der Kranken ihre Funktion ausüben dürfen, veranlaßte die Kirchen, vor allem die katholische, zu Gegenmaßnahmen. Darum sind in den konfessionellen Krankenanstalten keine wesentlichen Änderungen eingetreten. Die Gründe sind in einem Mangel an Ersatzkräften zu suchen, die eine Entfernung der geistlichen Schwestern unmöglich machen und in der Haltung mancher Leiter von Anstalten und von Ärzten. Wenn sich Kranke den Bemühungen der Schwestern in der religiösen Betreuung widersetzen, lassen sie es den Kranken an seiner Pflege entgelten (Meldung aus Bayreuth). Daneben wird über die in den Krankenzimmern vieler Krankenhäuser noch immer vorhandenen christlichen Sprüche geklagt.

Zwei Jahre später, im März 1943, meldeten die SD-Spitzel ihrer Zentrale: "Seit dem Erlaß von 1941 gab es fast keine konfessionelle Beeinflussung mehr in den öffentlichen Krankenhäusern. Anders in den konfessionellen Krankenhäusern. Hier machen Geistliche Krankenbesuche, ohne von Patienten dazu aufgefordert zu sein (München). Die Schwestern machen ihre Fürsorge vom religiösen Verhalten der Kranken oder Verwundeten abhängig. Das muß aufhören und wäre auch leicht möglich, wenn endlich die Angabe der Konfession in den Aufnahmebögen aufhörte. Denn, wenn Geistliche kommen, glauben viele, ihr letztes Stündlein habe geschlagen. In Breslau, Darmstadt und Dessau halten Schwestern bei geöffneten Krankenzimmern auf dem Flur Andachten ab, nach dem Wehrmachtsbericht um 20 Uhr. Die Leitenden Ärzte standen dem auch noch wohlwollend gegenüber. Es ist schon vorgekommen, daß Kranke, die ausgetreten waren, nach dem Krankenhaus-Aufenthalt wieder in die Kirche eintraten."

In weiteren SD-Berichten hieß es: "Aus München wird gemeldet, daß Patienten weniger durch äußere Druckmittel, als durch die Tätigkeit der Schwestern selbst beeindruckt werden, abgesehen davon, daß heute, unter der Einwirkung des Kriegsgeschehens, vielfach eine konfessionelle Betreuung durchaus gewünscht wird, auch infolge fehlender weltanschaulicher Betreuung. In Berlin ist deshalb vorgeschlagen worden, daß von der Partei Hoheitsträger beauftragt werden zur Betreuung von Patienten. Dazu gehört auch weltanschaulich einwandfreier Lesestoff, da die Kirche jede Gelegenheit auszunutzen versteht, den Kranken Traktätchen zuzuschieben, die dann aus Langeweile gern angenommen werden."

Andere SD-Spitzel berichteten: "Das Verbot von Taufen in den Krankenhäusern hat eine Abwanderung von Wöchnerinnen in die konfessionellen Häuser bewirkt. In Villach besuchte eine Frau die Wöchnerinnen-Abteilung und fragte in den Zimmern regelmäßig, ob Taufen erwünscht seien. Falls ja, bestellte sie ein Taxi und fuhr mit Mutter und Säugling zur Kirche. Das Taxi wurde vom Pfarramt bezahlt. So hinterging sie das Taufverbot im Krankenhaus! Der unzulässige Vorgang wurde abgestellt. Der SS wurde auch der Brief des Rektors einer Universität übergeben, der sich gegen diese Praktiken wendet. Darin heißt es: "Es kann aus ärztlichen Gründen nicht verantwortet werden, daß Neugeborene aus der Klinik, besonders bei schlechtem Wetter, in die Kirche getragen werden. Ich habe daher von mir aus veranlaßt, daß Taufen außerhalb des Klinikbetriebes in einem Schwesternzimmer geschehen dürfen."

Bei der "Stürmer-Angelegenheit" , wie sie im Vorstandsprotokoll genannt wird, handelte es sich um einen sogenannten Stürmerkasten, den die SS 1937 am Evangelischen Krankenhaus angebracht hatte. Die schlimmste aller antisemitischen Zeitungen des Dritten Reiches, der "Stürmer", wurde in Kästen öffentlich ausgehängt. Die SS hatte natürlich mit Koenneckes Genehmigung gerechnet, vielleicht hatte er es auch veranlaßt. In der ersten Ausgabe, die am Evangelischen Krankenhaus hing, stand ein Bericht über den Juden Jesus. Dieser war auf einem Bild mit krummer Nase, wulstigen Lippen und scheinheiligem Augenaufschlag als Blutsauger dargestellt. Vorstand und Verwaltungsrat verlangten die Entfernung des Stürmerkastens, der übrigens angebracht wurde, kurz nachdem Pastor Rühe die Bibelwandsprüche im Vorstand vorgestellt hatte. Prof. Koennecke erbot sich, mit dem Kreisleiter der NSDAP zu sprechen. Im Vorstandsprotokoll heißt es dazu: "Vor weiteren Entschließungen will der Vorstand erst das Resultat der Besprechungen Koenneckes abwarten". Das Resultat war jedenfalls, daß der Kasten von der SS wieder entfernt wurde. Ob die SA hier eine Gelegenheit wahrnahm, die SS zu demütigen, ist nicht mehr zu klären.

Skorpione in der Flasche

Die drei Krankenhäuser der Stadt Oldenburg, das Peter-Hospital, das Pius-Hospital und das Evangelische Krankenhaus sind hundert Jahre sowohl Partner als auch Konkurrenten gewesen. Die Konkurrenz war manchmal hinderlich, meist aber vorteilhaft für alle drei: Schlafen durfte keiner und sich ausruhen auf augenblicklichen Lorbeeren schon gar nicht. Kooperationen hat es in diesen hundert Jahren viele gegeben. Sie begannen schon vor dem ersten Weltkrieg. Ihr Sinn lag in einem gemeinsamen Auftreten gegenüber den Kostenträgern, den Krankenkassen. Es gab von den hundert nur wenige Jahre, in denen die Pflegesätze nicht irgendwie vor den Verhandlungen unter den Häusern abgestimmt waren. Zuerst taten das die Verwalter, also die Träger der Krankenhäuser. Mit Prof. Koennecke trat zum ersten Mal ein Arzt in die Arena, der bereit und fähig war, Pflegesatzverhandlungen zu führen. Er wurde bald Sprecher der Arbeitsgemeinschaft. Diese gab sich am 24. März 1932 eine Art Satzung. Sie wurde im Staatsministerium unterschrieben vom Regierungsrat Mutzenbecher für das Peter-Hospital, Kaplan Fortmann für das Pius-Hospital und Prof. Koennecke für das Evangelische Krankenhaus. Sie war also von der Regierung abgesegnet. Sieht man genau hin, dann ging diese Arbeitsgemeinschaft über die ursprüngliche Absicht einheitliche und auskömmliche Pflegessätze zu erzielen, hinaus. Der dritte Satz dieser Vereinbarung lautete: "Die Arbeitsgemeinschaft soll den Zweck haben eine Zusammmenarbeit der drei Oldenburger Krankenhäuser in allen wichtigen Verwaltungsangelegenheiten zu gewährleisten."

Bei diesem aus dem Rahmen der früheren Vereinbarungen herausfallenden Satz, muß sich jemand etwas gedacht haben. Am 6. Oktober 1938 sagte unter Punkt "Verschiedenes" Prof. Koennecke in der Vorstandssitzung des Evangelischen Krankenhauses: "Die Kreisleitung der NSDAP und das Amt für Volksgesundheit begünstigen die Absicht, das Peter-Friedrich-Ludwigs Hospital und das Evangelische Krankenhaus unter eine einheitliche Leitung und Verwaltung zu bringen." Unter wessen einheitlicher Leitung? Kreisamtsleiter des Amtes für Volksgesundheit war Koennecke selber. Die von Koennecke erwähnte Kreisleitung der NSDAP stand unter Führung seines Freundes, des Kreisleiters Engelbart. Joel, Röver und Pauly waren Vertreter der SA. Oberbürgermeister Dr. Rabeling und Bürgermeister Bertram - er war Gesundheitsdezernent der Stadt - vertraten natürlich die Interessen der Stadt und damit des Peter-Hospitals.

Dies war der erste Hinweis auf das, was Ehlers später "unsere Existenzfrage" genannt hat. Dr. Ehlers war im Januar desselben Jahres Vorsitzender des Landesvereins für Innere Mission und damit Vorsitzender des Verwaltungsrates des Evangelischen Krankenhauses geworden. Am 1. April 1938 ging das bisher vom Staat betriebene Peter-Hospital samt Landesfrauenklinik und Kinderklinik in die Verwaltung der Stadt Oldenburg über und wurden Oberbürgermeister Rabeling unterstellt. Durch einen Nachtragshaushalt hatte der Staat der Stadt 350.000 Reichsmark für die Modernisierung ihrer Kliniken bereitgestellt. Das Dokument dazu ist unterschrieben von Ministerpräsident Joel, Gauleiter Röver und dem Staatsminister für Kirchen und Schulen Pauly.

Das Tauziehen um die Vereinigung der drei Oldenburger Krankenhäuser begann. Dreimal sind solche Versuche gemacht worden, 1939, 1943 und 1977. Alle scheiterten. Daß Vereinigungen etwas anderes sind als Vereinnahmen, merkten 1938 die Beteiligten schnell. Bei Lichte besehen hatte Koennecke eigentlich schlechte Karten. Aber er hatte seinen Hut in den Ring geworfen. Und nun gerieten die drei Oldenburger Krankenhäuser in die Mühle zwischen der Partei mit ihren Gliederungen und deren Führern auf der einen Seite und der Regierung auf der anderen Seite, in der zwar lauter Parteigenossen, besonders solche mit SA-Vergangenheit saßen, die aber alle ihre kleinen Führerschaften pflegten und schließlich der Stadt mit ihrer formal noch intakten Verwaltung, deren Oberbürgermeister seit 1932 der Parteigenosse Dr. Rabeling war.

Koennecke mußte natürlich als erstes das Evangelische Krankenhaus für seine Pläne gewinnen. Mit der Zustimmung des Pius-Hospitals rechnete er nicht so schnell. Seit der Mitteilung Koenneckes vom 6. Oktober 1938 war Dr. Ehlers klar, daß das das Ende des Evangelischen Krankenhauses bedeutete. Ehlers fuhr nach Berlin zum Centralausschuß der Inneren Mission. Zum 15. Februar 1939 berief er eine gemeinsame Sitzung von Vorstand und Verwaltungsrat ein, denn inzwischen war ein Antrag des Oberbürgermeisters Dr. Rabeling an den Vorstand eingetroffen, das Evangelische Krankenhaus möge der Krankenhaus-Vereinigung zustimmen. Dr. Ehlers hatte nach § 7 der Satzung den Verwaltungsrat eingeschaltet und damit die Innere Mission. Ehlers leitete die Sitzung, zu der er aus Berlin den Präsidenten des Zentralausschusses der Inneren Mission Frick geholt hatte und den Fachreferenten des Evangelischen Krankenhausverbandes Dr. Fichtner.

Ehlers hatte ein klares Konzept. Koennecke hatte ihn diesmal unterschätzt. Widerstand der Gremien war er seit mehr als zehn Jahre nicht mehr gewöhnt. Jetzt mußte er sich von Ehlers anhören, daß er der "Treiber der Aktion" der Krankenhaus-Vereinigung sei. Ihm, Ehlers, sei zu Ohren gekommen, daß er, Koennecke, Chefarzt

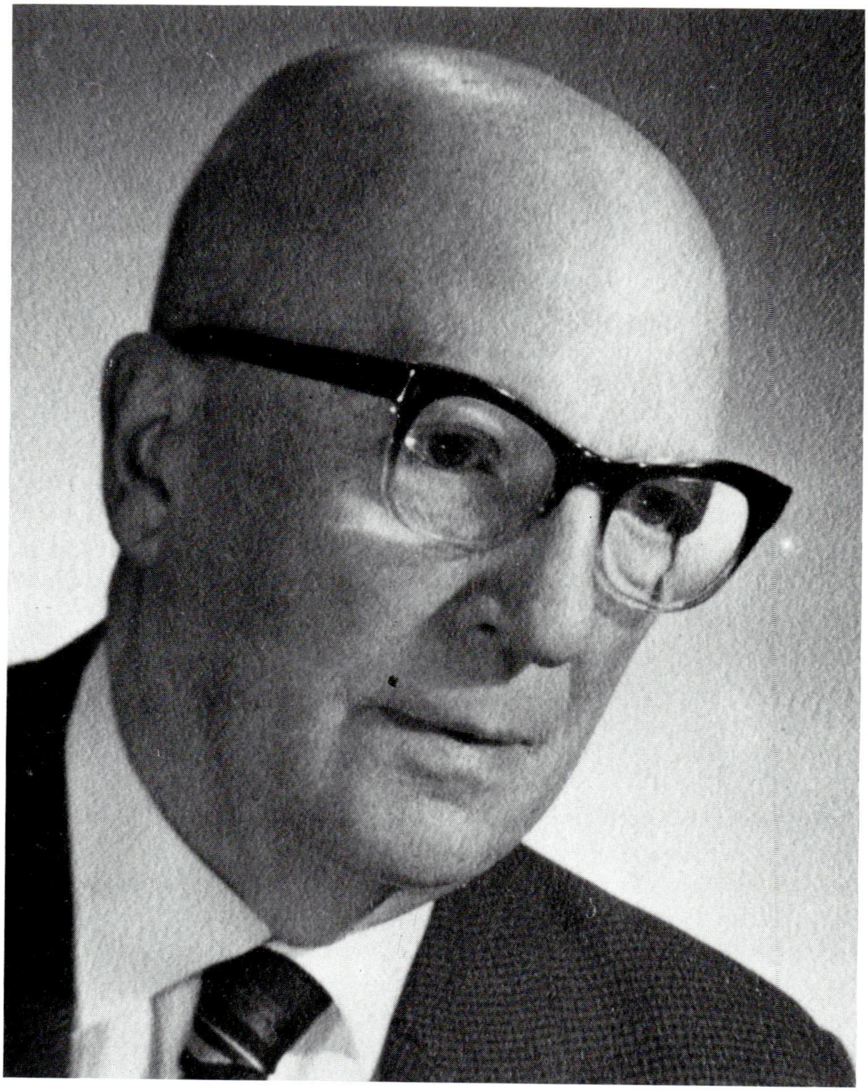

Dr. Arend Ehlers
geb. 9. 3. 1894 in Vechta
gest. 21. 12. 1970 in Oldenburg
Verwaltungsrats-Mitglied 1927 - 1970
Vorsitzender 1930 - 1964
Verwaltungsleiter 1927 - 1955

Foto: Privat

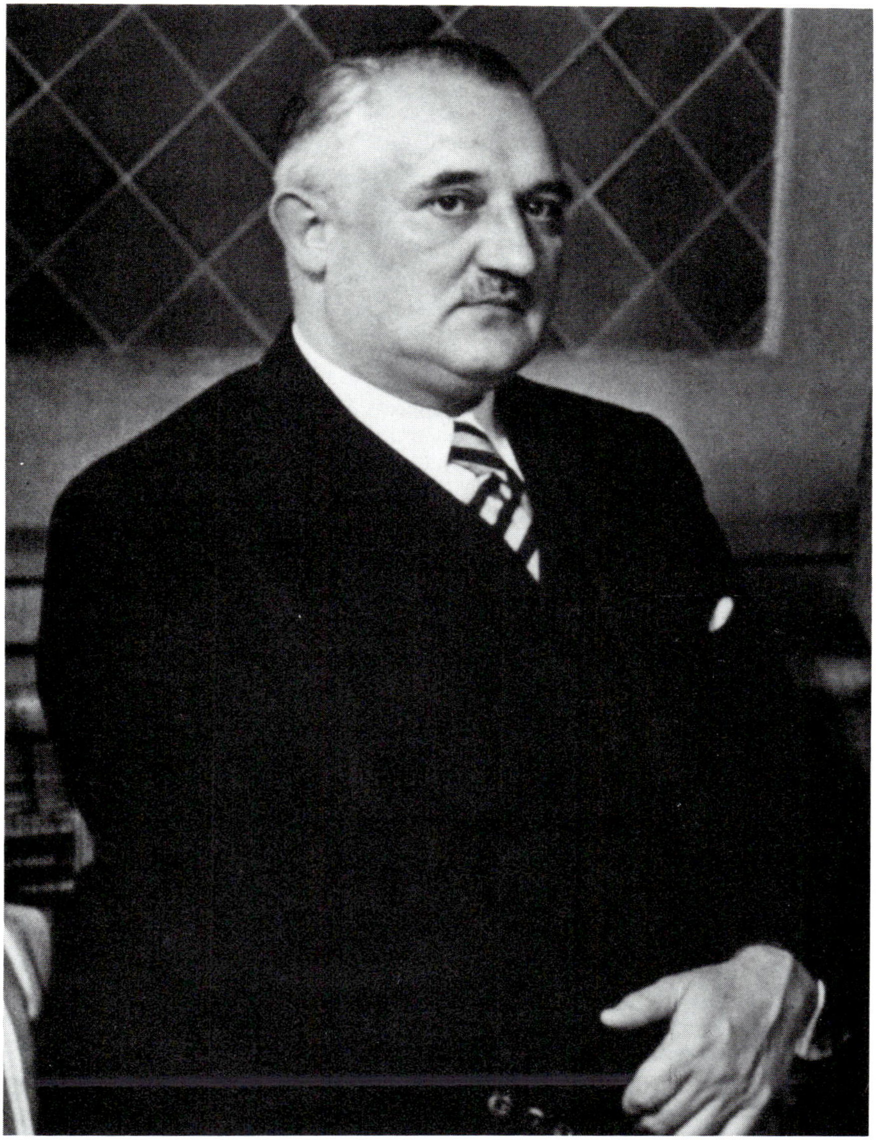

Prof. Dr. Walter Koennecke

Foto: Privat

der "Vereinigten Oldenburger Krankenhäuser" werden wolle. Er ließe sich bereits Chefarzt nennen, obwohl er im Evangelischen Krankenhaus "Leitender Arzt" sei. Auch auf seinen Briefköpfen stünde neuerdings "Chefarzt". Weiter sei ihm bekannt geworden, daß Prof. Koennecke aus der Kirche ausgetreten sei. Er beantrage, den Antrag von Oberbürgermeister Dr. Rabeling abzulehnen, denn er bedeute das Ende des Evangelischen Krankenhauses.

Der Antrag der Stadt wurde abgelehnt. Dies war die erste Niederlage Koenneckes im Evangelischen Krankenhaus und diesmal hatte die Innere Mission das Evangelische Krankenhaus wirklich gerettet. Justizrat Wisser als Vorsitzender des Vorstandes beantragte noch, wenigstens einer weitergehende Arbeitsgemeinschaft der Oldenburger Krankenhäuser zuzustimmen, und diese vertraglich festzulegen. Auch dagegen war Ehlers. Aber jetzt wurde er überstimmt. Er zögerte die Verhandlungen bis zum Kriegsbeginn hinaus. Bei Beginn eines Krieges, fürchtete Dr. Ehlers, würde man die Vereinigung der Oldenburger Krankenhäuser zwangsweise vornehmen. Er hatte deshalb schon im Sommer Verhandlungen mit der Wehrkreisverwaltung in Hamburg aufgenommen. Am 23. Oktober 1939 schloß er einen für das Evangelische Krankenhaus günstigen Nutzungsvertrag ab. Am 26. August 1939 wurde das Evangelische Krankenhaus vom Heer übernommen als "Reservelazarett" Oldenburg, Abteilung Evangelisches Krankenhaus und von Zivilkranken geräumt. Das war sechs Tage vor Kriegsbeginn. Ehlers schrieb dazu an seinem fünfzigsten Geburtstag: "Dadurch wurde der von Prof.Koennecke geplante Vorstoß zur Entkonfessionalisierung des Evangelischen Krankenhauses verhindert, und wir haben nur noch die Braunen Schwestern, die er uns neben die Diakonissen gesetzt hat."

Die Vorstandssitzungen wurden nun eisiger und immer kürzer. Es sprachen entweder Koennecke oder Ehlers. Vielleicht wurden auch nur die Protokolle kürzer. Beteiligte von damals erinnern sich, daß Koennecke vor Ehlers seit der Februar-Sitzung Respekt hatte. Er nannte ihn einen Machtspieler, sich selber sah er natürlich immer noch als Machthaber. Erstaunlich ist weniger, daß er an seinem Plan festhielt, Chef vom Ganzen zu werden, sondern, daß es ihm nicht gelang.

Der Oberbürgermeister hatte der Regierung mitgeteilt, daß vom Evangelischen Krankenhaus "die Grundlagen ganz verlassen wurden, die bei den bisherigen Erörterungen als Voraussetzung angesehen wurden, so daß die Stadt die Verhandlungen nicht weiter führen kann." In einem Brief an den Landesarzt Dr. Reuter schrieb Oberbürgermeister Rabeling: "Herr Prof. Koennecke hat mir mitgeteilt, daß der Verwaltungsrat der Evangelischen Krankenhaus-Stiftung sich sehr gegen eine Zusammenlegung der Krankenhäuser und Aufgabe der Selbständigkeit des Evangelischen Krankenhauses gesträubt habe, weil die kirchlichen Kreise dadurch eine Schädigung kirchlicher Belange befürchteten. Der Verwaltungsrat habe die weitere Selbständigkeit des Vermögens des Evangelischen Krankenhauses und die Aufstellung getrennter Haushaltspläne zur Bedingung gemacht. Die von Prof.Koennecke und Herrn Justizrat Wisser nunmehr noch vorgschlagene Arbeitsgemeinschaft zwischen dem Evangelischen Krankenhaus und den Städtischen Krankenanstalten war so ausgestaltet, daß lediglich die Verwaltung der Städtischen Krankenanstalten auf den Chefarzt des Evangelischen Krankenhauses überging, während der Verwaltungsrat des Evangelischen Krankenhauses sich volle Unabhängigkeit gegenüber der Stadt bewahrte. Es erscheint uns für Staat und Bewegung in gleicher Weise untragbar, seitens der Stadt eine solche Beordnung einzugehen."

Es gab übrigens schon einen Vertragsentwurf für die Vereinigten Krankenhäuser Oldenburgs. Darin stand in § 2, daß die "wirtschaftliche und ärztliche Leitung Prof. Koennecke als Ärztlichem Direktor übertragen wird." Das Pius-Hospital wurde nicht erwähnt. Die Stadt behielt sich vor, den Verwaltungsleiter zu stellen, der unter Koennecke arbeiten sollte. Es war sogar schon das Gehalt Koenneckes festgelegt. Der Entwurf sah nicht nach einer Vereinnahmung eines der beiden Krankenhäuser durch das andere aus, sondern beider durch Prof. Koennecke. Der Oberbürgermeister Rabeling schrieb in einem Brief vom 20. Dezember 1939: "Insbesondere steht fest, daß ein Anschluß des Evangelischen Krankenhauses an die Städtischen Krankenanstalten nicht zu erwarten ist." Wenige Tage später antwortete er dem Leiter der Landesversicherungsanstalt, der sich beim Staatsministerium über die gescheiterten Verhandlungen, die er aus ökonomischen Gründen für richtig hielt, beschwert hatte: "Solange die Verwaltung des Evangelischen Krankenhauses an ihrer vollen Unabhängigkeit festhält, ist es nicht zweckmäßig, damit die Städtischen Krankenanstalten unter die Kontrolle des Evangelischen Krankenhauses zu stellen. Dann ist es besser, sie im nationalsozialistischen Sinne weiterzuführen." In Partei und Regierung bestanden in Oldenburg noch alte SA-Solidaritäten gegen Koenneckes SS. Es war allein Koennecke, der die Vereinigung wollte. Seine bisherige Parole des Evangelischen Krankenhauses: "Wir sind die Größten," galt nicht mehr. Er wollte der Größte sein. Am Beginn der zweiten Kriegshälfte mehrten sich bei den Oldenburger Pfarrgemeinden Kircheneintritte. Es trat ein Stimmungsumschwung ein. Der Partei glitt die Motivation der Bevölkerung aus der Hand angesichts der Zunahme der Kriegstoten. Dies ist aus den Akten der Pfarrgemeinden nachweisbar. Dazu hatte auch beigetragen die überdurchnittlich hohe Sterblichkeit der Schwangeren in Oldenburg. Sie führte mit zur Freigabe des Evangelischen Krankenhauses für Zivilisten. Auch holte man Dr. Steenken aus dem Krieg zurück und übertrug ihm die Oldenburger Frauenklinik.

Koennecke gab nicht auf. Sicher steht dies auch im Zusammenhang mit dem geheimnisvollen Tod des Oldenburger Gauleiters Röver 1942. Röver, der alte SA-

Mann, wurde vermutlich von der SS, die er immer wieder kritisierte, umgebracht. Zu der Zeit wurde das zivile und militärische Gesundheitswesen zu einer Superbehörde zusammengefaßt unter Prof. Karl Brandt, dem Leibarzt des Führers. Den kannte Koennecke. Brandt hatte Röver einen Tag vor seinem Tod in Oldenburg besucht und Spritzen mitgebracht, die wahrscheinlich Gift enthielten.

Koennecke machte nun den vorletzten Versuch einer Krankenhaus-Vereinigung. Dabei zog er einen Trumpf aus der Tasche, der ausgerechnet Ehlers hieß. Kreisleiter Engelbart, sein Freund, machte nun für Koennecke bei der Staatsregierung einen erneuten Vorstoß für ein Vereinigtes Krankenhaus in Oldenburg. Die Klagen über das Peter-Hospital würden immer mehr zunehmen, alle seien zerstritten, der Chirurg Dr. Kiess habe den Internisten Dr.Kohlmann einen Psychopathen genannt. Er würde vorschlagen, daß der Dezernent für das Gesundheitswesen der Stadt ausgetauscht würde. Er schlage dafür Prof. Koennecke vor. Für das Vereinigte Krankenhaus solle man ebenfalls Prof. Koennecke als Ärztlichen Direktor und Pastor Dr. Ehlers als Verwaltungsleiter nehmen. Dieser abenteuerliche Vorschlag Engelbarts wurde vom Ministerpräasidenten Joel schroff abgelehnt, wobei er Koennecke namentlich nannte. Merkwürdigerweise übertrug Joel dann den Vorgang dem stellvertretenden Landesarzt Dr. Jacobs zur Entscheidung. Es ist leider nicht bekannt, ob man Pastor Ehlers überhaupt vorher gefragt hatte. Jedenfalls hat Dr. Jacobs am 11. 12. 1943 mit Ehlers darüber verhandelt. Es hieß, er sei von Prof. Koennecke als "Sachverständiger für Verwaltungsfagen" vorgeschlagen worden. Eine Stellungnahme von Ehlers hierzu ist nicht überliefert.

Dr.Jacobs machte der Staatsregierung folgenden Vorschlag, bei dem es dann bis 1945 blieb. "Da eine Regelung des gesamten Krankenhauswesens nach dem Kriege durch den Beauftragten des Führers Herrn Prof. Brandt bevorsteht, dürfte der Zeitpunkt für eine Zusammenfassung des Evangelischen Krankenhauses und des Peter-Friedrich-Ludwigs Hospitals in wirtschaftlicher und ärztlicher Beziehung gegenwärtig ungeeignet sein." Da mußte am Ende ein kleiner stellvertretender Beamter solche Entscheidungen fällen, weil die Instanzen und ihre Führer sich alle neutralisiert hatten. Genau das hatte man den Weimarer Demokraten immer vorgeworfen.

Im Jahre 1944 machte sich Koennecke noch einmal Hoffnungen auf sein Vereinigtes Krankenhaus. Am Tage des Attentates vom 20. Juli 1944 wurde Himmler Führer des Ersatzheeres, wodurch die SS alle Macht an der Heimatfront in die Hand bekam. Aber erstaunlicherweise nützte dies Koennecke, dem Statthalter der SS in Oldenburg, nichts. Die Bevölkerung hatte Angst vor der SS: Jetzt kommen wir alle in den Himmler, hieß es damals. Im Grunde dachten die Parteigenossen ähnlich. Auch Hitler wußte das, als er anfing, über seinen Nachfolger nachzudenken: Heß sei wahnsinnig geworden, sagte er, Göring habe sich die Sympathien des Volkes verscherzt und Himmler werde von der Partei abgelehnt. So wurde aus Koenneckes Plänen nichts, weil Himmler nicht Hitlers Nachfolger wurde.

Wie sah das Evangelische Krankenhaus wirtschaftlich während des zweiten Weltkrieges aus? Gebaut wurde nicht mehr. Kurz vor Kriegsbeginn wurde das ganze Krankenhaus der Wehrmacht angeschlossen und bis zum 9. September 1939 von Zivilkranken geräumt. Damit fielen 300 Betten an das Reservelazarett Oldenburg, Abteilung Evangelisches Krankenhaus. Die 300 Betten wurden aber gar nicht gebraucht, so daß im Mai 1940 wieder 100 Betten für Zivilkranke freigegeben wurden. Übrigens stand dadurch das Evangelische Krankenhaus zum ersten Mal in seiner Geschichte für vier Wochen leer. Für ein von Soldaten belegtes Bett handelte Dr. Ehlers 3.80 Reichsmark und für ein unbelegtes Bett 2.- Reichsmark aus. Das war günstiger als in anderen Verträgen und lag über den bisherigen Pflegesätzen. Dieser Militärzeit verdankt das Evangelische Krankenhaus auch den Anfang von zwei weiteren geschlossenen Fachabteilungen. Im Jahre 1941 kam der dienstverpflichtete Ohrenarzt Dr. Zurhausen und 1942 der Röntgenarzt Dr. habil Abel nach Oldenburg an das Reserve-Lazarett. Dr. Ehlers verhandelte mit der Wehrkreisverwaltung, wonach sowohl Dr. Zurhausen als auch Dr.Abel im Evangelischen Krankenhaus Zivilkranke behandeln konnten.

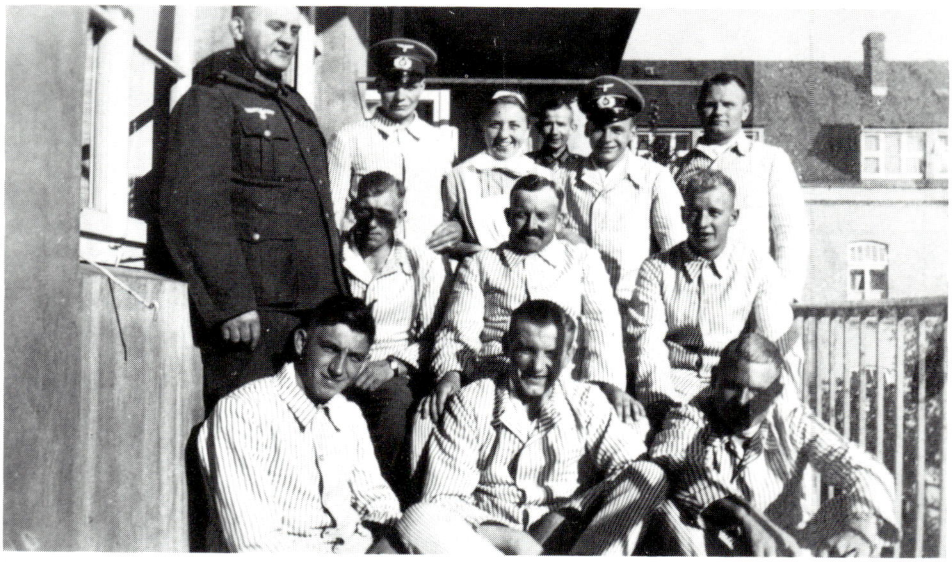

Kriegsausbruch des Zweiten Weltkriegs
Soldatenstation am 20. September 1939

Foto: Gebke Raben

Da sie den ganzen Krieg über in Oldenburg blieben, gingen sie sozusagen langsam in den Bestand des Evangekischen Krankenhauses über. Sie behandelten ab 1943 die Zivilkranken bereits in geschlossenen Abteilungen. In der Militärzeit hatte das Evangelische Krankenhaus dank der guten Nutzungsverträge erhebliche Überschüsse. Aus ihnen konnte es schon 1941 seine Schulden aus dem Koenneckebau von 206.300 Reichsmark zurückzahlen. Dazu ist eine Äußerung von Prof. Koennecke überliefert: "Die Pastoren im Evangelischen Krankenhaus haben nichts als Geld im Kopf. Mit Schulden gehen sie um wie mit Sünden." Darauf soll Pastor Ehlers gesagt haben: Die Schulden des Evangelischen Krankenhauses, Herr Professor, sind wie ein entzündeter Blinddarm, sie müssen weg, bevor sie uns umbringen."

Dr. Ehlers war übrigens als Landespfarrer der Inneren Mission auch Gefängnispfarrer. Im Jahre 1941 wurde nach einer Verordnung des Reichsministers der Justiz das Gehalt der nicht hauptamtlichen Geistlichen im Strafvollzug erhöht. Das gab viel böses Blut, weil die Gefängnisärzte nun verhältnismäßig schlechter bezahlt wurden als die Geistlichen. Wahrscheinlich hat Koennecke auch darauf angespielt. Jedenfalls wird in einem Geheimbericht der SS am 29. September 1941 darüber nach Berlin berichtet, es sei eine verständliche Unruhe deswegen unter den Ärzten entstanden.

Im Jahre 1940 wurden die ersten Luftschutzeinrichtungen gebaut. Das Evangelische Krankenhaus richtete 1942 eine Innere Abteilung im Elisabethstift ein. Sie konnte aber 1943 wieder aufgegeben werden, als das Haus aus der Militärverwaltung ausgegliedert worden war. Im Jahresbericht 1942 heißt es: "Im Anfang des Jahres 1942 war die Bettennot katastrophal infolge der Beanspruchung des Krankenhauses durch die Wehrmacht. Es wurden immer wieder Versuche unternommen, mehr Betten für die notleidene Zivilbevölkerung freizubekommen. Im Garten des Hinrichsbaus wurde der Bau einer Baracke in Angriff genommen, die wir seitdem "Gartenhaus" nennen, um auf diese Weise Betten zu schaffen. Besonders brennend war die Frage der Unterbringung von Infektionskranken, für die in Oldenburg ungewöhnlich schlecht vorgesorgt war. Mitte des Jahres wurde dann die Beschlagnahme des Krankenhauses durch die Wehrmacht aufgehoben, so daß bis zum 1. August das Krankenhaus wieder der Zivilbevölkerung zur Verfügung stand. Die gynäkologisch-geburtshilfliche Abteilung blieb danach bis auf etwa 40 Betten reduziert, während die Hals- Nasen-Ohren-Abteilung einen großen Aufschwung nahm."

In diesem Jahr erhielt Pastor Ehlers den Titel "Verwaltungsdirektor" und bekam monatlich 300.- Reichsmark vom Krankenhaus. Der Jahresbericht 1943 klingt optimistisch: "Im Jahre 1943 stand das Evangelische Krankenhaus wieder allein der Zivilbevölkerung zur Verfügung. Die Belegung war immer ausgezeichnet. Die Errichtung des Gartenhauses hat sich sehr bewährt. Die häufigen Luftalarme mit der

Notwendigkeit, die Kranken aus den oberen Stockwerken in den Keller zu schaffen, stellte, besonders nachts, eine große Belastung dar."

Mitte des Jahres 1944 ergab eine Inspektion des Luftgauarztes, daß die Luftschutzeinrichtungen des Evangelischen Krankenhauses mit seinen 330 Betten unzureichend waren. Es sollten sofort 150 Betten stillgelegt und mit dem Bau ausreichender Luftschutz-Einrichtungen begonnen werden. Dafür waren aber weder Material noch Arbeitskräfte vorhanden. Die Anordnung war, wie es in einem Bericht des Krankenhauses hieß, unausführbar. Der Bericht kritisierte die mangelhafte "übergauliche" Zusammenarbeit der verschiedenen Befehlsbereiche. Als der Luftgauarzt abgereist war, wurde die Zahl der stillzulegenden Betten im Einvernehmen mit der örtlichen Luftschutzleitung - das war der Oberbürgermeister - auf die Hälfte verringert. "Dadurch steigerte sich der Wechsel der Kranken, und die Aufenthaltsdauer verkürzte sich derart, daß die Zahl der Kranken gegenüber dem Vorjahr sogar gleichblieb." Dr. Ehlers wandte sich nun an Oberbürgermeister Rabeling und forderte Entschädigung für die stillgelegten Betten nach dem Reichsleistungsgesetz. Der Oberbürgermeister hüllte sich in Schweigen. Ehlers auch. Das Evangelische Krankenhaus hatte die stillgelegten Betten inzwischen längst wieder besetzt.

Ende Februar 1945 erschien der Luftgauarzt ein zweites und letztes Mal. Er ordnete an, daß auf dem Dach ein großes, rotes Viereck aufzumalen sei mit einem weißen Kreuz darin. Dies war vorgeschrieben zum Schutz für Zivilkrankenhäuser gegen Tiefflieger-Angriffe. Sechs Wochen später erhielt das Evangelische Krankenhaus seinen ersten und einzigen Bombentreffer. Die Krankenhaus-Baracke, das Gartenhaus, wurde zerstört. Hinrichsbau und Koenneckebau mit den Operationsräumen wurden nur wenig beschädigt. Alle Patienten waren seit Tagen in den Luftschutzräumen im Keller des Krankenhauses. Sie lagen auf Matratzen nebeneinander, sodaß auf den Gängen nur eine schmale Passage blieb. Ein Patient erlitt einen Herzinfarkt, sonst wurde niemand verletzt. Am 24. April schlug eine Artilleriegranate durch das Kapellendach, eine weitere beschädigte den Ostteil des Willersbaus, eine dritte traf die Villa Hügel, die sich am Anfang der Marienstraße vor dem Willersbau befand, dort, wo heute das Ärztehaus steht.

Kehren wir am Ende der Lehrjahre noch einmal zur Entwicklung des Krankenhauses zurück, das sich immer weiter entfernte vom Belegkrankenhaus. Das Evangelische Krankenhaus führte während der Lehrjahre besonders sorgfältige Aufstellungen über die einweisenden Ärzte. So wurde im Jahresbericht 1924 schon berichtet, daß von den Spezialärzten Koennecke, Lueken, Rommel, Geyer und Schmeden 986 Patienten eingeliefert wurden. Von den "andern", den praktischen Ärzten in Oldenburg, kamen 707 Patienten. Dabei hieß es, "daß auch von diesen 707 Patienten eine ganze Anzahl sei, die von den Spezialärzten, insbesondere durch Prof. Koennecke, operiert oder mitbehandelt worden seien. Daraus ist zu entnehmen, daß es frei praktizierende Ärzte gab, die als Belegärzte ihre Patienten selber im Evangelischen Krankenhaus behandelten, oder von den Spezialärzten der sich bildenden Abteilungen mitbehandeln ließen. Es gab aber auch Ärzte, die ihre Patienten zur alleinigen Behandlung durch die Spezialärzte des Krankenhauses einwiesen. Doch auch in diesen Fällen war es üblich, seine Patienten dann dort zu besuchen. Selbst auswärtige Ärzte taten das wenigstens einmal in der Woche.

Im Jahre 1929 erfahren wir, daß von fünfzig Ärzten in Oldenburg dreiunddreißig Ärzte ihre Patienten in das Evangelische Krankenhaus schickten, während siebzehn dort keine Patienten einwiesen. Deutlich wurde 1930 im Jahresbericht angegeben, daß 72% der Kranken von Fachärzten - von Spezialärzten wird nicht mehr gesprochen - und 28% von praktischen Ärzten behandelt wurden, also von Belegärzten. Im folgenden Jahr 1931 lag die Prozentzahl der durch Fachärzte eingewiesenen Kranken schon bei 73%. Dabei blieb es bis 1945. Die meisten Patienten wurden den Abteilungsärzten in ihre Ambulanzen zugewiesen. Daß ein Patient direkt in die Sprechstunde eines Abteilungsarztes ging, war schon damals vorwiegend bei Privatpatienten üblich. Im Jahre 1932 wiesen von 47 praktischen Ärzten 35 in das Evangelische Krankenhaus Patienten ein. Auch von 1933 weiß man, daß 75% der Patienten aus den Ambulanzen der Abteilungsärzte, nämlich Koennecke, Lueken, Rommel und Laux in das Evangelische Krankenhaus kamen.

Eine deutliche Angabe, wer behandelte, findet man erstmals 1935. Die Abteilungsärzte behandelten von den 4.647 Kranken 3.233, andere Fachärzte wie die Ohrenärzte Laverentz, Geyer, Schmeden, die Augenärzte Kübler und Cremer, der Lungenarzt Hartmann und die Nervenärzte Modes und Düser hatten 588 Patienten, die sie im Evangelischen Krankenhaus als Belegärzte behandelten. Die 35 praktischen Ärzte nahmen als Belegärzte selbst die Behandlung an 826 Kranken vor. 1936 ging diese Zahl auf 721, also 15% zurück. Sie schwankte in den nächsten Jahren zwischen 13% und 16%. Im Jahre 1935 waren also bereits 70% aller Patienten in geschlossenen Fachabteilungen, 17,5% wurden von Belegärzten behandelt, die praktische Ärzte waren und 12,5% von Fach-Belegärzten. Ein Krankenhaus wie das Evangelische, das sich den Marktbedürfnissen gegenüber offenhielt, war also 1935 nur noch zu 30% ein Belegkrankenhaus.

Seit 1940 übernahmen die Abteilungsärzte über 91% aller Behandlungen. Da heißt es im Jahresbericht: "Die praktischen Ärzte behandelten nur noch ganz vereinzelt im Krankenhaus wegen der Kriegsverhältnisse". Schließlich steht im Jahrbuch für 1942, daß 18 praktische Ärzte nur noch auf die geschlossenen Abteilungen eingewiesen haben. Dies traf nicht für die in freier Praxis niedergelassenen Fachärzte zu. Einige von ihnen erhielten Belegarzt-Verträge, wie umgekehrt auch die Abteilungsärzte neben ihren Abteilungen noch Praxen unterhielten, die zum Teil außerhalb des Krankenhauses lagen. Damit hatte am Ende des zweiten Weltkrieges das Evangelische Krankenhaus nur noch Reste eines Belegkrankenhauses. Diese Reste haben sich allerdings noch lange gehalten.

Um die medizinische Leistung der Fachabteilungen in den Lehrjahren des Evangelischen Krankenhauses zu veranschaulichen, müssen Zahlen genannt werden. Die Frauenabteilung unter der Leitung von Dr. Lueken, ab 1935 zusammen mit Dr. Steenken, war praktisch schon ab 1920 eine geschlossene Abteilung. Offiziell erhielt sie diesen Status erst ab 1929. Die Operationen, die Dr.Lueken in der Zeit von 1920 bis 1944 durchführte, sind eingeteilt in Eingriffe von der Scheide, vaginale Eingriffe, und vom Bauch aus, Laparatomien. Hinzu kommen Geburten. Bis 1935 wurden alle Operationen von Dr.Lueken allein gemacht unter Mithilfe einer Operationsschwester. Von allen seinen Operationen verlor er 4,8% seiner Patienten, dabei starben von 13 Kaiserschnitten zwei. Von den 311 Neugeborenen starben 1944 2,8%. Die Narkosen wurden von 1936 an entweder mit Evipan, oder Evipan und Aether-Maskennarkose, oder mit Avertin gemacht. Die Aethernarkose und die Avertin-Einläufe wurden von Schwestern durchgeführt. Das Evipan spritzte der Arzt.

Als Leistungsbild der Chirurgischen Abteilung unter Prof. Koennecke soll über das letzte Koennecke-Jahr 1944 ausführlicher berichtet werden. Es wurden 1.871 Operationen durchgeführt. Im Jahre 1904 gab es im Evangelischen Krankenhaus insgesamt 802 Operationen bei 56 Betten. Die Bettenzahl war 1944 fünfmal so hoch. Es wurden 1944 309 Magenoperationen gemacht nach Billroth I und II, danach starben 29 Patienten, also 9,5%. Im ersten Koennecke-Jahr gab es 138 Magenoperationen. Im Jahre 1919 unter Merkens waren es 23. Blinddarm-Operationen wurden 230 durchgeführt im Jahre 1944, davon starben 7 Patienten, das sind 2,3%. Jm Jahre 1908 waren es 30, davon starben ebenfalls 7. Sechs Jahre später, 1914 wurden 101 Blinddärme operiert, es starben fast 4%. In Koenneckes erstem Jahr 1924 operierte er 119 mal einen Blinddarm und hatte 2,3% Todesfälle. Gallenoperationen sind 1944 230 mal gemacht worden mit 4,7% Todesfällen, Bruchoperationen nach Bassini kamen 150 mal vor mit 4% Toten, Darmoperationen 55 mal, dabei starben 9% der Patienten. Nierenoperationen, es waren Nephrektomien, gab es 21, dabei starben 9% der Patienten. Blasenoperationen 20, Mastdarmoperationen sind 112 mal verzeichnet, darunter Hämorrhoiden, Fissuren, Tumoren. Brustoperationen mit Amputationen 55 mal. An Prostata, Penis, Hoden gab es 65 Eingriffe, 40 mal wurden Phimosen operiert. Unfälle an Knochen und Gelenken erforderten 102 Eingriffe, darunter Nagelungen und Amputationen. Tiefe Abszesse wurden 360 mal gespalten. 31 Zähne wurden gezogen, wenn die Zahnärzte dies dem Chirurgen überlassen wollten. Dazu kamen 8

Evangelisches Krankenhaus: Gynäkologie - Geburtshilfe, Operationen und Geburten 1920 - 1944

	1920	1921	1922	1923	1924	1925	1926	1927	1928	1929	1930	1931	1932
Scheidenoperationen (Vaginale Operationen)													
Wiederherstellungsoperationen (Plastiken)	8	15	11	4	8	9	9	8	7	16	14	17	22
Operationen bei Entzündungen bös- / gutartige Veränderungen	9	17	27	18	11	20	26	29	30	22	22	25	31
Fehlgeburten	54	39	41	57	54	47	41	68	46	50	71	64	60
Curettagen (Ausschabungen)	84	118	92	77	71	66	67	54	46	46	44	57	49
Bauchoperationen (Laparatomien)													
Wiederherstellungsoperationen (z.B. Alexander-Adams)	2	8	6	5	3	5	4	7	4	3	3	3	4
Operationen bei Entzündungen, bös- / gutartige Veränderungen	73	103	97	102	138	195	149	132	136	139	163	162	167
Kaiserschnitte	0	2	1	1	9	5	8	7	11	19	18	16	12
Geburten	2	7	1	1	5	4	42	64	62	80	94	108	98

	1933	1934	1935	1936	1937	1938	1939	1940	1941	1942	1943	1944
Scheidenoperationen (Vaginale Operationen)												
Wiederherstellungsoperatioen (Plastiken)	6	14	17	20	27	20	14	12	22	20	27	14
Operationen bei Entzündungen, bös- / gurartige Veränderungen	40	45	62	42	66	107	47	28	56	39	61	76
Fehlgeburten	66	76	128	142	155	117	93	40	48	37	49	50
Curettagen (Ausschabungen)	57	54	72	82	71	107	60	29	51	39	94	71
Bauchoperationen (Laparatomien)												
Wiederherstellungsoperationen (z.B. Alexander-Adams)	1	0	2	2	5	2	2	1	0	0	3	3
Operationenbei Entzündungen, bös- / gutartige Veränderungen	134	133	140	129	127	138	11	64	96	77	157	148
Kaiserschnitte	10	11	8	32	10	13	5	9	8	5	8	13
Geburten	82	138	209	262	318	447	483	217	358	276	214	311

Kinder mit Hasenscharten und je drei Patienten mit Zwerchfellhernien und Schiefhals. Die meisten Operationen machte Koennecke selber, etwa ein Fünftel Fräulein Dr. Jungermann und später Dr.Pophanken.

Bemerkenswert ist noch die Geschichte der Orthopädischen Abteilung des Evangelischen Krankenhauses. Sie bestand fast zehn Jahre von 1936 bis 1945. Im Jahre 1935 schrieb der Orthopäde Dr.Strote an seinen Parteifreund Koennecke einen Brief und kündigte seine Niederlassung in Oldenburg an. Er einigte sich mit Koennecke, daß er mit dem Neubau 1935 Belegbetten bekommen sollte. Daraufhin protestierten das Peter-Friedrich-Ludwigs Hospital und das Pius-Hospital. Sie waren wohl zu Recht der Meinung, dies sei ein Thema für die Arbeitsgemeinschaft der drei Krankenhäuser. Der Vorstand des Evangelischen Krankenhauses aber teilte den beiden anderen Häusern seine gegenteilige Meinung mit. Dabei stellte sich heraus, daß beide Häuser ebenfalls eine orthopädische Abteilung geplant hatten. Es kam dann zu einer Schlichtung des Streites durch Vermittlung des Oberregierungsrats Friedrichs: Strote eröffnete eine Privatklinik.

Die Narkosen machte Prof.Koennecke übrigens ähnlich wie Dr. Lueken. Auch hier kam 1929 die Avertin-Narkose dazu. Sie wurde zuerst im Pius-Hospital angewandt. Über die Avertinnarkose hielt am 21. April 1929 Dr. Crone-Münzebrock, der Chirurg des Pius-Hospitals im Ärzteverein einen Vortrag. Danach wurde sie auch im Evangelischen Krankenhaus eingeführt. Dr. Crone-Münzebrock, der große Koennecke-Konkurrent, beschrieb sie so: "Seit 14 Monaten bin ich zu dieser Narkose-Art übergegangen, so daß ich sie im letzten halben Jahr fast ausschließlich anwende, allein schon, weil die Patienten es dringend wünschen. Im Laufe dieser Zeit hatte ich an 750 Avertinnarkosen Gelegenheit, meine Erfahrungen zu sammeln. Seit dem 1. September 1928 ist Avertin frei im Handel in jeder Apotheke. Leider ist es seitdem recht teuer geworden, so daß die Narkose auf 2.40 bis 5.- Mark zu stehen kommt. Die Avertinnarkose will genau erlernt sein, ebenso wie eine gute Äther- oder Chloroformnarkose.

Stärkeres Abführen ist nicht nötig und sowieso heutzutage vor den Operationen verpönt und verlassen. In einigen Fällen lasse ich daher den Avertin-Einlauf ohne jede Darmvorbereitung geben und habe den Eindruck, daß darunter die Wirkung nicht leidet, vorausgesetzt, daß die Patienten durch das plötzliche Hereinschaffen ins Hospital und den Operationsaal nicht zu sehr beunruhigt sind. Nervöse Patienten bekommen abends eine Tablette Veronal. 1 1/2 Stunden vor Operationsbeginn lasse ich 0,02 Morphium geben und 1 Stunde später, also 30 Minuten vor Operationsbeginn das Avertin-Klysma verabreichen. Das Avertin gebe ich in 3% Lösung. Unbedingt nötig ist, daß die Lösung auf nicht mehr als 45 Grad erwärmt wird. Bei höherer Temperatur spaltet sich Brom-Wasserstoff ab, das blutigen Darmkatarrh hervorrufen kann. Wichtig ist auch die Schlafbereitschaft der Patienten zu fördern, also sie morgens vor der Operation nicht viel stören und fragen. Der Einlauf wird im Dunkelzimmer verabreicht. Nach dem Einlauf sollen die Kranken 20 Minuten unberührt, natürlich unter Bewachung, liegen bleiben, um das Einschlafen nicht zu stören. Dann erst erfolgt das Herüberlegen auf den Operationstisch."

Die Innere Abteilung des Evangelischen Krankenhauses unter Dr. Rommel ist am schwierigsten zu fassen, zumal die Belegärzte, soweit sie nicht Fach- oder Spezialärzte waren, ebenfalls Patienten mit internistischen Krankheiten behandelten. Geht man aus von den 242 im Evangelischen Krankenhaus Verstorbenen des Jahres 1944 - das sind 4,2% aller Patienten - dann starben zwanzig Prozent davon an unheilbaren Krankheiten. Sie waren praktisch zum Sterben in das Evangelische Krankenhaus eingeliefert worden. Das geschah also jede Woche einmal. Hinzurechnen könnte man hier diejenigen, die infolge hohen Alters, Aderverkalkung, oder wegen eines Schlaganfalles eingewiesen wurden und starben. Das waren knapp 10% aller Todesfälle. Zusammen sind also 1944 fast ein Drittel aller Todesfälle im internistischen Bereich Pflegefälle. Sie starben nicht zu Hause, weil dort die Pflege zu schwer wurde. Es waren keine "Sieche" im früheren Sinne, denn sie lagen nicht lange im Evangelischen Krankenhaus. Von den anderen internistischen Kranken, die 1944 starben, waren 8% herzkrank und 3% hatten Tuberkulose.
Bei allem Optimismus der alten Halbgötter wie Prof. Koennecke, der 1928 verkündete, man ginge nicht mehr ins Krankenhaus, um zu sterben, sondern um wieder gesund und arbeitsfähig zu werden: So war es nicht. Auch heute ist es nicht so. Der Zahl der Toten entspricht im Evangelischen Krankenhaus in jedem Jahr fast die Zahl der Betten. Das ist seit hundert Jahren so. Pastor Rühe stellte 1937 diese Frage: Fast jeden Tag stirbt ein Patient im Evangelischen Krankenhaus, wie stirbt er? Die Frage ist noch gestellt. Fünfzehn Jahre später starben in der Bundesrepublik 25% aller Menschen in Krankenhäusern, zwanzig Jahre später waren es über 40%. Bei einem Round-table-Gespräch des Oldenburger Ärztevereins mit ausländischen Ärzten sagte 1975 Dr.Buampong aus Ghana, der als Chirurg am Evangelischen Krankenhaus arbeitete, unter dem Beifall seiner Kollegen: "Ich würde meiner Mutter immer raten, sich in Euren Krankenhäusern behandeln zu lassen, aber ich würde sie niemals dort sterben lassen."

Man konnte eben nicht nur gesund gemacht werden im Krankenhaus, man konnte darin auch sterben und man konnte darin geboren werden. Dies ist eigentlich die bemerkenswerteste Veränderung in den Lehrjahren des Evangelischen Krankenhauses. Noch in den Jahren 1922 und 1923 kam dort nur je ein Kind zur Welt. Das waren Kaiserschnitt-Kinder. Seit dem Jahre 1935 wurden über 200 und 1939 fast 500 Kinder geboren, also doppelt so viele Geburten wie Todesfälle. Ein Krankenhaus wird dann zum Partner der Menschen, wenn sie darin gesund werden, wenn sie darin in Würde sterben können, ohne unnötig zu leiden, und wenn Kinder darin geboren werden. Wenn man dann noch Ärzte oder Schwestern darin kennt, dann hat ein Krankenhaus einen Sitz in unserem Leben der Menschen und wächst uns ans Herz. So ein Krankenhaus war das "Evangelische" am Ende seiner Lehrjahre geworden.

So war es auch nicht verwunderlich, daß es Freunde in seinen Bann zog. Zum Beispiel den Verwaltungsinspektor Hinrichs, der als SA-Aufpasser kam und der ein Ehlers-Mann wurde, als es um die Existenz des Hauses ging. Und auch für Prof. Koennecke war dieses Haus ein Lebenswerk, das er in den letzten Tagen vor seiner Verhaftung nicht verließ, als seine Parteifreunde sich längst aus Oldenburg abgesetzt hatten. Besonders treue Freunde des Evangelischen Krankenhauses blieben immer diejenigen, die dort geboren wurden. Das konnte man am besten an denen sehen, die über die Flure zur Entbindungsstation gingen, um durch die Glasscheibe zu blicken, die es früher dort gab, auf das neue Leben in den blauen und rosa Jäckchen. Da kam es nicht selten vor, daß jemand sagte: Hier habe ich auch mal gelegen. Was den Gründern vorschwebte, ein Gemeindekrankenhaus, ein offenes Haus für alle Bürger, das ist das Evangelische Krankenhaus schließlich auch geworden.

Die vierte Abteilung, die eine geschlossene wurde, war die Röntgenabteilung. Das erste Mal bestand sie nur zwischen 1932 und 1934. Sie wurde im Streit aufgegeben, weil Dr .Rommel und Prof. Koennecke ihre Patienten selber röntgen wollten. Die Zahl der Röntgenaufnahmen stieg trotzdem gleichmäßig an von 2.920 im Jahre 1928 auf 11.739 im Jahre 1944, während die Röntgenbehandlungen sich im gleichen Zeitraum nur von 1.000 auf 3.311 erhöhten. Um die Behandlungen auszubauen, hatte sich das Evangelische Krankenhaus 1943 um den Kauf von Radium bemüht. Das Radium kam nie in Oldenburg an, da es unterwegs als kriegswichtiges Material beschlagnahmt wurde. Eine geschlossene Abteilung wurde das "Röntgenzimmer" dann erst wieder 1945 unter Dr. Abel.

Die Hals-Nasen- und Ohren-Operationen waren neben den chirurgischen bis zum Ersten Weltkrieg die zahlenmäßig häufigsten. Dies lag an der Persönlichkeit des Ohrenarztes Dr.Schmeden. Im Jahre 1907 behandelte Schmeden 268 Kranke und der Fauenarzt Dr. Lueken 240 von der Gesamtzahl 1.664. Später, im Jahre 1924, wies Dr.Schmeden nur noch 68 Patienten ein, die Ohrenärzte Dr. Geyer 131, Dr. Laverentz 18. Erst 1942 änderte sich das schlagartig mit Dr. Zurhausen. Mit ihm stieg die Zahl der Operationen 1944 auf 950. Er war wie der Röntgenologe Abel in der Lazarettzeit des Evangelischen Krankenhauses gekommen und geblieben. Beide wurden 1945 die Gründer der nächsten beiden Fachabteilungen, der HNO- und Röntgenabteilung.

Die 153. und letzte Vorstandssitzung am Ende der Lehrjahre des Evangelischen Krankenhauses fand am 6. April 1945 statt. Der Kassenstand wurde festgestellt und eine paar Belanglosigkeiten besprochen. Und dann schrieb Justizrat Wisser unter das Protokoll die Worte: "DAS BITTERE ENDE". Darunter malte er noch eine Zierleiste, weil wahrscheinlich niemand etwas sagte. Dann kündigte er seinen Rücktritt an. Koennecke sagte nichts. Für ihn war es die letzte Sitzung.

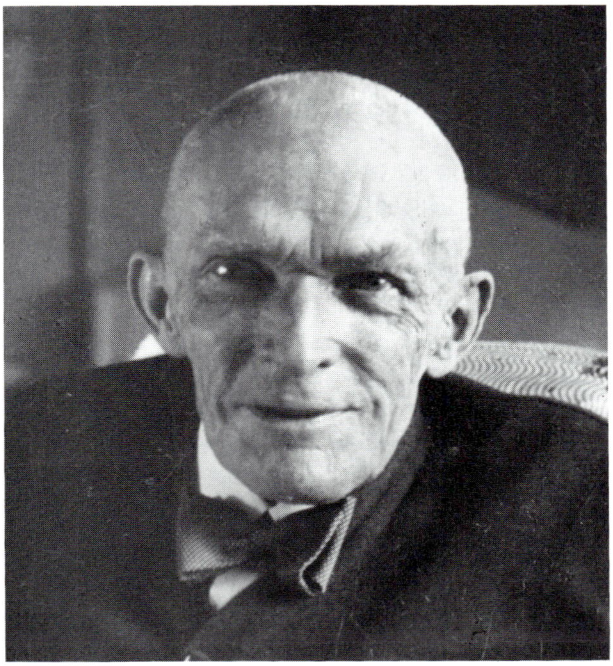

Justizrat Hans Wisser
Vorstandsvorsitzender der
Evangelischen-Krankenhaus-Stiftung
1933 - 1945

Am 30. April, dem Todestag Hitlers, wurde beschlossen, Oldenburg zu verteidigen. Die SS hängte fahnenflüchtige Soldaten an den Bäumen der Ausfallstraßen Oldenburgs auf. Koennecke pendelte hin und her zwischen dem Krankenhaus und dem Führungsbunker der Gauleitung im Everstenholz gegenüber der Straße "Unter den Eichen". Am Nachmittag des 2. Mai 1945 besetzten die Alliierten - es waren kanadische Soldaten - den Stadtteil Osternburg. Als Kampflinie war von deutscher Seite der durch Oldenburg fließende Küstenkanal und die Hunte vorgesehen. Aber Ministerpräsident Joel und Kreisleiter Engelbart setzten sich am Abend nach Wilhelmshaven ab. Ein alliierter Bomberverband war auf dem schon eroberten Flugplatz Ahlhorn bereit, bei Widerstand Oldenburg zu bombardieren. Per Telefon hatte der kanadische Divisionsstab von der Glashütte in Osternburg aus in der Stadt angerufen und Oldenburg zur Kapitulation aufgefordert. In der Nacht schoß die alliierte Artillerie in die Stadt, worauf sich die Reste der Wehrmacht um 13 Uhr 30 aus Oldenburg zurückzogen, ebenfalls in Richtung Wilhelmshaven.

Am Tag vor dem Einmarsch der kanadischen Truppen in Oldenburg operierte Koennecke noch zwei Bauchschüsse. Der eine war ein junger Soldat, der andere ein alter Bauer. Beide starben am Abend. Am 3. Mai, dem Tag der Besetzung Oldenburgs, operierte Koennecke den Polzeiwachtmeister Günther Wasserberg, der durch den Artilleriebeschuß Splitter-Verletzungen in Magen und Dickdarm hatte. Er starb auf dem Operationstisch um 6 Uhr 15. Am Tage darauf war Frieden in Oldenburg. Nur zwei Patienten wurden zu Koennecke gebracht. Der eine war ein ehemaliger russischer Kriegsgefangener. Koennecke eröffnete ihm einen tiefen Abszeß in Evipan-Narkose. Das Operationsbuch vermerkt nur seinen Nachnamen: Laikatis. Sein letzter Patient war der Schüler Egon Tönjes aus Ofenerdiek, zehn Jahre alt. Er hatte beim Spielen Munition gefunden. Er starb nach Mitternacht um 2 Uhr 30. Zu dieser Zeit war Prof. Koennecke bereits auf dem Wege in das ehemalige KZ Esterwegen. Er saß auf einem kanadischen Militär-Lastwagen zusammen mit zwei anderen Oldenburger Ärzten, die der SS angehörten, sowie höheren Beamten, darunter Oberbürgermeister Dr. Rabeling. Sie kamen für ein Jahr in den sogenannten automatischen Arrest.

Am 11. Mai trat der Vorstand des Evangelischen Krankenhauses wieder zusammen. Er bestand nur noch aus Pastor Ehlers. Der schrieb unter "DAS BITTERE ENDE" des Justizrats Wisser in das Protokoll vom 6. April 1945 "DIE NEUE ZEIT" und fügte hinzu: "Herr Prof. Dr. Walter Koennecke ist durch die Besatzungsmacht in Haft genommen worden. Nach Beschlagnahme des Peter-Hospitals durch die Militärregierung soll der dortige Chefarzt Dr. Kiess mit der Vertretung von Prof. Koennecke betraut werden. Das Evangelische Krankenhaus wird zur Abstellung von Notfällen wieder allen Ärzten geöffnet." Damit war die 154. Vorstandssitzung des Evangelischen Krankenhauses, die erste der "NEUEN ZEIT", beendet.

Reifejahre bis 1990

Die Zeit nach Null

Es hatte sich alles verändert, nur Ehlers änderte sich nicht. Das war ein Glück für das Evangelische Krankenhaus. Nachdem er am 11. Mai 1945 die erste Vorstandssitzung abgehalten hatte, rief er zum 16. Mai den Verwaltungsrat zusammen. Ehlers zog Bilanz. Er begann mit den Kriegsschäden. Das Gartenhaus war zerstört, aber das brauchte man auch nicht mehr. Das Kapellendach war bereits abgedichtet nach dem Artillerietreffer. Betten hatten die Oldenburger Krankenhäuser nicht verloren. Im Ruhrgebiet waren ein Drittel aller Betten zerstört. Die Glasschäden hatte Ehlers nach Quadratmetern berechnet, alles zusammen 32.000 RM. Dann kam er zu den Personalschäden. Das Protokoll darüber schrieb er selber:

"Die Inhaftnahme des Chefarztes Prof. Koennecke durch die englische Besatzungsbehörde wird zur Kenntnis genommen. Prof. Koennecke war Mitglied des Gaustabes der NSDAP und Standortältester der SS. Als solcher trat er aus der Evangelischen Kirche aus. Drei seiner vier Söhne fielen im Krieg, der dritte als Flakhelfer 1944 bei einem Angriff auf den Flugplatz in Bad Zwischenahn. Entlassen wird auch die persönliche Assistentin Fräulein Dr. Jungermann, die dieselben politischen Ziele wie Prof. Koennecke gegenüber dem Evangelischen Krankenhaus verfolgte und auch aus der Kirche austrat, als es 1939 um unsere Existenz ging."

Tatsächlich verließ Dr. Jungermann das Evangelische Krankenhaus erst am 1. November 1945, als der Nachfolger von Koennecke Prof. Dr. Herbert Junghanns aus Frankfurt kam. Sehr vorsichtig äußerte sich Ehlers über die Anstellung des Chirurgen Dr. Kiess, den er "Stellvertreter" nannte. Er stellte seinen Vertrag zur Diskussion, der bei Meinungsverschiedenheiten ein Schiedsgericht vorsah, das aus drei Mitgliedern bestehen sollte, die von Dr. Kiess, vom Oberkirchenrat und vom Evangelischen Krankenhaus zu ernennen wären. Die Diskussion darüber wurde vertagt. Offenbar bestanden in diesen Wochen bereits Kontakte zwischen Dr. Ehlers und Prof. Junghanns.

Ehlers berichtete dann noch, daß am 15. Mai, am Tag vor der Sitzung, der Hals-Nasen-Ohrenarzt Dr. Zurhausen den Antrag gestellt habe, Chefarzt einer HNO-Abteilung zu werden. Dr. Alfons Zurhausen arbeitete seit 1942 im Evangelischen Krankenhaus, das heißt, seit der Lazarett-Periode. Ehlers bezeichnete Zurhausen als "Christ katholischen Glaubens". Pastor Rühe soll dies so kommentiert haben: "Ehlers kennt keine Konfessionen mehr, er kennt nur noch Christen". Der Verwaltungsrat stimmte dem Antrag von Dr. Zurhausen einstimmig zu. Ehlers Pläne reiften.

Auch Dr. Abel, ebenfalls seit der Lazarett-Periode, also seit 1941 im Evangelischen Krankenhaus, hatte den Antrag gestellt, Chefarzt einer neu zu errichtenden Röntgenabteilung zu werden. Dieser Antrag wurde zunächst zurückgestellt, vermutlich wollte Ehlers erst die Meinung des neuen Chirurgen und wohl auch die eines neuen Internisten darüber hören. Schließlich wurde Dr.habil Walter Abel am 14. Dezember 1945 zum Chefarzt der Röntgenabteilung ernannt. Ehlers machte alles alleine. Der Vorsitzende des Vorstandes Justizrat Wisser hatte resigniert. Aber erst im Januar 1946 fand sich in Walther Ahlhorn, einem früheren Verwaltungschef in Südwest-Afrika, ein Nachfolger für Wisser.

Im August 1945 hatte Ehlers das Heu auf dem Hocken. Er fragte beim Oldenburgischen Staatsministerium an, ob mit einer Rückkehr von Prof. Koennecke auf seinen Posten im Evangelischen Krankenhaus zu rechnen sei. Wenige Tage später antwortete der neue Ministerpräsident Tantzen, hiermit sei nicht zu rechnen. Am 24. August berief Ehlers den Verwaltungrat ein zu seiner 236. Sitzung. Er schrieb selber in das Protokoll: "Der Verwaltungsrat bedauert die Unmöglichkeit der Rückkehr Prof. Koenneckes umso mehr, als er die Verdienste dieses bisherigen Chefarztes um die Entwicklung des Evangelischen Krankenhauses nach jeder Richtung hin mit Dankbarkeit anerkennen muß." Ein würdiger Nachruf auf einen Gegner, wenn man auch bedenken muß, daß Ehlers zu diesem Zeitpunkt den Nachfolger schon in der Tasche hatte und seine Anfrage beim neuen Ministerpräsidenten wohl nicht ernst gemeint war. Er deutete zum ersten Male im Verwaltungsrat an, mit einer Persönlichkeit der Chirurgie in Verbindung zu stehen, und der Verwaltungsrat beauftragte ihn, mit dieser Persönlichkeit "in nahe Verbindung zu treten "zwecks Einstellung als Chefarzt und Chirurg am Evangelischen Krankenhaus."

Ehlers fuhr nach Frankfurt zu dem Schmieden-Schüler Prof. Junghanns. Die Reise dorthin war mühsam, denn das Nachkriegschaos in Deutschland mit seinen vier Besatzungszonen war noch groß. Es ist anzunehmen, daß Junghanns aus den gleichen Beweggründen nach Oldenburg kam wie seinerzeit Koennecke nach dem ersten Weltkrieg. Nur eins unterschied sie: Koennecke wollte in Oldenburg bleiben. Er und seine Familie fühlten sich hier wohl. Junghanns sah Oldenburg als Sprungbrett. Als seine Frau, selber Ärztin, in Oldenburg ankam, soll sie enttäuscht gesagt haben: Von hier ist es zur Kultur weiter als nach Berlin. Vielleicht versteht man das heute nicht mehr, aber damals war Berlin schwer zu erreichen.

In der August-Sitzung kam auch die Neubesetzung der Inneren Abteilung zur Sprache, "ausgelöst durch die Erreichung des siebzigsten Lebensjahrs von Dr. Rommel". Wieder zog Ehlers ein As aus der Tasche: Prof. Assmann, der geflüchtete Ordinarius für Innere Medizin der Universität Königsberg, tatsächlich eine internationale Kapazität. Da er ein Standardwerk über "Röntgendiagnostik der inneren Krankheiten" geschrieben hatte, zögerte Ehlers den Vertrag mit dem Röntgenologen Dr. Abel hinaus. Prof. Assmann wurde dann auch zugesichert, ambulante und stationäre Röntgenleistungen selber zu erbringen und auch in Rechnung zu stellen. Es lagen damals in der Stunde Null die Kapazitäten sozusagen auf der Straße. In Oldenburg hungerte man nicht, und Ehlers hatte ein klares Konzept. Er griff entschlossen zu. Und tatsächlich waren sie Ende 1945 alle vergeben. Wie hatte er drei Tage nach der Kapitulation geschrieben? "Das Evangelische Krankenhaus wird wieder allen Ärzten geöffnet". Damals hatte es fast keine Ärzte mehr. Jetzt, drei Monate später, war das Evangelische Krankenhaus voller Ärzte und es war kein Beleg-Krankenhaus mehr.

In der gleichen Sitzung vom August 1945 teilte Ehlers noch mit, daß er mit dem bis Kriegsende kommissarischen Chefarzt der Oldenburger Frauenklinik einen Vertrag geschlossen habe, wonach Dr. Steenken, der bis 1939 im Evangelischen Krankenhaus arbeitete, ab 1. Oktober 1945 zusammen mit Dr. Lueken die geburtshilflich-gynäkologische Abteilung des Evangelischen Krankenhauses leiten solle. Dies war so lange vorgesehen, bis Dr. Lueken an seinem 70.Geburtstag ausschied. Dann, ab 28. Oktober 1947, sollte Dr. Steenken alleiniger Nachfolger werden. Der Verwaltungsrat genehmigte dies alles nachträglich.

Anfang Oktober erklärte Dr. Ehlers dem Vorstand und dem Verwaltungsrat, daß der Vertrag mit Dr. Kiess, soweit er bestanden habe, erloschen sei. Statt Medizinalrat Dr. Kiess führe jetzt der aus dem Krieg zurückgekehrte frühere Assistent Dr. Pophanken die Chirurgie, bis Prof. Junghanns Anfang November seine Tätigkeit aufnähme.

Innerhalb von sechs Monaten nach seiner Machtübernahme hatte Ehlers das Evangelische Krankenhaus gründlich verwandelt und die Weichen für die Zukunft gestellt. Eine Weiche führte das Haus auf vermintes Gelände, das waren die Arztverträge. Aber das wußte damals noch niemand. In den nächsten Jahren, mindestens bis zum Tod Prof. Assmanns, war das Evangelische Krankenhaus nicht nur das größte - das blieb es nicht lange - sondern das beste Krankenhaus Oldenburgs.

Alle Arztverträge zeigten Ehlers Handschrift. Sie wurden offenbar ohne entscheidende Mithilfe von Justizrat Wisser gemacht, der seit 1932 als Vorstandsvorsitzer solche Dinge souverän geregelt hatte. Aber Wisser war am Kriegsende zusammengebrochen "durch Alter und den verlorenen Krieg und unter dem Eindruck der Untaten unseres Volkes", wie es in einem Nachruf bei seinem Tode hieß.

Alle Verträge wurden abgeschlossen ohne Zeitbeschränkung, alle enthielten das Schiedsgericht, alle das Recht, Rechnungen zu stellen an Mitglieder aller Klassen, wenn sie Selbstzahler waren. Dazu kam noch das Röntgenrecht von Prof. Assmann, auf dem dann auch Prof. Junghanns für seinen Vertrag bestand. In den Verträgen steckten noch die Reste aus der Belegarztzeit wie Eierschalen, abgesehen davon, daß sie zu ungenau waren, besonders bei der Bettengeldabgabe. Das merkte 1945 aber noch niemand. Hier lagen also die Minen, die irgendwann hochgehen mußten. Hier hatte der Handstreich, mit dem Ehlers das Belegkrankenhaus und die freie Arztwahl beseitigte, und mit dem "die neue Zeit" wirklich begann, seinen Pferdefuß.

Natürlich mußte in der Zeit nach Null auch die alte Hausordnung geändert werden. Die neue begann zunächst unverändert: "Das Krankenhaus ist dem Central-Ausschuß für die Innere Mission der Evangelischen Kirche angeschlossen und damit ein Bestandteil evangelischer kirchlicher Liebestätigkeit. Demzufolge kann Mitarbeiter nur sein, wer einer evangelischen Kirche angehört." Die alte Satzung endete in der Zeit vor Null mit dem jetzt fehlenden Satz: "Nationalsozialistisches Handeln innerhalb und außerhalb des Dienstes, Treue und kameradschaftliches Verhalten gegenüber dem Führer des Betriebes versteht sich aus dieser Grundeinstellung für jeden Mitarbeiter von selbst. Heil Hitler". Das andere konnte bleiben.

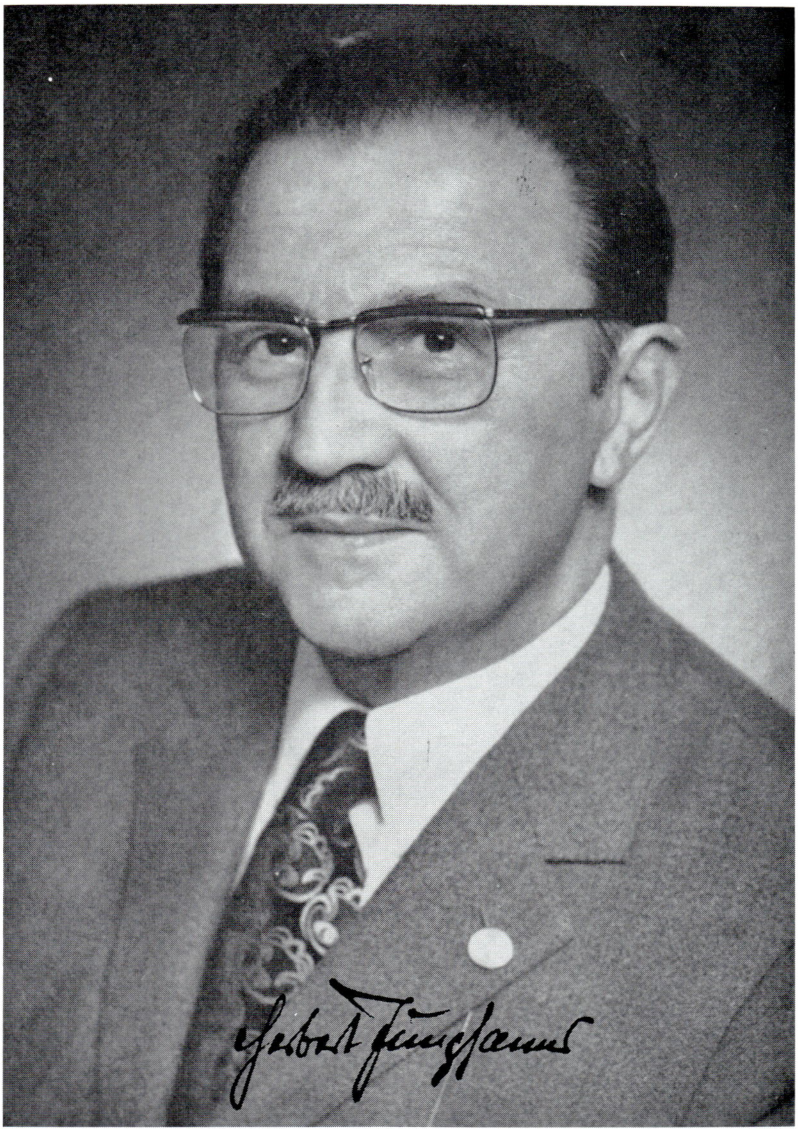

Prof. Dr. Herbert Junghanns
Chefarzt der Chirurgischen Klinik
und Ärztlicher Direktor 1945 - 1962
Präsident der Deutschen Gesellschaft für Chirurgie 1961
Foto: Archiv des Evangelischen Krankenhauses

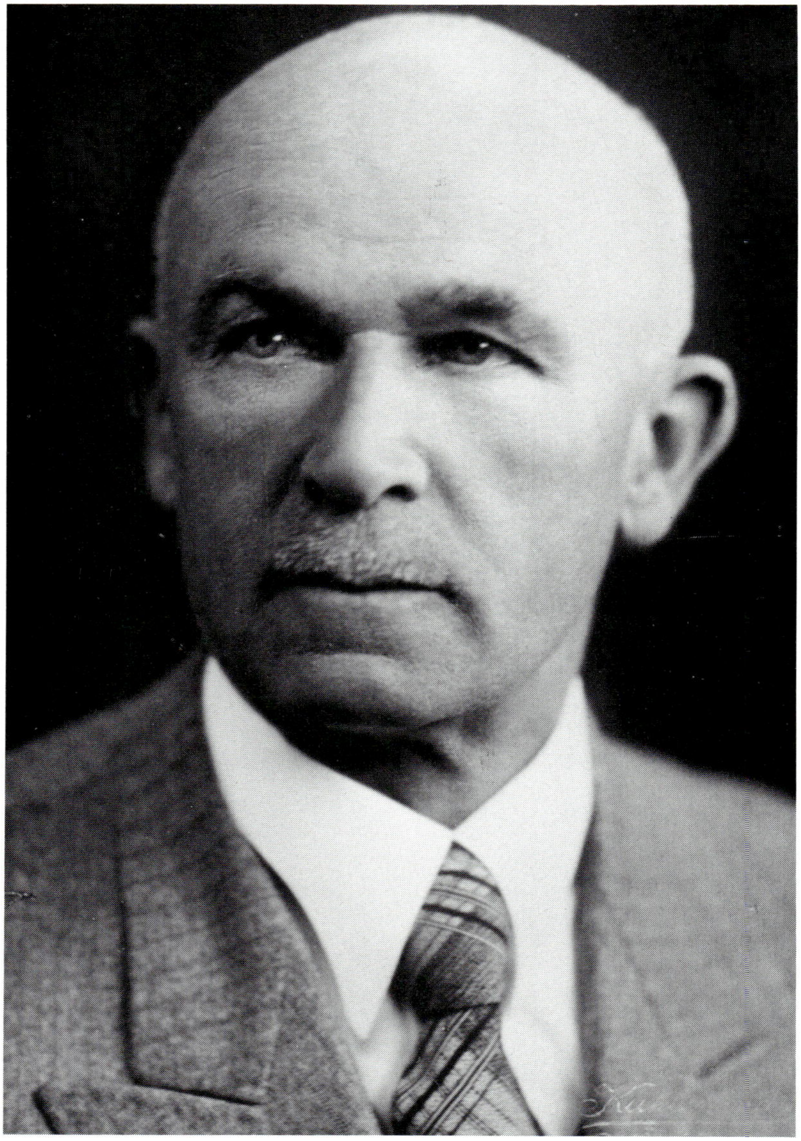

Prof. Dr. Herbert Assmann
Chefarzt der Inneren Abteilung
des Evangelischen Krankenhauses
1945 bis 1950

Foto: Privat

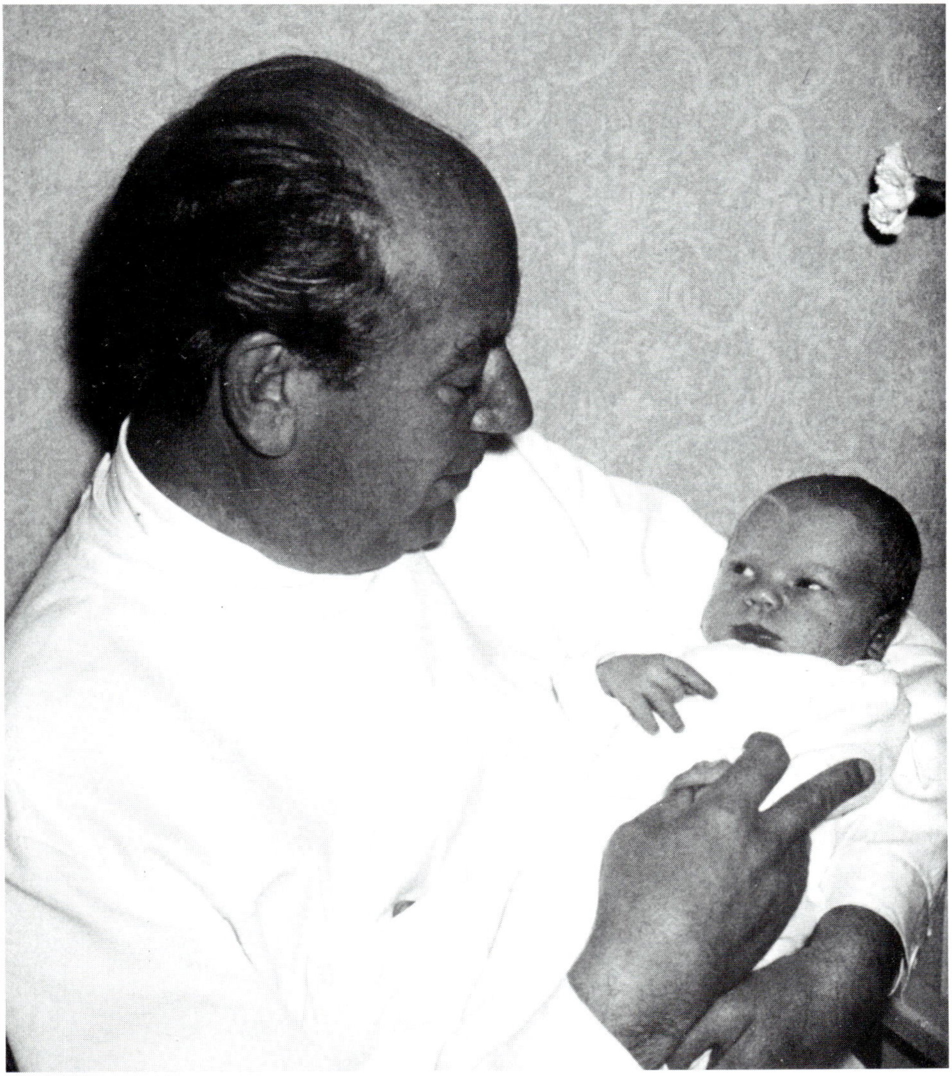

Frauenarzt Dr. Christel Steenken
1900 - 1986
Am Evangelischen Krankenhaus:
1935 - 1939 Oberarzt
1947 - 1970 Chefarzt
1962 - 1970 Ärztlicher Direktor
Foto: Privat

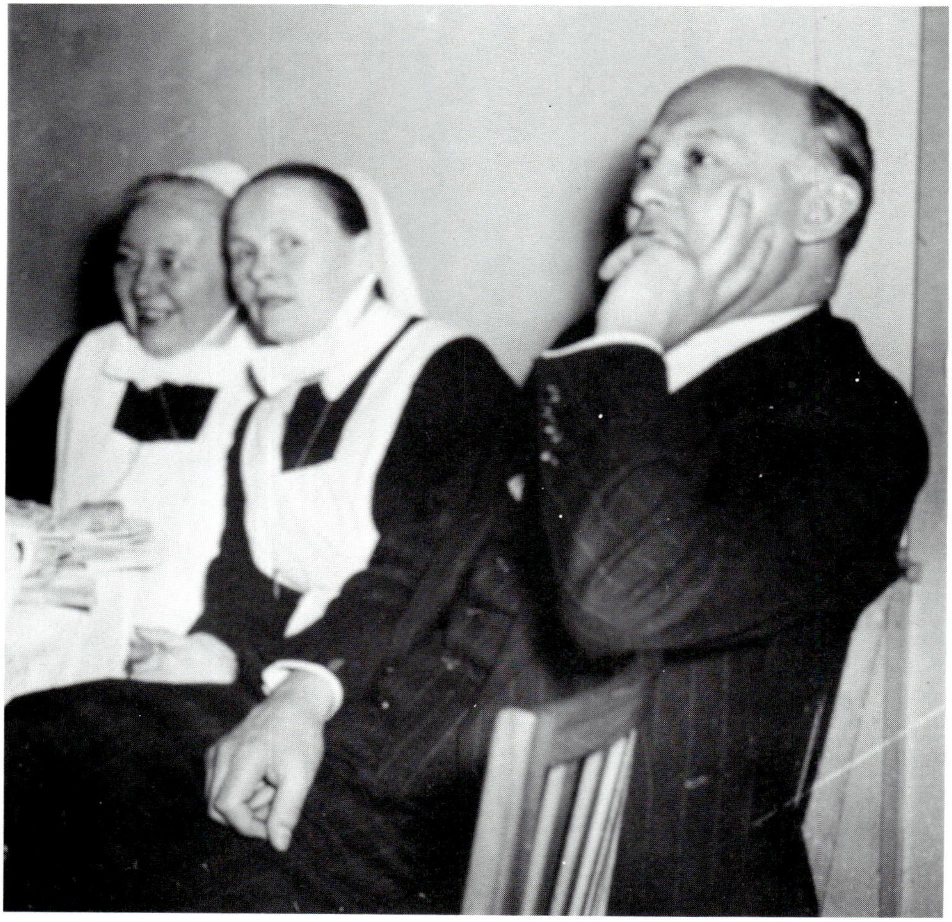

Dr. Alfons Zurhausen
Belegarzt seit 1940,
Chefarzt von 1945 - 1970 der
Hals-Nasen-Ohrenabteilung
des Evangelischen Krankenhauses
Foto: Privat

Daß die "Arbeitsgemeinschaft der Krankenhäuser der Stadt Oldenburg" den Krieg überstanden hatte, zeigt ein Brief an die englische Militärregierung vom 28. November 1945. Den Brief verfaßte Dr. Ehlers als Sprecher der Arbeitsgemeinschaft. Er war also Nachfolger von Prof. Koennecke geworden. Ehlers hatte einen dichten Draht zur Militärregierung, denn er sprach gut englisch. Er schickte den Brief in zwei Sprachen ab. Die deutsche Fassung lautete:

Arbeitsgemeinschaft der
Krankenhäuser der Stadt
Oldenburg

Oldenburg, 28.11.45
Marienstraße 3 - 5
Ev. Krankenhaus

An die Englische Militärregierung, Gesundheitsdienst.
Betr.: Körperliche Sauberkeit. Badegelegenheit für die Bevölkerung

Die körperliche Sauberkeit der Patienten, die in die Krankenhäuser eingeliefert werden und der Zustand ihrer Wäsche beginnt besorgniserregend zu werden. Durch den Mangel an Badegelegenheit und Wäschepflege in den Wohnungen wird den Epidemien und Infektions-Krankheiten in gefährlichem Umfang Vorschub geleistet. Die Bevölkerung der Stadt Oldenburg ist in ihren Wohnungen mit genügend Badeeinrichtungen versehen. Fast jedes Haus hat eine Bademöglichkeit. Es wurde viel und regelmäßig gebadet. Jetzt fehlt es aber an Heizmaterial. Das gilt auch für die Sauberkeit der am Körper getragenen Wäsche. Diese hat infolgedessen in gefahrdrohender Weise nachgelassen. Zu der ansässigen Bevölkerung kommt noch die Zuwanderung an Evakuierten, Flüchtlingen und entlassenen Soldaten. Bei ihnen sind infektiöse Hautkrankheiten stark vertreten.

Die einzige öffentliche Badegelegenheit der Stadt Oldenburg ist die Badeanstalt an der Huntestraße. Sie ist völlig für Zwecke der Militärregierung beschlagnahmt worden. Es ist im Interesse der öffentlichen Gesundheit dringend und sofort erforderlich, daß diese Anstalt für einige Tage für die Zivilbevölkerung freigehalten wird. Nur auf diese Weise läßt sich die mangelnde Körperpflege der Bevölkerung zurückdämmen. Sollte hier keine Abhilfe geschaffen werden, so wird eine verstärkte Seuchengefahr auftreten. In Anbetracht der zur Verfügung stehenden geringen Bettenzahl in den Krankenhäusern muß jedes Mittel benutzt werden, um hier vorbeugend zu handeln. Aus diesem Grunde bittet die Arbeitsgemeinschaft der Krankenhäuser dringendst, die beschlagnahmte Badeanstalt für einige Tage freizugeben.

Im Auftrage Dr.Ehlers, Pfarrer.

Die Antwort von Major Walker vom 2. Dezember 1945 war kurz: "In any case, such release for civilian use will not be made." Fünf Wochen später schrieb Ehlers wieder an Major Walker. Dies Schreiben ist schwer zu durchschauen. Wahrscheinlich hatte Oberst Lane, der Stadtkommandant, Dr. Ehlers gebeten, für die von der englischen Besatzung kontrollierte weibliche deutsche Polizei eine Sanitätsausbildung im Evangelischen Krankenhaus zu ermöglichen. Dabei hatte es Schwierigkeiten gegeben. Warum Ehlers nicht an Oberst Lane, sondern an Major Walker schrieb, ist nicht ersichtlich. Es ging um zwei junge Polizei-Schülerinnen, 20 und 23 Jahre alt. Sie hatten am 10. und 11. Januar 1946 plötzlich das Evangelische Krankenhaus verlassen. Zu dieser Zeit waren sie im Operationssaal eingesetzt. Nachher hatten sie angegeben, daß sie auf Verlangen der englischen Militärbehörde handelten, die sie zu dieser Zeit zu Dienstleistungen angefordert hätten. Dabei gaben sie eine englische Sanitäts-Dienststelle an. Ehlers bat den Major um Aufklärung. Er befürchtete, daß sich dies bei der weiteren Ausbildung wiederholen würde. Das Evangelische Krankenhaus könne dann keine Garantie für eine ordnungsgemäße Ausbildung übernehmen. Leider ist die Antwort von Major Walker nicht bekannt.

Ob damit die Geschichte im Zusammenhang stand, die Ehlers bald darauf passierte, ist leider auch nicht bekannt: Gegenüber seinem Haus in der Taubenstraße lag eine englische Unteroffiziersmesse. Eines Abends klingelte es bei Ehlers Sturm. Ehlers war schon im Bett. Als er die Treppentür aufschloß, hatte unten bereits ein Soldat die Haustür mit der Schulter geöffnet und stand am Fuß der Marmortreppe. Es war ein herrschaftliches Haus, das der Inneren Mission gehörte. Der Soldat schwankte die Treppe herauf und rief etwas wie "girls". Ehlers stand im Nachthemd auf dem oberen Treppenabsatz, hinter sich an der Wand ein Kreuz. Als der Soldat vor ihm stand, nahm Pastor Ehlers das Kreuz vom Nagel und hielt es dem Soldat entgegen. Dieser nahm es, küßte es und schlug es Ehlers - er hatte eine Glatze - über den Schädel. Ehlers flüchtete blutend, wobei ihm der Soldat noch in sein Hinterteil trat.

Ich habe Pastor Ehlers noch lange mit einem weißen, turbanartigen Verband zwischen Taubenstraße und Evangelischem Krankenhaus gehen sehen. Daß der Sergeant nach dem Tritt Ehlers noch aufs Kreuz gelegt haben soll, mit den Worten: "Aufs Kreuz mit Dir!" Wie es nachher im Krankenhaus erzählt wurde, ist sicher eine fromme Legende, zumal der Mann ja kein Deutsch sprach. Eine Reaktion der Arbeitsgemeinschaft der Oldenburger Krankenhäuser zu diesem Vorfall fanden wir nicht in den Akten.

Es wurde damals viel gelacht im Evangelischen Krankenhaus, obwohl die Zeiten so ernst waren. Das lag vielleicht daran, daß die Chefärzte und der Verwaltungsvorstand Dr. Ehlers miteinander "Verkehr pflogen", wie es hieß. Sie trafen sich auch außerhalb des Krankenhauses und aßen miteinander "mit Damen", womit Ehefrauen gemeint waren. Überhaupt gab es noch so etwas wie eine Hausgemeinde. Das zeigte sich an Festtagen, besonders Weihnachten. Im Jahre 1949 begann die Weihnachtsfeier zwei Tage vor Heiligabend um 16 Uhr in der Kapelle mit einer Weihnachtsmusik und anschließendem Kaffee, zu dem die Schwestern einluden. Hierzu erschienen dreißig Gäste. Am folgenden Tag, ebenfalls um 16 Uhr, war Krankengottesdienst und anschließend zog die Hausgemeinde, voran die Schwestern, gefolgt von den Ärzten, singend über die Stationen. Danach nahmen alle an der Bescherung der Waschfrauen und des Küchenpersonals teil. Abends um 20 Uhr folgte der Gottesdienst für die ganze "Hausgemeinde", zu der damals 115 Personen erschienen, wovon wohl die meisten stehen mußten in der kleinen Kapelle. Wieder gab es Weihnachtsmusik. Die Weihnachtsfeiern endeten mit dem "Ärzteabend samt Tannenbaum" und der Bescherung der Ärzte durch ihre Chefs im Kasino. Natürlich gehörte Pastor Ehlers dazu.

Ehlers war das, was man in Oldenburg einen Gesellschaftslöwen nannte. Er konnte die Damen unterhalten. Und er kannte die Vorstellungswelt der Ärzte. Auf diesem Klavier verstand er zu spielen. Manche merkten das und hielten ihn für einen Schauspieler. Dr. Abel sagte, er kann eben auch das. Auf Ehlers ging auch die Satzungsänderung von 1947 zurück, wonach die "Leitenden Krankenhausärzte" nunmehr "Chefärzte" hießen.

Dr.Abel hatte Humor. Er nannte Ehlers immer "unseren Duce", wegen seiner Ähnlichkeit mit Mussolini. Prof. Junghanns war eigentlich humorlos. Man konnte sich ihn lachend - und dann laut - nur in einer Männergesellschaft vorstellen, wenn Herrenwitze erzählt wurden. Die Seele der Chirurgischen Abteilung war der erste Oberarzt Dr.Arnold Petry, ebenfalls ein Schmieden-Schüler, der ein halbes Jahr nach Junghanns aus Frankfurt gekommen war. Er war der väterliche Freund von Patienten und Schwestern, war immer ansprechbar nach dem Motto: Na, wo drückt denn der Schuh? Er war auch der umschwärmte Leiter der Krankenpflegeschule. Unter ihm wurden versuchsweise die ersten zwei männlichen Krankenpflege-Schüler aufgenommen. Das wird schon gutgehen, meinte Petry. Aber Prof. Junghanns bestand darauf, daß sie erst "ethischen Unterricht" erhalten sollten. Den gibt es seitdem in der Krankenpflegeschule. Die beiden konnten am Ende ihre Prüfungsgebühren nicht bezahlen. Das Krankenhaus übernahm sie. Dafür mußten sie ein Vierteljahr die Verstorbenen waschen.

Prof. Assmann, der auf die Oldenburger großväterlich streng wirkte, hatte den feinsten Humor. Er konnte gut zuhören und in sich hineinlachen. An guten Tagen strahlte er schweigende Freundlichkeit und Wohlwollen aus. Wenn er sprach, war er immer bei der Sache. Ganz leicht war es übrigens nicht, Chefärzte mit höheren akademischen Titeln mit anderen zu integrieren. Das erforderte Takt. Wenn sich zwei wirklich ins Gehege gekommen waren und sich "schnitten", fand sich damals immer ein dritter, meist ein älterer Kollege, der wieder Brücken baute bei Mosel und einem guten Essen, soweit das damals möglich war. Man hatte noch reden gelernt in dieser Generation, konnte humorige Tischreden halten. Das wurde auch erwartet und gehörte zum "guten Ton". Es war ein althergebrachtes Rezept zur Konfliktregelung.

Am Evangelischen Krankenhaus führten die menschlichen Brücken manchmal über das Plattdeutsche, das alle aus dem Raum stammende Nicht-Habilitierten noch sprachen. Die Hälfte der Patienten des Evangelischen Krankenhauses kamen immer schon aus der ländlichen Umgebung der Stadt Oldenburg. Dr. Lueken redete mit den meisten seiner Patienten plattdeutsch. So kam Prof. Assmann gelegentlich in die gynäkologische Abteilung und fragte: "Herr Lueken, nun übersetzen Sie mir mal die Frage: Haben Sie Winde?" Worauf Lueken sagte: "Dat het: Könt ji pupen?" Assmann bedankte sich und am nächsten Tag erzählte seine Ambulanzschwester: "Gestern sind wir beinahe in den Boden versunken. Stellen Sie sich vor, da fragt der Chef eine Patientin: Frau Piepmeier, können Sie pupen? Die Frau fiel aus allen Wolken." Die Geschichte stammt zwar von Dr. Abel, aber sie dürfte genau der Wahrheit entsprechen. Jedenfalls zeigt sie, daß im Evangelischen Krankenhaus auch übereinander gelacht wurde. Wie anders hätte ein "Herr" wie Prof. Assmann auch in Oldenburg populär werden können. Assmann hätte, wenn er nicht so früh gestorben wäre, sicher plattdeutsch gelernt, wie er auch das Ostpreußische beherrschte und vorzüglich sächseln konnte.

Populär zu werden hatte Dr. Abel, der Clown, gar keine Probleme. Immer, wenn Patienten ihn Dr. Habil nannten, weil sie dachten, Abel wäre sein Vorname, redete er sie ebenfalls mit Vornamen an. Das führte am Ende dazu, daß er sich selber Abel Habil nannte und sich manchmal auch so vorstellte, was wiederum die Patienten verwirrte. Er genoß das. Als 1964 Abels Nachfolger Prof. Voth aus Göttingen kam, wunderte er sich, daß manche alte Patienten ihn nun mit Prof. Habil ansprachen. Da war Walter Abel leider schon tot. So nahm Dr. Abel es auch mit Humor, als Ehlers ihn einmal austrickste. Anfang 1947 hatten sowohl die Pforte, als auch Dr.Abel eine Hilfskraft beantragt, da sonst der jeweilige Betrieb "zusammenbrechen würde". Ehlers besorgte eine Stoppuhr und ließ an einem Stichtag, dem 15. April 1947, alle Personen an der Pforte zählen, die dort ein- und ausgingen. Es waren 1183. Fast ein Drittel waren ambulante Röntgenpatienten. Ehlers schlug darauf Dr. Abel vor, einen seiner Mitarbeiter an die Pforte abzugeben. Und so blieb alles beim alten.

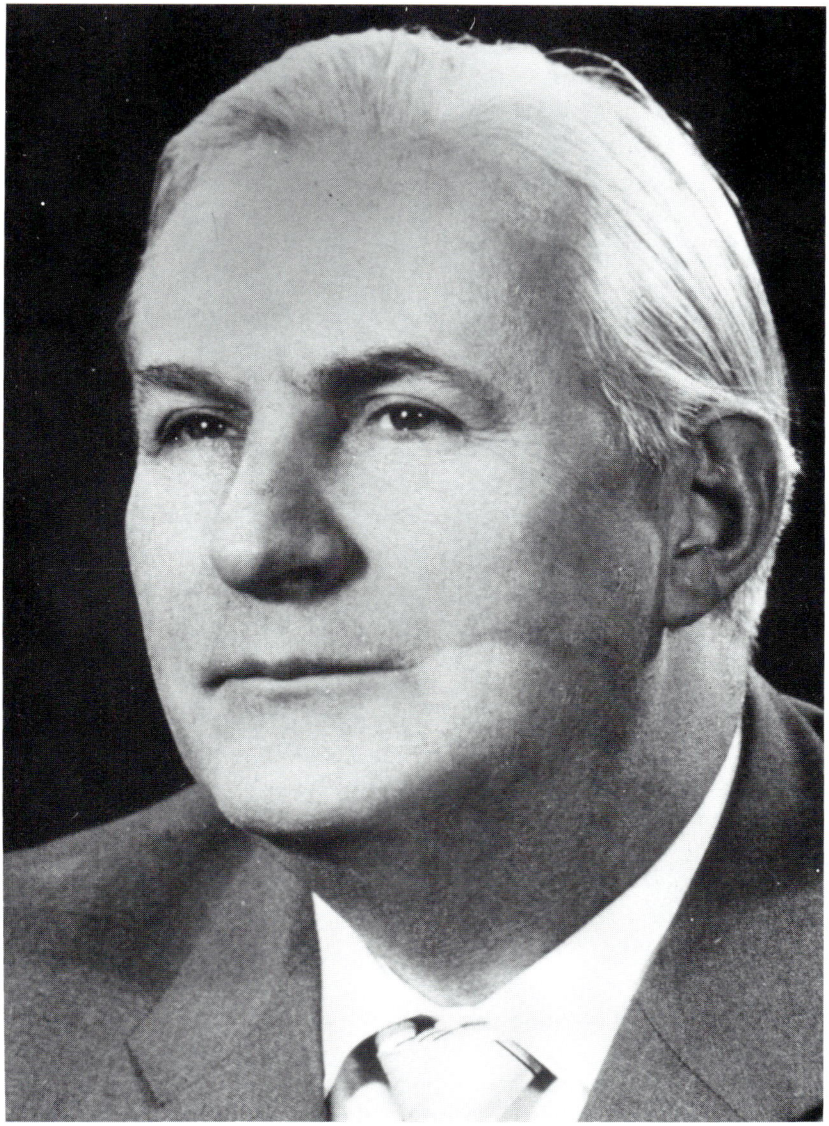

Dr. habil. Walter Abel
Belegarzt seit 1943
Chefarzt der Röntgenabteilung
des Evangelischen Krankenhauses
von 1945 bis 1964
Foto: Privat

Als Dr. Abel im Jahre 1948 vorschlug, Radium zu kaufen, um endlich diese therapeutischen Möglichkeiten im Hause zu haben - die Gynäkologen legten das Radium immer noch im Peter-Hospital - fragte Ehlers, nach welcher Zeit der Anschaffungspreis von 17.000 Mark denn amortisiert sei. Dr.Abel rechnete mit zwei Jahren. Ehlers traute Abel aber nicht und erkundigte sich bei Abels Lehrer Prof. Holthusen in Hamburg. Der sagte ihm: In tausend Jahren, allerdings nur für die Hälfte des angeschafften Radiums. Daraufhin lehnte Ehlers die Anschaffung ab und Abel hatte zwar kein Radium, aber wenigstens eine Anekdote.

Dr. Abel kannte übrigens Prof. Assmann aus Königsberg. Er war dort sein Assistent gewesen. Assmann hatte sein Interesse für die Röntgenheilkunde geweckt. Später habilitierte er sich bei Prof. Holthusen mit Arbeiten, die im Krieg in Oldenburg entstanden waren. Auch Abels Röntgenassistentin Noetzel stammte aus Königsberg, sie war mit einem Treck nach Oldenburg gekommen. Als Ehlers einmal mit einer fiebrigen Lungenentzündung im Evangelischen Krankenhaus lag und geröntgt werden mußte, kamen beide in dem dunklen Raum zu Fall. Ehlers war im Nachthemd. Beide liefen aus dem Raum, Ehlers aus Furcht vor Röntgenstrahlen, denn er dachte, die Röhre sei zerbrochen. Im Krankenhaus sprach man noch lange davon.

Vom Personal wurde Ehlers Arschi genannt, wenn er es nicht hörte, weil viele vor ihm krochen. Natürlich auch wegen seiner rosigen Glatze. Er hieß eigentlich Arend. Einmal, als er ein Schwesternzimmer betrat und gerade noch gehört hatte: Arschi kommt! sagte er: Ihr tut es ja doch nicht. Er ging oft - angeblich aus hygienischen Gründen - mit einem weißen Kittel durch das Krankenhaus, so daß ihn Patienten mit "Herr Doktor" anredeten.

In den Jahren 1945 und 1946 setzte sich Pastor Ehlers sehr für die Aufklärung von Vermißten-Schicksalen ein. In diesen Jahren suchten die Vereinten Nationen und verschiedene Behörden nach vermißten Zwangsarbeitern, Kriegsgefangenen und ehemaligen KZ-Insassen. Ehlers überprüfte alle Krankengeschichten der Jahre zwischen 1939 und 1945. Das waren über 20.000. Dabei stellte sich heraus, daß im Evangelischen Krankenhaus vom 1. 9. 1939 bis zum 8. 5. 1945 206 solcher Patienten behandelt wurden. Die meisten waren als Zwangsarbeiter in der Landwirtschaft eingesetzt und wohnten bei den Landwirten, einige in Lagern. Sie wurden von den deutschen Hausärzten behandelt und so in das Evangelische Krankenhaus eingewiesen. Viele litten an Entzündungs-Erkrankungen und Abszessen im Nasen- und Ohrenbereich. Auch Magengeschwüre einschließlich Operationen kamen vor. Die Zahl der Curettagen wegen Blutungen in den ersten Schwangerschaftswochen lag nicht höher als bei den deutschen Patientinnen. Vergleicht man Diagnosen und

Behandlungen, finden sich auch sonst keine Unterschiede zu hiesigen Patienten, auch nicht bei den Liegezeiten. Die Art der Krankengeschichten unterschied sich nicht von denen deutscher Patienten.

Von den 206 Patienten waren 109 Holländer, 27 Russen, 18 Italiener, 10 Belgier, 9 Polen, 9 Tschechoslowaken, 5 Jugoslawen, 4 Dänen und je einer kam aus der Schweiz, Ungarn und Norwegen, 3 Patienten waren staatenlos. Von diesen 206 starben 3 Patienten, also ungefähr 2%, bei einem Durchschnitt im Evangelischen Krankenhaus von 4,2% im Jahre 1944. Einige von diesen Menschen blieben vermißt. Das zeigt das Schicksal des fränzösischen Kriegsgefangenen Anthelme Berthier, der ungewöhnlich lange, vom 23. November 1943 bis 2. Mai 1944 wegen einer Knochenmarks-Entzündung im Evangelischen Krankenhaus lag. Er hatte bei Westerstede auf einem Bauernhof gearbeitet und verschwand nach dem Krankenhaus-Aufenthalt spurlos. Damals war er 28 Jahre alt. Er wurde 1916 in der Nähe von Verdun, wo er auch wohnte, geboren. Er ist dort nie angekommen.

Ob es nun diese Bemühungen von Ehlers waren, oder ob es noch mit der Beachtung zusammenhing, die Ehlers in Offizierskreisen der englischen Besatzungsmacht gefunden hatte seit der Sergeanten-Geschichte, Tatsache ist, daß das Evangelische Krankenhaus geehrt wurde: Die Kinderabteilung erhielt ein signiertes Porträt der Englischen Kronprinzessin Elisabeth, die damals Prinz Charles erwartete. Ehlers begrüßte die hohen Herrschaften vom Royal Palace Staff. Es handelte sich um Mrs. C.F. Blackden und Major W. H. Howard-Appleton. Sie brachten dem "Govenor of The Hospital" die Allerhöchsten Wünsche. Dieser bedankte sich mit einer englischen Rede. Die Bettdecken der Kinder waren mit Blumen geschmückt. Die "Matron of the Hospital", Oberschwester Anni Semper, vermerkte, daß das Evangelische Krankenhaus jetzt ebenfalls eine Elisabeth als Protektorin und noch dazu eine künftige Königin, während ihr Elisabeth-Stift nur eine Großherzogin aufzuweisen hätte, das allerdings schon seit einem halben Jahrhundert.

Anschließend führte Dr. Ehlers die Abgesandten durch das Haus, begleitet von einer "Guard of Honour of nurses". Das ganze wurde in den "Niedersachsen News" festgehalten und soll hier dokumentiert werden, weil diese Zeitung heute von Sammlern gesucht wird.

NIEDERSACHSEN NEWS

CCG (BE)

Vol. 1 PUBLISHED TUESDAY / NOVEMBER 2 / 1948 No. 18

PORTRAIT OF PRINCESS ELIZABETH

PRESENTED TO OLDENBURG HOSPITAL

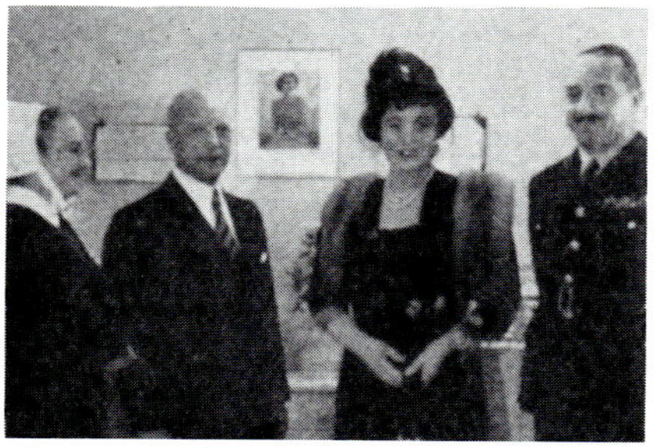

Left to right: Matron Oberschwester Anni Semper, Pastor Dr. Ehlers, Mrs. C. F. Blackden, and Major W. H. Howard-Appleton.
The picture of the Princess Elizabeth is shown in rear

THE 21st Oct., 1948, was an auspicious day for the Evangelisches Krankenhaus, Oldenburg, when a portrait of H. R. H. Princess Elizabeth, framed in gilt and surmounted by a small gold and red plush crown, was formally presented to the Children's Ward by Mrs. C. F. Blackden. The guests assembled in the gaily decorated reception rooms and were received by a Guard of Honour of nurses.

A speech was made by Pastor. Dr. Ehlers, Governor of the Hospital. After describing the origin of the Hospital and pointing out that it is supported by voluntary contributions he thanked the British Occupational authorities for the help and respect paid to the Hospital. He continued: —

IF it is now my task in particular to welcome the English ladies and gentlemen, there is a special reason for this. You, Major Howard-Appleton, have asked us to receive a portrait of H. R. H. the Princess Elizabeth from Mrs. Blackden for the children's ward of our House. We should like to receive this picture as the present of a gracious Lady who, expecting her first child, will as a young mother appreciate the sorrows and troubles of German mothers whose children are ill and who can recover only by special care if it is the will of the Lord. We thank you very much for this gesture of yours. We interpret it as a token of humanity and at the same time as a greeting from a Royal Lady who, I feel sure, after these long years of blood and tears would like to remove for all time the walls of misunderstanding between our two nations. We ask you respectfully to convey our grateful thanks to H. R. H. the Princess Elizabeth".

AN introduction to the guests of honour, Mrs. C. F. Blackden and President A. Wegmann, President of the Niedersachsen Verwaltungsbezirk Oldenburg, was made by Major W. H. Howard-Appleton who, as an ex-member of the Royal Palace Staff, obtained the picture and organized this event.

THE guests then went to the Children's ward of the Hospital which had been specially painted in white and primrose for the occasion. The beds were occupied by children of approximately 3 — 5 years old, each child holding a small spray of flowers. Mrs. C. F. Blackden presented the picture of H. R. H. Princess Elizabeth to the matron of the Hospital, Oberschwester Anni Semper, saying in German: —

I have much pleasure in presenting the Evangelisches Krankenhaus with this portrait of an English Princess, H. R. H. Princess Elizabeth. It is particularly suitable for a children's hospital because she loves children and has always been specially interested in the youth of her country of which she will one day be Queen."

ON accepting the picture the matron expressed her thanks, and said how happy they were to receive this token of Anglo-German goodwill, and the newly honoured Ward would be known as the "Princess Ward"

GERMAN BACKGROUND

GERMAN SUGGESTIONS FOR MINERS FOOD RATIONS.

Applications are to be made to the Bi-Partite Control Board to earmark a certain amount of foreign currency for the purchase of food, chiefly fat and meat, for the miners as from 1 Jan. 1949, when the incentive programmes finish. Workers engaged on very heavy work are to receive 5.000 and those engaged on heavy work 4.000 calories daily. In addition, alcohol, tobacco and coffee are to be distributed.

"Tagesspiegel" (no party) 23rd Oct., Berlin, (US).

SLIGHT INCREASE IN UNEMPLOYMENT IN THE BRIT. ZONE.

The total number of unemployed in the Brit.Zone increased from 393,584 to 396,572 in the first ten days of October, mainly owing to seasonal dismissals in agriculture. Unemployment in Nord/Rhein-Westfalen has declined by 5.000.

Unemployment is expected to increase in Hamburg, Bremen, and Emden, as according to the British authorities, the turnover of goods in these harbours will be 2.300.000 tons less during the fourth than during the third quarter, owing to the seasonal decline of food imports and the transfer of part of this turnover to Rotterdam and Antwerp.

"Handelsblatt" (no party), 19 Oct., Düsseldorf (Brit. Zone).

FUSION FRENCH-BIZONE.

It has been stated in a French Foreign Ministry circle that economic fusion of the French zone with the Bizone has come to be realised and that technical preparations have been completed.

SURCHARGE ON MAIL IN THE BR/US ZONE.

In addition to the levy on incomes for Berlin 2 pfennigs will be charged in the Br/US Zone on all mail, except money orders.

"Tagesspiegel" (no party), 23 Oct., Berlin (US).

RESULTS OF THE CURRENCY REFORM,

After two months of currency reform, 2.97 billion DM have been deposited with the 112 banks of the currency area, Niedersachsen's share of this figure being 294 millions. Savings in the currency area amount to 55.8 million DM, of which 7.68 million are held by Niedersachsen.

Seit diesem Besuch hatte Ehlers seinen dritten Spitznamen. Nach Duce und Arschi hieß er nun Herr v. Ehlers. Erfunden hatte das Prof. Junghanns, der allerdings zu der ganzen Zeremonie gar nicht zugezogen worden war. Er fand im Evangelischen Krankenhaus rasche Verbreitung, zumal Dr. Ehlers später nach dem Tod seiner ersten Frau eine Dame von Adel geheiratet hatte, eine reizende übrigens. Wie immer spielt bei Spitznamen der Neid eine gewisse Rolle. Ehlers war in diesen Jahren auf dem Höhepunkt seines Einsatzes für das Evangelische Krankenhaus, das er einmal sein Lebenswerk nannte, wie so mancher vor und nach ihm. Die Not der ersten zwei Nachkriegsjahre machte ihn erfinderisch. Er war eben nicht nur der begabteste Public-Relations-Mann, den das Haus je hatte. Als 1946 die Ersatzteil-Beschaffung zu einer Existenzfrage wurde, schlug Ehlers "Kompensationsgeschäfte" vor, also Schwarzmarktgeschäfte. Der Vorstand lehnte dies ab. Sie seien für ein Evangelisches Krankenhaus unwürdig. Ehlers blieb bei seiner Meinung, ließ aber vorsichtshalber nicht abstimmen. Er sagte: "Sie werden doch nichts dagegen haben, wenn wir von Patienten, die bäuerlichen Kreisen entstammen, Naturalspenden erbitten. Das hat doch schon mein gerade verstorbener verehrter Vorgänger Kirchenrat Wilkens nach dem ersten Weltkrieg getan. Die Belieferung des Krankenhauses aus Lebensmittelkarten ist, wie Sie wissen, völlig ungenügend. Und wie sollen wir ohne Butter zu einer neuen Röntgenröhre kommen?"

Pastor Ehlers wandte sich an alle mögliche Dienststellen der Besatzungsmacht, der Kirche, des Ernährungsamtes, der Regierung und wies auf die Not des Krankenhauses hin. Dabei muß man bedenken, daß damals sieben Millionen Heimatvertriebene und drei Millionen Zonenflüchtlinge durch das Land zogen und unterzukommen versuchten. Und so sehr er auf der einen Seite die Suche nach vermißten ehemaligen Zwangsarbeitern unterstützte, so wandte er sich gleichzeitig gegen deren jetzige Privilegien. Das schrieb er aber vorsichtshalber nicht an die Militärbehörden, sondern an den Oberkirchenrat Kloppenburg, wohl in der Hoffnung, daß dieser im Namen der Kirche intervenieren würde. Dieser Brief legt die Vermutung nahe, daß es Ehlers in erster Linie um das Evangelische Krankenhaus ging, auch, als er sich bei der Vermißtensuche engagierte. Vielleicht, um das Evangelische Krankenhaus vor naheliegenden Verdächtigungen zu schützen, unmenschliche Behandlungen oder Sterilisierungen vorgenommen zu haben. Die im Kloppenburgbrief genannten D.P.s sind die ehemaligen Zwangsarbeiter Hitlers, Displaced Persons.

Herrn
Oberkirchenrat Kloppenburg
O l d e n b u r g
Philosophenweg

21.Juni 1947

Sehr geehrter Herr Oberkirchenrat!

Unter Bezugnahme auf unsere telefonische Besprechung über die Versorgung des Evangelischen Krankenhauses mit Lebensmitteln und Gemüse kann ich Ihnen noch einen Punkt mitteilen, der für sämtliche Krankenhäuser der Stadt Oldenburg (125.000 Einwohner) gilt.
Zunächst steht allgemein für die Bevölkerung nach wie vor die kartenmäßig zugebilligte Nahrungsmenge nur auf dem Papier. Von den 1550 täglichen Kalorien wird nur ein Bruchteil beliefert. In der 102. Kartenperioden-Woche vom 8.-15. Juni waren es für den Normalverbraucher 4 Scheiben Brot, 2 Eßlöffel Nährmittel, 1 kleine Tasse Magermilch.
Die Krankenhäuser bekommen für längere Zeiten der Zuteilungsperiode nicht das Quantum von 1550 Kalorien täglich, wenn sie auch natürlich besser dastehen, als der Normalverbraucher. Sie sind für normale Anforderungen an die Ernährung keinesfalls genügend versorgt, auch wenn sie gelegentlich Sonderzuteilungen erhalten.
Bei Besprechungen mit den Ernährungsämtern hat sich nun folgende besonders deprimierende Einzelheit ergeben.
Die Ernährungsämter sind offiziell angewiesen, sämtlichen D.P.s stets die volle Kalorienzahl pro Tag anzuweisen, ohne Rücksicht darauf, wie die Versorgungslage der übrigen Bevölkerung ist.
Erst dann rangieren nach unserer Feststellung in 2. Linie die Krankenhäuser, wobei betont werden muß, daß dies scheinbar auch für D.P.-Hospitäler gilt, die nicht gut versorgt sein sollen. In diesem Vorzug einer gewissen Gruppe von Menschen, die gesund sind und arbeiten könnten, wenn sie nur wollten, und die weithin den Schwarzen Markt frequentieren, gegenüber siechen, erschöpften und k r a n k e n Menschen jeden Alters und Geschlechts, Erwachsenen wie Kindern, liegt eine bitter empfundene, inhumane Ungerechtigkeit.
Es ist dringend notwendig, die Angelegenheit einer beschleunigten Prüfung zu unterziehen und den Krankenhäusern eine absolute Vorrangstellung gegenüber allen anderen Kategorien einzuräumen.

Mit ergebenem Gruß (Dr.Arend Ehlers) Pfarrer Vorstand.

Wenn man damalige Mitarbeiter nach dieser Zeit fragt, dann haben ihre Berichte heute fast den Reiz einer Katastrophen-Romantik. Aber es war tatsächlich so: In der

Chirurgie wurden die Operations-Handschuhe nach Gebrauch gesäubert, gepudert und wenn sie gerissen waren, geflickt wie Fahrradschläuche. Die Kanülen wurden mit Schmirgelpapier nachgeschliffen. Die Leistungen der Mitarbeiter waren unglaublich. Viele kamen aus den Lazaretten des Krieges und waren Improvisationen gewöhnt. Ehlers sorgte für "Anerkennungsprämien". Im Winter 1945/46 waren nur in den Operationsräumen und im Säuglingszimmer die Heizkörper aufgedreht. Zu gynäkologischen Untersuchungen wurden die Patientinnen unter Plumeaus gehalten. Dr. Steenken trug unter seinem Kittel einen Mantel, und da er wegen seiner Glatze am Kopf empfindlich war, mußten ihm die Schwestern eine Pudelmütze aufsetzen. Allerdings erst, wenn die Patientinnen schon schliefen.

Am 15. März 1946 waren alle Brennstoffe des Evangelischen Krankenhauses verbraucht. Es konnte weder geheizt, noch warmes Wasser zubereitet werden. Daraufhin gingen Pastor Ehlers und Oberschwester Anni zum neuen Ministerpräsidenten Tantzen-Hering. Das brachte ein paar Sack Kohlen. Als Tantzen ein dreiviertel Jahr später am 23. 1. 1947 starb, gedachte Ehlers in einer Vorstandssitzung seiner. Das Protokoll vermerkte: "Die Versammlung ehrt das Andenken des Verstorbenen durch Erheben von den Sitzen."

Wäre nicht alles so knapp gewesen, hätte man die folgende Notiz aus einer Vorstandssitzung wohl überlesen: "Der Sohn einer im Evangelischen Krankenhaus verstorbenen Akademikerfrau hat angesichts der Leiche seiner Mutter das Inventar des Krankenzimmers, in dem die Verstorbene lag, in geschmackloser Weise demoliert. Die Angelegenheit wird dem Rechtsanwalt übergeben."

Als im nächsten Winter die Kartoffelzuteilung größtenteils schon bei Lieferung verfault war, rief Ehlers eine Art Notstand aus. Tatsächlich kamen nun Liebesgaben aus mehreren Landgemeinden, vermittelt durch die Gemeinde-Pfarrer, in Form von Säcken voller Kartoffeln. Ehlers bedankte sich bei den Gemeinden und schrieb, das sei für das Evangelische Krankenhaus wie am Heiligen Abend gewesen.

Ein Problem war damals die Beschaffung von Penicillin. Noch 1948 verteilte ein von der Regierung dazu beauftragter Arzt das "Einfuhr-Penicillin". Es war teuer und wurde von den Krankenkassen nur unter bestimmten Voraussetzungen bezahlt, so bei Geschlechtskrankheiten. Außerdem kamen bei der Zuteilung nur salvasanresistente Patienten, Rückfällige und "zuverlässige" Kranke in Frage. Bei anderen Infektionskrankheiten mußte Lebensgefahr bestehen und vorher die Genehmigung der Krankenkasse und des Regierungsarztes eingeholt werden. Da waren gute Beziehungen zu den Besatzungsbehörden lebensrettend.

Zwischen 1945 und 1949 arbeiteten am Evangelischen Krankenhaus 46 Ärzte, davon waren 30 unbezahlte Gastärzte, die nur auf den Stationen Frühstück, Mittagessen und Abendbrot bekamen. Von den übrigen 16 Ärzten waren noch 5 Volontärärzte, die neben der Verpflegung noch ein Taschengeld erhielten von den Chefärzten. Es gab viele arbeitsuchende Ärzte, die aus Krieg und Gefangenschaft kamen. Unter den Gastärzten waren der spätere Präsident der Niedersächsischen Ärztekammer und heutige Vizepräsident der Bundesärztekammer, Prof. Osterwald auch. Prof. Alfred Crone-Münzebrock, später Chirurg des Pius-Hospitals und Prof. Max Schwab, der Ordinarius für Innere Medizin in Berlin wurde. Er kam 1947 zusammen mit Prof. Assmann. Auf seiner Meldung zum Arztregister steht versehentlich: "An die Reichsärztekammer Oldenburg". Die Rückseite der Meldung enthält den Briefkopf der Gaudienststelle der Braunen Schwestern: Papier war knapp. Auch in den Jahren 1950 bis 1968 gab es von den 120 Ärzten noch 20 unbezahlte Gastärzte. Die Zahl der arbeitslosen Ärzte nahm dann ab, besonders, als die Niederlassungsfreiheit es ihnen ermöglichte, Praxen zu gründen.

Bei alledem war die medizinische Leistung im Evangelischen Krankenhaus ungewöhnlich hoch. Das Haus hatte in den Jahren 1945 bis 1948 eine durchschnittliche Belegung von 95% und eine Liegezeit von 17 Tagen. Im Juli 1946 wurden so viele Kinder geboren, daß auf die 12 vorhandenen Säuglingsbetten 30 Säuglinge kamen, die darin Kopf an Fuß lagen, zwei bis drei in einem Bett. Im Jahr 1944 wurden im Evangelischen Krankenhaus 311 Kinder geboren, 1946 waren es 763. In dieser Zeit brachten es die Chefärzte fertig, die erste Ärztetagung nach dem Krieg in Oldenburg zu veranstalten. Prof. Junghanns und Prof. Assmann hatten sie vorbereitet "für die dem Evangelischen Krankenhaus nahestehenden und einweisenden Ärzte". Die Tagung fand am 25. Oktober 1947 in der Harmonie statt. Über hundert Ärzte aus Stadt und Land waren zu den wissenschaftlichen Vorträgen gekommen. Anschließend fand ein gemeinsames Essen statt. Es gab eine gute Suppe aus Liebesgaben-Kartoffeln. Teilnehmer dieser historischen Tagung bekamen später immer glänzende Augen, wenn sie sich daran erinnerten.

Dieses gute Einvernehmen mit den niedergelassenen Ärzten wurde nur einmal getrübt, als das Evangelische Krankenhaus Dr. Abel die Röntgenabteilung übergab. Damit mußte dem langjährigen bisherigen Leiter Dr. Fritz Jochen Laux gekündigt werden. Er hatte seit 1935 im Evangelischen Krankenhaus gearbeitet, einige Jahre war die Abteilung unter ihm als geschlossene geführt worden. Aber abgesehen davon, daß er kein Röntgen-Facharzt war, hatte er nie seine Niederlassung als Praktischer Arzt aufgegeben und war gleichzeitig noch Bahnarzt, wie sein Vater. Er hatte zwar eine sehr gute Röntgen-Ausbildung im Berliner Westend-Krankenhaus unter Prof. Romberg, aber das Evangelische Krankenhaus zog ihm Dr. habil Abel vor. Der Verwaltungsrat verlangte: "die Angelegenheit muß mit Takt gemacht werden, um Verstimmungen zu vermeiden". Dies gelang nicht. Dr. Laux war tief getroffen und beklagte sich in einem Brief an alle Oldenburger Ärzte.

Bei Dr. Rommel, dem alten Internisten, war man klüger gewesen. Das Evangelische Krankenhaus hatte mit Prof. Assmann vereinbart, daß Rommel noch eine Anzahl Betten belegen könne, was er dann kaum noch ausnutzte. Dr. Rommel starb am 14. April 1947 im Alter von 72 Jahren. Er stammte aus Hildburghausen in Thüringen. Der Großherzog Friedrich August hatte ihn als Leibarzt nach Oldenburg geholt. Aus der Zeit des Stifterkrankenhauses lebte jetzt nur noch Dr. Lueken. Und das Stifterkrankenhaus selber. Es kam nämlich 1946 noch einmal zu einer namhaften Stifung. Als der Verleger Paul Stalling gestorben war, erhielt das Evangelische Krankenhaus testamentarisch das Recht, die Erträge der Paul-Stalling-Stiftung Kranken in der Stadt Oldenburg zugute kommen zu lassen.

Daß Treue kein leerer Wahn ist, sondern lebensnotwendig, hat das Evangelische Krankenhaus oft erfahren und gelegentlich bewiesen. Eine kleine Notiz besagt am 1. Februar 1948: "Der ehemalige Assistenzarzt Dr. Wohlers ist aus der Kriegsgefangenschaft zurückgekommen und wird aus Treue außerplanmäßig auf der Gynäkologie beschäftigt, obwohl alle Stellen überbesetzt sind." Und als 1947 der Sattlermeister Tönsmann mit 70 Jahren in Pension ging, nachdem er viele Jahre im Evangelischen Krankenhaus gearbeitet hatte, gestand ihm das Haus zum ersten - und auch letzten Male - einen "Treuesold" von 15.- Mark monatlich zu. Er bekam ihn zusätzlich zu seiner Rente und erhielt auch weiter freie Verpflegung im Haus. Tönsmann kam 1924, durch die Inflation verarmt, als Wanderbursche in die Herberge zur Neuen Heimat der Inneren Mission. Diese vermittelte ihn an das Evangelische Krankenhaus. Früher hatte er Alkoholprobleme. Die brachen wieder aus, als er pensioniert war. Da bat er, wieder arbeiten zu dürfen. Der Vorstand stimmte zu: "solange er will und seine Kräfte reichen." Leider kam er 1950 wieder an den Alkohol. Diesmal war er nicht mehr zu retten. Er randalierte immer häufiger und bekam Hausverbot. Daraufhin demolierte er Einrichtungsgegenstände und bedrohte Mitarbeiter. Schließlich entzog ihm das Krankenhaus "mit Rücksicht auf seinen Lebenswandel" den Treuesold.

Als Prof. Koennecke aus der Internierung zurückkam, bewohnte er eine Mansarde in der Verwaltung des Evangelischen Krankenhauses. Er war völlig verarmt. Vom Wohnungsamt bekam seine Familie keine Wohnung zugewiesen. Anfang 1948 wollte das Krankenhaus dort Assistenten unterbringen, die bisher im Keller wohnten. Koennecke bat das Krankenhaus um eine Räumungsklage, damit ihm vielleicht eine Wohnung zugeteilt würde. Der Vorstand lehnte dies ab, "wegen eventueller mißbräuchlicher Verwendung dieser Verhaltensweise durch Dritte". Darauf bat Prof.

Koennecke wegen seiner wirtschaftlichen Not gelegentlich im Evangelischen Krankenhaus operieren zu dürfen. Der Vorstand antwortete: "Ihr Antrag vom 19. 4. 1948 hat dem Vorstand in seiner Sitzung vom 7. 5. 48, an der sämtliche derzeitigen Vorstandsmitglieder teilgenommen haben, vorgelegen. Der Vorstand bedauert sehr, nach eingehender Beratung und sorgfältiger Abwägung aller Fürs und Widers Ihrem Antrag nicht entsprechen zu können."

Prof. Koennecke starb 1951 an Krebs. Er hatte sich dadurch über Wasser gehalten, daß er mit Fräulein Dr. Jungermann eine Operationsmöglichkeit in Zwischenahn erhalten hatte. Der Verwaltungsrat beschloß in seiner 254. Sitzung: "Dem einzigen überlebenden Sohn soll in Rücksicht auf die besondere Notlage der Familie eine Beihilfe für sein Schauspiel-Studium von 1.200.- DM ausgezahlt werden".

Die unverträglichen Verträge

Verträge sind Nachschlagewerke für den Konfliktfall. Die besten Verträge sind die, die immer in der Schublade bleiben, weil es keine Auseinandersetzungen gibt. So war es leider nicht im Evangelischen Krankenhaus. Seit dem ersten schriftlichen Arztvertrag von 1927 zwischen Prof. Koennecke und dem Evangelischen Krankenhaus gab es Meinungs-Verschiedenheiten über die Ansprüche beider Parteien. Das konnten am Anfang kleine Unstimmigkeiten sein, aber es gab auch massive Auseinandersetzungen. Diese unverträglichen Verträge ziehen sich wie ein roter Faden durch die Geschichte des Evangelischen Krankenhauses.

Pastor Ehlers entwarf den Vertrag mit dem Chefarzt Prof. Junghanns. Deutlich sichtbar war er eine Abschrift des Koennecke-Vertrages, aber 24 Jahre später. Er umfaßte eine DIN A4-Seite und sollte alles regeln von der Ambulanz bis zu Zeiten der Urlaubsvertretung. Und wie sah das aus? Wie ein Belegarztvertrag. Freies Liquidationsrecht in allen Klassen ohne eine Verpflichtung gegenüber dem Hause. Ebenso ein freies Recht auf Ambulanztätigkeit ohne Abgabeverpflichtung von dadurch entstehenden Kosten an das Haus, unabhängig von dem Umfang. Wieviel Personal und welche Sachkosten das Evangelische Krankenhaus dafür zur Verfügung stellen mußte, war nicht festgelegt. So wurde es mündlich im November 1945 verabredet und 1947 schriftlich fixiert. Mit dem Internisten Prof. Bohnenkamp und dem Augenarzt Dr. Cremer wurden gar keine schriftlichen Verträge abgeschlossen, sondern man berief sich auf die "Gepflogenheiten" des Hauses.

Nach der Währungsreform im Juni 1948 hatte das Evangelische Krankenhaus mit jeder DM zu rechnen. Der Vorstand merkte schon 1948, daß die Arztverträge unverträglich waren, und es wurde in den Vorstandssitzungen über Kündigungstermine nachgedacht. Die Deutsche Krankenhausgesellschaft sollte helfen, neue Verträge zu konzipieren. Aber das Krankenhaus mußte mit den bestehenden Verträgen leben. Der Vorstand entschloß sich zu einem Briefwechsel. Dr. Michaelis und Pastor Ehlers schrieben gemeinsam folgenden Brief an alle leitenden Abteilungsärzte:

Sehr geehrte Herren Mitarbeiter!
Die Frage der Beiträge der Krankenhausärzte zu den Krankenhauskosten bildete seit der Währungsreform den Gegenstand lebhafter Erörterungen zwischen den Krankenhausverbänden und der Ärzteschaft.

Der Vorstand des Evangelischen Krankenhauses hat sich mit den Argumenten, die beide Parteien dabei für ihren Standpunkt vorbringen, eingehend beschäftigt. Er ist übereinstimmend der Meinung, daß im Bereich des Evangelischen Krankenhauses Oldenburg diese Frage, wenn irgend möglich friedlich und vergleichsweise in einer den Interessen aller Beteiligten gerecht werdenden Weise geregelt werden muß und glaubt, daß dies bei allseits gutem Willen auch möglich ist.
Der Vorstand möchte deshalb auch von einer Erörterung darüber, ob eine vertragliche Aufkündigung der bestehenden Lebensverträge aus wichtigem Grund oder nach Maßgabe des Währungsgesetzes zulässig und sachlich gerechtfertigt ist, absehen und schlägt in Betracht kommenden ärztlichen Mitarbeitern des Hauses zunächst auf die Dauer eines Jahres folgende Regelung vor: Ab 1.1.1949 bringen die leitenden Abteilungsärzte des Hauses gemeinsam eine monatliche Pauschalunkostenbeteiligung von 2.000.- DM zu Gunsten des Evangelischen Krankenhauses auf.
Hierin ist die bisher von den einzelnen Herren bereits gezahlte Summe einbegriffen. Die Höhe der Beteiligung des Einzelnen an der Gesamtpauschale von 2.000.- DM monatlich. bleibt der internen Vereinbarung der Ärzte überlassen. Die ärztlichen Mitglieder des Vorstandes haben es übernommen, hierüber eine Besprechung mit Ihnen herbeizuführen. Nach Ablauf eines Jahres soll über die dann angemessene Höhe sowohl der Pauschale wie ihrer internen Verteilung erneut verhandelt werden.
Der Vorstand wäre Ihnen allen für Ihre baldige Entschließung und Rückäußerung verbunden.
Ergebenst! Der Vorstand des Evangelischen Krankenhauses
Dr. Michaelis Dr. Ehlers
Die Antwort lag nach vierzehn Tagen auf dem Tisch. Gemeinsam antworteten die damaligen leitenden Abteilungsärzte: "Wir sehen keinen rechtlichen oder moralischen Grund für eine Kündigung unserer lebenslänglichen Verträge und auch nicht für eine geldliche Beteiligung an den allgemeinen Krankenhausunkosten. Wenn wir trotzdem, dem Wunsche des Vorstandes nachkommend, mit einer regelmäßigen monatlich aufzubringenden Summe die Betriebsaufwendungen des Krankenhauses unterstützen wollen, so tun wir das, um dem Krankenhaus einige unbedingt erforderlichen Neuanschaffungen und Verbesserungen zu ermöglichen, die in den letzten Jahren zwangsläufig zurückgestellt werden mußten. Unter Berücksichtigung der Tatsache, daß durch die einschneidenden Maßnahmen der Währungsreform die ärztlichen Berufseinnahmen bei jedem von uns ganz wesentlich zurückgegangen und ein weiterer Rückgang zu befürchten ist, bedeutet jede von uns gegebene finanzielle Unterstützung des Hauses für uns ein erhebliches einschneidendes Opfer, besonders auch im Hinblick darauf, daß wir oder unsere Familien bei Krankheit, Alter und Tod keine Versorgungsbezüge durch das Krankenhaus erhalten. Nach reiflicher Überlegung können wir uns damit einverstanden erklären, dem Krankenhaus zusammen monatlich die Summe von 1.500.- DM für die angegebenen Zwecke zur Verfügung

zu stellen. Bei erheblicher Änderung geldlicher Verhältnisse (z.B. Lastenausgleich) würden wir uns jedoch gezwungen sehen, je nach der sich ergebenden Lage einzeln oder geschlossen die Summe vermindern zu müssen." So begann die Beteiligung der Ärzte an den Krankenhauskosten ohne Rechtsverpflichtung, freiwillig und jederzeit widerrufbar.

Die Krankenkassen zahlten seit Mai 1949 einen Pauschalpflegesatz mit Arztanteil an alle Krankenhäuser für die dritte Pflegeklasse. Es gab dafür an die Ärzte ein sogenanntes "Bettengeld" ab. Das war pro Bett und Tag 1.- DM Honorar für die Kassenpatienten. Was war das "Bettengeld"? Nach den bestehenden Chefarztverträgen richtete sich das Honorar für die Kassenpatienten nach den Richtlinien der Abrechnungen des Krankenhauses mit den Krankenkassen. Die Oldenburger Krankenkassen hatten schon seit 1928 das Abrechnungsverfahren mit den Krankenhäusern so geregelt, daß das Krankenhaus für die ärztlichen Behandlungen eine sogenannte Arztpauschale erhielt. Dies war die Abgeltung des persönlichen Honoraranspruchs der Chefärzte. Er wurde in voller Höhe vom Krankenhaus an die Ärzte weitergeleitet. Bis Mai 49 rechneten die Belegärzte noch direkt mit den Krankenkassen ihr Honorar ab. Ab Mai 1949 zahlten die Krankenkassen den vollen Pflegesatz mit allen Arztanteilen an die Oldenburger Krankenhäuser. Die Preisbildungsstelle des Innenministeriums Niedersachsens legte diese Sätze fest. Seitdem bekamen alle Leitenden Ärzte ein "Bettengeld" pro Bett und Tag für die dritte Klasse als Ersatz für persönliche Liquidation.

Da in dieser Zeit die Einnahmen des Evangelischen Krankenhauses immer weniger die Ausgaben deckten, beschloß der Vorstand 1953 einen Sachverständigen für die Krankenhauswirtschaft zu Rate zu ziehen und eine Wirtschaftlichkeits-Überprüfung durchführen zu lassen. Man zog den Wirtschaftsprüfer Rapp aus Stuttgart für das Gutachten hinzu, um Auswege aus der schwierigen Finanzlage zu suchen. In drei Sätzen, leicht hingeschrieben und schwer in die Tat umgesetzt, stand die Aussage des Gutachtens:

1. Herabsetzung der Verwaltungskosten
2. Beteiligung der Leitenden Ärzte
3. Pflegesatz-Erhöhung

Rapp erörterte die Kernfrage, ob die Leitenden Ärzte Belegärzte oder angestellte Ärzte wären. Aus den unverträglichen Verträgen konnte eine Rechtsverpflichtung zur Zahlung einer Pauschale nicht hergeleitet werden. Der Gutachter schlug vor, eine Klarstellung der Rechtslage herbeizuführen, er setzte voraus, daß beiden Parteien daran gelegen sein müßte, zu einer tragbaren Lösung zu kommen. Ausführlich rechnete Rapp für jedes Fachgebiet vor, was der Leitende Arzt als Belegarzt und was er als angestellter Arzt bezahlen müßte.

Aber trotz des Gutachten blieben die Veträge bestehen, wie sie waren, unverträglich. 1954 und 1955 bauten sich die Verärgerungen beider "Parteien" weiter auf. Im August verlangten die Ärzte eine Erhöhung ihres Bettengeldes von 1.- DM auf 1.30 DM pro Bett und Tag. Sie begründeten dies aus einer Kombination aus Pflegesatz-Verordnung und Vertrag. Jetzt wurde noch deutlicher, daß der Zeitpunkt der Neufassung der Verträge gekommen wäre. Das Evangelische Krankenhaus hatte inzwischen eine Unterdeckung von 2.- DM pro Tag und Bett. Die Preisbildungsstelle beanstandete die zu hohen Personalkosten, insbesondere die Chefarztkosten.

In diesen Jahren wirkte im Verwaltungsrat und später im Vorstand der Bankdirektor der Landwirtschaftsbank G. Ibbeken maßgeblich mit. Als er am 9. November 1956 sein Amt wegen beruflicher Überlastung zur Verfügung stellte und zurücktrat, gab er ein Stimmungsbild im Vorstandsprotokoll über die damalige Konfliktlage. Im Protokoll war zu lesen:

"Herr Ibbeken gibt seiner Enttäuschung über die Mitteilung der Ärzte Ausdruck, auf einer Abgabe von DM 1.30 pro Bett 3. Klasse zu bestehen. Er hält den Rechtsanspruch der Ärzte hierauf für nicht unbedingt gegeben, aber unabhängig hiervon hält er schon mit Rücksicht auf die Finanzlage des Hauses diese ablehnende Haltung der Leitenden Ärzte für nicht gerechtfertigt. Er gibt seiner Meinung Ausdruck, daß auch hierauf der Entschluß des Elisabethstiftes, seine Schwestern aus dem Krankenhausdienst in den Gemeindedienst zu überstellen, mit zurückzuführen ist. Prof. Junghanns bringt erneut zum Ausdruck, daß es Sache der Stiftungsträger sei, die notwendigen Ausgaben des Hauses zu finanzieren. Er verweist auf die wesentlich andere Situation im Pius-Hospital, bei dem schon infolge freiwilliger Arbeitskräfte die Personalausgaben jährlich 200.000.- DM geringer seien. Junghanns ist der Meinung, daß der caritative Charakter des Krankenhauses mit den 0.30 DM mehr oder weniger Abgabe an die Ärzte nichts zu tun habe."

Prof. Junghanns war einerseits Vorstand und andererseits Chefarzt. Zwei Seelen hatte er in seiner Brust. Das ging deutlich aus einem Brief an Prof. Bohnenkamp hervor, in dem er seinen Chefarzt-Kollegen bittet, Verständnis für die Sorgen des Evangelischen Krankenhauses zu haben. Er schrieb am 23. 6. 1958: "Die Situation des Evangelischen Krankenhauses ist schon jetzt kritisch, denn ebenso wie im Jahre 1956 hat das Haus auch im Jahre 1957 eine erhebliche Unterbilanz gemacht. Es würde, wenn, wie wir es möchten, weitere Bauvorhaben durchgeführt werden, eine noch größere Unterbilanz in den folgenden Jahren machen.

Dem könnte ich als Vorsitzender des Vorstandes nicht wortlos zusehen, denn die Verantwortung für einen etwaigen wirtschaftlichen Zusammenbruch des Hauses würde man selbstverständlich mir zuschieben. Infolgedessen bin ich gezwungen, die Frage der Arztverträge zur Erörterung zu stellen, zumal der Oberkirchenrat dem Vorstand des Krankenhauses eröffnet hat, daß er vor einer Änderung unserer Arztverträge zu einer finanziellen Hilfestellung des Hauses gegenüber sich überhaupt außerstande sähe. Hinzukommt, daß auch die Preisbildungsstelle uns bei der letzten Verhandlung in Hannover, an der ich teilgenommen habe, auch erklärt hat, wenn wir Sorgen hätten, finanziell überhaupt noch "über die Runden zu kommen", so müßten wir zumindest die hohen Kosten unseres ärztlichen Dienstes auf ein für uns erträgliches Maß zurückführen.

Deshalb hat der Vorstand beschlossen, ein juristisches Gutachten über die Kündbarkeit der Arztverträge anzufordern Es steht die Frage der Umstellung der Verträge auf die Basis von Chefarzt-Musterverträgen zur Diskussion. Diese Umstellung wird schwerlich als unmoralisch empfunden werden können. Ich selbst bin der Meinung, daß man in künftigen Jahren und Jahrzehnten von diesen Musterverträgen als Grundlage ausgehen könnte, zumal der Chefarztverband diese Musterverträge ausdrücklich gebilligt hat.

Eine andere Frage, auf die aber der Vorstand und der Verwaltungsrat keinen Einfluß haben, ist die, ob eine Änderung unserer Verträge auf Zeit unterbleiben könnte, wenn etwa alle Abteilungsärzte auf die Erhöhung des Bettengeldes von 0.30 DM verzichten würden. Ich halte einen solchen Verzicht auch dem Oberkirchenrat gegenüber für vertretbar, ja unerläßlich. Hinzu kommt, daß rechtliche Zweifel daran aufgetaucht sind, ob das Verlangen auf Erhöhung des Bettengeldes von 1.- DM auf 1.30 DM rechtlich begründet. war. Der Vorstand muß pflichtgemäß dieser Frage nachgehen."

Soweit Junghanns an seinen Kollegen Bohnenkamp. Junghanns hatte nicht nur zwei Seelen in seiner Brust, sondern er sprach auch mit zwei Zungen. Seinen Kollegen versuchte er zu überreden, im Interesse des Evangelischen Krankenhauses auf das erhöhte Bettengeld zu verzichten. Andererseits trat er im Vorstand dafür ein, daß diese 0.30 DM Bettengeld-Erhöhung das Krankenhaus nicht retten würde. Nur massive Hilfe des Krankenhausträgers, des Oberkirchenrates, könne dem Evangelischen Krankenhaus Hilfe bringen. Prof. Junghanns und der Gutachter Eichholz haben beide maßgeblich an den Richtlinien für Chefarzt-Verträge mitgewirkt, die 1957 den evangelischen Krankenhäusern zur Anwendung empfohlen wurden. Aber im Evangelischen Krankenhaus kamen noch keinen neuen Verträge zustande.

Man wartete also auf das Gutachten zu den unverträglichen Verträgen. Nachdem zwei Gutachter aus Kiel und Karlsruhe diesen schwierigen Auftrag abgelehnt hatten, verfaßte der Rechtsanwalt Eichholz aus Langenberg zum 20. Dezember 1958 ein

Gutachten in der Chefarzt-Vertragssache. Danach bestand ein Rechtsanspruch auf Erhöhung des Bettengeldes nicht. Trotzdem brachte das Eichholzpapier keine Entscheidung.

Da das Krankenhaus im Jahre 1958 schon eine starke Unterbilanz auswies, mußten der Vorstand und der Verwaltungsrat an den Oberkirchenrat herantreten mit der Bitte um finanzielle Hilfe. Eine Modernisierung des Krankenhauses war dringend. Alle Krankenhäuser der Stadt Oldenburg sowie der näheren Umgebung erhielten Zuschüsse von außen. Sie führten seit der Währungsreform Bauten in Millionenhöhe aus. Nur das Evangelische Krankenhaus hatte bis zu der Zeit ohne irgendeinen Beitrag von außen gewirtschaftet. Aber es standen so viele Investitionswünsche an, daß die Gefahr der Verkümmerung groß war. Der Vorstand schrieb: "Wir haben alle innerbetrieblichen Möglichkeiten der Einsparung von Kosten überprüft. Auch eine Änderung der Chefarztverträge, die, abgesehen von ihrer juristischen Unmöglichkeit, kann keine ins Gewicht fallende Mehreinnahme bringen."

Dieser Bittbrief wurde inhaltlich nicht vom Vorstandsvorsitzenden Dr. Michaelis getragen. Nach seiner Meinung hätten die Chefärzte einen wesentlichen Beitrag zur Verbesserung der finanziellen Situation des Hauses leisten können. Außerdem war Dr. Michaelis überzeugt, daß der Oberkirchenrat eher geneigt gewesen wäre, Zuschüsse zu geben, wenn die in dem Hause arbeitenden Ärzte deutliche Zeichen der Solidarität einer Notgemeinschaft gesetzt hätten. Deshalb trat Dr. Michaelis im Zorn zurück. Diese Ereignisse führten zu menschlichen Konflikten, die bis in die Familien hineinreichten. Ich war damals Assistent im Evangelischen Krankenhaus. Mein Vater war im Vorstand stellvertretender Ärztlicher Direktor. Beim Lesen der Protokolle nach dreißig Jahren mußte ich an das Wort von Jürgen Habermas denken: "Freundlichkeit schließt nicht etwa den Konflikt aus, was sie meint, sind die humanen Formen, in denen man Konflikte überleben kann."

Dr. Michaelis teilt nicht dem Vorstand sein Ausscheiden mit, sondern nur dem Verwaltungsratsvorsitzenden Dr. Ehlers, der ihm für seine 12-jährige ehrenamtliche, aufreibende Arbeit als Vorstandsvorsitzender schriftlich dankte. Im Vorstands-Protokoll las man am 7. 1. 59: "Der Vorstand sieht davon ab, Dr. Michaelis ein Dankschreiben zu senden, weil er seine Rücktritts-Erklärung nicht an den Vorstand gerichtet hat. "Michaelis tiefe Sorge um die Zukunft des Hauses klang aus dem Rücktrittsbrief an Dr. Ehlers:

"Ich sehe mich zu meinem Bedauern gezwungen, mein Amt als Vorsitzer des Vorstandes des Evangelischen Krankenhauses zum 31. 12. des Jahres zu Ihrer Verfügung stellen zu müssen. Wenn man das Ehrenamt des Vorsitzers des Evangelischen Krankenhauses mit der Gewissenhaftigkeit und dem Verantwortungsbewußtsein führen will, das die kritische finanzielle Lage des Hauses und seine weitreichenden Neubaupläne erforderlich machen, so erfordert das einen Zeitaufwand, dem ich mich auf die Dauer nicht gewachsen fühle.

Natürlich kann der Vorsitzer des Vorstandes sich seine Aufgabe leichter machen, indem er die großen finanziellen Probleme des Hauses, die sich gerade im Falle eines großen Neubaus vertiefen müssen, nicht so ernst nimmt oder sich einfach darauf verläßt, daß sich schon jemand finden wird, der dem Krankenhaus ein laufendes Defizit alljährlich abnimmt. Nach der Vorstellung des Verwaltungsrats, wie sie in dessen letzter Sitzung so temperamentvoll zum Ausdruck gebracht wurde, soll die Landeskirche diese Funktion übernehmen, d.h. nicht nur den Zinsendienst der beabsichtigten großen Anleihe tragen, sondern darüber hinaus auch das schon jetzt vorhandene laufende Defizit, das in diesem Jahre wahrscheinlich die beunruhigende Summe von 100.000.- DM erreichen wird. Ich hoffe natürlich, daß die Landeskirche sich zu einer nachhaltigen finanziellen Abstützung des Evangelischen Krankenhauses entschließen wird und in der Lage sein wird, ein solches Versprechen über viele Jahre zu halten.

Der Entschluß, nach 12-jähriger ehrenamtlicher Tätigkeit das Amt des Vorsitzers des Evangelischen Krankenhauses niederzulegen, fällt mir natürlich nicht leicht, denn ich habe dieses Amt 1946 aus Verantwortungsbewußtsein für die evangelische Sache in Oldenburg übernommen. Aber das diesjährige Defizit des Hauses von vielleicht 100.000.- DM hat für mich einen Gegenstand großer Sorgen gebildet. Die Kosten des ärztliche Dienstes liegen schon jetzt sehr hoch. Sie werden auf ein vertretbares Maß nur dann zurückgeschraubt, wenn die Ärzte sich mit der Reduzierung des Bettengeldes von 1.30 DM auf 1.- DM einverstanden erklärt hätten. Unter diesen Umständen hielt ich es bei Aufwendung auch nur der geringsten Sorgfalt für meine unabweisbare Pflicht als Vorsitzer des Vorstandes in Erörterungen darüber einzutreten, ob unsere gegenwärtigen Arztverträge in dieser Form für das Haus künftig tragbar bleiben würden oder nicht. Für mich ist es unbegreiflich, daß schon die bloße Erörterung der Frage einer Änderung der Chefarztverträge zu derart tiefgreifenden Meinungsverschiedenheiten unter den beteiligten Herren führen konnte." Das waren die Abschiedsworte von Dr. Michaelis, der die Geschicke des Hauses zwölf Jahre lang maßgeblich mitgestaltet hatte.

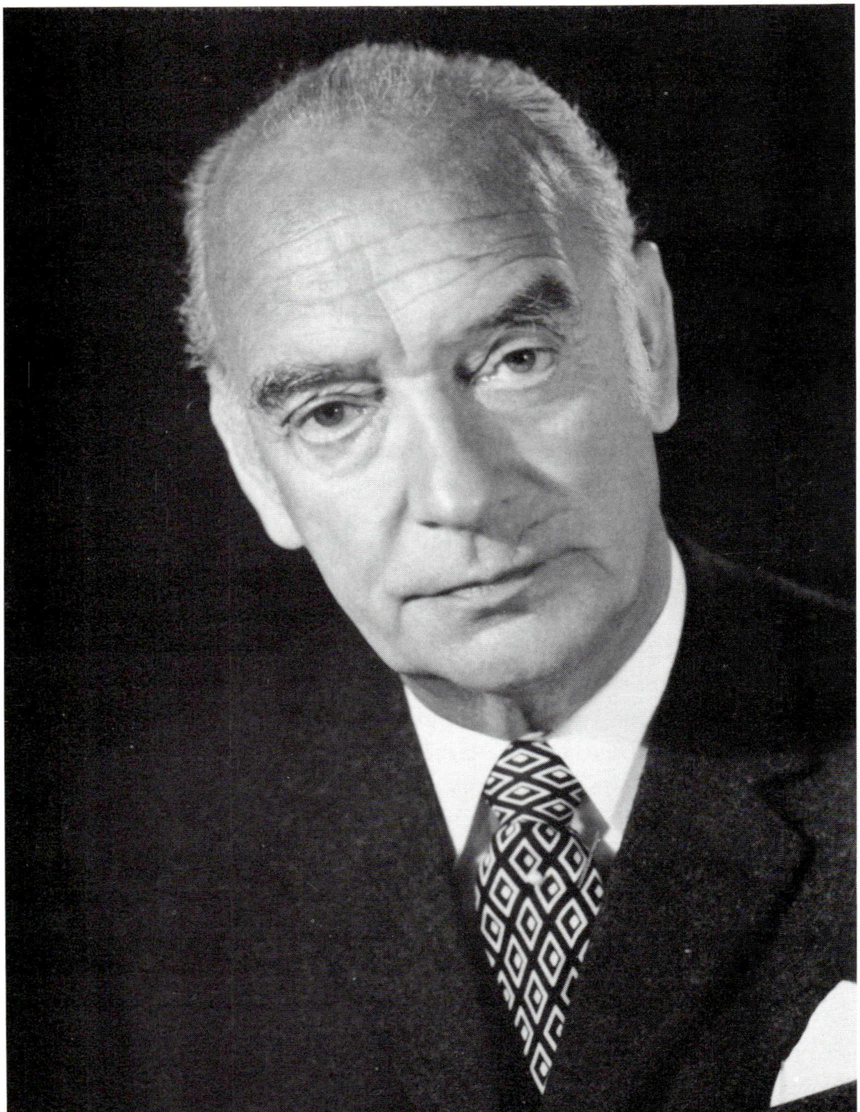

Dr. Wilhelm Michaelis
1901 - 1984
Vorstandsvorsitzender
von 1947 bis 1958
Bild: Privat

Für Herrn Dr. Michaelis kam der Landesrat Plagge in den Vorstand und übernahm die Verhandlungen über die Verträge. Sie blieben unverändert bis 1965. Dann verlangte der Oberkirchenrat ein Gutachten zur Wirtschafts-und Finanzlage des Hauses, wobei wiederum die unverträglichen Verträge eine zentrale Rolle spielten. Das Gutachten erstellte die Evangelischen Treuhandstelle Münster. Das war nun schon das dritte Gutachten zu den Verträgen der Ärzte. Durch den kräftigen Ausbau der Ambulanzen hatten sich die Kosten für ambulante und stationäre Tätigkeiten derart verschoben, daß der Grundsatz, daß die Ärzte ihre Ambulanzkosten dem Evangelischen Krankenhaus voll zu erstatten hatten, unzulänglich gewahrt wurde. Das Gutachten ging davon aus, daß das Krankenhaus zu dem Kreis der wirtschaftlich notleidenden Einrichtungen gehöre, wie es allgemein bei den freigemeinnützigen Anstalten der Fall war.

Nach Untersuchung aller Zahlen und Verträge kam der Gutachter zu dem Schluß einer erheblichen Nachzahlung der Ambulanzkosten, es waren damals insgesamt 70.000.- DM, ein knappes Drittel des Betriebsverlustes von 1963. Fazit: Die Kostenbeteiligung der Ärzte war nicht ausreichend. In diesem Jahr hatte das Evangelische Krankenhaus gut verdienende Ärzte, aber es selbst hatte berechtigte Existenzsorgen. Die Selbstkosten des Evangelischen Krankenhauses lagen mehr als 20% über dem Pflegesatz. Die Vorstandssitzung protokollierte: "Überlebensangst für das Krankenhaus, großer seelischer Druck auf die Vorstandsmitglieder, Katastrophenstimmung. Alle Abteilungen stellen Anschaffungsanträge. Die Neurochirurgie ist im Aufbau."

Eine kleine Geschichte am Rande. Die Belegschaft wurde 1969 durch einen Betriebsberatungsbogen befragt, was sie an ihrem Arbeitgeber gut fänden, und welche Änderungswünsche sie eventuell hätten. Da wünschte sich der Verwaltungsangestellte Hinrichs nichts sehnlicher, als die Vereinfachung der Abrechnung von ambulanten Leistungen, besonders der Chirurgie. Das würde zur Vermeidung von Differenzen beitragen!

Das Thema der Arztabgaben kam auch in den folgenden Jahren nicht vom Tisch. Es ging um Vergütungen der Unterrichtserteilung an der Krankenpflegeschule und auch um die Vergütung des Bereitschaftsdienstes. Aber langsam liefen die unzulänglichen Verträge aus. Jetzt waren für die neu beginnenden Ärzte Richtlinien für Chefarztverträge vorhanden und danach wurden die Verträge modifiziert. Die Anaesthesistin Frau Dr. Weber hatte 1975 als erste einen sogenannten Festgeldvertrag, das heißt, sie verzichtete auf Liquidation und überließ das ganz dem Krankenhaus. Diese neue Art von Verträgen wurde von den Chefärzten höchst unterschiedlich beurteilt. Normalerweise hatten die Ärzte neben einem Gehalt das Recht auf Liquidation bei Selbstzahlern. Nunmehr mußten die Chefärzte Abgaben an das Krankenhaus abführen als Ausgleich für die Kosten, die dem Krankenhaus bei denjenigen Patienten entstanden, denen gegenüber die Chefärzte liquidtionsberechtigt waren. Das wurde in einem Prozentsatz vom Pflegesatz erhoben. Diese Kostenbeteiligung wurde auch "Bettengeldabgabe" genannt. Leider, denn es mußte verwirren, daß vor wenigen Jahren die sogenannten Altverträge einen Bettengeldanspruch vorsahen, während es jetzt das Gegenteil - eine Bettengeldabgabe - , also eine Kostenbeteiligung pro Bett und Tag in einem Prozentsatz vom Pflegesatz war. Das Krankenhaus-Finanzierungsgesetz (KHG) spricht von Nutzungsentgelten (Kostenerstattung und Vorteilsausgleich).

Der Bettengeld-Anspruch, um den der Kampf so lange Jahre im Evangelischen Krankenhaus ging, war ein Ersatz für Honorare der Kassenpatienten vom Krankenhaus. Die Bettengeldabgabe hingegen ist eine Kostenbeteiligung der liquidierenden Ärzte für Privatpatienten an das Krankenhaus.

1977, als das KHG schon fünf Jahre Gültigkeit hatte, gab es noch einmal Unverträglichkeiten und das vierte Gutachten, dieses Mal von der Treuarbeit in Hannover. Nach §16 der Bundespflegesatz-Verordnung mußte das Krankenhaus genau feststellen, welche Selbstkosten es in den Pflegesatz nehmen durfte und welche nicht. Die Kosten der Ambulanzen waren dabei die schwierigste Frage. Sie durften nach §18 der Bundespflegesatz-Verordnung auf keinen Fall den Pflegesatz belasten. Aber wie hoch waren die Ambulanzkosten? Das Rechnungswesen mußte zu Leistungsdaten kommen, die es erlaubten, den Kostenanteil der behandelnden Ärzte und den des Krankenhauses auseinanderzuhalten. Da 1977 die Voraussetzungen dafür noch nicht gegeben waren, wurde eine wirklichkeitsnahe Schätzung vorgenommen, wie es die Bundespflegesatz-Verordnung erlaubte.

Selbstverständlich gab es zu einer Schätzung wie immer zwei Meinungen. Ein Chefarzt sagte in einer Vorstandssitzung dazu: "Die dauernde Diskussion über das Materielle bringt das Evangelische Krankenhaus in eine unglückliche Entwicklung." Die Verwaltung hatte bald Selbstkostenblätter, die diese Unverträglichkeiten beseitigen sollten. Aber im Pflegesatz von 1980 wurden die Kosten der Ambulanzen für das Evangelische Krankenhaus nicht anerkannt. Und das fünfte Gutachten von der Deutschen Krankenhausgesellschaft mußte erstellt werden. Auch nach diesem Gutachten wurden Abrechnungsmodelle entwickelt und verworfen. Innerhalb des Krankenhauses kam es zu Spannungen zwischen Verwaltung und Kliniken, die durch den Zwang der zu beachtenden Gesetze und Bestimmungen verursacht wurden.

Das Thema Ambulanzkosten nahm in den Vorstands-Protokollen über Jahrzehnte einen breiten Raum ein. Da die chirurgische Ambulanz mit Abstand den größten Umfang hatte, betrafen den damaligen Chirurgen Prof. Henne diese Konflikte ganz besonders. Prof. Henne konnte und wollte sich nicht neben seiner harten Chirurgen-Tätigkeit mit den betriebswirtschaftlichen und gesetzlichen Erfordernissen auseinandersetzen. Bei seiner Verabschiedung gab er seiner Verärgerung über die Leitungsgremien Ausdruck. Den legitimen Anspruch der Krankenhaus-Verwaltung sah er als Angriff auf seine Person.

Mit der Zeit waren in den Reifejahren aus unverträglichen Verträgen verträglichere geworden. Ganz verträglich konnten sie nicht werden, da Chefarztverträge so sind wie in der Wirtschaft Verträge von Vertretern. Weil sie den Kundenkontakt in der Hand haben, sind sie die Primadonnen, auf die jeder Betrieb Rücksicht nehmen muß.

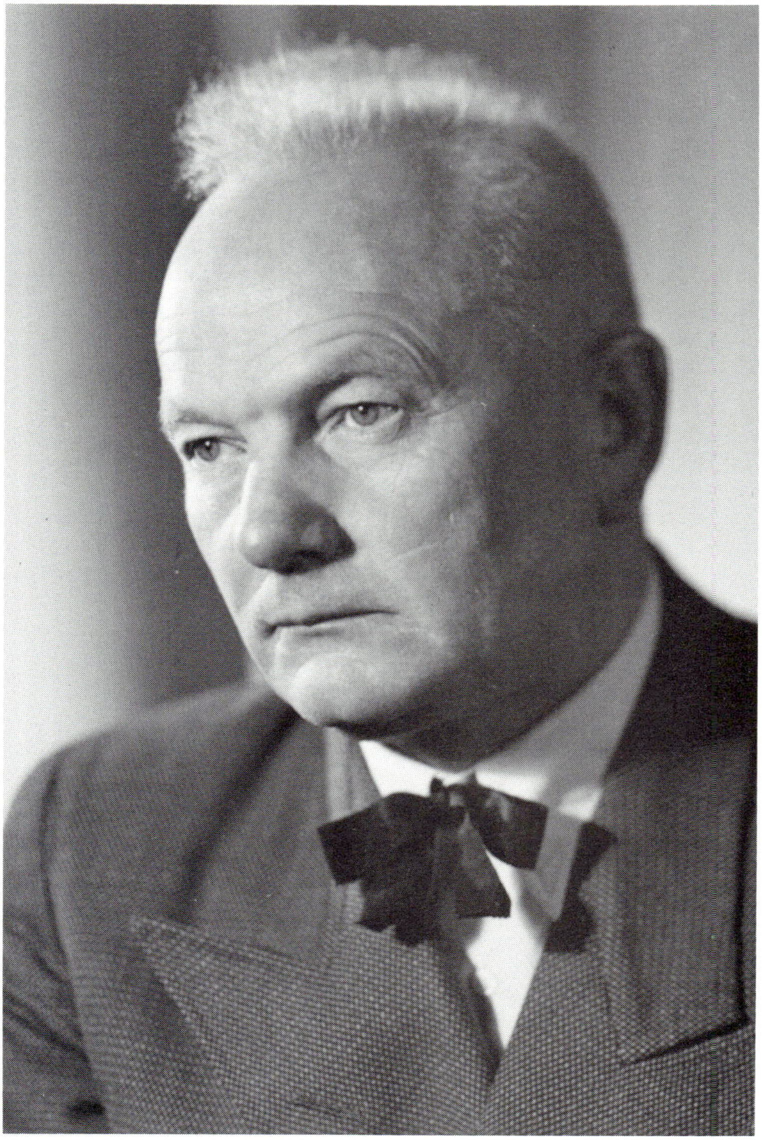

Prof. Dr. Helmut Bohnenkamp
Chefarzt der Inneren Abteilung
des Evangelischen Krankenhauses
1950 - 1961
Foto: Wöltje

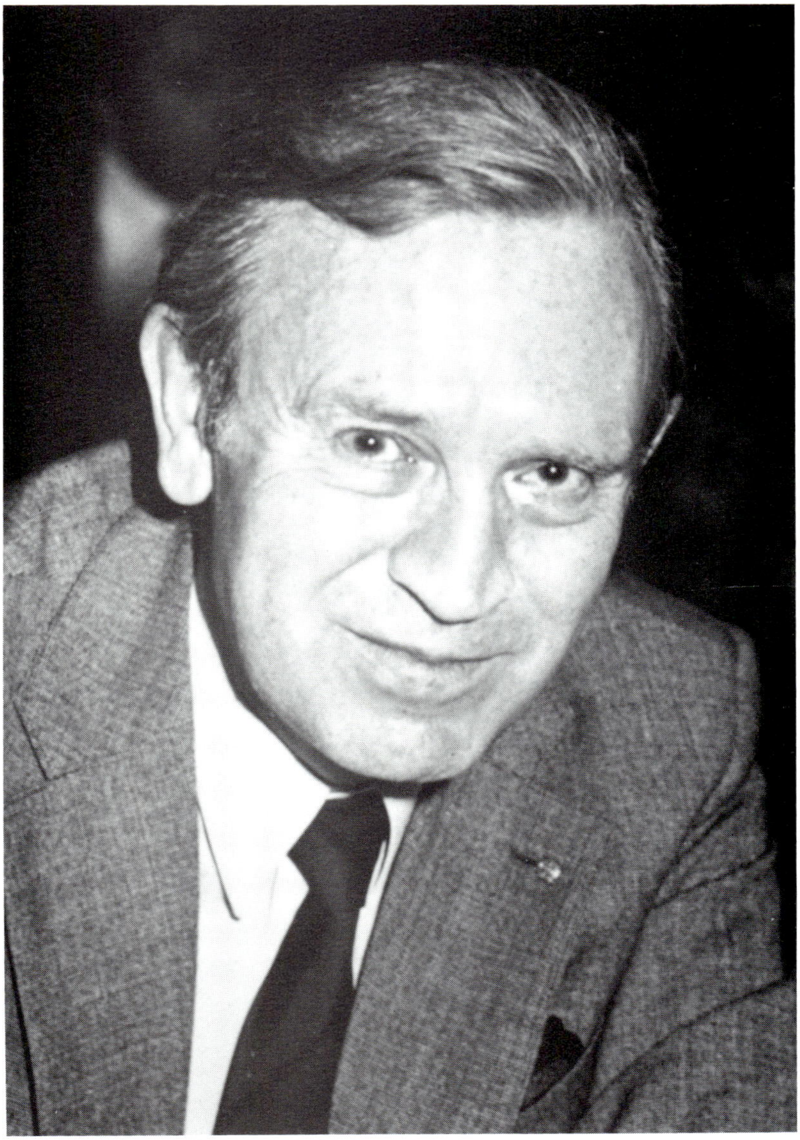

Prof. Dr. Günter Schulze
Chefarzt der Inneren Klinik 1962 - 1979
Ärztlicher Direktor des Evangelischen Krankenhauses
von 1970 - 1972
Foto: privat

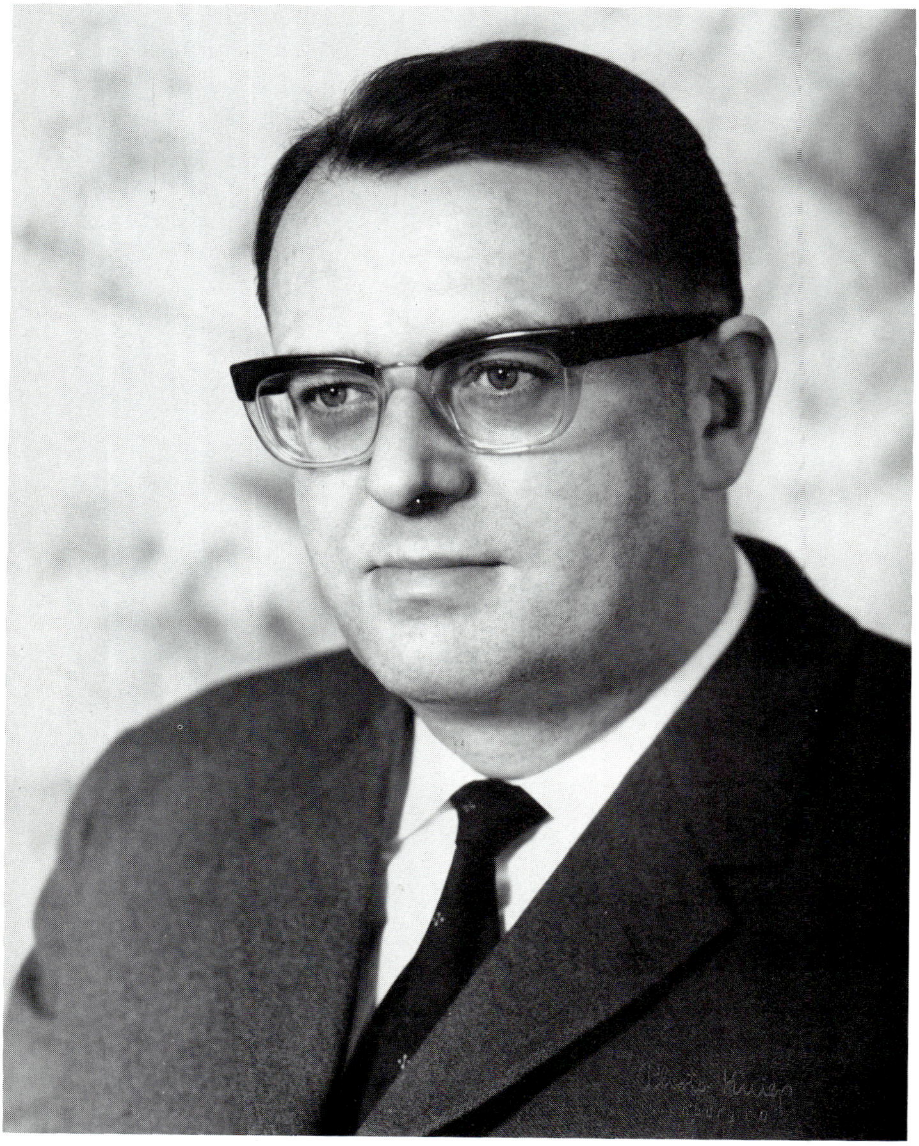

Prof. Dr. Herbert Henne
Chefarzt der Chirurgischen Klinik 1962 - 1987
Ärztlicher Direktor des Evangelischen Krankenhauses
von 1972 - 1976
Foto: Kniep

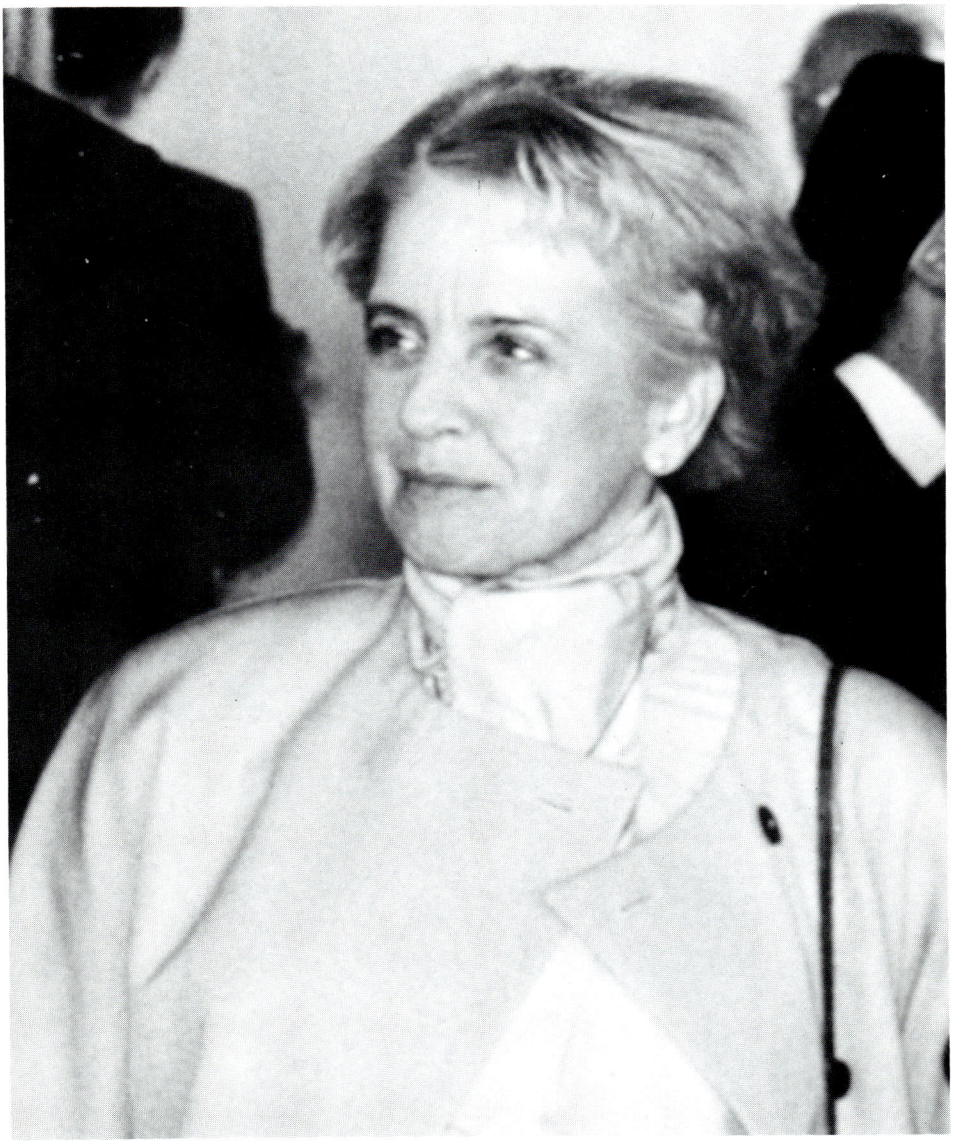

Dr. Renate Weber
Chefärztin der Anaesthesie-Abteilung 1963 - 1989
Ärztliche Direktorin des Evangelischen Krankenhauses
von 1977 - 1979
Foto: A. Burmann, Nordwest-Zeitung

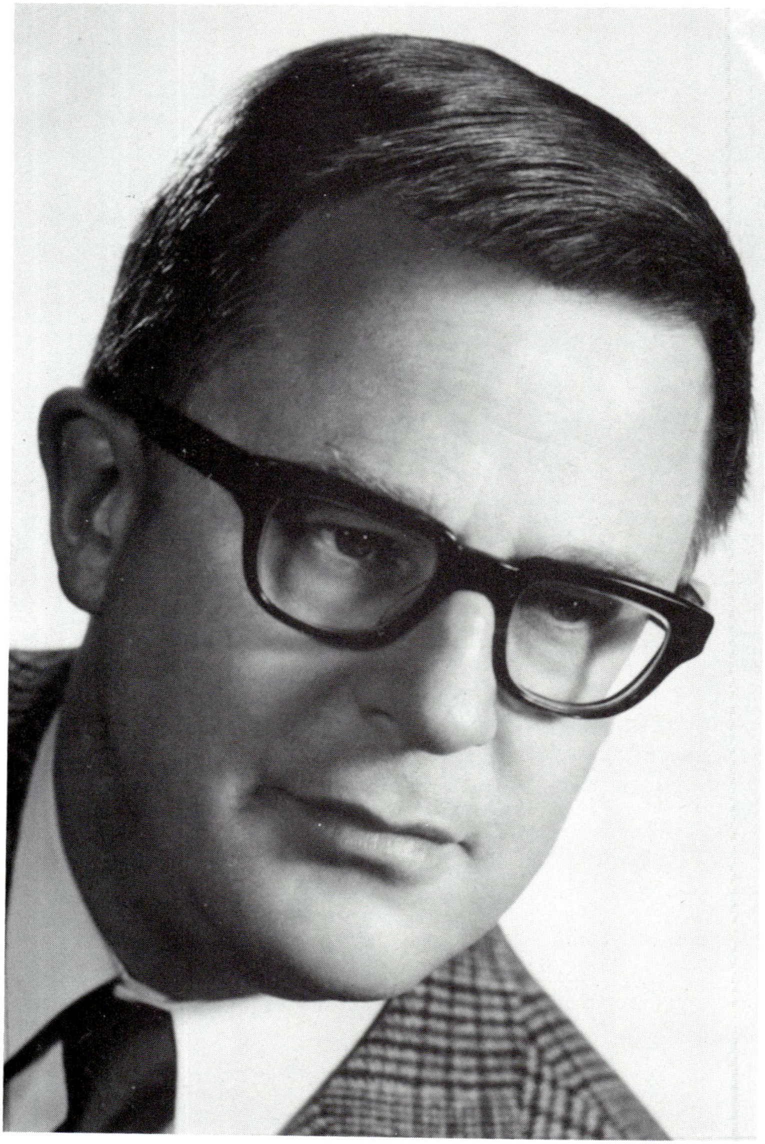

Dr. Hans Joachim Weber
Chefarzt der Neurochirurgischen Klinik
des Evangelischen Krankenhauses 1964 - 1978
Foto: privat

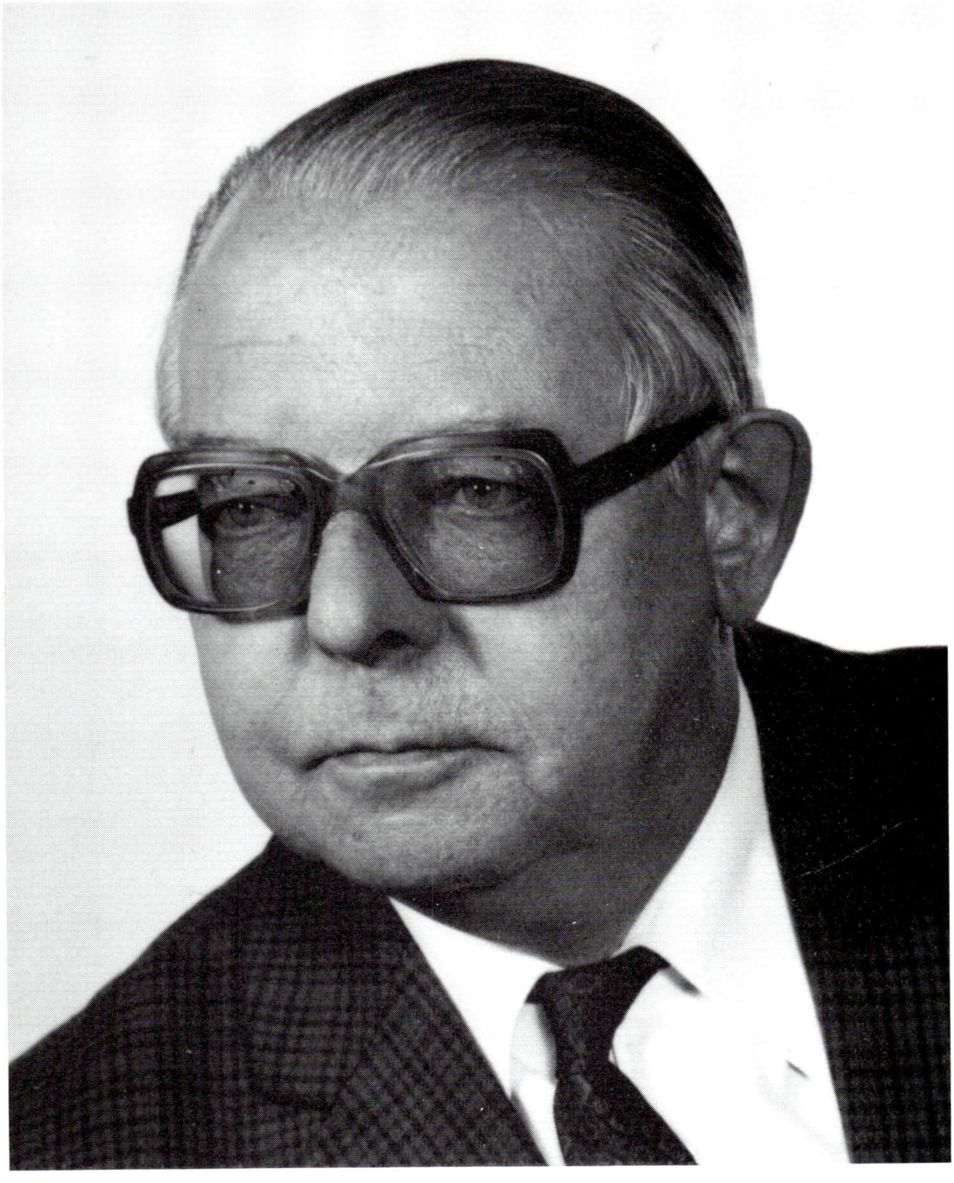

Prof. Dr. Helmut Voth
Chefarzt des Zentralen Röntgen-Instituts 1964 - 1986
Ärztlicher Direktor des Evangelischen Krankenhauses
von 1979 - 1982
Foto: privat

Aschenputtel-Zeit

"Einem reichen Manne, dem wurde seine Frau krank, und als sie fühlte, daß ihr Ende nahte, rief sie ihre einzige Tochter zu sich ans Bett und sprach: Liebes Kind, bleib fromm und gut, so wird dir der liebe Gott immer beistehen. Darauf tat sie die Augen zu und verschied". So beginnt das Märchen vom Aschenputtel der Gebrüder Grimm. So beginnt auch die Aschenputtel-Zeit der deutschen Krankenhäuser von 1948 bis 1972. Im Märchen heißt es weiter: "Das Mädchen ging jeden Tag hinaus zum Grabe der Mutter. Als der Winter kam, deckte der Schnee ein weißes Tuch darüber, und als die Sonne im Frühjahr es wieder herabzog, nahm sich der reiche Mann eine andere Frau." Da begann in der Bundesrepublik die Wirtschaftswunder-Zeit und ihr folgten die Goldenen Sechziger Jahre. "Die Frau hatte zwei Töchter mit ins Haus gebracht, die weiß von Angesicht waren, aber schwarz im Herzen. Da ging eine schlimme Zeit an für das arme Stiefkind." Vater Staat kümmerte sich nur noch um seine Krankenkassen, wozu er nach dem Grundgesetz auch verpflichtet war und immer weniger um die Krankenhäuser. "Soll die dumme Gans bei uns in der guten Stube sitzen? fragten die neuen Töchter und stießen ihre Stiefschwester in die Küche. Dort lag sie neben dem Herd in der Asche und sie nannten sie Aschenputtel."

Wie die Geschichte ausging, das weiß man ja. Irgend jemand verliebte sich dann doch in das Aschenputtel, heiratete sie und sorgte dafür, daß es kostendeckende Pflegesätze bekam. So wurde Aschenputtel eines von jenen Märchen, die Wirklichkeit geworden sind. Was man auch daran sieht, daß nach dem Krankenhaus-Finanzierungsgesetz von 1972 alle sich für den Prinzen hielten, obwohl sie alle dem Krankenhaus zwanzig Jahre und mehr Erbsen in die Asche gestreut hatten, statt kostendeckender Pflegesätze.

Bis 1936 wurden mit dem Pflegesatz noch alle Kosten der Krankenhäuser, Investitions- und Betriebskosten, von den Krankenkassen, also von den Versicherten, bezahlt. Von 1936 bis 1954 ordnete der Staat einen Preisstopp für Krankenhaus-Pflegesätze an. Anfangs konnte das Evangelische Krankenhaus noch von den Privatpatienten leben und mit ihren Rechnungsbeträgen die Verluste durch die Pflichtversicherten ausgleichen. Es gab damals schon kaum noch Stifter, die in den ersten fünfundzwanzig Jahren das Evangelische Krankenhaus am Leben hielten. Lange hatten die Privatpatienten noch die Stifter ersetzt. Im Preisstopp-Jahr 1936 waren 20% aller Patienten nicht krankenversicherte Privatpatienten. Es war lange in Oldenburg bei Privatpatienten üblich, Geburten in der Zeitung anzuzeigen mit dem Zusatz "Privatstation". Darauf war man stolz. Als 1970 eine Amerikanerin im Evangelischen Krankenhaus ein Baby bekam, wunderte sie sich, daß ihr die entsprechende Anzeige nicht vom Krankenhaus ersetzt wurde. Dem Preisstopp-Jahr 1936 ging übrigens ein energisches Votum der Ortskrankenkassen voran, die Pflegesätze hätten sich nach der Leistungsfähigkeit der Krankenkassen und nicht nach der Kostenlage der Krankenhäuser zu richten. Dabei blieb es auch, als der Preisstopp durch die Bundespflegesatz-Verordnung von 1954 abgelöst wurde. Im Gegenteil, jetzt begann erst die eigentliche Defizitphase der Krankenhäuser, denn ihre Reserven waren verbraucht. Während überall die Sonne des Wirtschaftswunders schien, begann für die Deutschen Krankenhäuser die Aschenputtel-Zeit.

Das Peter-Hospital glich, wie andere staatliche Häuser, seine Verluste aus durch Betriebsmittel-Zuwendungen der öffentlichen Haushalte, also durch Steuergelder. Der allgemeine Preisstopp für Pflegesätze wurde fünf Tage nach der Währungsreform 1948 aufgehoben. Da schossen die schon lange nicht mehr kostendeckenden Pflegesätze natürlich in die Höhe. Am 18. Dezember 1948 wurde der Preisstopp wieder eingeführt, um die Krankenkassen-Beiträge nicht ausufern zu lassen, von denen die Krankenhäuser lebten. Das glaubte sich keine Regierung leisten zu können. So kam es, daß die Selbstkosten der Krankenhäuser 1950 bei 11.- DM lagen und die Pflegesätze bei 7.10 DM. Zwei Jahre später war die Unterdeckung von 4.- DM auf 6.- DM gestiegen. Bereits 1952 bestand bei den freigemeinnützigen Krankenhäusern eine Verschuldung von 700.- DM pro Bett. Im Evangelischen Krankenhaus war diese Verschuldung 1967 auf 6.900.- DM und 1968 auf 8.750.- DM gestiegen.

Man hat den Krankenhäusern oft wirtschaftliche Unfähigkeit vorgeworfen und damit unterstellt, daß sie ihre Lage selber verschuldet hätten. Dieser Vorwurf ist nicht gerechtfertigt. Heute wissen wir, daß es leistungsfähige Krankenhausverwaltungen gab, die wirtschaftlich denken und handeln konnten. Aber auch sie waren machtlos gegen die Defizit-Maximierung, deren Ursache in den gesetzlichen Rahmenbedingungen lag.

Pastor Ehlers hatte den Zeitpunkt der Währungsreform ziemlich gut vorausgesehen, als er einen tiefen Griff in die Kasse tat und so viele Darlehen wie möglich in schlechter Reichsmark-Währung zurückzahlte. Nicht alle Darlehensgeber ließen sich darauf ein. So mußte er das Elisabethstift am 18. März mit einer Zins-Weiterzahlung bis zum Tag der Währungsreform locken. Als es am 20. Juni 1948 soweit war, reichte der Kassenbestand in neuer Deutscher Mark noch gerade zur Lohn- und Gehaltszahlung für einen Monat. Ehlers hatte allerdings nicht damit gerechnet, daß die Chefärzte mit dem Tag der Währungsreform ihre Abgaben an das Krankenhaus einstellten, um eine Neufestsetzung zu erzwingen. Er mußte sie bitten, die Abgaben vorläufig wenigstens als "Spenden" weiter zu zahlen. Damit begann der über Jahrzehnte dauernde innerbetriebliche Streit zwischen Chefärzten und Verwaltung aufgrund der unverträglichen Verträge.

Die Chefärzte erklärten sich Ende 1948 bereit, an das Krankenhaus 1.500.-DM monatlich ohne Rechtsverpflichtung zu bezahlen zum Ausgleich für die Betriebskosten ihrer Ambulanzen. Das Krankenhaus wollte 2.000.- DM. Hinzu kam, daß seit Mai 1949 die Oldenburger Krankenkassen nach dem Spruch der Preisbildungsstelle des Niedersächsischen Innnministeriums an alle Krankenhäuser der Stadt Oldenburg den sogenannten großen Pflegesatz bezahlten, das heißt einen Pflegesatz mit Arzthonorar-Anteil. Der kleine Pflegesatz enthält diesen Arztanteil nicht, so wie das heute noch bei Belegärzten üblich ist. Sie erhalten diesen Honorar-Anteil gesondert von den Pflichtkrankenkassen. Eigentlich war erst von diesem Zeitpunkt an das Evangelische Krankenhaus gegenüber den Oldenburger Krankenkassen offiziell kein Belegkrankenhaus mit freier Arztwahl mehr. Wenn man bedenkt, daß noch zwanzig Jahre später über 50% der Bürger beanstandeten, daß es im Krankenhaus keine Möglichkeit der freien Arztwahl gibt, können wir mit der Entwicklung zum geschlossenen Krankenhaus in Deutschland auf die Dauer wohl nicht zufrieden sein.

Jetzt zeigte sich, wie unzureichend die Arztverträge waren. Die Abgaben der Ärzte an das Evangelische Krankenhaus für die Ambulanzen waren nicht geregelt und die Bettengeld-Abgaben des Krankenhauses an die Chefärzte aufgrund des Großen Pflegesatzes auch nicht. Das Krankenhaus bot ein unverändertes Bettengeld von 1.- DM an, weil es das schon vor dem Krieg an die Chefärzte bezahlte. Die Ärzte waren damit nicht zufrieden, denn sie zahlten noch einen Teil der Assistentengehälter aus ihrer Tasche. Der Arztanteil gälte für alle Ärzte, argumentierten sie. Das Krankenhaus forderte daraufhin für Privatpatienten eine Bettengeld-Abgabe von den Chefärzten, da sie zwar Rechnungen für ihre Behandlungen schrieben, diese aber schließlich nicht in ihren Privathäusern durchführten. Die Konsequenz wären Festgehälter für alle Ärzte gewesen. Dieser Streit war das Thema des vorigen Kapitels über die "unverträglichen Verträge".

Die Oldenburger Krankenhäuser durften vom 1. Mai 1949 an einen Pflegesatz von 7.10 DM für die Patienten der 3. Klasse einheitlich berechnen. Sie gehörten damit zur Gruppe A1 in Niedersachsen. Im Jahre 1934 hatte der Pflegesatz 3.15 Reichsmark betragen. Damals deckte dieser Pflegesatz die Kosten. Jetzt, 15 Jahre später, lagen die wirklichen Kosten bei fast 10.- DM. pro Patient und Tag im Durchschnitt aller Krankenhäuser. Die gesetzlichen Krankenkassen, die natürlich ihren Versicherten keine steigenden Beiträge zumuten wollten, argumentierten damals: Wir bezahlen bereits 20% des Beitragsaufkommens für Krankenhausbehandlung, und das ist viel zu viel. Tatsächlich ging dieser Anteil bis 1960 auf 17,5% zurück. Heute liegt er bei weit über 30%. Und da der Staat nach dem Grundgesetz eine Fürsorgepflicht den Krankenkassen gegenüber hatte, nicht aber gegenüber den Krankenhäusern, schoben die staatliche Preisbildungsstellen diesen den Schwarzen Peter der Defizite zu, das heißt deren Besitzern, den "Trägern" der Krankenhäuser. Das waren in der Bundesrepublik damals 700 private und 1.300 freigemeinnützige Träger, also meistens Kirchen, sowie 1.400 öffentlich-rechtliche Träger, also vor allem Städte und Gemeinden.

Diesen Trägern blieb nichts anderes übrig, als "ihren" Krankenhäusern die Verluste zu bezahlen. Die Stadt Oldenburg deckte das Defizit des Peter-Hospitals aus ihrem Haushalt, also aus den gleichen Taschen wie die Krankenkassen: Aus denen der Steuerzahler. Es waren nur verschiedene Taschen der Bürger. Beim Evangelischen Krankenhaus waren es nicht die Träger, die Kirchengemeinde Oldenburg und die Innere Mission, die das Defizit bezahlten, sondern auch der Bürger als Benutzer des Krankenhauses. Nur war es nicht der gleiche Bürger, der das Defizit erzeugte, sondern der Privatpatient. Der Reiche zahlte für den weniger reichen Pflichtversicherten. Die Pflegesätze der Privatpatienten waren dann auch die einzigen, die sich im Evangelischen Krankenhaus erhöhen ließen. Dies geschah 1953, 1955 und 1956 und glich die Verluste durch die Pflichtversicherten-Pflegesätze einigermaßen aus. Das konnte natürlich nur solange gutgehen, wie es genügend Privatpatienten oder "Selbstzahler" gab, oder im Evangelischen Krankenhaus gab. Denn die Selbstzahler merkten bald, daß sie geschröpft wurden nach dem Motto: Weil du reich bist mußt du mehr bezahlen. Selbstzahler blieben zum Glück für das Evangelische Krankenhaus diesem ziemlich lange treu. Das lag natürlich auch an den berühmten Chefärzten, die Pastor Ehlers dorthin gelockt hatte mit günstigen Verträgen. Jedenfalls gab es 1955 im Peter-Hospital in der 1. Klasse 500 und in der 2. Klasse 5.000 Pflegetage, im Pius-Hospital 1.000 bzw. 11.000 und im Evangelischen Krankenhaus 3.500 und 15.000 Pflegetage von Privatpatienten.

Der von der Regierung angeordnete Pflegesatz von 1949 schloß sogar verschiedene entstehende Kosten aus. So war bei dem so oft lebensrettenden "Wundermittel" Penicillin ein Höchstsatz von 25.- DM festgesetzt. Theoretisch bedeutete das Abbruch der Behandlung bei Überschreiten des Höchstsatzes. Praktisch ist diese Überschreitung im Evangelischen Krankenhaus mehrmals vorgekommen. Natürlich wurde die Behandlung nicht abgebrochen. Einmal bekam Prof. Assmann von befreundeten ausländischen Kollegen Penicillin geschenkt, zweimal überschritt er bewußt den Höchstsatz und meldete es der Verwaltung. Sie schickte die Rechnungen an die Krankenkasse, aber die verweigerte die Bezahlung. Am Ende des Jahres stand im Vorstandsprotokoll: Prof. Assmann bezahlte die Rechnung privat, da es sich um unbemittelte Patienten handelte. Weil sie arm waren, mußten sie nicht eher sterben. Das war übrigens zwei Monate bevor Prof. Assmann an einer Virus-Lungenentzündung starb, zusammen mit seinem Assistenten Dr. Rohlfs. Sie hatten sich bei einem Patienten infiziert.

Durchschnittliche Bettenausnutzung

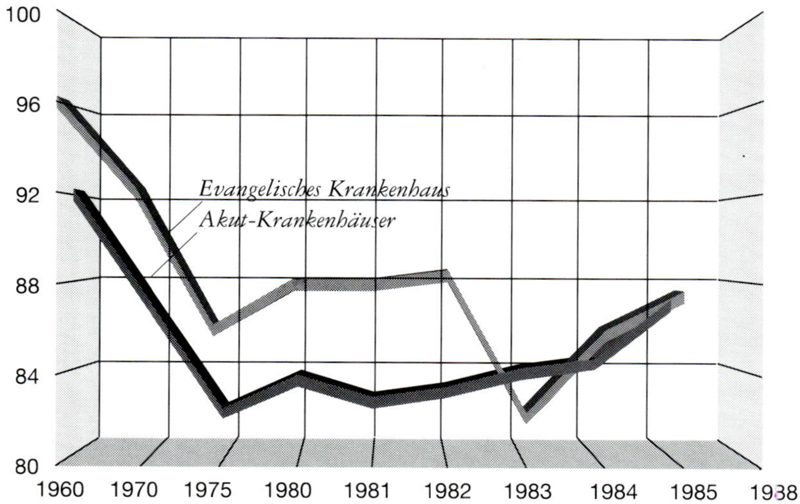

Es gab noch einen weiteren Grund, warum das Evangelische Krankenhaus in den ersten Nachkriegsjahren noch nicht defizitär arbeitete. Der lag in der ungewöhnlich hohen Auslastung der Betten. Sie betrug schon 1947 95%, stieg 1950 auf 97% und lag noch 1953 bei 93% bei einem Bundesdurchschnitt von 76%. Die Liegetage sanken dabei noch von 17 auf 16 Tage je Patient, während ein Patient im Peter-Hospital durchschnittlich 24 Tage lag. Um sich ein Bild zu machen von der Abhängigkeit der Verluste durch unterschiedliche Bettennutzung soll einem 500-Bettenkrankenhaus zwischen 1949 und 1953 in die Karten gesehen werden. Nutzte dieses Krankenhaus seine Betten hundertprozentig aus, dann durfte nie ein Bett leer stehen. Es mußte sozusagen warm an den nächsten Patienten übergeben werden. Natürlich galt das auch für Weihnachten oder im Todesfalle. Diese kaum erreichbare Bettennutzung von 100% brachte diesem Krankenhaus bei den bis 1954 eingefrorenen Pflegesätzen einen Verlust von 10,7%: Die Selbstkosten pro Tag und Bett betrugen nämlich 8.08 DM und der Pflegesatz brachte dem Krankenhaus 7.20 DM. Vernünftigerweise - sollte man denken - hätte bei einer 100%igen Bettenauslastung der Pflegesatz wenigstens die Selbstkosten ausgleichen müssen. Das Defizit war also vorprogrammiert. Man könnte das noch verstehen, wenn Vater Staat seine Krankenhäuser zu einer maximalen Bettenausnutzung zwingen wollte, denn die durchschnittliche Bettennutzung lag damals bei 75%. Das bedeutete schon einen Verlust von 26,5%, oder in damaligen Zahlen 345.000.- DM. Hätte dieses Krankenhaus nur 50% Auslastung gehabt, wären die Verluste bereits auf 45% gestiegen und damit auf mehr als eine halbe Millionen DM. Nun hatte das Evangelische Krankenhaus eine ungewöhnlich hohe Auslastung von 95%, und das führte "nur" zu einem Verlust von 13,6%. Diesen Verlust glichen anfangs noch die Privatpatienten aus. Daß die staatliche Preisbildungsstelle der Länder, in denen damals alle Parteien vertreten waren, dem Aschenputtel Krankenhaus keine Chance gaben, aus diesem Teufelskreis der Defizite herauszukommen - und das mitten im deutschen Wirtschaftswunder - ist leider kein Märchen, sondern eine Sünde wider die Marktwirtschaft.

Das ging nur deshalb gut, weil das Krankenhaus immer beliebter wurde. Seine Inanspruchnahme stieg zwischen 1952 und 1955 um 20%. Man sieht das an der Steigerung der Pflegetage auf je 10.000 Einwohner. Und so setzte 1956 paradoxerweise eine Expansionszeit ein, in der Krankenhäuser vergrößert, ja neu gebaut wurden. Jede Stadt, jede Gemeinde wollte ihr Krankenhaus, wollte es möglichst schön, möglichst fortschrittlich. Nichts machte eine Gemeinde glücklicher und einen Bürgermeister beliebter als ein Krankenhaus. Begeisterten sich früher die Städte am Bau von Kirchen, waren es jetzt die Krankenhäuser, die ihnen am Herzen lagen. So gaben Städte, Gemeinden und schließlich auch die Kirchen aus ihren Haushalten, aus denen ohnehin schon die Defizite der vorhandenen Krankenhäuser bezahlt wurden, Geld für neue. Selbst die Länder gaben Baukosten-Zuschüsse. Damit vermehrte sich die Zahl der Aschenputtel-Krankenhäuser von 3.230 auf 3.651 im Jahre 1962. Und das waren dann viel zu viele. Aber davon wird das nächste Kapitel handeln.

Man wird im Raum der Wirtschaft schwerlich einen solchen Esel finden, der sich soviel aufpacken ließ, wie das deutsche Krankenhaus damals. Im Jahre 1952 führten die Ärzte im Evangelischen Krankenhaus 4.454 Operationen durch, die höchste Zahl seit Bestehen des Hauses. Das geschah bei 311 Betten, sechs Chefärzten, vier Assistenzärzten, die halb vom Krankenhaus und halb von den Chefärzten bezahlt wurden, sechs unbezahlten Gastärzten, sowie 59 Vollschwestern, darunter 28 Diakonissen. Die medizinische und wirtschaftliche Nutzung des Evangelischen Krankenhauses war optimal. So gab es 1950 615 Geburten. In Hamburg-Eppendorf waren es 1.300 Geburten bei viermal höherer Bettenzahl. Da die Bettenauslastung kaum unterschiedlich war, erklärt sich dies aus der doppelt so langen Liegezeit in Eppendorf.

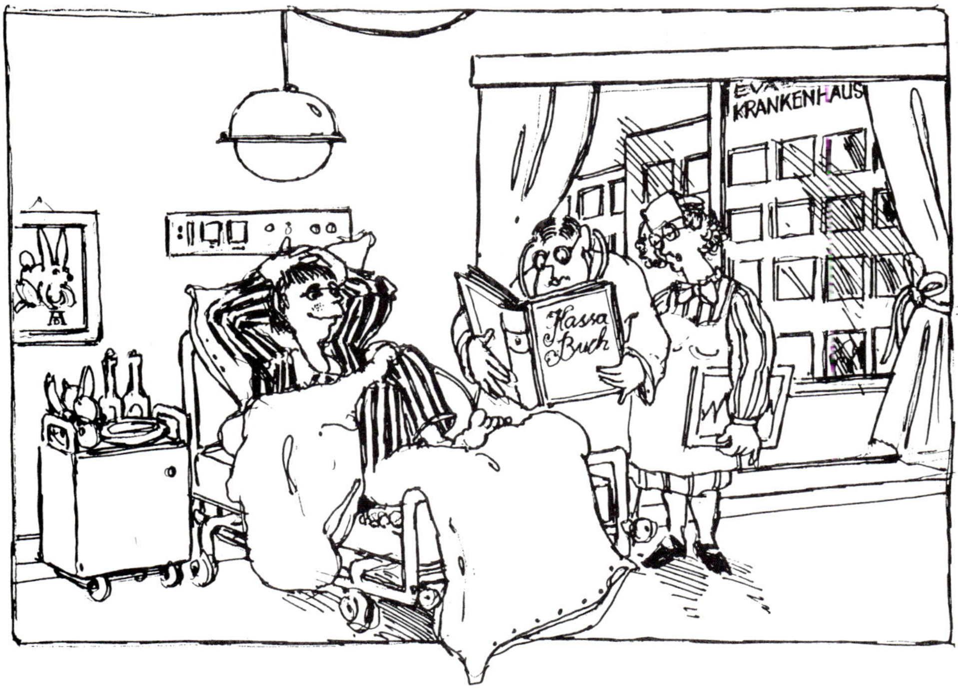

Die Aschenputtel-Zeit:
Sieht aber gar nicht gut aus – da werden wir Sie noch acht Tage hierbehalten müssen!

Dem Wirtschaftsprüfer des Evangelischen Krankenhauses machte gerade dies Kopfzerbrechen. Ehlers hatte ihn um ein Gutachten gebeten, wie die Verluste aus den Pflegesätzen ausgeglichen werden könnten. Die Personalkosten konnten nicht gesenkt werden bei der hohen Arbeitsbelastung durch die kurze Liegezeit. Wirtschaftsprüfer Rapp rechnete aus, wieviel mehr Patienten im Evangelischen Krankenhaus jährlich behandelt werden konnten als in einem Krankenhaus mit längerer Liegezeit. Dabei ging er von der durchschnittlichen Liegezeit aus. Die Krankenkassen sparten im Evangelischen Krankenhaus 1952 jeden Tag bei jedem Patienten 1.20 DM. Das waren 116.616.- DM. Als Dr. Ehlers und Prof. Junghanns mit diesen Zahlen in die Verhandlungen der Arbeitsgemeinschaft Oldenburger Krankenhäuser mit den Krankenkassen gingen, lehnten alle, auch die anderen Krankenhäuser, diesen Zuschlag ab. Auch bei der Preisbildungsstelle in Hannover hatten sie keinen Erfolg. Ehlers sagte: "Sie bestrafen uns für unsere kurzen Liegezeiten!" Prof. Junghanns machte einen geradezu marktwirtschaftlichen Vorschlag: "In den ersten 3 Tagen kostet der Blinddarm den doppelten Pflegesatz, vom 6. Tag an nur noch den halben." Aber auch das kam nicht an.

So blieb dem Evangelischen Krankenhaus nur die Pflegesatz-Erhöhung für Privatpatienten. Die nahmen es hin wegen der kurzen Liegezeit. Zeit ist auch Geld. Auch den Privatkassen leuchtete das ein. So war es noch einmal das alte Erfolgsrezept aus der Anfangszeit, das dem Evangelischen Krankenhaus das Überleben ermöglichte. Das blieb so bis heute. Immer noch finanzieren Privatversicherte mit den Zuschlägen für Komfort- und Wahlleistungen zu knappe Pflegesatz-Steigerungen. So klagte 1989 der Verband der Privat-Versicherungen gegen ein Krankenhaus vor dem Bonner Landgericht. Dort standen die überhöhten Zuschläge für Ein-und Zweibettzimmer in keinem Verhältnis zu dem gebotenen Komfort. Die Privatversicherten sind schließlich nicht Melkkühe gegen zu knappe Pflegesätze. Daß es überhaupt noch Privatpatienten gibt, liegt an der Überzeugung der Menschen, daß sie als Kassenpatienten grundsätzlich schlechter behandelt würden als Privatpatienten. Bei Repräsentativ-Umfragen von Contest und Allensbach waren 1969 58% aller Befragten davon überzeugt. Privatpatienten werden also nicht aussterben.

Endlich raffte sich Vater Staat auf und beendete am 10. September 1954 die Preisstoppzeit durch eine Bundespflegesatz-Verordnung. Sie ermöglichte jetzt die Einbeziehung von Abschreibungen in die Selbstkosten und damit in die Pflegesätze. Eine Preisbehörde setzte die Pflegesätze fest. Sie hatte dabei auch die betriebswirtschaftliche Lage des jeweiligen Krankenhauses zu berücksichtigen, ebenso wie die der Krankenkassen. So mußten diese Preisbehhörden hin und hergerissen zwischen dem Heulen und Zähneklappern von Krankenkassen und Krankenhäusern einen gerechten Pflegesatz finden. Damit mutete man ihnen ständig Entscheidungen zu wie zwischen einem ehelichen und einem angenommenen Kind. Das ging selten gut. Die Entscheidungen der Preisbehörden kamen oft so spät, daß Preise und Löhne sich inzwischen geändert hatten. Jede Verzögerung aber begünstigte die Krankenkassen. So brachte die Bundespflegesatz-Verordnung von 1954 am Ende das Gegenteil von dem, was sich die Krankenhäuser davon erhofft hatten. Die Defizitphase hielt an, ja, sie verstärkte sich und das führte geradezu zu einer Ausbeutung aller Träger, so daß sich Vater Staat 1962 von dem Tübinger Rechtswissenschaftler Prof. Otto Bischof in einem Gutachten sagen lassen mußte: "Der mit Hilfe der Bundespflegesatz-Verordnung von 1954 § 2 Absatz 4 vom Staat auf die Krankenhäuser ausgeübte Zwang, ihre Leistungen zu einem Preis zu erbringen, der unter den Selbstkosten liegt, hat den Charakter einer staatlichen Enteignung und ist daher rechtswidrig."

Als in den 60er Jahren die Pflegesätze immer weniger kostendeckend wurden und die Defizite immer bedrohlicher, haben die Bundesregierungen mehrfach Gesetzesentwürfe vorgelegt zur Änderung der Bundespflegesatz-Verordnung von 1954, sind aber immer gescheitert, weil sie für die Sozialversicherung nach Artikel 120 des Grundgesetzes verantwortlich waren, nicht aber für die Krankenhäuser. Daß diesen zugemutet wurde, Leistungen zu Verlustpreisen zu erbringen, empfanden schließlich auch viele Politiker als Sündenfall der Marktwirtschaft. Aber geändert haben sie dies erst 1972 mit dem Krankenhaus-Finanzierungsgesetz, denn sie mußten vorher das Grundgesetz ändern.

In Oldenburg erhöhten sich seit der Bundespflegesatz-Verordnung von 1954 die Pflegesätze von 7.20 DM auf 10.10 DM, zwei Jahre später auf 12.50 DM. Im Jahre 1958 erhielt das Evangelische Krankenhaus pro Tag und sozialversichertem Patient 14.20 DM, hatte aber Selbstkosten von 15.75 DM und damit einen Jahresverlust von 100.000 DM. Dabei wurden die Selbstkosten bereits nach vorgegebenen Richtlinien berechnet und überprüft. Im Jahre 1956 erhielten nach einer Erhebung des Deutschen Städtetages die kommunalen Krankenhäuser Niedersachsens aus Steuermitteln durchschnittlich 4.04 DM Pflegesatz-Zuschüsse aus Steuermitteln. Ein Jahr später waren es schon 4.50 DM. Da die Unterdeckung im Evangelischen Krankenhaus mit seinen vielen Privatpatienten nur 1.57 DM betrug, hätte es bei gleichen Zuschüssen statt eines Verlustes von 100.000 DM einen Überschuß von 350.000 DM gehabt. Das erzeugte Bitterkeit in den Gremien des Evangelischen Krankenhauses, resignative und aggressive, denn es erhielt damals von keiner Seite einen Pfennig Zuschuß. Ärzte erwarteten Hilfe von den kirchlichen Trägern und umgekehrt. Jeder warf dem anderen unterlassene Hilfe vor und alle standen gegen die kommunalen Träger, die "sich am städtischen Haushalt vergriffen". Selbst untereinander wurden die konfessionellen Häuser nervös. Es gab versteckte Vorwürfe, die reiche katholische Kirche stecke Unsummen in das Pius-Hospital, denn das hatte inzwischen mehr Betten als das Evangelische Krankenhaus. Es gab auch Stimmen, die zum Aufgeben rieten, aber dann sagte Prof. Junghanns: "Wollen sie das beste Haus am Platze schließen?" und Dr. Ehlers erinnerte an den Bundestagspräsidenten Ehlers, der ihm versichert hatte: Die CDU wird kostendeckende Pflegesätze durchsetzen. Zur gleichen Zeit drückte im Evangelischen Krankenhaus der Bettengeldkampf zwischen Chefärzten und Vorstand auf die Stimmung, der im vorigen Kapitel beschrieben wurde.

In dieser Lage blieb nur die Alternative: Aufgeben oder Vergrößern. Denn je mehr Betten und Fachabteilungen ein Krankenhaus hatte, desto höher wurde der Pflegesatz. Aber woher sollte das Evangelische Krankenhaus das Geld zum Bauen nehmen? Kaufen konnte man es 1957 nicht. Alle Banken winkten nach einem Blick in die Bilanzen ab. Nach der Bundespflegesatz-Verordnung von 1954 konnten Zinsen für Baukosten-Zuschüsse nicht im Pflegesatz verrechnet werden. Und doch sollte aus der Vergrößerung die Rettung kommen. Das wird im folgenden Kapitel beschrieben.

Vorerst mußte das Evangelische Krankenhaus aber Strafabstriche hinnehmen. Der Pflegesatz Gruppe A 1, den es 1959 erhielt, setzte 400 Betten voraus. Das Haus hatte aber erst 300. In diesem Jahr bekam das Haus also statt der erhofften 15.80 DM nur 15.40 DM bei Selbstkosten von 16.76 DM. Im folgenden Jahr 1960 erhob "ein nicht in der Stadt Oldenburg gelegenes Krankenhaus" Einspruch gegen diese Einstufung. Entweder sei sie zu hoch, oder die eigene sei zu niedrig. Der Sozialminister gab dem anderen Krankenhaus recht und das kostete wochenlange Kämpfe um Pflegesatz-Pfennige. Diese Verhandlungen führten auf der Seite der freigemeinnützigen Krankenhäuser damals ehrenamtliche Gremiums-Mitglieder.

In diesen Wochen war es wenigstens ein kleiner Trost, daß der neue Verwaltungsleiter Smit für die Küchenabfälle, die sich der Schlachtermeister Fried abholte, jetzt fünf Schweine statt jährlich vier herausverhandelt hatte und sogar noch erreichte, daß sie nicht unter 125 Kilo das Stück wiegen sollten. Regierungsamtmann Smit war vor seiner Pensionierung kaufmännischer Leiter des Oldenburgischen Staatstheaters gewesen. Er übernahm auf Bitten der Inneren Mission 1957 sein Amt als Nachfolger von Bankdirektor Ibbeken, der im Zorn über Chefärzte und Kirche ausgeschieden war. Smit war halbtags tätig und erhielt eine Aufwandsentschädigung von 300.- DM. Alleine mit dem Schwein hatte er sich schon für einen Monat bezahlt gemacht. Nicht soviel Glück hatte er mit dem Elisabethstift. Das beschwerte sich, daß die freien Schwestern im Evangelischen Krankenhaus inzwischen nach Krankenhaus-Tarif besoldet würden, "ohne daß dies dem Elisabethstift überhaupt mitgeteilt worden ist". Das Stift forderte höhere Jahresgelder und damit "gleiches Recht für alle". Smit entschuldigte sich. Der Verwaltungsrat mußte neu verhandeln und kam um eine Erhöhung nicht herum. In der Vorstandssitzung sagte Smit im Beisein von Oberschwester Anni Semper, er habe volles Verständnis für die Verärgerung des Diakonissen-Mutterhauses. Auch im Theater sei es immer ernst geworden, wenn es um die Bühnenarbeiter gegangen wäre, wenn dagegen die Schauspieler Theater machten, hätte sich keiner aufgeregt. Ein Teilnehmer hat später von dem peinliche Schweigen berichtet, daß diesem Vergleich folgte. Dabei ist es ganz unwahrscheinlich, daß Regierungsamtmann Smit mit den Bühnenarbeitern die Diakonissen und mit den Schauspielern die Chefärzte gemeint hatte. Er sagte immer, seine Arbeit im Evangelischen Krankenhaus sei schwieriger als die im Theater. Als Steigerung könne er sich nur noch vorstellen, Geschäftsführer bei Circus Krone zu werden. Doch ein halbes Jahr später war er tot. Er starb am 24. Januar 1961.

An seine Stelle kam in den Verwaltungsrat für die Innere Mission der Chefarzt Dr. Steenken, zusammen mit Pastor Hartwig Hinrichs von der Gründergemeinde. Vorsitzender im Verwaltungsrat blieb Pastor Ehlers, während Landesrat Plagge für die Gründergemeinde seit 1959 Vorstandsvorsitzender war, seit Dr. Michaelis in diesem

Amt resigniert hatte. Plagge gehörte zu den besten Krankenhaus-Fachleuten in Niedersachsen. In ähnlicher Weise leitete er für den Landesfürsorge-Verband die großen Krankenhäuser in Sanderbusch und Wehnen. Er brachte zusammen mit dem Ärztlichen Direktor Steenken, der 1962 Nachfolger von Prof. Junghanns wurde, das Evangelische Krankenhaus durch die schwerste Zeit, die es je hatte. In den Jahren 1961 bis 1972, also bis zum rettenden Krankenhaus-Finanzierungsgesetz, stiegen die Verluste von jährlich 162.000 DM auf 626.000 DM, bei einer Bilanzsumme von 3.348.000 DM im Jahre 1961.

Kosten in Abhängigkeit von den Liegetagen
1945 - 1972

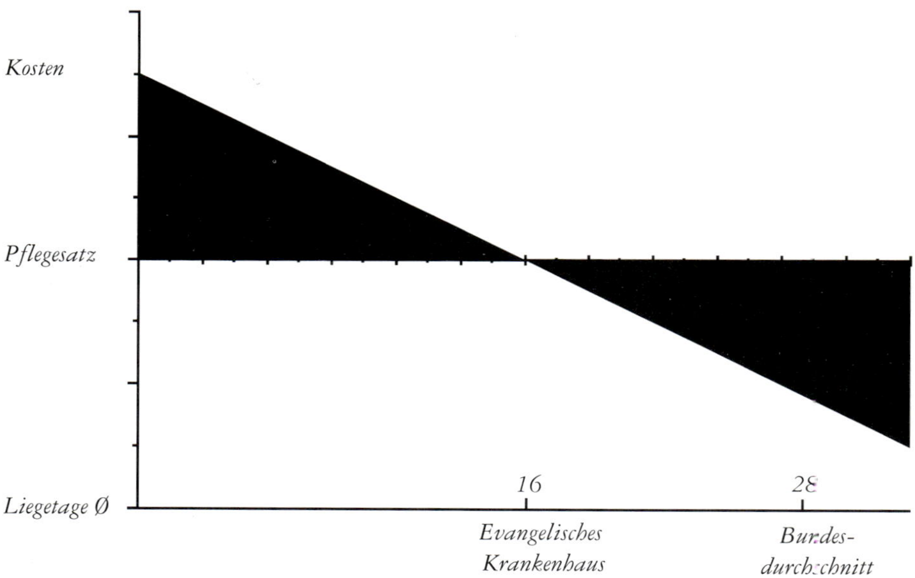

Ein Patient kostet in den ersten Liegetagen am meisten. Je früher er entlassen wird, desto höher die Verluste für das Krankenhaus bei nicht kostendeckenden Pflegesätzen.

Plagge sah noch eine weitere schwarze Wolke am Horizont, die so recht niemand sehen wollte: Das Evangelische Krankenhaus war auch medizinisch nicht mehr erstklassig. Prof. Junghanns, weltbekannt durch seine Bandscheiben-Operationen, operierte immer weniger Bandscheiben, weil er die Indikationen dazu immer strenger stellen mußte. Die Innere Abteilung ging zurück. Bei Prof. Bohnenkamp machten sich Altersveränderungen bemerkbar. Oft änderte der Oberarzt die Behandlungen. Das merkten die Patienten. So kam es zu einem Vertrauensschwund. Plagge erkannte das rasch. Er sprach es aus: "Das Wichtigste in einem Krankenhaus sind die Ärzte, die in der Bevölkerung Ansehen genießen. Die Verwaltung hat demgegenüber nur Hilfsfunktion." Er wies darauf hin, daß in Sanderbusch die Belegung besser sei und die Operationszahlen höher. Damit hatte er die Ärzte auf ihrem eigenen Gebiet herausgefordert und ihnen gezeigt, daß sie sich im Evangelischen Krankenhaus auf ihren eigenen Lorbeeren auszuruhen begannen.

Im Mai 1960 hielt der Wirtschaftsminister auf dem Deutschen Krankenhaustag in Stuttgart eine Rede. Das Defizit der deutschen Krankenhäuser, sagte Prof. Erhard, habe 1959 228 Millionen betragen. Es müsse alles getan werden, um einen weiteren Substanzverlust der Krankenhäuser zu begegnen. Man solle notfalls die Pflegesätze erhöhen. Prof. Junghanns, der in Stuttgart diese Rede gehört hatte, berichtete darüber im Vorstand, diese Worte seien wie ein Placebo aus abgekochtem Wasser gewesen, schon deshalb, weil das Grundgesetz dem Bund gar keine Gesundheitspolitik gestatte. Ob er das ändern wolle oder könne, davon habe Erhard kein Sterbenswörtchen gesagt. Am Ende hätten alle auch noch geklatscht. Junghanns, der gerade Präsident der Deutschen Gesellschaft für Chirurgie geworden war, las dann aus der Zeitung einen Satz des Arbeitsministers Theodor Blanck vor über die Krankenhäuser: "Finanzielle Erwägungen haben hinter sozialpolitischen Erfordernissen zurückzustehen". Junghanns sagte: "Das ist die Wahrheit, es geht denen nicht um die Krankenhäuser, sondern um die Krankenkassen-Beiträge. Die sind politisch brisant." Und dann fügte er etwas hinzu, das zeittypisch war, aber auch an Koenneckes Argumente für den Neubau 1936 erinnert: "Wir haben nur die Chance zum Überleben, wenn wir vergrößern. Denn Erhard hat auch dies gesagt: Zwischen 1950 und 1957 haben sich die Betten um 27 Prozent vermehrt, die volkswirtschaftlichen Investitionen aber um 34 Prozent. Die Krankenhäuser haben also einen Nachholbedarf." Junghanns wiederholte dies noch einmal am 14. August 1960 bei der Grundsteinlegung des Junghannsbaus, der sich im Westen an den Koenneckebau anschließt.

Blanck und Erhard dachten beide noch nicht an eine Grundgesetz-Änderung. Der Wirtschaftsminister versprach den Krankenhäusern kostendeckende Pflegesätze, die Defizite sollten die Länder und Gemeinden den Krankenkassen aus ihren Haushalten bezahlen. Der Arbeitsminister stellte sich das ganz anders vor: Ärzte und Krankenhäuser sollten die Fehlbeträge von jedem Patienten als Selbstbeteiligung einziehen. Dies löste einen Erdrutsch aus. Unter anderem kam es zu der größten Protestaktion der deutschen Ärzte in der Nachkriegszeit. Sie beriefen einen außerordentlichen Ärztetag in die Frankfurter Paulskirche ein, da sie um die Volksgesundheit fürchteten, durch einen Rückgang der Arztbesuche um 25 - 30%. Auch in Oldenburg bildete sich damals eine Ärzte-Kampfbund, der in einem Aufruf erklärte: "Jeder einzelne von uns, die frei praktizierenden Ärzte und die Krankenhausärzte, müssen damit rechnen, daß sie, wenn der Entwurf Gesetz wird, Einbußen ihres Einkommens von 25 - 30% zu erwarten haben." Die Öffentlichkeit sah das auch so. Und so wurde diese Aktion zu einem Wendepunkt in der Popularität der Ärzte. Offenbar hatten die Menschen bisher recht ideale Vorstellungen von Ärzten. Jetzt sahen sie, daß sie nicht nur dienen, sondern auch verdienen wollten. Übrigens wurde der Gesetzentwurf nach einem Gespräch zwischen dem Ärztekammer-Präsidenten Prof. Fromm und Kanzler Adenauer zu den Akten gelegt.

Im Jahre 1963 wurden die Defizite so bedrohlich, daß die Schließung des Evangelischen Krankenhauses erwogen wurde. Der Junghannsbau konnte nicht fertiggestellt werde. Vorstand und Verwaltungsrat blickten noch einmal hilfesuchend in die politische Landschaft, aber sie sahen keine Änderung der politischen Rahmenbedingungen in naher Zukunft. Soeben war ein Gesetzentwurf der Regierung Adenauer gescheitert, der eine Grundgesetz-Änderung zum Ziel hatte. Im gleichen Jahr trat Adenauer zurück und Erhard wurde Kanzler, aber auch der nächste Gesetzentwurf 1965 scheiterte.

Landesrat Plagge teilte dem Vorstand mit, daß "die betriebswirtschaftliche Lage des Evangelischen Krankenhauses bedrohlich" sei und erklärte dem Verwaltungsrat, daß der Vorstand die Verantwortung nicht mehr tragen könne. In dieser Lage machte er zusammen mit dem Verwaltungsrats-Vorsitzenden Dr. Ehlers und dem Ärztlichen Direktor Dr. Steenken einen Rettungsversuch. Die drei suchten einen neuen Träger. Als sie dem Verwaltungsrat ihren Vorschlag unterbreiteten, winkten die meisten ab: Die Oldenburgische Landeskirche und damit der Oberkirchenrat sollten nämlich dritter Träger werden. Niemand glaubte, daß die Kirche für eine solche Ehre so viel Geld bezahlen würde. Sie hatte in den letzten Jahren trotz des Bettengeld-Streits allein schon an verlorenen Zuschüssen 170.000 DM bezahlt. Jetzt sollte sie fürs erste eine Bürgschaft von 1 Millionen Mark übernehmen, damit der Junghannsbau fertiggestellt werden konnte.

In dieser Situation behielt ein Verwaltungsrats-Mitglied seinen Humor. Darum soll seiner gedacht werden: Es war der Postrat Ernst Fleck, damals achtzig Jahre alt. Fleck war ein bekannter Oldenburger. Im Jahre 1900 trat er in den Postdienst ein, war an fünfzig Postorten des Oldenburger Landes eingesetzt, bis er von 1939 bis 1949 Leiter des Hauptpostamtes Oldenburg wurde. Als frommer Christ gehörte er fünfunddreißig Jahre lang dem Gemeindekirchenrat Oldenburg an. Zwanzig Jahre war er schon im Verwaltungsrat des Evangelischen Krankenhauses und im Vorstand des Lambertistiftes. Ebenso lange hatte er die Verwaltungs-Aufsicht des Gertrudenfriedhofs. Das waren alles Ehrenämter. Mit dem jüngeren Dr. Steenken verband ihn eine lange Freundschaft. Beide waren aus Elsfleth und gingen dort in die gleiche Bürgerschule. Wenn Fleck sprach, schwieg selbst Ehlers. Nie kam ein menschlich verletzendes Wort über seine Lippen, obwohl er deutlich sprechen konnte, notfalls plattdeutsch. Er vermochte die trübsten Stimmungen aufzuheitern. Jetzt sagte er: "Wir geben nicht auf. Christel Steenken zieht seinen schwarzen Anzug an, geht zum Bischof und macht sein Kaiserschnitt-Gesicht. Das hat etwas unwiderstehlich Rettendes, dann wird die Kirche ihr Krankenhaus nicht verstoßen."

Die neue Führung des Evangelischen Krankenhauses, seit 1959 der Vorstandvorsitzende Plagge, seit 1962 der Ärztliche Direktor Steenken, seit 1964 der Verwaltungsratsvorsitzende Höpken, hatte ein neues Konzept. Es hieß: Neue Chefärzte, neue Abteilungen und einen neuen Träger und wenn das gelingt: Weitermachen. Nach diesem Konzept fügte sich manches zufällig, das meiste aber erst nach zäher Kärrnerarbeit. Im Jahre 1962 ersetzte der aus Göttingen geholte Prof. Schulze den Internisten Prof. Bohnenkamp.

Noch im gleichen Jahr schied Prof. Junghanns aus und mit Prof. Henne kam aus Göttingen der zweite Stich-Schüler nach Prof. Koennecke - eigentlich war er ein Stich-Enkel. Am 13. Januar 1964 starb plötzlich der Röntgenologe Dr. Abel. Ebenfalls aus Göttingen holte sich das Evangelische Krankenhaus Prof. Voth. Im gleichen Jahr wurde unter Dr. Weber die Neurochirurgie und unter seiner Frau die Narkose-Abteilung eröffnet. Auch sie kamen von der Universität Göttingen. Der Oberkirchenrat trat als Stiftungsträger in das Evangelische Krankenhaus ein. Wenn man bedenkt, was bei der großen Emnid-Umfrage von 1967 die Bundesbürger anworteten auf die Frage: "Worum sollen sich die Kirchen vor allem kümmern?", dann war der Entschluß der Oldenburgischen Landeskirche zwar teuer, aber richtig. Sechsundsechzig Prozent antworteten: Um Krankenhäuser, sechs Prozent um Politik. Mit dem Eintritt der Landeskirche als drittem Träger war das Evangelische Krankenhaus vor dem Konkurs gerettet. In der höchsten Not hatte übrigens vorher Landesrat Plagge die Stadt Oldenburg um Unterstützung gebeten. von den erbetenen 200.000 DM gab die Stadt immerhin 75.000 DM für ein "Mitbestimmungsrecht". Sie ließ sich dann überreden zu einem "Mitspracherecht". Ja, die Stadt wiederholte diese Summe noch einmal, als sie sich von der Situation des Evangelischen Krankenhauses überzeugt hatte. Das Evangelische Krankenhaus selbst übernehmen wollte sie nicht. Wer wollte damals schon ein Krankenhaus kaufen? Natürlich, die Bürger schätzten ihre Aschenputtel, sie konnten gar nicht genug Betten bekommen. Nur, ihre laufenden Kosten wollte keiner bezahlen. Wer sollte das tun? Die Reichen? Die Fürsten? Irgendwelche Stifter? Daß wir selber an ihre Stelle getreten waren, haben wir erst langsam begriffen. Die Krankenhäuser der Aschenputtel-Zeit können davon ein Lied singen.

Der Jahresbericht 1964 des Ärztlichen Direktors Steenken läßt das weitere Konzept erkennen: Höhere Pflegesätze durch mehr und bessere Fachabteilungen, denn immer noch mußten deswegen Pius-Hospital und Evangelisches Krankenhaus Strafabzüge zum Pflegesatz hinnehmen. "Will ein Krankenhaus seinen Rang behalten, das heißt seine Patienten mit neuester Diagnostik und Therapie versorgen, so braucht es große Investitionen. Sie müssen aber nicht in jedem Krankenhaus der Stadt Oldenburg für das Gleiche ausgegeben werden. In Zukunft wird es notwendig sein, sich hierüber mit den Nachbarkrankenhäusern abzusprechen, wie dies jetzt geschehen ist. Im Evangelischen Krankenhaus erfolgte in den beiden letzten Jahren eine Neuorientierung. Wir haben immer schon die operativen Fächer gefördert und wollen darum folgenden Weg beschreiten, um auf den elf Stufen der Pflegesätze eine Stufe höher zu steigen: Einrichtung einer Neurochirurgie, die im Raum Oldenburg und Ostfriesland fehlt. Einrichtung einer Anaesthesie-Abteilung, einer Augenabteilung, eines Zentrallabors und einer um die Isotopen-Diagnostik erweiterte Röntgen-Abteilung."

Diese erste Kooperations-Absprache in Oldenburg beruhte auf freundschaftlichen Kontakten zwischen Dr. Steenken und den Ärztlichen Direktoren des Peter-Hospitals Dr. Brat und Prof. Thedering vom Pius-Hospital. Der Abteilungsmix wurde später noch mehrfach geändert, aber dies war der Beginn. Er gelang wohl deshalb, weil nicht gleich als erstes ein Kooperationsgremium gegründet worden war, und weil niemand Hintergedanken hatte, sich für sein Haus das beste Stück aus dem Kuchen zu schneiden. Dergleichen war durch den persönliche Respekt der drei voreinander unmöglich. Dieser Respekt übertrug sich damals auf die drei Häuser und regelte ein paar Jahre ihre alten Konflikte. Dr. Steenken hat dazu später gesagt: "Es war die Solidarität der Armen, sollten wir uns auch noch beißen?" Bedenkt man die spätere Entwicklung, könnte man darüber fast neidisch werden.

Die Satzung des Evangelischen Krankenhauses mußte 1964 für den Eintritt des dritten Trägers geändert werden. Der juristische Oberkirchenrat Dr. Hemprich wurde in den Vorstand aufgenommen. Nach einer betriebswirtschaftlichen Prüfung durch die Kirche im Dezember 1964 sorgte Hemprich dafür, daß eine Maschinenbuchhaltung angeschafft wurde. Sie kostete 40.000 DM. Wie in anderen Krankenhäusern wurde jetzt auch im Evangelischen ein Weihnachtsgeld bezahlt: Ein Drittel des Bruttogehalts. Eine Mitarbeiter-Versammlung wurde eingeführt. Eine Vorgängerin war

1954 übrigens am mangelnden Interesse der Arbeitnehmer eingeschlafen. Der langjährigen ehrenamtlichen Leiterin der Krankenhaus-Bibliothek, der zweiundachtzigjährigen Frau v. Wedel, wurde nicht nur das übliche Dankschreiben geschickt bei ihrem Ausscheiden, sondern es wurde ihr ein Geschenk "bis zu 50 DM" genehmigt. Schon bald erkannte die Landeskirche, was sie da für ein Kuckucksei im Nest hatte. Das Evangelische Krankenhaus schob 1965 noch 400.000 DM Lieferantenschulden vor sich her. Diesen standen 24.000 DM Betriebsmittel gegenüber. Die Flut der Mahnungen war unübersehbar. Der neue Verwaltungsleiter Detlefsen ließ bei den hartnäckigsten durchblicken, er wolle mit der Landeskirche sprechen, sie sei jetzt Träger des Hauses. Damit erreichte er meist einen Aufschub.

Dr. Ehlers hatte den Vorsitz des Verwaltungsrates, den er seit 1938 innehatte, abgegeben an den theologischen Oberkirchenrat Höpken. Dem Verwaltungsrat gehörten jetzt außerdem an: Als Stellvertreter der Ärztliche Direktor Steenken, der Oberregierungsrat Dr. Ahrens, der Landespfarrer der Inneren Mission Ketelhut, der Bankdirektor Dr. Bergmann, der Bankdirektor Schwonke, der neue Internist Prof. Schulze, der Praktische Arzt Dr. Dr. Vick, der Diplomlandwirt Hasso v. Zitzewitz und der Postrat Fleck, der im gleichen Jahr 1964 starb. Mitglieder ohne Stimmrecht waren die Oberschwester Hildegard Lehmann und der Verwaltungsleiter Detlefsen. Pastor Ehlers, der inzwischen einen Herzinfarkt erlitten hatte, wurde Ehrenvorsitzender. Ehlers konnte zufrieden sein. Er hatte das Haus durch zwei Existenzkrisen gebracht. Dennoch war er nicht ganz zufrieden: "Wir haben keine kostendeckenden Pflegesätze", sagte er beim Abschied, "wir sind noch nicht aus der Gefahr". Er hatte recht. Leider starb er 1970, so daß er die Wende, die mit dem Krankenhaus-Finanzierungsgesetz von 1972 kam, nicht mehr erlebte.

Man sollte meinen, ein Mann wie Pastor Ehlers sei ein Unikum gewesen. Dabei hat es ihn hundert Jahre vorher schon einmal gegeben in Gestalt des Pastors Ferdinand Schultz. Er war der Herrscher des Diakonissen-Krankenhauses Bethanien in Berlin. Theodor Fontane, der dort Apotheker war, hat von ihm gesagt: "Alles mußte nach seiner Pfeife tanzen" und außer von ihm - sie waren Duz-Freunde - verlangte er von allen "Singen in höherem Ton". Schultz war ehrgeizig und herrschsüchtig und fähig. Bethanien hatte nie einen besseren Verwalter. Er verstand mehr von Ökonomie als von Theologie. Als Anstaltsgeistlicher war er der Oberin und dem Chefarzt nebengeordnet, in Wirklichkeit aber beherrschte er Bethanien achtundzwanzig Jahre lang mit der Diktatur des Geldes. Er hatte jeden Vorgang im Kopf, kannte jeden Preis, jeden Vertrag. Wie Pastor Ehlers war er Gefängnis-Geistlicher gewesen. Als er ausschied sagte er: "Wenn ich auf meine Arbeit in Bethanien zurücksehe, und denke, ich hätte alles, was nicht zu meinem geistlichen Amt gehörte, ungetan gelassen, hätte ich zwar bequemere Tage gehabt, aber ob Bethanien geworden wäre, was es durch Gottes Gnade wurde, bezweifle ich. Ich kann nicht sagen, daß ich mich nach Etats, Wirtschaftsbüchern, Instrumentarien oder Gesinde gedrängt hätte, aber wer hätte es getan, wenn nicht ich?" Nur einmal hat er eine Niederlage hingenommen. Er hatte das Kuratorium um eine Gehaltserhöhung gebeten. Sie war ihm verweigert worden, wohl in der Hoffnung, daß er gehen würde. Pastor Schultz blieb. Pastor Ehlers war das nicht passiert, jedenfalls zu seinen Lebzeiten. Ehlers starb 1970. Er hatte 47 Tage im Evangelischen Krankenhaus mit dem Tod gerungen. Seine Familie bat, die Rechnung von 1.140.45 DM an die Versicherung zu schicken. Aber es stellte sich heraus, daß Ehlers gar nicht versichert war. Da bat die Witwe um Erlaß der Rechnung wegen der Verdienste von Dr. Ehlers um das Evangelische Krankenhaus. Im Vorstandsprotokoll steht dazu: "Nach Beratung spricht sich der Vorstand aus grundsätzlichen Erwägungen gegen den Erlaß aus, zumal die sozialen Verhältnisse der Familie Ehlers die Bezahlung zumutbar erscheinen lassen."

Am 29. Juli 1968 eröffnete das Evangelische Krankenhaus sein erstes Schwestern-Schülerinnen-Wohnheim und beging gleichzeitig seinen 75. Geburtstag. Die Vorsitzenden von Vorstand und Verwaltungsrat und der Ärztliche Direktor hatten die Öffentlichkeit eingeladen und führten sie durch das Krankenhaus. Seit zwei Jahren war der Junghannsbau fertig. Das Schwesternhaus war das Schlußstück. Damit war die Nachkriegs-Bauphase der Aschenputtel-Zeit abgeschlossen. Die Reden von Plagge und Steenken waren nicht fröhlich, sondern bitterernst. Plagge sagte: "Vor 10 Jahren besaß die Evangelische Krankenhaus-Stiftung noch ein betriebsfremdes Stiftungsvermögen. Wie mußten uns entschließen, es zu verflüssigen. Aber darüber hinaus mußten Darlehen in bisher nicht gewohntem Umfang aufgenommen werden. Der Kapitaldienst, den sie brauchten, konnte aus den betrieblichen Erträgen nicht erwirtschaftet werden. Wir brauchten Hilfe. Sie kam von der Oldenburgischen Landeskirche. Sie wurde Mitträger des Evangelischen Krankenhauses. Ohne sie könnten wir heute hier nicht feiern. Aber unsere Probleme werden dadurch nicht kleiner. Ein Katarakt von Sorgen wirkt täglich und ununterbrochen in den Alltag der Krankenhausleitung hinein. Selbst das wirtschaftlichste Haus kann heute nicht mit seinen Pflegesätzen existieren, geschweige denn den Kapitaldienst für Investitionen aufbringen. Wir sind in der Lage eines Geschäftsmanns, der ständig mehr ausgibt, als er einnimmt. Dafür gibt es ein hartes Wort. Meine Damen und Herren, dieser Schluß paßt eigentlich nicht zum heutigen Tag, aber er ist die reale Situation des Deutschen Krankenhauswesens. Gerade deshalb möchte ich gegen seinen ausgesprochenen Wunsch unserem Verwaltungsleiter Herrn Detlefsen zutiefst danken, daß er noch in seinem Alter von über 75 Jahren ein eigentlich unzumutbares Maß von Sorgen und Arbeit freiwillig für uns trägt."

Nach Plagge sprach der Ärztliche Direktor Dr. Steenken, der sich immer wieder um eine neue Schwesternschaft bemühte: "Der Wendepunkt begann, als wir 1950 merkten, daß wir bauen mußten, um als Schwerpunkt-Krankenhaus zu überleben. Es wurde ein Plan mit mehreren Bauabschnitten aufgestellt, maßgeblich nach dem Gedankengut von Prof. Junghanns. Was Sie soeben besichtigt haben, sind drei Abschnitte diese Planes. Wir sind froh, Prof. Junghanns heute noch einmal als Gast unter uns zu haben. Er mußte in den schwierigsten Jahren vor dem Eintritt der Landeskirche in die Trägerschaft um Durchführung und Finanzierung ringen. Außerhalb seines Planes wird jetzt als Schlußstück für die neue Schwesternschaft das notwendige Schwesternheim eingeweiht."

Um dieses Schwesternheim hatte Steenken gekämpft. Er betrachtete es als sein Lebenswerk. Dafür hatte er 1961 dem Verkauf der Timmermann-Stiftung, dessen letzter Nachkomme er war, zugestimmt. Er besaß noch einen zweiten Erbhof von Friederike Timmermann. Den soll am Ende meiner Tage das Evangelische Krankenhaus haben, hat er einmal gesagt, Aber so kam es nicht. Als er in jener Vorstandssitzung um seine Genehmigung gebeten wurde, die Stiftung zu verkaufen, hatte er darum gebeten, an den Bau eine Plakette zum Andenken an Friederike Timmermann anzubringen. Das vergaß das Evangelische Krankenhaus und er war zu stolz, es daran zu erinnern. Viele, die ihm lange gedient hatten, personifizierten am Ende "das" Krankenhaus. Es war ihnen mehr als sächlich, es war ihnen Vater - oder Mutterhaus, es war treu oder untreu, man liebte es oder zürnte ihm. Irgendwie ist es uns mehr als die Summe der Menschen, die darin liegen oder arbeiten.

So richtig die Konzepte Plagges und Steenkens auf die Dauer waren, sie änderten nichts daran, daß die Pflegesätze nicht kostendeckend waren. Als dann die Neurochirurgie mehr kostete, als der bessere Pflegesatz einbrachte, und durch die Abnahme der Privatpatienten die Verluste immer weniger ausgeglichen wurden, war Plagge verzweifelt. In seiner Zeit hatten sich die Verluste vervierfacht. Sie betrugen 1967 589.000 DM. Die Kirche hatte von 1964 bis 1966 dem Krankenhaus 464.000 DM gegeben und das Land Niedersachsen für Baumaßnahmen im gleichen Zeitraum 358.000 DM. Wieder wurde an Aufgabe des Evangelischen Krankenhauses gedacht, besonders, wenn Löhne und Gehälter nicht pünktlich bezahlt werden konnten. Mehrere Mitglieder des Verwaltungsrates versuchten in den Kirchengemeinden Personen zu finden, die dem Evangelischen Krankenhaus Darlehen geben konnten. Im Mai 1968 standen kurzfristigen Verbindlichkeiten von 578.000 DM nur noch 11.700 DM Betriebsmitteln gegenüber. Die Darlehensschulden betrugen 3 Millionen DM, der jährliche Schuldendienst belief sich auf 313.000 DM.

Eine Selbstkosten-Erhebung von 1966, die fast die Hälfte aller Akutkrankenhäuser umfaßt, ergab Kostenunterdeckungen von 2 Milliarden DM, hochgerechnet auf alle

Akut-Krankenhäuser. Zieht man von diesem Defizit die Zuschüsse aus Öffentlicher Hand ab, oder die anderer Träger wie Kirchen, bleiben 1,3 Milliarden DM, die durch den Pflegesatz von 1966 nicht gedeckt waren. Zieht man davon noch einmal die geleisteten Landesmittel ab, dann bleibt definitiv ungedeckt 840 Millionen. DM. Die Bundesregierung bezeichnete dies als alarmierend und gab am 1. 7. 1966 einen "Bericht über die finanzielle Lage der Krankenanstalten" in Auftrag. Dieser erscheint als "Krankenhaus-Enquete" am 19. 5. 69 Darin wird festgestellt, daß teilkostendeckende Pflegesätze und die Finanzierungshilfen der Öffentlichen Hand nicht befriedigend gewesen seien. Drei Jahre brauchte die Regierungs-Kommission für diese Feststellung.
Was gab dem Evangelischen Krankenhaus bis 1972 den Mut zum Durchhalten? Es war ein Gesetzentwurf der Großen Koalition. Danach sollten endlich Teile des Artikels 74 des Grundgesetzes geändert werden, um dem Bund eine Mitfinanzierung der Krankenhäuser zu ermöglichen. Im Mai 1969 bestätigte sich diese Hoffnung. Das 21. und 22. Gesetz zur Änderung des Grundgesetzes eröffnete dem Bund die Möglichkeit der Mitfinanzierung. Dies ist die Geburtsstunde des Krankenhaus-Finanzierungsgesetzes von 1972. Fast alle Krankenhäuser glaubten 1969, daß nun die Rettung nur noch eine Frage von Monaten sei. Fast alle verschuldeten sich erneut und bauten, um am Ende der Notzeit gut im Start zu liegen. Der Ärztliche Direktor Steenken sagte: "Das Rettungsgesetz kommt! Es wird kostendeckende Pflegesätze bringen und eine Entschuldung. Eine Milliarde Mark, habe ich gehört, soll dafür bereitstehen!"

Dieser Optimismus steht vor dem Hintergrund, daß im gleichen Monat wieder nur 167.000 DM Betriebsmittel 418.000 DM Lieferantenschulden gegenüberstehen und daß diese Betriebsmittel am Ende des Monats für die 170.000 DM Löhne und Gehälter ausgegeben werden mußten. Worauf die Kirche nochmal einen zinslosen Kassenkredit von 300.000 DM gab. Auch war erneut der Pflegesatz abstiegsgefährdet, da das Evangelische Krankenhaus 1969 immer noch nicht die Bedingungen eines Schwerpunkt-Krankenhauses erfüllte. Es hatte statt vier Hauptabteilungen nur drei, denn die Hals-Nasen-und Ohrenabteilung war zu klein und wurde unter die zwei erforderlichen Nebenabteilungen gerechnet, von denen die Augenabteilung mit den Augenärzten Schweer und Steenken erst anerkannt wurde, als einer der beiden auf seine volle Kassenzulassung verzichtete.

Das erinnerte den Vorstand daran, daß sein Überlebens-Konzept noch nicht erfüllt war. So gingen Plagge und Steenken noch einmal an die Arbeit. Mit Dr. Zurhausen wurde die Einstellung eines Mitarbeiters für die HNO-Abteilung beschlossen, um sie zu einer Hauptabteilung auszubauen. Er kam von der Göttinger HNO-Universitäts-Klinik, war jung, operationserfahren, hatte wissenschaftlich gearbeitet und sollte bis zum Ausscheiden von Dr. Zurhausen mit diesem zusammenarbeiten. Wie schon vor der Berufung des Ehepaares Weber für die Neurochirurgie und Narkose-Abteilung, besprach der Ärztliche Direktor bei den umliegenden Kliniken und in Göttingen über den künftigen HNO-Chefarzt Prof. v.Westernhagen. Bei der neuen HNO-Hauptabteilung entstand natürlich ein menschliches Problem bei einer längeren Stafetten-Übergabe an den neuen Chef. Der Ärztliche Direktor hielt es in seinem Bericht an Vorstand und Verwaltungsrat nicht für unlösbar.

Inzwischen wurden am 29. August 1969 die Kooperationsgespräche der drei Oldenburger Krankenhäuser in einem größeren Rahmen institutionalisiert. Die Initiative ging von Dr. Weber aus, der für die CDU im Stadtrat Vorsitzender des Gesundheits-Ausschusses geworden war. Konflikte konnten jetzt nicht mehr unauffällig bereinigt werden. Die Stadt wollte für ihr Peter-Hospital eine Kieferchirurgie-Abteilung, ebenso wie das Evangelische Krankenhaus. Sie stimmte dafür einer HNO-Hauptabteilung im Evangelischen Krankenhaus zu. Dies wollte das Pius-Hospital auch. Außerdem wollte es die Röntgentherapie ausbauen mit einer Kobaltbombe, was Dr. Weber unterstützte. Damit war die Zusage dafür an Prof. Voth vom Evangelischen Krankenhaus hinfällig. Die Stadt legte wert auf Urologie und Dermatologie als Haupt-Abteilungen, das Pius-Hospital auf Orthopädie und eine Augenabteilung. Darauf wechselte der zuletzt gekommene Augenarzt vom Evangelischen Krankenhaus zum Pius-Hospital. Der andere, der seine Kassenzulassung behalten hatte, blieb dort als Belegarzt. Der Kampf der Seilschaften um den Gipfel war entbrannt. Er dauert noch heute an. Der Gipfel hieß damals: Höchste Pflegesatz-Gruppe S, und die richtete sich nach der Anzahl der Fächer und die dafür vorgeschriebene Bettenzahl. Am Ende hatte das Evangelische Krankenhaus in Oldenburg die schlechtesten Karten, jedes der beiden anderen Krankenhäuser hatte mehr Betten: Das Peter-Hospital 507, das Pius-Hospital 400 und das Evangelische Krankenhaus 342. Damit konnten sich die anderen mehr Fachabteilungen leisten und bekamen bessere Pflegesätze. Aber das nützte ihnen auch nicht viel, die Pflegesätze waren ja in allen Gruppen nicht kostendeckend. Das alles änderte sich schließlich mit dem "Jahrhundertgesetz" von 1972.

Das Krankenhaus-Finanzierungsgesetz (KHG), das am 29. Juni 1972 den Bundesrat durchlaufen hatte, ermöglichte nach der Grundgesetz-Änderung dem Bund eine Mitfinanzierung bei den Investitionskosten. An dieser Mischfinanzierung beteiligten sich von nun an Bund und Länder im Verhältnis ein Drittel zu zwei Dritteln. Die Länder stellten dazu Krankenhaus-Bedarfspläne auf. Was in der Bundesrepublik seit 1972 aus öffentlichen Geldern für die Krankenhäuser nach § 9 KHG gebaut worden ist, muß in der Bilanz gesondert ausgewiesen werden, es gehört nicht den Trägern. Die Träger werden also nicht reicher durch öffentliche Investitionen. Das Vermögen aller Krankenhäuser wird damit seit 1972 langsam verstaatlicht. Die für das Überleben der

Krankenhäuser entscheidende Veränderung des KHG war aber das Selbstkosten-Deckungsprinzip der Pflegesätze, auf die es seitdem für die Krankenhäuser einen Rechtsanspruch gibt für die Betriebs- und Behandlungskosten. Dies war bis zum letzten Moment umstritten. Zwei Worte nämlich "sozialtragbare Pflegesätze", die noch in letzter Minute in den § 1 eingefügt werden sollten, hätten das Gesetz für die Krankenhäuser wertlos gemacht. Die Pflegesätze wurden nach Bettenzahlen gestuft. Je höher die Stufe, desto höher der Pflegesatz. Stufe 3 galt ab 350 Betten. Das Evangelische Krankenhaus hatte ein paar Betten weniger, es mußte zwei Privatzimmer umwandeln, weil es nur dort nach dem vorgeschriebenen Quadratmeter-Bettenschlüssel noch Betten aufstellen durfte. Man sieht an dieser Stelle, warum der später so beklagte "Bettenberg", der erst 1975 seinen Höhepunkt erreichte, entstehen konnte. Die Krankenhäuser, denen man die Schuld daran gab, hatten sie am wenigsten. Von den 46 Milliarden DM, die von 1972 bis 1984 an Investitionen den Krankenhäusern bezahlt wurden, hat der Bund übrigens statt 33% nur 23% getragen, sehr zum Ärger der Länder. Das Evangelische Krankenhaus bekam für seinen Neubau nach § 9 KHG 25,2 Millionen DM, es mußte an Eigenmitteln fast 2 Millionen aufbringen.

Segensreich für alle Krankenhäuser war der § 10 für kurzfristige Anlagegüter und Kleinbauten. Hier hat das KHG wesentlich zu den Fortschritten der deutschen Krankenhaus-Medizin beigetragen. Natürlich führte auch dies zu einer Kostenexplosion und damit zum Krankenhaus-Kostendämpfungs-Gesetz KHKG und zum Krankenhaus-Neuordnungs-Gesetz KHNG von 1984 und der Bundespflegesatz-Verordnung von 1985, mit der wir heute leben. Was § 10-Gelder bedeuten, soll ein Beispiel aus dem Krankenhaus-Alltag zeigen.

Im Jahre 1975 bekam das Evangelische Krankenhaus 2 Millionen DM § 10-Gelder. Die einzelnen Kliniken des Hauses hatten "Anschaffungswünsche zur Aufrechterhaltung des medizinischen Standards" von fast 2 Millionen. Für Ersatzbeschaffungen mußten aber 1975 1.940.000 DM aufgewendet werden. Somit blieben für die Anschaffungswünsche im pflegerischen Bereich 60.000 DM übrig. Der Ärztliche Direktor Prof. Henne war enttäuscht über das KHG: "Es hat keine Hilfe gebracht für die Krankenhäuser." Der Verwaltungsleiter Ehrhardt drängte auf höhere Belegung, nur so könne eine "freie Spitze" erwirtschaftet werden. Im Jahre 1954 betrug die Belegung der Betten im Evangelischen Krankenhaus 90,4% bei 14 Tagen Liegezeit. Im Pius-Hospital 83% und 16 Tage, im Peter-Hospital 82% und 13 Tage. Bundesdurchschnitt war 83,3% bei 22 Tagen. Prof. Henne protestierte: Schon eine Auslastung von 90% sei unzumutbar für Patienten und Mitarbeiter, sie bedeute Notbetten und Fließband-Arbeit. Der Verwaltungsleiter hielt dagegen: Fällt die Belegung um 1% von 90% auf 89%, bedeute das 1400 Pflegetage oder 200.000 DM weniger für das

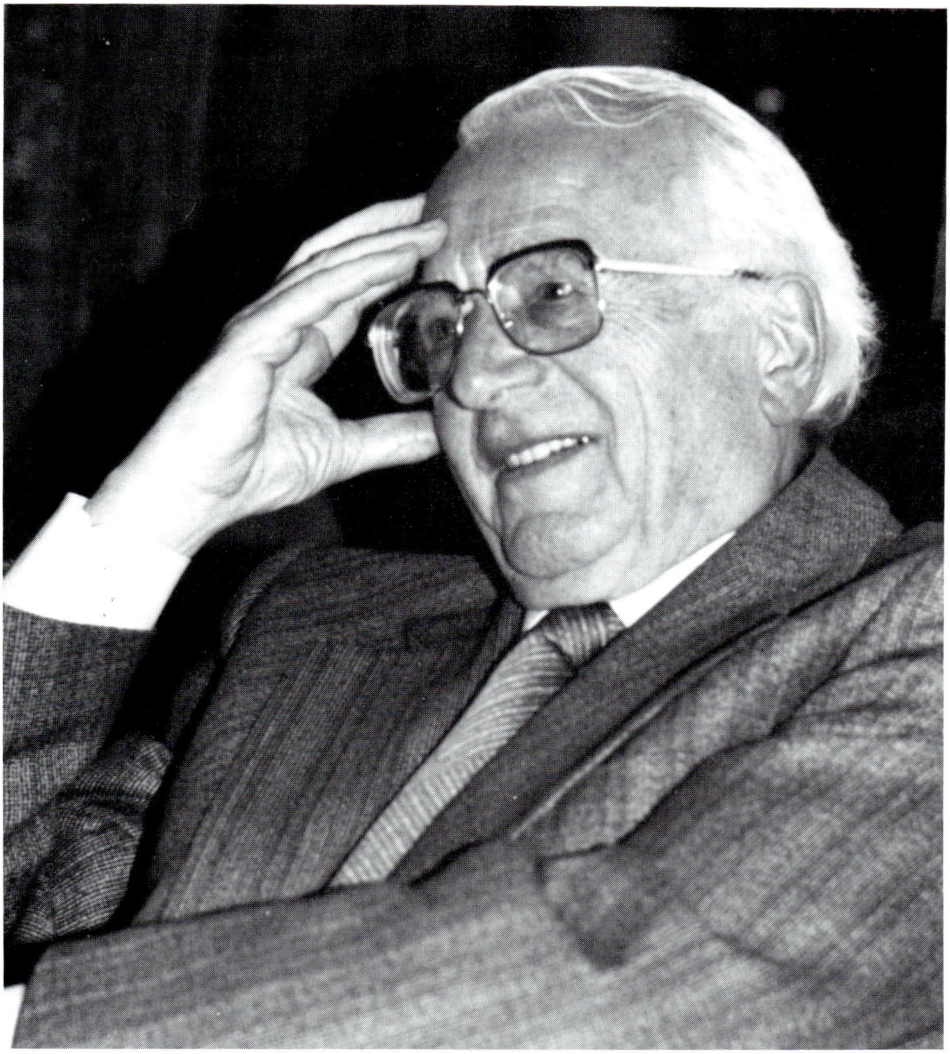

Landesrat Hans Plagge
Vorstands-Vorsitzender
der Evangelischen Krankenhaus-Stiftung
1959 - 1976
Foto: privat

Die Preise (Pflegesätze) des Evangelischen Krankenhauses in hundert Jahren pro Tag)

Jahr	1. Kl.	2. Kl.	3 Kl.
1894	4,-	2,50	1,20
1895	4,-	2,50	1,20
1896	4,-	2,50	1,20
1897	4,-	2,50	1,20
1898	4,-	2,50	1,20
1899	4,-	2,50	1,20
1900	4,-	2,50	1,20
1901	4,-	2,50	1,20
1902	4,-	2,50	1,20
1903	4,-	2,50	1,20
1904	4,-	2,50	1,30
1905	4,-	2,50	1,30
1906	4,-	3,-	1,30
1907	4,50	3,-	1,50
1908	4,50	3,-	1,50
1909	4,50	3,-	1,50
1910	4,50	3,-	1,50
1911	4,50	3,-	1,50
			(Kassenpatient 1,40)
1912	5,-	3,-	1,50
1913	5,-	3,-	1,50
1914	5,-	3,50	2,25
1915	5,-	3,50	2,25
1916	5,-	3,50	2,25
1917	5,-	3,50	2,25
1918	8,50	5,50	3,-
			(wie PFL und Pius)
1919	8,50	5,50	3,-
1920	12,- bis 36,-	8,- bis 22,-	4,- bis 15,-
1921	34,- bis 60,-	24,- bis 40,-	17,- bis 20,-
			(wie PFL und Pius)
1922	80	50,-	40,-
Dez.'22	1.500,-	1.100,-	800,-
1923	1.800,-	1.300,-	1.000,-
Sept.'23	10 Mio	6 Mio	4. Mio
Okt.'23	5,- Goldmark	3,- Goldmark	1,50 Goldmark
1924	8,-/10,-	5,-	2,50
	je nach Zimmer		
1925	10,-/12,-	6,-/8,.	3,-
1926	10,-/12,-	6,-/8,-	3,-
1927	10,-/12,-	6,-/8,-	3,-
1928	10,-/12,-	6,-/8,-	3,-
1929	10,-/12,-	6,-/8,-	3,50
1930	10,-/12,-	6,-/8,-	3,50
1931	10,-/12,-	6,-/8,-	3,50
			(Kassenpat.10%Ermäßigung)
1932	10,-/12,-	6,-/8,-	3,50
1933	10,-/12,-	6,-/8,-	3,50
1934	8,-/10,-	6,-	3,15
1935	8,-/10,-	6,-	3,15
1936	8,-/10,-	6,-	3,15
Preis-Stop			
1937	8,-/10,-	6,-	3,15
1938	8,-/10,-	6,-	3,15
1939	8,-/10,-	6,-	3,15
1940	8,-/10,-	6,-	3,15
1941	8,-/10,-	6,-	3,15
1942	8,-/10,-	6,-	3,15
1943	8,-/10,-	6,-	3,15
1944	8,-/10,-	6,-	3,15

Jahr	1. Kl.	2. Kl.	3. Kl.
1945	8,-/10,-	6,-	3,15
1946	8,-/10,-	6,-	3,15
1947	8,-/10,-	6,-	3,15
1948	12,-/15,-	6,-	3,15
1949	12,-/15,-	6,-	7,10
1950	12,-/15,-	6,-	7,10
1951	12,-/15,-	6,-	8,-
1952	12,-/15,-	6,-	8,-
1953	12,-/15,-	6,-	8,-
1954	12,-/15,-	6,-	10,10
1955	12,-/15,-	6,-	10,10
1956	12,-/15,-	6,-	12,50
1957	24,-/25,-	19,-	14,20
1958	24,-/25,-	19,-	14,20
1959	24,-/25,-	19,-	15,40
1960	24,-/25,-	19,-	16,70
1961	24,-/25,-	19,-	16,70 u.18,50
1962	24,-/25,-	19,-	20,-
1963	24,-/25,-	19,-	22,70
1964	24,-/25,-	19,-	25,20
1965	24,-/25,-	19,-	28,30 u.30,10
1966	24,-/25,-	19,-	33,20
1967	24,-/25,-	19,-	35,60
1968	24,-/25,-	19,-	38,50
1969	24,-/25,-	19,-	42,50
1970	24,-/25,-	19,-	45,30
1971	24,-/25,-	19,-	55,-/61,30
			+ 1,- Intensivzuschlag
1972	111,40	95,30	69,20
			+ 1,- Intensivzuschlag
1973	111,40	95,30	79,50
			u. 82,-
			u. 88,70
1974	111,40	95,30	125,20
1975	111,40	95,30	125,10
	Zuschlag 70,-	Zuschlag 35,-	u. 160,30
1976			160,30
			u. 151,40
1977			163,10
1978			167,20
			u. 178,10
1979			178,10
			u. 206,50
1980			206,50
			u. 209,30
1981			209,30
			u. 238,10
1982			238,10
			u. 241,60
1983			241,60
			u. 265,30
1984			265,30
			u. 278,40
1985			278,40
			u. 285,10
1986			285,10
			u. 269,50
			u. 473,- Neurochir.
1987			269,50
1988			288,39

Haus, denn die Personalkosten, die 80% der Gesamt-Aufwendungen ausmachten, blieben die gleichen. Das Evangelische Krankenhaus hätte infolge seiner hohen Operationszahlen und seiner kurzen Liegezeit mehr Personal als andere Häuser. Dies würde im Pflegesatz nicht anerkannt und koste das Haus genau ein Prozent Belegung, also 200.000 DM. Andere Möglichkeiten, eine freie Spitze zu erwirtschaften, als durch die Belegung, die Arzt- und Ambulanz-Abgaben, sowie die Zuschläge für Ein- und Zweibettzimmer für Selbstzahler habe das Haus nicht.

Bei den späteren Kostendämpfungs- und Neuordnungs-Gesetzen ging es immer wieder um die kostendeckenden Pflegesätze und ihre "soziale Tragbarkeit". Für die Kostenexplosion wurden in der Öffentlichkeit zwei Buhmänner präsentiert: die Honorare der Ärzte und die Pflegesätze der Krankenhäuser. Aber die Kostenexplosion der Pflegesätze kam bis 1972 eher durch die falsche Politik der Bettenvermehrung der Länder. Sie machten die Bedarfspläne. Natürlich standen sie unter dem Druck ihrer Städte und Gemeinden. Krankenhäuser waren populär. Die Bürger wollten ihre Krankenhäuser größer und schöner haben. Nur die Folgekosten wollte keiner tragen, und sie erhöhten die Pflegesätze. Weil der Bund auf die Krankenhaus-Bedarfspläne keinen Einfluß hatte, sich aber nach dem KHG von 1972 per Mischfinanzierung an der Bettenvermehrung beteiligen mußte, versuchte er die Mischfinanzierung durch ein Neuordnungs-Gesetz loszuwerden. Aber damit war die Regierung Schmidt/Genscher trotz aller Versuche gescheitert. Inzwischen hatten auch die Länder die Gefahren der Betten-Vermehrung infolge ihrer Investitions-Lenkung erkannt. Das Schlagwort vom Bettenberg ließ die Investitionen von Bund und Ländern schrumpfen. So kam es, daß zwischen 1977 und 1980 15.000 Betten abgebaut wurden, ebenso viele wie vorher dazuinvestiert worden waren. Das bedeutete auch, daß in dieser Zeit 182 Krankenhäuser geschlossen werden mußten. Dadurch wurde ein Explodieren der Krankenkassen-Beiträge vermieden.

Die Pflegesätze blieben und bleiben natürlich ein politisches Problem, weil Krankenkassen-Beiträge die Mehrzahl der Bürger betreffen. Daher werden sich die Versuche bei jeder Gesetzes-Änderung wiederholen, statt "kostendeckender" wieder "sozialverträgliche" Pflegesätze festzuschreiben und damit den Krankenhäusern erneut die Defizite zuzuschieben. Die Regierung versuchte das 1977. Sie unterstellte das Krankenhauswesen dem Bundesarbeitsminister und kündigte ein Kostendämpfungsgesetz an. Danach sollten die Krankenhäuser zehn Prozent ihrer Investitionen wieder selber bezahlen. Die frei-gemeinnützigen Krankenhäuser drohten mit einer Verfassungsklage. Im Evangelischen Krankenhaus fragten die Chefärzte am 19. Januar 1977 den Vorstand, ob ihre Altersversorgung bei einem Konkurs des Evangelischen Krankenhauses abgesichert sei. Der Vorstand konnte dies bejahen.

Der neue Bundeskanzler Kohl machte 1980 wieder einen Anlauf zu einem Krankenhaus-Neuordnungs-Gesetz. In seiner Regierungs-Erklärung am 25. November kündigte er einen Entwurf an. Der lag ein halbes Jahr später vor, wurde aber von den Ländern im Bundesrat abgelehnt. Ende 1981 kam wenigstens das Krankenhaus-Kostendämpfungs-Gesetz (KHKG), das die Krankenhäuser in die "Konzertierte Aktion" aller Beteiligten einbezog, und das die kostendeckenden Pflegesätze beließ. Damit war aber der Bund noch nicht aus der Mischfinanzierung heraus, und die Krankenhäuser und Krankenkassen waren noch nicht an den Krankenhaus-Bedarfsplänen der Länder beteiligt. Im Mai 1984 beschloß die Regierung Kohl zum ersten Januar 1985 die Auflösung der Mischfinanzierung. Dieser Schachzug hatte Erfolg. Unter Zeitdruck geschah jetzt das Unwahrscheinliche: Ende des Jahres stand das Krankenhaus-Neuordnungs-Gesetz (KHNG). Das brachte endlich Rechtssicherheit zusammen mit einem Anreiz zu wirtschaftlicher Betriebsführung durch Zulassung von Verlusten und Gewinnen für die Krankenhäuser. Sie konnten jetzt ihre Selbstkosten vorauskalkulieren in einem Budget und durch Sparen eine freie Spitze herauswirtschaften. Sie können allerdings auch Verluste machen. Die Pflegesätze begannen sich endlich nach den unterschiedlichen Leistungen zu richten. Es gab Basis- und Sonderpflegesätze.

Wieder entstand in letzter Minute ein Streit um sozialverträgliche kostendeckende Pflegesätze. Am Ende lagen zwei Entwürfe vor, die der Bundestag am 18. Oktober 1984 unentschieden an die Ausschüsse gab. Dort lägen sie vielleicht noch heute, wenn es nicht zu jenem denkwürdigen Gespräch zwischen Blüm und Strauß gekommen wäre, in dem Strauß die kostendeckenden Pflegesätze für die Krankenhäuser rettete. Der Kompromiß-Entwurf wurde am 7. Dezember im Bundestag in zweiter und dritter Lesung verabschiedet und am 20. Dezember 1984 - elf Tage vor dem gesetzlichen Ablauf der Mischfinanzierung - vom Bundesrat gebilligt. Man kann hoffen, daß damit die Aschenputtel-Zeit der deutschen Krankenhäuser endgültig vorbei ist.

Am Ende der eigentlichen Aschenputtel-Zeit im Jahre 1972, gab es für das Evangelische Krankenhaus bei aller Bedrängnis auch einen Lichtblick: Es kam ein neuer Verwaltungsleiter. Für den bisherigen Geschäftsführer Regierungsamtmann Detlefsen fand man lange Zeit keinen Nachfolger. Schließlich wurde die Stelle ausgeschrieben, aber alle acht Bewerber kamen nicht in Frage. Da bat man den Oberkirchenrat, dem Evangelischen Krankenhaus einen Kirchenverwaltungs-Beamten zu überlassen, möglichst unter Belassung seiner Rechte und Bezüge bei der Kirche. Die Kirche tat auch das für das Evangelische Faß ohne Boden. So kam am 1. Juli 1968 Kirchenamtmann Helmut Ehrhardt in das Evangelische Krankenhaus, der zweite Verwaltungsleiter von Format nach Pastor Ehlers. Noch im gleichen Jahr führte Ehrhardt einen zentralen Einkauf und eine zentrale Reinigung ein und löste das Problem der Lieferantenschulden durch Aufnahme eines Kontokorrent-Kredites. Alle Lieferanten-

Rechnungen wurden nun innerhalb der Skontofrist bezahlt. Diese Skonto-Erträge brachten allein im Jahr 1973 70.000 DM. Das war ungefähr das, was Ehrhardt damals verdient hätte, wenn das Evangelische Krankenhaus ihn hätte bezahlen müssen. Ehrhardt erwarb sich rasch Sachautorität bei den Ärzten, die ihn aber kaum gesellschaftlich anerkannten, was dazu führte, das sie ihn fürchteten.

Mit Dr. Ehlers verband Ehrhardt übrigens die Tatsache, daß er auch einmal im Gefängniswesen gearbeitet hatte und aus der Kirchenverwaltung kam. War Ehlers ein Pykniker, der nicht nur wegen seiner Glatze Mussolini ähnelte, kam mit Ehrhardt ein langer Leptosomer ins Evangelische Krankenhaus. Ähnelte Ehlers mehr dem Pastor Schultz von Bethanien, dann Ehrhardt eher dem nicht minder tüchtigen Verwaltungsleiter der Charité Carl Heinrich Esse. Der hatte sich vom Feldwebel zum Berater des Kaisers hochgearbeitet. Er kam aus einer armen Handwerker-Familie. Dort hatte er Sparsamkeit gelernt. So hielt er Hunderttausende von Goldmark zusammen bei der Verwaltung des größten preußischen Krankenhauses. Darüber hinaus wurde er herangezogen beim Bau des mustergültigen Krankenhauses der Jüdischen Gemeinde in Berlin und beim Bau des Kaiserin-Augusta Krankenhauses, von dem sich Oberbaurat Wege die Dachlüftung des Evangelischen Krankenhauses abgeguckt hatte. Esse besaß einen untrüglichen Instinkt für Neuerungen, die Geld sparten. Die Ärzte nannten ihn einen "Pfennigfuchser". Selbst Virchow konnte sich nicht gegen den "Feldwebel", wie er bei den Ärzten hieß, durchsetzen. Ja, die Ärzte mußten es erleben, daß Esse, der gesellschaftlich eigentlich unter ihrer Würde war, oft bei Hofe zur Audienz gebeten wurde. Damals sagte einer der Ärzte: "Kaiser hatten schon immer Freigelassene als Verwalter."

Es gab schon immer das Problem der gesellschaftlichen Anerkennung von Krankenhaus-Verwaltern. Auch im Hamburger Krankenhaus Eppendorf war der erste Karl Hermann Eichhardt vorher Oberinspektor des Fuhlsbütteler Gefängnisses gewesen. Er war kein Akademiker. Der Ärztliche Direktor und er lebten in ständiger gegenseitiger Verachtung. Mit dem Nachfolger, einem Apotheker, war das ganz anders. Man pflegte persönliche Kontakte und bezog dabei auch die Frauen ein. Doch wird dieses Problem, das wohl jedes Krankenhaus aus seiner Geschichte kennt, der Vergangenheit angehören. Heute wird niemand mehr ohne Hochschul-Abschluß in Krankenhaus-Betriebswirtschaft Krankenhausverwalter. Das ist nicht zuletzt eine Folge der Aschenputtelzeit der Krankenhäuser.

Viele Daten dieser Entwicklung hat Dr. Hartmut Krukemeyer zusammengestellt in dem wichtigen Buch „Entwicklung des Krankenhauswsens und seiner Strukturen in der Bundesrepublik Deutschland" Bremen 1988. Wir verdanken diesem Werk im Aschenputtel-Kapitel viele Bestätigungen, als es schon geschrieben war.

Kostensteigerungen in der BRD aller Krankenhäuser (in Milliarden)

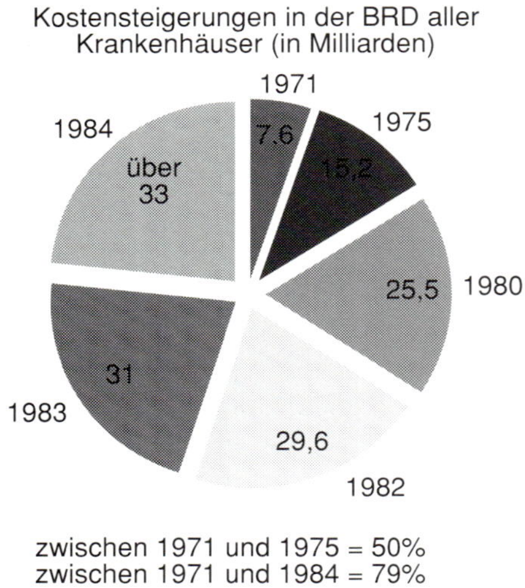

Kostensteigerungen des Evangelischen Krankenhauses in Oldenburg

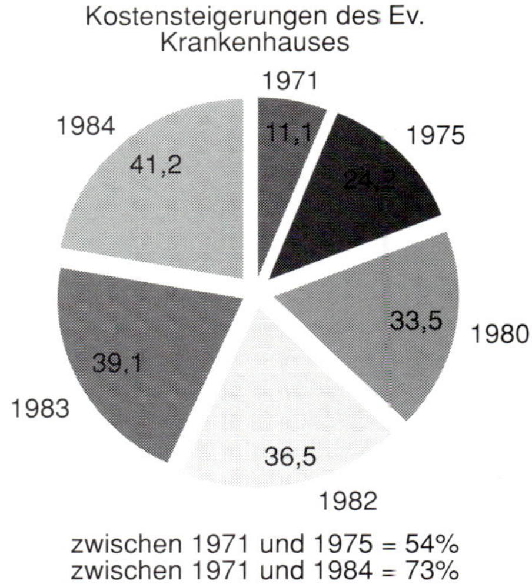

Krankenhauskosten je Patient und Tag 1987 in der Bundesrepublik Deutschland
insgesamt: 296 DM

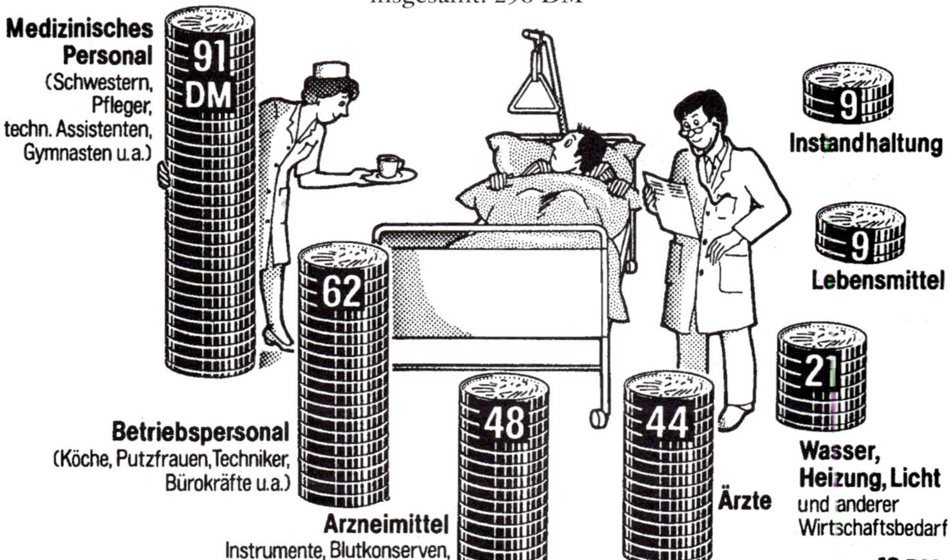

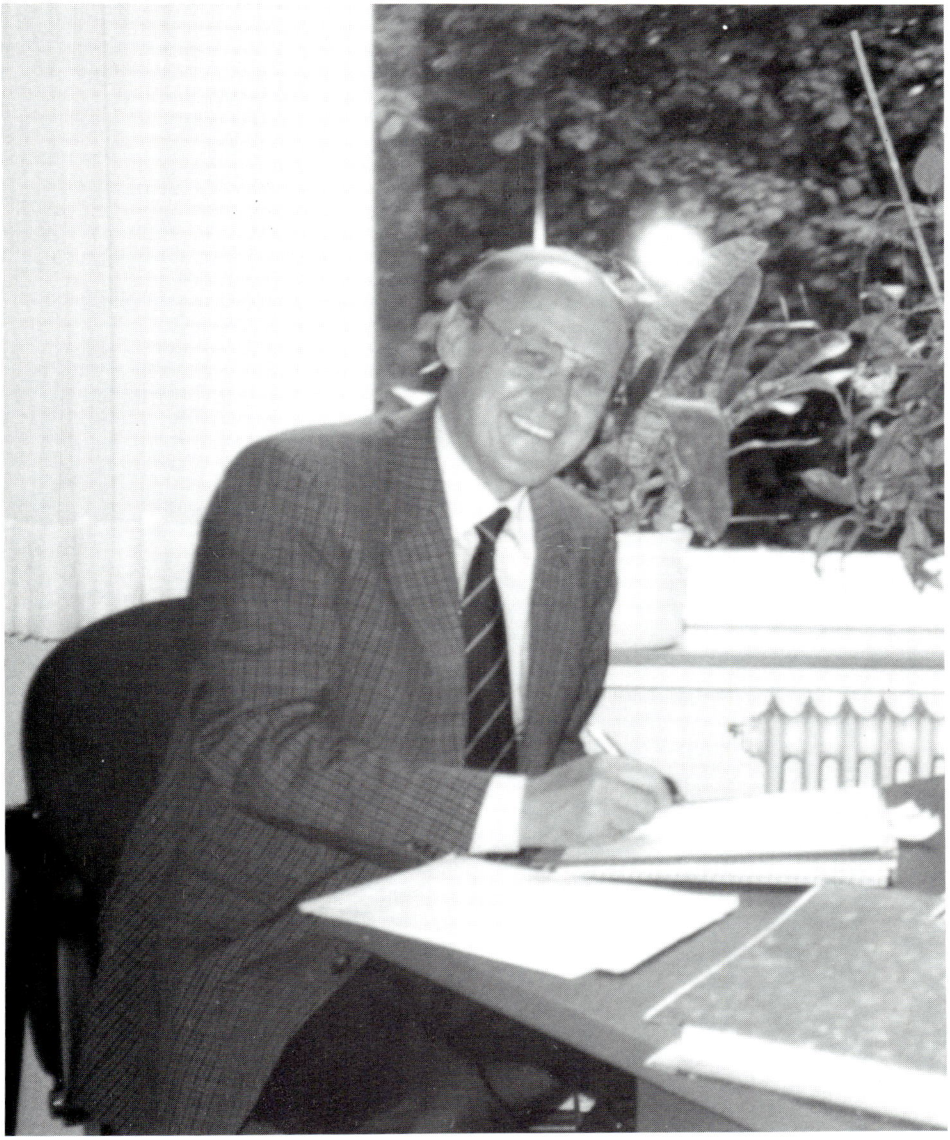

Helmut Ehrhardt
Verwaltungsleiter seit 1969
Kaufmännischer Direktor seit 1989

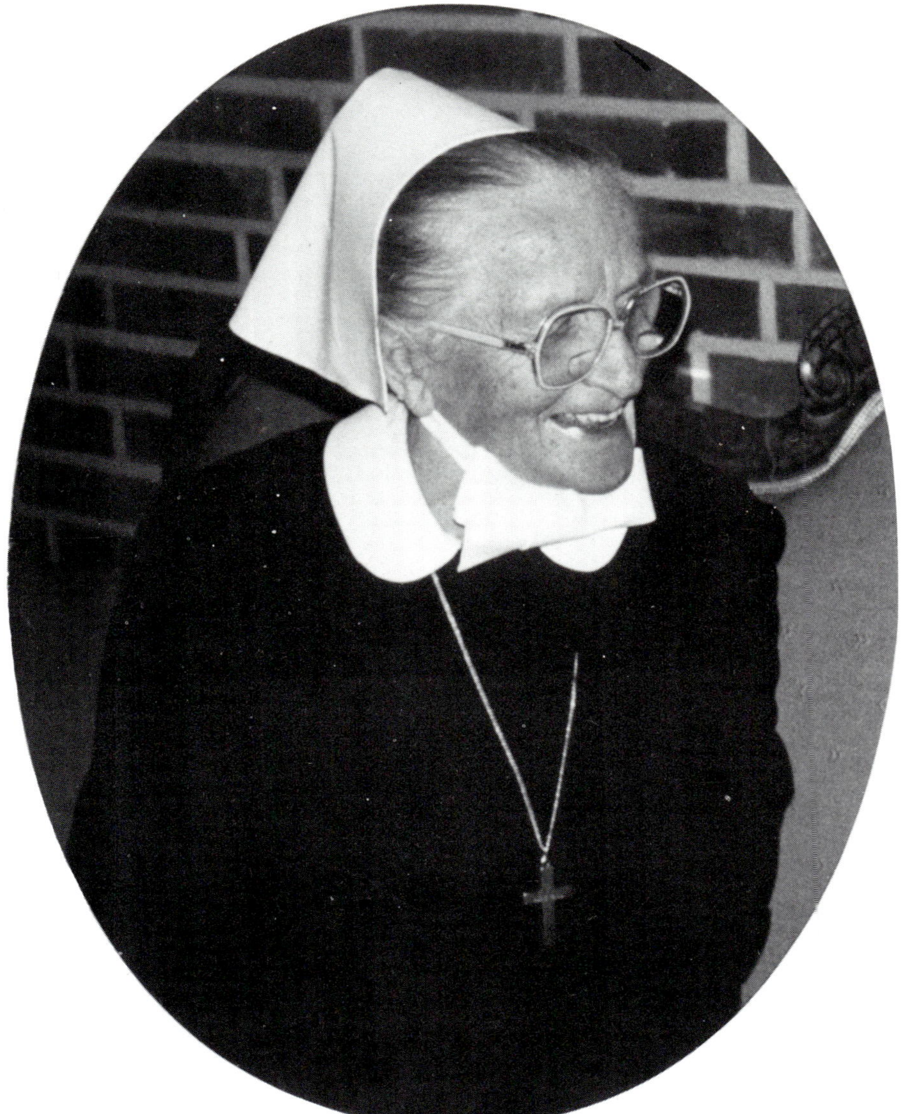

Diakonisse Hildegard Lehmann
1905 - 1990
Leitende Schwester von 1961 - 1973

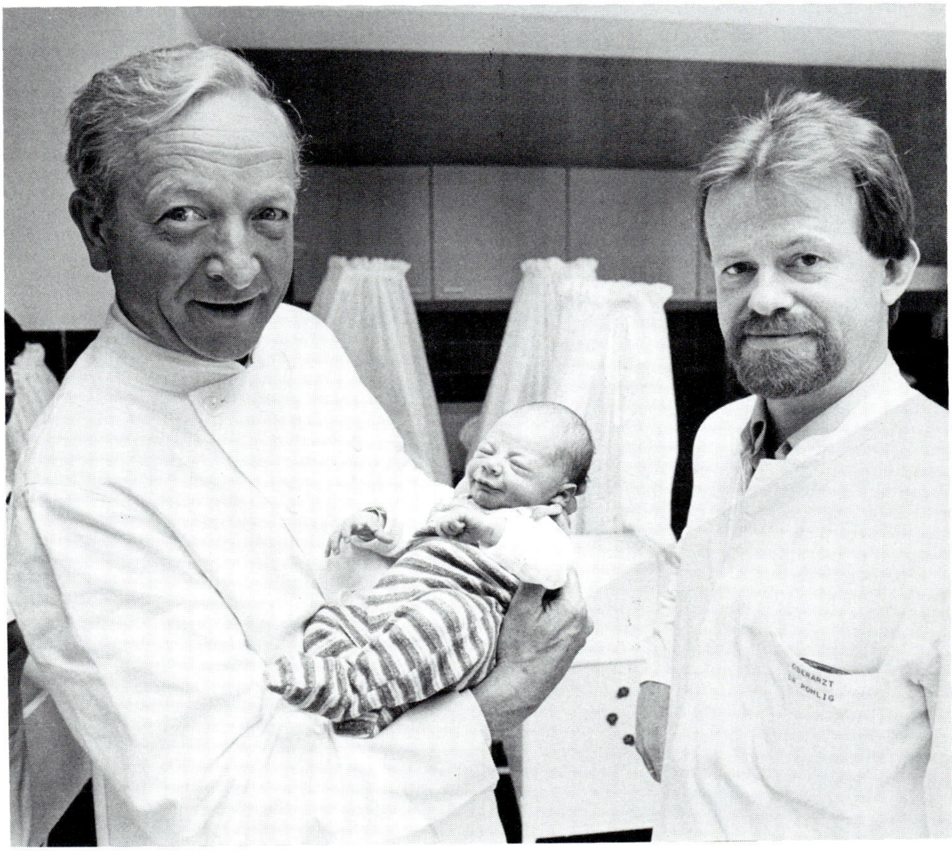

Prof. Dr. Udo Herlyn
Chefarzt der Frauenklinik seit 1970
Ärztlicher Direktor des Evangelischen Krankenhauses
von 1982 - 1985
mit Oberarzt Dr. Gerhard Pohlig und Sascha,
dem ersten "Retortenbaby" Oldenburgs 1985
Foto: Schmidt, Nordwest-Zeitung

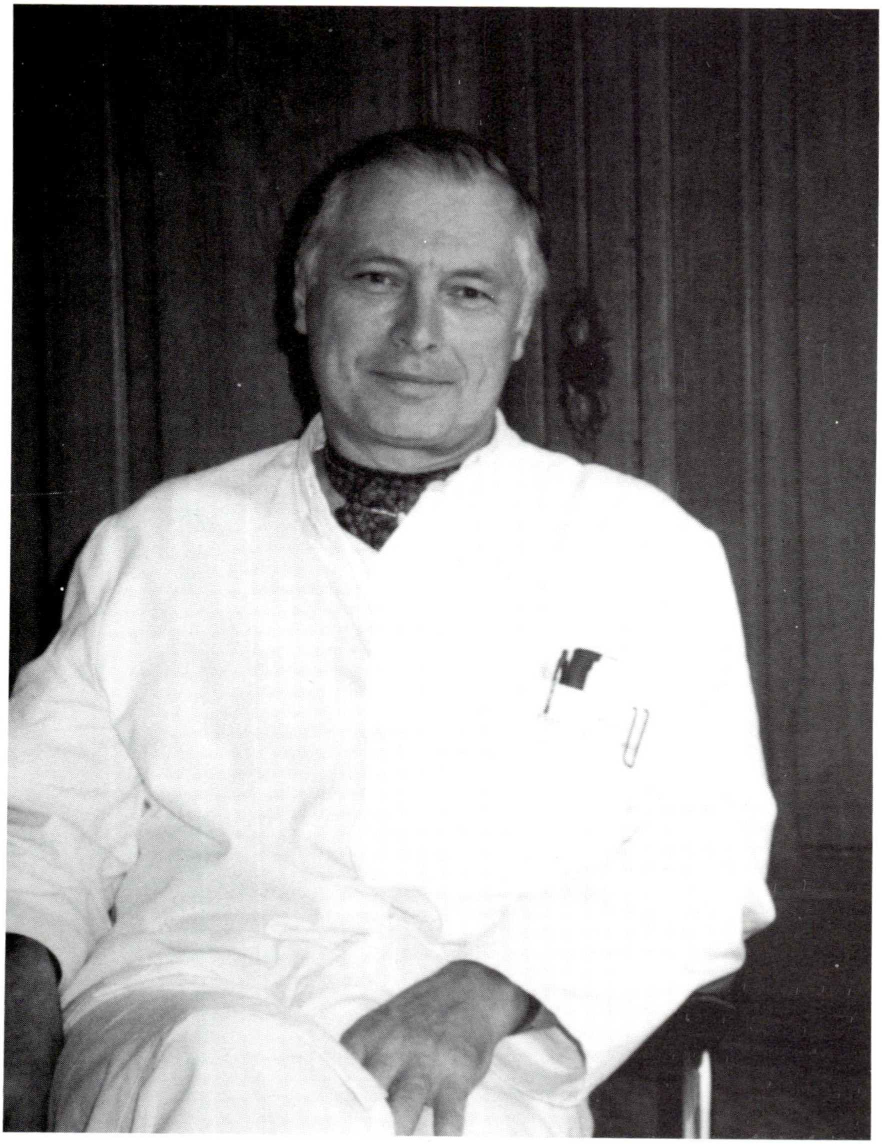

Prof. Dr. Burkhard von Westernhagen
Chefarzt der Hals-Nasen-Ohrenklinik seit 1970
Ärztlicher Direktor des Evangelischen Krankenhauses
von 1986 - 1989
Foto: Schwester Marianne Rieger

Vergrößern oder verkümmern

Ein Krankenhaus wie das Evangelische, dessen erster Bau schon fünfzig Jahre zurücklag, litt in den Reifejahren schon erheblich unter seiner baulichen "Reife". Die Wasserleitungen waren reif zum Auswechseln und auch die elektrischen Anlagen bedurften der Verjüngung. Etwa 1951 waren dann die letzten Kriegsschäden beseitigt. Zu der Zeit gab es schon die ersten vertraulichen Mitteilungen vom Sozialministerium in Hannover, daß das Land Niedersachsen Zuschüsse für Modernisierung und Erweiterung von Krankenhäusern gäbe. Prof. Junghanns, damaliger Ärztlicher Direktor, hatte seine Pläne bereits im Kopf. Er betrieb von jetzt an jahrelang mit einer unvergleichlichen Zähigkeit die Erweiterung des Krankenhauses. Der Architekt Kutzke legte die ersten Planungen vor. Danach sollte zunächst der Eingangsvorbau an der Marienstraße gebaut werden, und außerdem mußte die Röntgenabteilung ausgebaut werden. Das war das Vordringlichste.

Der Verwaltungsrat genehmigte 1951 einen Bankkredit von 100.000 DM. Damit konnte aber das Bauvorhaben nicht durchgeführt werden. Der Vorstand suchte überall nach Geldgebern, Zuschüsse des Landes wurden in Aussicht gestellt. Aber die Regierung verlangte einen Zielplan, es mußte also eine Gesamt-Sanierung geplant und eingereicht werden. Im Jahresbericht von 1951 stand: "Die Bitte um zinsfreie Geldmittel für Modernisierung wurde auf 1952 vertröstet." 1953 lag der Zielplan auf dem Tisch. Die erste Ausbaustufe sah die Verlängerung des Westflügels des Krankenhauses vor. Eine Erweiterung der Bettenzahl von 280 auf 342 Betten war vorgesehen. Aber wie sollte finanziert werden? Ob es Prof. Junghanns, Dr. Ehlers, Dr. Michaelis oder Dr. Steenken waren, alle mußten neben ihrer normalen Tätigkeit einen Marathonlauf zu geldgebenden Institutionen machen. Da hieß es in den Protokollen: Junghanns in Hannover, Junghanns bei der Landesversicherungs-Anstalt, Ehlers beim Oberkirchenrat, Steenken soll dem Oberkirchenrat erklären, oder Michaelis bei der Staatlichen Kreditanstalt. Alles wurde in Bewegung gesetzt, um eine halbe Millionen Mark für den Neubau zu bekommen.

Im August 1953 gab das Sozialministerium in Hannover 200.000 DM frei, mit der Auflage, daß die Marienstraße für den Durchgangsverkehr geschlossen wurde. Jetzt fehlten "nur" noch 300.000 DM. Da erschien es dem Vorstand gerechtfertigt, bei dem der Landeskirche zur Verfügung stehenden Etat von 5 Millionen DM, diesen statt einer Bürgschaft um ein Darlehen zu bitten. Der Oberkirchenrat entschloß sich aber nur zu einer Bürgschaft für das sogenannte Restgeld, und er wollte sich dafür die Ländereien der Stiftungen Hinrichs und Timmermann verpfänden lassen. Das Ministerium verlangte den Nachweis, daß 180.000 DM aus eigenen Mitteln erbracht würden.

Schließlich begann der Bau 1954. Der Rohbau wurde in Auftrag gegeben. Bis zum Jahre 1956 konnte die Röntgenabteilung ausgebaut werden, und die in die Marienstraße vorgebaute Eingangshalle entstand. Dann war schließlich noch Geld für den Ausbau des gynäkologischen Operationssaals vorhanden. Aber im Jahr 1956 erfahren wir dann: "Der weitere Bau kann wegen Kreditbeschränkungen nicht vorgenommen werden. Dadurch geht ein zugesagter Zuschuß von 100.000 DM der Regierung verloren."

Das Evangelische Krankenhaus war durchaus nicht das einzige Krankenhaus, dessen Bauabsichten nicht ausgeführt werden konnten. Alle frei-gemeinnützigen Krankenhäuser, aber auch die öffentlich-rechtlichen, hatten einen so großen Investitions-Nachholbedarf, daß die Bereitstellung der Mittel - Kredite, Darlehen oder Zuschüsse - unmöglich war. Der Sachverständige für das Krankenhauswesen Eichholz, der schon im Kapitel "Unverträgliche Verträge" erwähnt wurde, war in dieser Zeit ein Vordenker des Krankenhaus-Finanzierungsgesetzes. Er verlangte in seinem "Heilplan" für das "kranke Krankenhaus" neben kostendeckenden Pflegesätzen vor allen Dingen die Bereitstellung von Mitteln für den Neu- und Erweiterungsbau von Krankenhäusern.

Aber was nützte dem Evangelischen Krankenhaus ein Vordenker des Krankenhaus-Finanzierungsgesetzes. Was das Haus jetzt brauchte, waren neue Ideen der Geldbeschaffung. Außerdem mußten die benachbarten Grundstücke aufgekauft werden, damit der Erweiterungsbau überhaupt Platz hatte in der Enge der Marienstraße. Besonders delikat war der Erwerb des Hauses Marienstrasse 13. Es gehörte dem Schlachtermeister Hullmann. Sein Haus hatte nach amtlicher Schätzung einen Wert von 24.000.- DM. Der Vorsitzendes des Vorstandes Dr. Michaelis sollte mit Hullmann verhandeln. Das Gebot war 30.000.- DM. Aber der Schlachter Hullmann verlangte 40.000.- DM und dazu einen langfristigen Vertrag über Lieferung von Fleisch und Dauerwaren an das Evangelische Krankenhaus. Das Krankenhaus sperrte sich dagegen. Am Ende des Jahres, als die Aussichten für Baukredite günstiger wurden, verlangte Hullmann 50.000.- DM. Darauf wurde ein zweiter Schätzer bestellt, dessen Schätzung lag wiederum nur bei 24.000.- DM. Am Ende mußte das Evangelische Krankenhaus in 50.000.- DM einwilligen. Als Vorstandsbeschluß vom 5. Dezember 1955 wurde zu diesem Hauskauf protokolliert: "Die Geschäftsverbindung Hullmann soll wegen der Preisgebarung, deren er sich beim Hausverkauf mit uns schuldig gemacht hat, zum Jahresschluß abgebrochen werden."

Der Vorstand besann sich auf seine Stiftungs-Ländereien in der Wesermarsch. Es war die Landstelle Hinrichs, die 1959 für 330.000 DM verkauft wurde und den Eigenkapital-Grundstock für den Neubau bilden konnte. Wieder bat der Vorstand den Oberkirchenrat dringend um eine Bürgschaft von einer Millionen DM. Die Nordwest-Zeitung berichtete am 27. Februar 1959, daß das Evangelische Krankenhaus weiter bauen wolle, aber die Synode könne sich noch nicht zu einer Bürgschafts-Übernahme von einer Millionen DM entschließen. Die Zeitung schrieb in diesem Artikel schon detailliert, daß die Baupläne Vermehrung der Bettenzahl, einen neuen chirurgischen Operationssaal, Verbesserungen an medizinisch-technischen Einrichtungen, Ausbau der Bäderabteilung und Vermehrung der Einzelzimmer für Schwestern und Diakonissen enthielten. Dr. Ehlers sprach als Synodaler vor dem Kirchenrat von dem Zielplan für Schwerpunkt-Krankenhäuser, der ohne die Hilfe der Kirche nicht möglich sei für das Evangelische Krankenhaus.

Landesbischof Jacobi schrieb 1959 einen Brief an Bundeskanzler Adenauer und legte ihm die Not der Krankenhäuser am Beispiel des Evangelischen Krankenhauses in Oldenburg dar. Am 18. 4. 1959 erhielt er von Staatsminister Globke folgende Anwort: "Der Herr Bundeskanzler ist leider infolge seiner starken Beanspruchung vor Beginn seines Urlaubs nicht mehr dazu gekommen, Ihr Schreiben vom 9. März 1959 zu beantworten, für das er Ihnen vielmals danken läßt. Die Ermittlungen sind soweit gediehen, daß in Aussicht genommen werden könnte, in den Haushaltsplänen 1960 bis 1963 Mittel für eine teilweise Deckung des Nachholbedarfs der freien gemeinnützigen Krankenhäuser in Form unverzinslicher Darlehen bis zu einer Höhe von insgesamt 100 Millionen DM bereitzustellen. Für das Rechnungsjahr 1960 sind zunächst 25 Millionen vorgesehen. Leider war es nicht möglich, noch im laufenden Haushaltsjahr zusätzlich Mittel für die Krankenhäuser aufzubringen. gez. Globke

Darauf schrieb Prof. Junghanns an den Bischof: "25 Millionen im Jahr würden bei 2.000 freigemeinnützigen Krankenhäusern höchstens 12.000 DM pro Haus ergeben." Deshalb wiederholte er seine Bitte um eine Bürgschaft der Kirche noch dringlicher. Übrigens gab es 1960 nur 1.307 freigemeinnützige Krankenhäuser, aber natürlich wären die 18.000 DM, die dann ausgezahlt worden wären, auch nicht mehr als ein Tropfen auf den heißen Stein gewesen.

Schließlich sagte der Oberkirchenrat 1960 eine Bürgschaft für 500.000 DM zu. Außerdem erklärte er sich bereit, einen verlorenen Zinszuschuß von 50.000 DM zu leisten. Das beides verhalf dem Krankenhaus zu dem Start des Neubaus. Prof. Junghanns wußte, warum er auf eine Bettenvermehrung drängte. Er nahm an den Pflegesatz-Verhandlungen teil, und deshalb kannte er die Mindestbettenzahl, die für die Pflegesätze Gruppe A 1 vorgeschrieben war, nämlich 400 Betten. Da das

Krankenhaus diese Zahl noch nicht aufweisen konnte, bekam sie 1959 anstatt 15.80 DM nur 15.40 DM pro Tag und Bett. Die Selbstkosten waren höher. Deshalb war Prof. Junghanns der beharrlichste Betreiber des Neubaus. Die Grundsteinlegung konnte am 14. August 1960 in Verbindung mit der 70-Jahrfeier des Evangelischen Krankenhauses gefeiert werden.

1961 mußte das benachbarte Haus Auguststraße 16 für 120.000 DM gekauft werden. Wieder wurde eine Stiftungs-Länderei, nämlich die letzte, verkauft. Es handelte sich um den Timmermannhof in Strückhausen. Er brachte dem Evangelischen Krankenhaus 170.000 DM. Der Preis für das Haus Auguststraße war übrigens nach Meinung des Vorstandes völlig überhöht. Aber wegen des Schlagschattens des Neubaus handelte die Nachbarin eine indirekte Abfindungssumme heraus. Durch diesen Hauskauf war aber auch gleichzeitig eine Vergrößerung des Gartengeländes entstanden.

Für den Junghanns-Bau kamen die Finanzierungsmittel von vielen Seiten: Das Land Niedersachsen gab einen Zuschuß von 390.000 DM, der Oberkirchenrat eine Bürgschaft für 500.000 DM, die Landes-Versicherungsanstalt steuerte ihren Anteil dadurch bei, das sie die Tilgung aussetzte. Die Innere Mission konnte aus Bundesmitteln 15.000 DM zusteuern. Schließlich kam von der Stadt Oldenburg noch ein Zuschuß von 75.000 DM. Das Geld wurde zusammengescharrt aus jeder nur möglichen Ecke. Im Juni 1962 war Richtfest.

Einen Monat später, im Juli 1962, verließ der Initiator dieses Neubaus, Prof. Junghanns, das Evangelische Krankenhaus, weil er einen Ruf an das Unfall-Krankenhaus nach Frankfurt bekommen hatte. Junghanns hatte zehn Jahre für diesen Neubau gekämpft. Sein Ruf nach Frankfurt verhinderte sein ärztliches Wirken in diesem Neubau. Das tat dann sein Nachfolger Prof. Henne. Der Neubau konnte 1963 bezogen werden. Das Evangelische Krankenhaus hatte jetzt 342 Normalbetten. Genau zu diesem Zeitpunkt, nämlich am 1. 4. 1963 trat die neue Niedersächsische Pflegesatz-Verordnung in Kraft. Sie ließ die bisherige Mindestbetten-Verordnung für die Pflegesätze fallen. Das Evangelische Krankenhaus hätte jetzt auch ohne Erweiterung der Bettenzahl den Pflegesatz A1, damals 22.70 DM pro Bett und Tag ohne Abschlag bekommen.

Die Endabrechnung des Junghanns-Baus sah so aus: Reine Baukosten 2,3 Mill. DM, Einrichtung 950.000 DM. Es blieb ein Baufehlbetrag von fast 300.000.- DM übrig. Den übernahm die Hilfskasse Köln der Inneren Mission. Das Evangelische Krankenhaus war zwar 1963 kaum noch liquide, weil die Pflegesätze bei weitem nicht die Selbstkosten deckten, aber es hatte seinen Neubau. Der verursachte durch die vermehrte Anzahl von Betten natürlich trotz guter Auslastung eine Vergrößerung des jährlichen Defizits, aber so ging es in der Bundesrepublik den meisten Krankenhäusern. Sie erweiterten und modernisierten mit abenteuerlichen Finanzierungen, aber sie hatten ständig Defizite. Das sah auch der Staat, und die Diskussion um die Krankenhaus-Reform war schon in vollem Gange. Das Gesundheitswesen mußte reformiert werden, wenn nicht die meisten Krankenhäuser in den Konkurs getrieben werden sollten.

Das Bundesgesetz für Schwesternausbildung vom 2. 8. 1966 stellte das Evangelische Krankenhaus wieder vor neue Probleme. Zu der Zeit war Dr. Steenken Ärztlicher Direktor. Die Neuordnung der Schwesternausbildung sah die dreijährige statt der zweijährigen Ausbildung vor. Das bedeutete für das Krankenhaus, Schaffung von mindestens einem Drittel mehr Zimmer für Schwestern-Schülerinnnen. Die bisherigen Unterkünfte waren dürftig. Also mußte trotz der desolaten Finanzlage versucht werden, ein Schwesternwohnheim zu bauen. Der Vorsitzende des Vorstandes Plagge lehnte einen Kredit von 1 Millionen DM mit einer jährlichen Belastung von 70.000 DM schlichtweg ab. Der Ärztliche Direktor betrieb die Sache weiter. Er verhandelte monatelang mit dem Oberkirchenrat. Schließlich gab die Kirche an eine Siedlungsgesellschaft zuteilungsreife Bausparverträge in Höhe von 300.000 DM. Dafür baute die Gesellschaft als Generalunternehmer für 635.000 DM das schlüsselfertige Schwestern-Wohnheim. Das Land Niedersachsen gewährte für die Restsumme Schuldendiensthilfe. So war das Projekt Schwesternhaus trotz der schlechten Finanzsituation des Evangelischen Krankenhauses noch machbar. Diese Maßnahme war besonders deshalb für das Haus vorausschauend und sinnvoll, weil das 1972 kommende Krankenhaus-Finanzierungsgesetz nicht die Finanzierung von Personalwohnheimen und Ausbildungsstätten regelte.

Übrigens wurde 1967 ein Ärztehaus auf Kosten der Ärzte vor dem Evangelischen Krankenhaus fertiggestellt, in dem Ambulanzen der im Krankenhaus tätigen Ärzte untergebracht waren mit Übergängen zum Krankenhaus. Das entlastete das Evangelische Krankenhaus räumlich, denn die bisherigen Ambulanzen konnten für andere Zwecke verwendet werden. Durch die architektonische Anbindung des Krankenhauses an das Ärztehaus entstanden Zimmer mit 20 weiteren Betten ebenso wie eine Krankenhaus-Apotheke.

1969 begann für das Evangelische Krankenhaus eine Wende in der Bauplanung. Man wußte, daß das Krankenhaus-Finanzierungsgesetz kam. Deshalb wurde an den Architekten Gielen ein Auftrag zur Gesamtsanierung des Krankenhauses erteilt, um das Haus den Anforderungen der Zukunft anzupassen. Manch ein Provisorium bestand im Evangelischen Krankenhaus aus Geldmangel seit Jahrzehnten. Die Küche war ein gutes Beispiel dafür. 1937 wurde sie "provisorisch" eingerichtet, und diese Küche bestand bis 1970 und noch etwas länger. Der Vorstand beriet über diesen Sanierungsplan im Februar 1970. Gielen fertigte zwei verschiedene Pläne. Da bei dem Plan A drei Jahre lang 100 Betten wegen Bautätigkeit nicht zu belegen waren und das einen Pflegesatz-Ausfall von 3 Millionen DM ausgemacht hätte, fiel die Entscheidung auf den Plan B. Durch diesen gewann das Krankenhaus 50 Betten, und die Krankenhausarbeit wurde weniger durch den Bau beeinträchtigt. Man wollte bald mit dem Bau beginnen, zumal andere Krankenhäuser auch bauten in Erwartung der staatlichen Zuschüsse durch das Krankenhaus-Finanzierungsgesetz. Der Plan B hatte damals eine Kostenschätzung von 22 Millionen DM. In der entscheidenden Verwaltungsrats-Sitzung am 17. März 1970 bekannte sich der Oberkirchenrat trotz der finanziellen Belastungen zum Evangelischen Krankenhaus als kirchlicher Wirkungsstätte; er traf damit eine wichtige kirchenpolitische Entscheidung.

Die Gielenplanung B kam zum Sozialminister. Der prüfte und bat um einen Alternativplan außerhalb des Stadtkerns auf der Grünen Wiese. Auch der Besuch des Sozialministers schien die Tendenz zu haben, die Sanierung abzulehnen und einen Neubau zu bevorzugen. Aber das Endergebnis blieb schließlich: Sanierung am bisherigen Standort. Von 1969 bis 1976 gingen die Baupläne vom Evangelischen Krankenhaus zum Sozialministerium und wieder zurück zum Krankenhaus. Wegen der Finanzierung wurden die Pläne immer wieder verworfen, sie waren zu groß und zu teuer. Das Land mußte in dieser Zeit die zur Verfügung stehenden Mittel auf alle Krankenhäuser verteilen. Das Evangelische Krankenhaus war nur eins von gut 300 Häusern, die in Niedersachsen saniert werden mußten. Der Generalstaatsanwalt Höse, Vorsitzender der Vorstandes, mußte damals immer wieder das Evangelische Krankenhaus im Sozialministerium in Hannover ins Gespräch bringen, um schließlich zu dem erforderlichen Neubau zu kommen.

1974 kaufte das Evangelische Krankenhaus eine Privatklinik in der Straße "Unter den Eichen", um darin die HNO-Abteilung provisorisch unterzubringen. Der Raummangel konnte dadurch gemildert werden und die Zahl der Betten stieg durch dieses Provisorium von 362 auf 400 Normalbetten an. Acht Jahre baute das Evangelische Krankenhaus an seiner Erweiterung und Sanierung. Rund 25 Millionen DM investierte das Land Niedersachsen für den Ausbau des Hauses. 10 Millionen Mark brachte das Haus selbst auf, unterstützt durch Stiftungen, Schenkungen und Zuschüsse der Kirche. Diese Eigenanteile der Krankenhäuser für Bauten sind mit den neuen Gesetzen abgeschafft. Die Baubedarfspläne für Krankenhäuser werden von den Ländern aufgestellt und finanziert. Scheinbar. In Wirklichkeit sind die Eigenanteile längst wieder durch die Hintertür da. Ohne Rechtsgrundlage geben die Länder den Krankenhäusern eher Baugelder, die möglichst hohe Eigenanteile anbieten. Wieder sind damit die freigemeinnützigen Krankenhäuser benachteiligt. Während die öffentlichen Krankenhäuser solche Eigenanteile aus unser aller Steuergelder bezahlen, müssen sich die anderen an ihre Stifter wenden, oder an den Kapitalmarkt.

Systematisch kaufte das Krankenhaus alle Grundstücke in der Nachbarschaft auf, die zur Arrondierung des Krankenhaus-Komplexes nötig waren. Das letzte Haus der Marienstrasse Nr. 7 gehörte Anna Kufferath. Sie hatte viel über das Evangelische Krankenhaus geschrieben, und sie war eine von den stillen, ehrenamtlichen Helferinnen, die ein Krankenhaus brauchte und noch braucht. Sie behielt den lebenslangen Nießbrauch an ihrem Haus.

Im September 1984 feierte das Evangelische Krankenhaus die Einweihung seiner Neubauten. Gartenarchitekten hatten sorgfältig die Übergänge mehrerer Bauphasen aus fast einem Jahrhundert kaschiert. Sechzig Bäume wurden rund um das Krankenhaus gepflanzt und ein Patientengarten entstand und lockerte die Bausubstanz auf. Seitdem können sich gehfähige Patienten in der frischen Luft bewegen. Der Haupteingang liegt jetzt am Steinweg. Für die liegend transportierten Patienten und die mit dem Hubschrauber herangeflogenen Schwerverletzten wurde eine neue Zufahrt an der Auguststraße gebaut. Bis zu diesem Zeitpunkt mußten alle Patienten und Besucher den gleichen Eingang benutzen. Durch diesen Bau ist auch das letzte Sechs-Betten-Zimmer aufgelöst worden. Viele Krankenzimmer bekamen Waschbecken und Toiletten. Westlich und östlich des Hinrichsbaus setzte man großzügige Baukörper an den Hinrichsbau, so daß der Hinrichsbau von 1928 davon fast erdrückt wird. Klein hatte das Evangelische Krankenhaus angefangen, die Neuzeit läßt das Haus zu einer komplexen Großanlage werden. Auch für die Schwestern baute das Evangelische Krankenhaus ein Appartementhaus an der Marienstraße. Zwei Millionen Mark wurde in das Haus investiert aus Mitteln des sozialen Wohnungsbaus, des Oberkirchenrats und des Landes Niedersachsens. Seitdem können Schwestern in Appartements krankenhausnah wohnen.

Der Verwaltungsleiter Ehrhardt sagte 1984 zu der Nordwest-Zeitung: "Nach diesen Bauten werden nur noch kleine Renovierungen durchgeführt, und es wird ganz bestimmt nicht mehr gebaut." Aber schon in den Krankenhaus-Bedarfsplan für 1991 ist wieder ein Anbau für rund 25 Millionen aufgenommen worden. Ein sogenanntes Bettenhaus soll entstehen mit 140 modernen Krankenzimmern. Danach müssen Sanierungen im Altbau durchgeführt werden. Es soll bei der bisherigen Bettenzahl bleiben. Aber nach den heutigen Planungsvorstellungen des Landes Niedersachsens fehlen dem Evangelischen Krankenhaus noch 3.500 Quadratmeter Nutzfläche. Für die Hämatologie wurde inzwischen das Obergeschoß des Westflügels ausgebaut. Diese Zwischen-Baumaßnahme finanzierte der Oberkirchenrat, aber auch der Verein

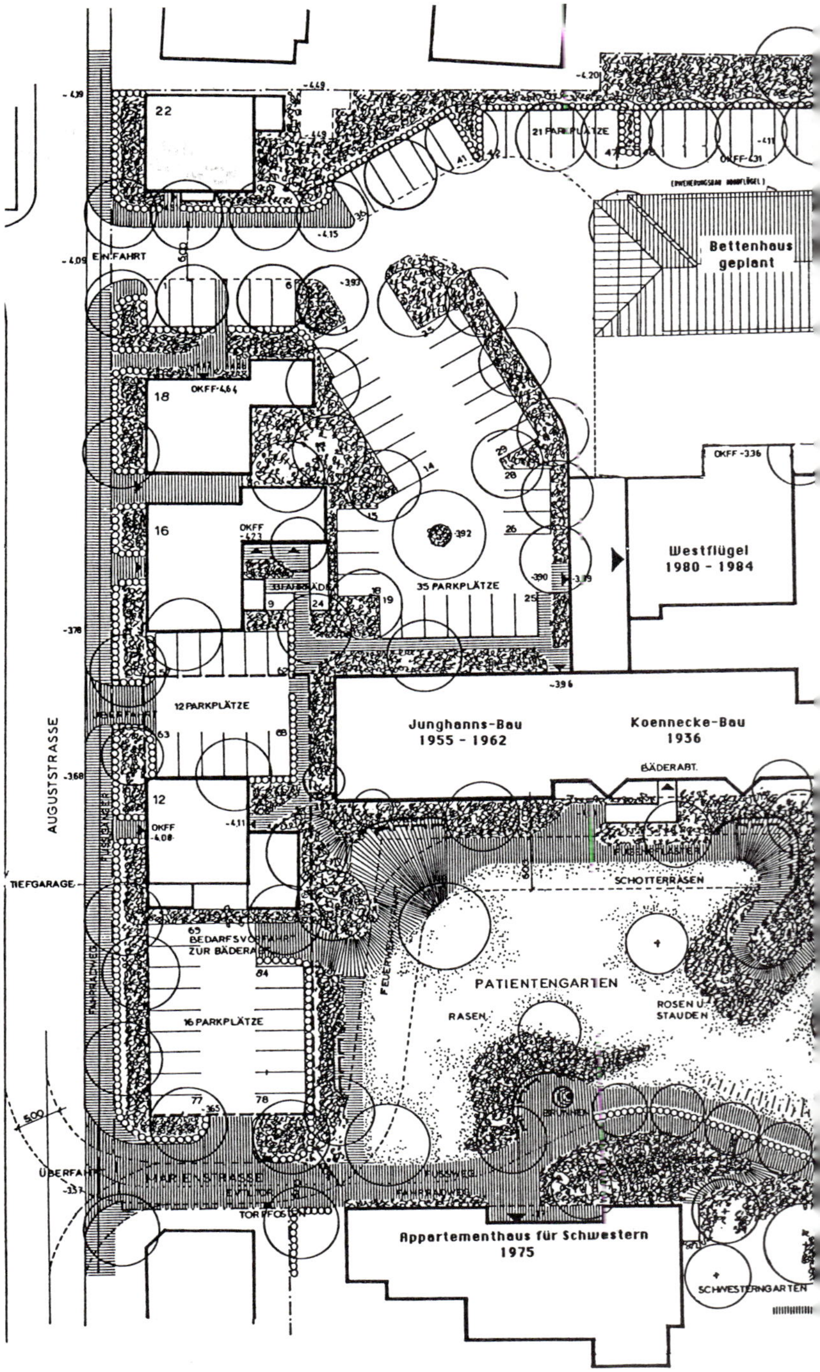

22
21 PARKPLÄTZE
Bettenhaus geplant
EINFAHRT
18
OKFF -4,64
16
35 PARKPLÄTZE
Westflügel
1980 - 1984
12 PARKPLÄTZE
Junghanns-Bau
1955 - 1962
Koennecke-Bau
1936
BÄDERABT.
AUGUSTSTRASSE
12
TIEFGARAGE
SCHOTTERRASEN
BEDARFSVORFAHRT ZUR BÄDERABT.
PATIENTENGARTEN
RASEN
ROSEN U. STAUDEN
16 PARKPLÄTZE
BRUNNEN
MARIENSTRASSE
ÜBERFAHRT
FUSSWEG
Appartementhaus für Schwestern
1975
SCHWESTERNGARTEN

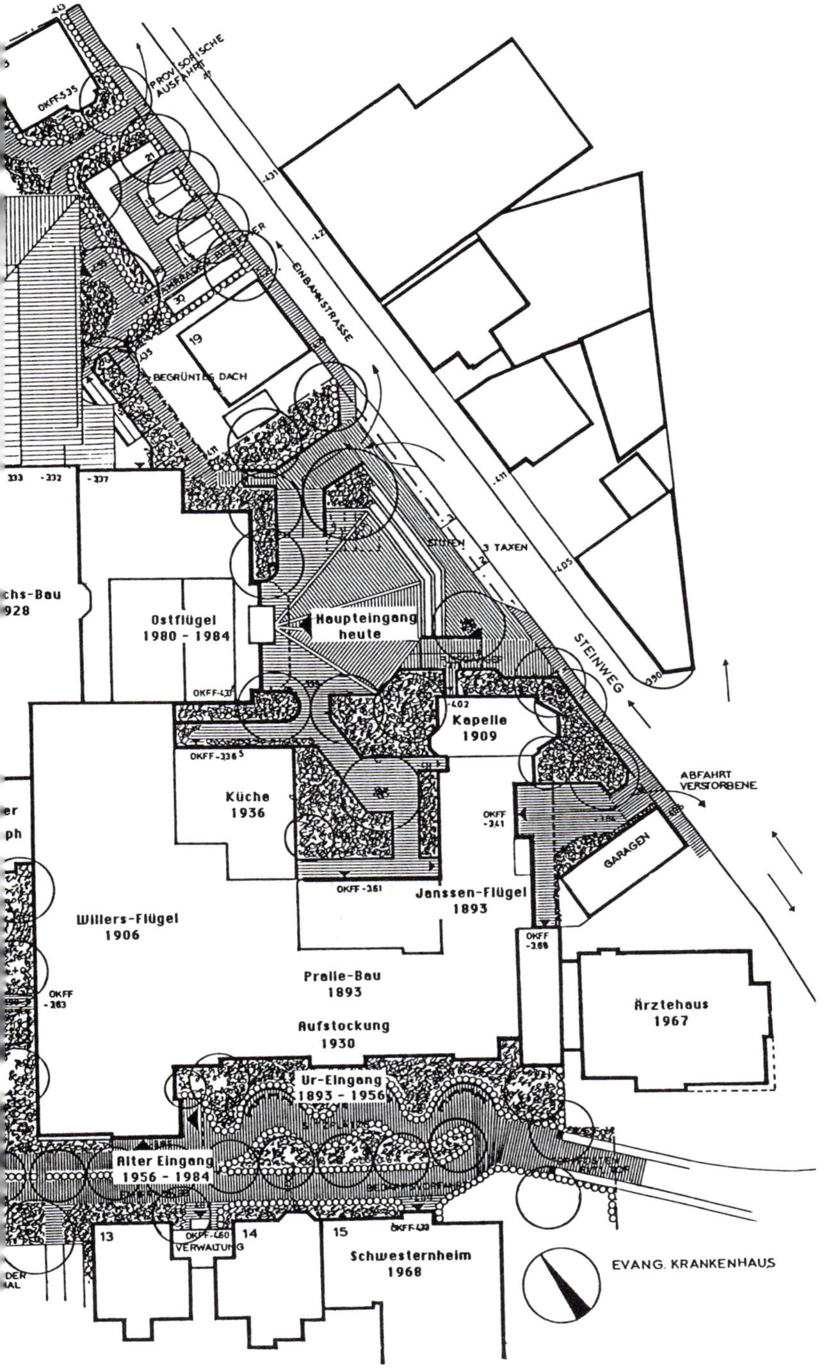
PROVISORISCHE AUSFAHRT
EINBAHNSTRASSE
BEGRÜNTES DACH
Ostflügel
1980 - 1984
Haupteingang
heute
STUFEN!
3 TAXEN
STEINWEG
Kapelle
1909
ABFAHRT
VERSTORBENE
GARAGEN
Küche
1936
Janssen-Flügel
1893
Willers-Flügel
1906
Pralle-Bau
1893
Aufstockung
1930
Ärztehaus
1967
Ur-Eingang
1893 - 1956
Alter Eingang
1956 - 1984
VERWALTUNG
Schwesternheim
1968
EVANG. KRANKENHAUS

zur Förderung des Evangelischen Krankenhauses beteiligte sich daran mit 350.000 DM. Seitdem hat das Krankenhaus 412 Betten.

Die Meisterjahre werden also das Bettenhaus und die letzte Altbau-Sanierung bringen. Dann wird das Grundstück am jetzigen Standort voll bebaut sein. Die Zukunft wird keine quantitative, sondern qualitative Verbesserungen bringen. Seit der Gründung des Evangelischen Krankenhauses hat sich das Haus kontinuierlich vergrößert, und deshalb mußte es nicht verkümmern.

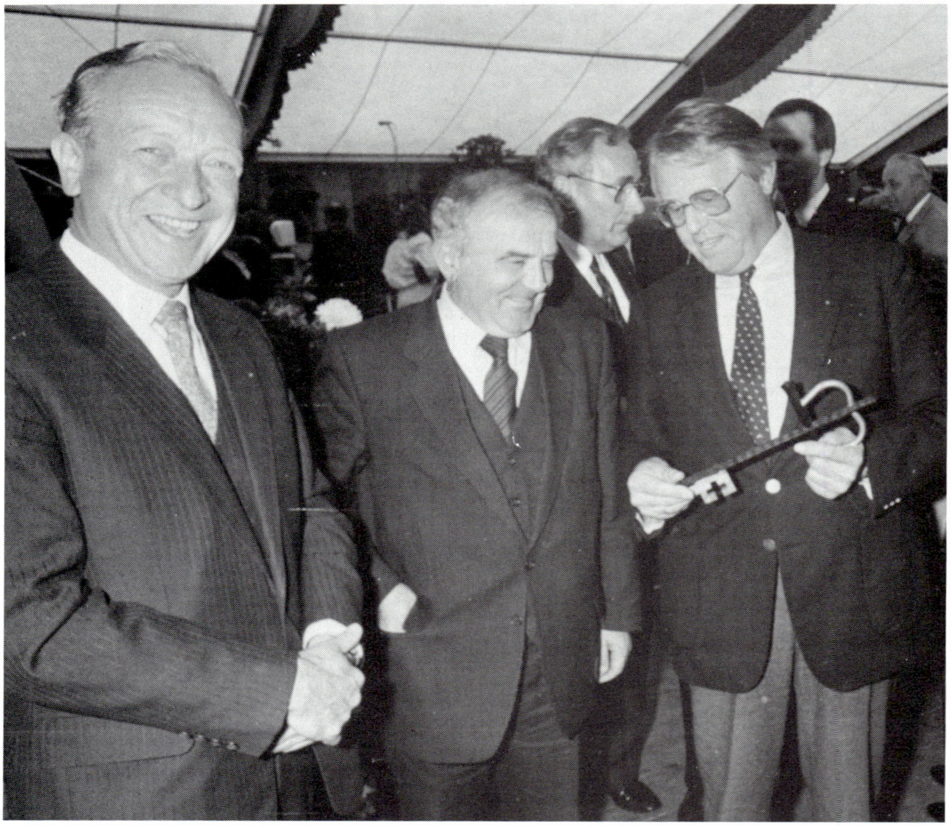

Schlüsselübergabe 1984
des letzten Bauabschnittes 1969 - 1984
v. l. n. re. Ärztlicher Direktor Prof. Herlyn
Sozialminister Schnipkoweit
Vorstands-Vorsitzender Generalstaatsanwalt Höse
Foto: Archiv des Evangelischen Krankenhauses

Fächer von Kopf bis Fuß

Chirurgie

Am 10. April 1872 ist in Berlin die "Deutsche Gesellschaft für Chirurgie" gegründet worden unter dem Vorsitz des Meisters der deutschen Chirurgen Bernhard v. Langenbeck. Sein Stellvertreter wurde Viktor v. Bruns. Einen der Vorträge dieses denkwürdigen Tages hielt Prof. Sonnenburg, der Lehrer von Wilhelm Merkens. Er war der zweite Chirurg am Evangelischen Krankenhaus in Oldenburg. Sein Vorgänger Dode Emken Müller ist vor der Mitte des letzten Jahrhunderts in Berlin Schüler Albrecht v. Graefes gewesen, dessen Vater war der Vorgänger v. Langenbecks. Das war zu einer Zeit, als Chirurgie und Augenheilkunde sich noch nicht getrennt hatten.

Die Liste der Präsidenten der ersten chirurgischen Gesellschaft der Welt ist eine Liste der führenden deutschen Chirurgen. In den Jahren 1937 und 1931 waren es Stich und Schmieden, die Lehrer der dritten und vierten Generation am Evangelischen Krankenhaus Koennecke und Junghanns. Prof. Herbert Junghanns taucht darin 1961 auf während seiner Oldenburger Zeit. Elf Jahre später wurde er Ehrenmitglied der Gesellschaft. Dies ist die höchste Auszeichnung für einen deutschen Chirurgen. Nach siebzehn Jahren in Oldenburg wechselte Junghanns als Chef des Unfallkrankenhauses nach Frankfurt und übernahm die Leitung des Instituts für Wirbelsäulen-Forschung. Junghanns starb an den Folgen eines Autounfalles. Er hatte als Fußgänger eine Straße überquert. Sein Nachfolger wurde am Evangelischen Krankenhaus 1962 Prof. Herbert Henne, der wie Koennecke Oberarzt der Göttinger Chirurgie war.

Stich, Koennecke und Schmieden waren bis 1945 im Amt. Viktor Schmieden starb 1945. Rudolf Stich bat im gleichen Jahr auf einer Ausfallstraße die alliierten Truppen um Schonung der Stadt Göttingen, in der 20.000 Verwundete lagen. Anschließend wurde er als SA-Arzt verhaftet und kam wie Koennecke in ein Internierungslager. Er verlor seinen Lehrstuhl. Ähnlich ging es in Freiburg Prof. Bohnenkamp, dem späteren Internisten am Evangelischen Krankenhaus, der rehabilitiert wurde. An Stichs Stelle trat in Göttingen Karl Ewald Herlyn, Vater des jetzigen Gynäkologen am Evangelischen Krankenhaus.

Die Stich-Schüler - Sauerbruch nannte sie die Stichlinge - hielten Jahrzehnte lang zusammen. Vierzehn Jahre nach Stichs Tod gedachte 1974 K. H. Bauer des 85. Geburtstages "unserer Seniorin Lieschen Jungermann, meiner Kon-Assistentin". Sie

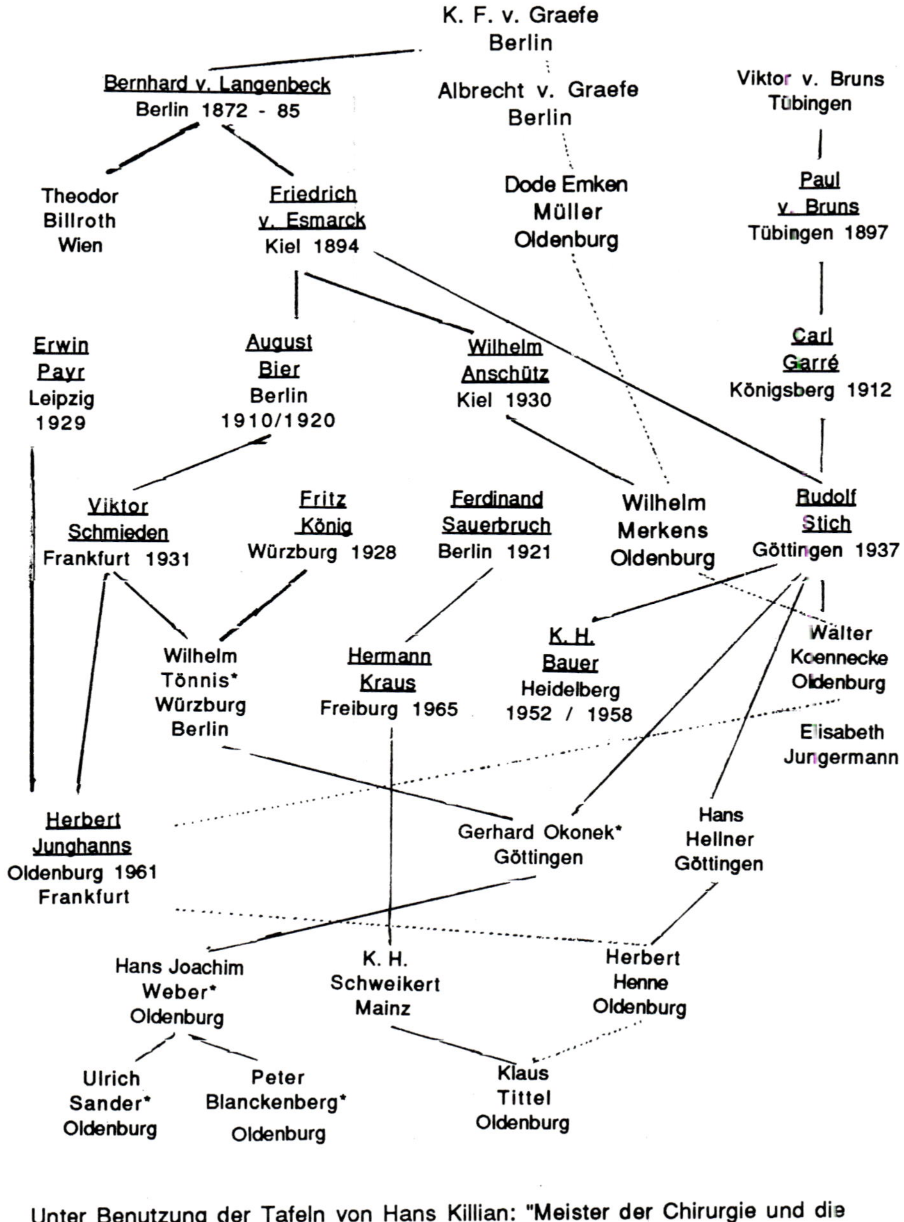

Unter Benutzung der Tafeln von Hans Killian: "Meister der Chirurgie und die Chirurgenschulen" Stuttgart 1980 Name unterstrichen mit Jahreszahl: Präsidenten der Deutschen Gesellschaft für Chirurgie *Neurochirurgen

war die Mitarbeiterin Koenneckes in Oldenburg. K. H. Bauer sagte, bei "Lieschens" Geburt 1889 hätte sich der altersmüde Brown-Sequard Hodenextrakte gespritzt, was dann dazu beigetragen habe, unsere Lebenserwartung um das Doppelte zu erhöhen. Womit er Lieschens fünfundachtig Jahre streng genommen eigentlich nicht erklärt hatte. Immerhin traf er mit dem folgenden Satz den Nagel auf den Kopf: "Fünfundachtzig, keiner möchte es sein, aber jeder will es heute werden!" Bauer erwähnte noch ein anderes Ereignis aus dem Geburtsjahr der Jungermann, das zeigt, welche Finanzquellen dem Krankenhaus verlorengingen: Im Jahr 1889 habe Bertha Benz ihr Benzmobil noch in der Heidelberger Krankenhaus-Apotheke betankt. Wenn auch den Krankenhäusern hier ein interessantes Zubrot zu ihren Pflegesätzen entgangen ist, so haben doch andererseits besonders die Chirurgen sehr von den Automobilen profitiert. Und wer weiß, ob Vater Staat nicht von den Krankenhäusern verlangt hätte, sozialverträgliche, statt kostendeckende Benzinpreise zu nehmen. Aber das interessierte einen Stichling natürlich weniger. Interessanter war da für K. H. Bauer, dem großen Krebsforscher, daß heute jeder fünfte Bürger an Krebs erkrankt, zu Lieschens Geburt aber nur jeder siebenundachtzigste. Allerdings betrug das Durchschnittsalter damals auch nur 37 Jahre. Lieschens Antwort soll kurz gewesen sein: "Drum." Was zeigt, daß sie mit fünfundachtzig noch nichts von ihrem herben Charme verloren hatte.

Kurz bevor die Stichlinge Koennecke und Jungermann am Evangelischen Krankenhaus in Oldenburg zu arbeiten begannen, sagte der französische Chirurg Faure: "Alles, was am menschlichen Körper zu operieren möglich ist, ist operiert worden. Es gibt nichts mehr zu tun, nichts mehr zu wagen: Wir erleben heute den Höhepunkt der Chirurgie." Drei beneidenswerte Sätze, drei bemerkenswerte Irrtümer. Zweifellos hätten Koennecke und Jungermann diesen Sätzen damals zugestimmt, nicht jedoch Koenneckes Nachfolger Junghanns. Die Stimmung in der Chirurgie am Beginn der Zwanziger Jahre hatte zur Folge, daß sie zwischen den Weltkriegen sich kaum noch für Forschung interessierte. Die Zeit der Anwender war gekommen. Dies war wohl auch einer der Gründe, warum Koennecke nach Oldenburg kam. Mißerfolge versuchte man damals durch immer perfekteres Operieren auszugleichen, zum Beispiel Blutverlust durch Schnelligkeit. Die Fortschritte kamen nicht aus den Operationssälen, sondern aus den Laboratorien. So ging Alexis Carrel nach Amerika, wo ihm Mäzene Grundlagenforschung ermöglichten und wo er die experimentellen Grundlagen der Gefäßverbindungen und Organ-Transplantationen erarbeitete. Andere Fortschritte kamen von der Röntgenologie und der Entwicklung der Narkosen in geschlossenen Systemen, was Lungenoperationen ermöglichte. Die Mißerfolge der Hirnchirurgie, der auch Koenneckes Patienten fast alle zum Opfer fielen, hörten Anfang der dreißiger Jahre auf, als man anfing, die Tumoren unter dem Mikroskop zu studieren.

Weitere Fortschritte der Chirurgie brachte der zweite Weltkrieg. Die amerikanische

Armee entwickelte eine Strategie der Blutübertragung mit Blutkonserven und getrocknetem Plasma, schon auf dem Schlachtfeld. Für Narkose kam das Lachgas und zur Ruhigstellung der Muskeln das indianische Pfeilgift Curare, so daß viel weniger Schwerverletzte auf dem Schlachtfeld bleiben mußten für den Feldgeistlichen. Im Nordafrika-Feldzug konnten die Engländer 1943 Penicillin als erstes Antibiotikum einsetzen. Fleming hatte es schon 1929 entdeckt. Gegen die vielen tödlichen Embolien gab es seit 1942 die Antikoagulantien. Das Heparin wurde bereits 1922 von McLean entdeckt. Jetzt trieb die Geißel des Krieges die Forschung an. Das war vielleicht der einzige Nutzen des Krieges für die Menschheit. Deutschland war von vielen dieser Fortschritte abgeschnitten. Über das Drama des Penicillin in Oldenburg, das erst nach dem Kriege zu uns kam, wurde schon im Kapitel der Nachkriegszeit berichtet.

Koenneckes Nachfolger Prof. Herbert Junghanns kam aus der Grundlagen-Forschung. Er wußte, was die Chirurgie ihr verdankte. Bevor er Chirurg wurde, war er Oberarzt bei dem Pathologen Schmorl, einem weltbekannten Wirbelsäulen-Forscher. Junghanns kam am 1. November 1945 in das Evangelische Krankenhaus. Am Tage darauf operierte er eine 49-jährige Frau mit einem Nierentumor in Paravertebral-Narkose, dann nach Billroth II eine Magenresektion bei einem Zwölffingerdarm-Geschwür. Es folgte eine Colon-mobile-Operation mit Blinddarm-Entfernung in Evipan-Aether-Narkose, und ebenfalls in Aethernarkose eine Phimose bei einem vierjährigen Kind. Am Nachmittag operierte er noch eine Hämorrhoiden-Fissur in Evipan-Aether-Narkose, öffnete bei drei Patienten Abszesse am Kopf, in der Achselhöhle und an einem Finger. Vor den Operationen hatte er bereits Visite gemacht. Nach den Operationen begannen die Ambulanz-Untersuchungen. Am Abend arbeitete er wissenschaftlich. Er schrieb allein in Oldenburg 185 wissenschaftliche Arbeiten. Bei seinem Abschied aus Oldenburg 1962 sagte Dr. Simon, Chefarzt des Elisabeth-Kinderkrankenhauses und Ärztekammer-Vorsitzender: "Wir sind stolz darauf, daß Sie als Präsident der Deutschen Gesellschaft für Chirurgie den Namen Oldenburgs in aller Welt bekannt gemacht haben."

Prof. Junghanns und Prof. Assmann luden am 29. September 1947 die Oldenburger Ärzte zum ersten Ärztekongreß nach dem Kriege ein. Penicillin, für Deutschland noch ein "Wundermittel", war das Thema. Die Vorträge fanden im Evangelischen Krankenhaus statt. Anschließend gab es ein Essen in der Harmonie. Das Evangelische Krankenhaus hatte die Kartoffeln spendiert. Mitzubringen waren 50 g Fleischmarken, 10 g Fettmarken, 50 g Nährmittel-Marken.

Curare kam 1951 nach Oldenburg. Junghanns hatte seinen Assistenten Dr. Roes nach Heidelberg geschickt, damit er dort Intubations-Narkosen mit Curare lernen sollte.

Er schaffte eine solches Gerät auf eigene Kosten an und sagte: "Das Evangelische Krankenhaus kann es später erwerben, wenn es ihm finanziell besser geht." Dr. Roes kam mit einem viel bewunderten Zertifikat aus Heidelberg zurück, aus dem hervorging, daß er nun für Intubations-Geräte Narkosearzt sei. Die Chirurgen hatten damals bei 150 Betten 4 Assistenzärzte und zwei unbezahlte Gastärzte. Für den monatelang fehlenden Dr. Roes gab es natürlich keinen Ersatz.

Im gleichen Jahr 1951 veranstaltete Junghanns den zweiten Ärztekongreß nach dem Krieg in Oldenburg. Curare war eines der Themen. Dreihundert Ärzte kamen aus allen Teilen der jungen Bundesrepublik. Der Kongreß fand im Schloßsaal und im Landesmuseum statt.

Ärzte-Kongreß in Oldenburg feierlich eröffnet

67. Tagung der Vereinigung Niederdeutscher Chirurgen führte 300 Fachärzte aus ganz Deutschland ins Schloß

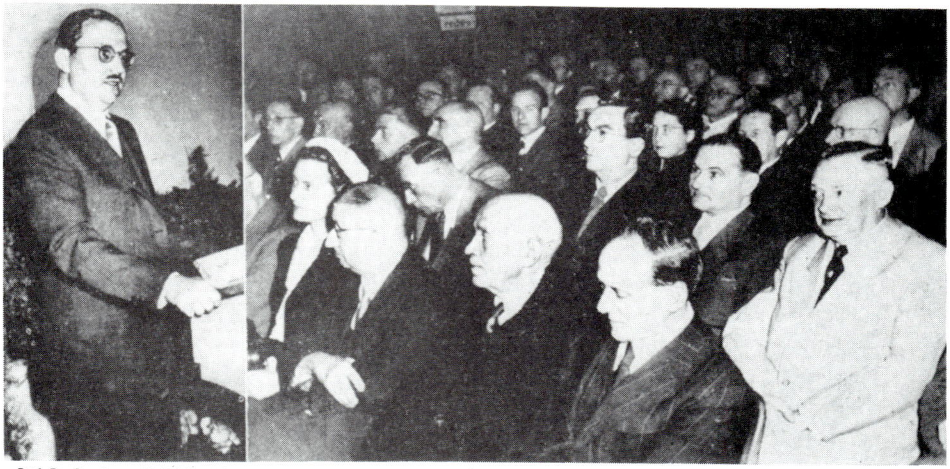

Prof. Dr. Junghanns (links) begrüßt die Gäste im Theatersaal des Schlosses. Ganz rechts: Dr. Crone-Münzebrock, daneben Präsident Wegmann und Oberbürgermeister Lienemann, dahinter Oberstadtdirektor Eilers. Bild: Caro

300 Fachärzte, nicht nur aus dem Bundesgebiet, sondern aus ganz Deutschland, darunter Kapazitäten auf den Gebieten der Wissenschaft, Forschung und Praxis, weilen gegenwärtig als Gäste in der Stadt Oldenburg, um an der 67. Tagung Niederdeutscher Chirurgen teilzunehmen. Bereits der erste Tag mit der feierlichen Eröffnung im Schloßsaal erwies erneut die Eignung Oldenburgs als Kongreß-Stadt.

Professor Dr. Junghanns, der Chefarzt des Evangelischen Krankenhauses Oldenburg leitete die Tagung mit herzlichen Dankesworten an Präsident Wegmann für alle ein, die in verständnisvoller und entgegenkommender Weise die Voraussetzungen für die erfolgreiche Durchführung des Kongresses geschaffen haben. Professor Junghanns begrüßte neben den Vertretern der Regierung und der Stadt, den Leitern des Staatlichen Gesundheitsamtes, der Kassenärztlichen Vereinigung und der Ärzteschaft des Deutschen Roten Kreuzes unter besonders herzlichem Beifall des Kongresses zahlreiche Ärzte aus Ostdeutschland, darunter den Schriftführer der Deutschen Gesellschaft für Chirurgie, Professor Hübner (Berlin).

Mit gleicher Herzlichkeit nahm der Kongreß davon Kenntnis, daß Professor Nyström (Upsala), Ehrenmitglied der Vereinigung, sowie die Professoren Nylander (Helsingfors) und Ljunggren (Göteborg), die zur Zeit am Nordischen-Chirurgentag in Kopenhagen teilnehmen, dem Kongreß ihre herzlichen Wünsche übersandt haben.

Verwaltungspräsident Dr. Wegmann überbrachte die Grüße und Wünsche der Landesregierung und seiner eigenen Behörde, Oberbürgermeister Lienemann die Grüße der Stadt. In gleichem Sinne wünschte Dr. Mittweg, Vorsitzender der Ärztekammer Oldenburg, der Tagung besten Erfolg.

Dank der Bereitwilligkeit des Intendanten des Oldenburgischen Staatstheaters, Dr. Briese, konnte durch rechtzeitige Spielplanänderung dem Kongreß der Schloßsaal als Tagungsraum zur Verfügung gestellt werden. Das Landesmuseum hat ausreichende Räume im ersten Obergeschoß des Mittelbaues zur Unterbringung des Kongreß-Büros und für eine umfangreiche Fachausstellung der einschlägigen Industrien freigegeben. Diese Ausstellungen fanden eine wertvolle Bereicherung durch die vom Heimatmuseum gezeigten prähistorischen chirurgischen Instrumente römischer Herkunft, einiger trepanierter Schädel und dreier Moorleichen. HK

Aus der Nordwest-Zeitung vom 30. 6. 1951

Die Nordwest-Zeitung überschrieb Junghanns Vortrag: Indianer-Pfeilgift im Operationssaal. Zwei Großtaten hätten nach Junghanns am Anfang der neuzeitlichen Chirurgie gestanden: Die Schmerzbetäubung und die Keimfreimachung der Operationen. Heute gebe es schon Narkoseärzte unter den Chirurgen. Für besonders schwere, mehrstündige Operationen sei die "Intubationsnarkose" entwickelt worden. Neben einem Schlafmittel würde den Patienten eine genau bestimmte Dosis des indianischen Pfeilgiftes Curare in die Blutbahn gespritzt. Damit würde die gesamte Muskulatur stillgelegt, auch die Atembewegungen. Durch das Intubationsgerät bekämen die Patienten den lebensnotwendigen Sauerstoff mit Narkosemitteln wie Lachgas in die Lungen eingeblasen. Sodann würde die verbrauchte Luft wieder abgesaugt wie beim Atmen.
Ich machte damals gerade meinen Krankenpflegedienst während der vorklinischen Semester. Dr. Roes nannte sein Intubationsgerät "den heiligen Lachgeist", worauf sich die Diakonissen beleidigt zurückzogen, die seit Jahrzehnten die Äethermasken-Narkosen gemacht hatten. Ich erinnere mich noch an das Blutspenden, das damals täglich stattfand. Blutkonserven gab es noch nicht. Mit Blutgruppe O war ich "Allesspender". Vorher hatte mir eine Diakonisse Blut abgenommen. für die Wassermann´sche Reaktion. Ich wußte noch nicht warum. Da lachte das ganze Dienstzimmer, aber Schwester Hildegard verbat sich das. Am Abend las ich es im Klinischen Wörterbuch nach. Als klar war, daß ich keine Syphilis hatte, durfte ich dann einen Blutstropfen von mir mit einem des Empfängers auf einen Objektträger verrühren und sehen, ob es keinen Ausfall gab. Nach dem Blutspenden bekam ich ein Sonderfrühstück und hatte den Rest des Tages frei. Prof. Henne führte, als er 1962 kam, sofort Blutübertragungen mit Blutkonserven ein.

Junghanns verfaßte 1970, am Ende seiner beruflichen Tätigkeit, einen Rückblick, der historisch interessant ist. Er wurde veröffentlicht im Medizinhistorischen Journal Band 6 /1971. Darin beschreibt er auch seine Oldenburger Zeit am Evangelischen Krankenhaus. In diesem Rückblick stellt er der Chirurgie eine Prognose, die heute noch bemerkenswert ist:

"Als Siebenjähriger erklärte ich, ein Arzt werden zu wollen, der schneidet. Das begann auf meinem ersten Schulausflug in Chemnitz. Während meine Schulfreunde die so beliebte Botanisiertrommel umhängten, in der Frühstücksbrot, Frösche und Schmetterlinge friedlich durcheinander kugelten, bastelte ich den ersten Notarztkoffer meiner ärztlichen Laufbahn aus einer Zigarrenkiste. Sie wurde mit einem roten Kreuz bemalt und aus der Hausapotheke meiner Mutter gefüllt. Eine solche Apotheke war damals noch nicht wie heute mit Tranquilizern, Psychopharmaka, Antibabypillen überfüllt, sondern ihr Inhalt entsprach der Hausapotheke, die meine Mutter wiederum aus ihrer Kinderzeit, also den 80iger Jahren des vorigen Jahrhunderts von dem erzgebirgischen Bauernhof meiner Großeltern her kannte. Da gab es Mullbinden, englisches Heftpflaster, Kopfschmerzpulver in kleinen Tüten, denn Tabletten waren noch nicht üblich und Franzbranntwein. Ein Schulkamerad, der sich das Knie aufschlug, wurde auf diesem Schulausflug 1909 mein erster Patient, ein Patient im wahren Sinne dieses Wortes, nämlich ein Leidender. Der Franzbranntwein, den ich in die Wunde goß, rief, wie ich mich noch deutlich erinnere, heftige Abwehrbewegungen hervor. Trotzdem heilte die Wunde. Davon konnte ich mich bei meiner täglichen "Visite" überzeugen.

Der Gymnasialzeit in Dresden verdanke ich Werkunterricht in Buchbinderei, so daß ich mich in der Inflationszeit als Werkstudent über Wasser halten konnte. Noch in der Schulzeit nützte ich die Möglichkeit, das Schreinerhandwerk zu erlernen. Alles wurde damals von Hand gehobelt, gebohrt, gefräst, gestanzt und gefeilt. Diese Ausbildung ist in der späteren chirurgischen Laufbahn vieler Menschen Knochen zugute gekommen, an denen ich ebenfalls gebohrt, gefeilt, gefräst, gestanzt und gemeißelt habe.

Der Schulzeit folgte das weitere Studium in der schwierigen Zeit der Inflation in Leipzig. Dort begeisterten uns vor allem der Internist Strümpell und der Chirurg Payr, mein erster chirurgischer Lehrer, also die erste enge Berührung mit meinem Wunschtraum: dem Arzt, der schneidet. Jeden freien Tag und alle Ferien verbrachte ich an der chirurgischen Klinik. Eine Doktorarbeit über korrigierende Operationen am Kniegelenk und die seinerzeit epochemachenden gelenkplastischen Operationen Payrs gaben schon damals eine Richtung auf die Extremitäten-Chirurgie. Dann wurde das Pathologisch-anatomische Institut in Dresden meine wissenschaftliche Heimat. Schmorl, dessen Forschungen auf dem Gebiet der Wirbelsäule ein völliges Neuland betraten, lehrte mich, wie in der Grundlagen-Wissenschaft jede gewonnene Erkenntnis nicht Ende des Wissens, sondern Ausgangspunkt für neue ungelöste Fragen ist. Aus der vorgesehenen einjährigen pathologischen Ausbildung wurden dreieinhalb Jahre.

Zwischenzeitlich hatte ich mich nach einem chirurgischen Lehrer umgesehen. Kirschner, Sauerbruch und Schmieden zeigten sich interessiert. Nach reiflichen Überlegungen sprachen viele Gründe dafür, das Angebot Schmiedens anzunehmen. Ein kleines charakteristisches Zwischenspiel ist hier jedoch noch zu erwähnen. Sauerbruch und sein Oberarzt Nissen hatten sich in Berlin eingehend mit mir unterhalten. Als Thoraxchirurgen war ihnen das Ergebnis meiner Arbeiten über die Krebshäufigkeit deshalb interessant, weil im Dresdner Material der bisher unbekannte Anstieg des Lungenkrebses zwischen 1893 und 1927 bei Männern nachzuweisen war. Nach dieser Unterhaltung vergingen mehr als sechs Monate, ohne daß ich etwas aus Berlin hörte. Am Heiligen Abend, genau zur Mitternacht, läutete der Telegrammbote, und ich las: "Antreten Stelle in meiner Klinik am 1. Januar. Sauerbruch." Dieses unerwartete

Weihnachtsgeschenk war jedoch unannehmbar, da ich mich zwischenzeitlich in Frankfurt gebunden hatte.

Frankfurt und seine Chirurgischen Klinik wurden für fünfzehn Jahre meine Wahlheimat. Hatte mir Schmorl wissenschaftliches Denken und Arbeiten nahegebracht, so verehre ich Schmieden, diesen meisterhaften Operateur, als meinen Lehrer der praktisch-chirurgischen Tätigkeit. Durch seine operativen Leistungen in der allgemeinen Chirurgie war er weltbekannt. Er beherrschte praktisch alle damals möglichen Operationen im Rahmen der noch einheitlich geschlossenen Chirurgie. Hier in Frankfurt erfuhr ich, was Schmieden oft aussprach: "Chirurg werden sollte nur, wer bereit ist, sein Leben lang ein Schwerarbeiter zu sein." So kam ich auch erst in späteren Jahren dazu, eine Familie zu gründen. An der Frankfurter Klinik, ähnlich wie vorher in Dresden, schloß ich Freundschaften mit vielen uns besuchenden in- und ausländischen Kollegen. Freundschaften, die trotz Krieg und schwieriger Nachkriegszeit noch heute bestehen. Mehrfache durch Schmieden und die Universität vor dem zweiten Weltkrieg fest vereinbarte Studienaufenthalte in bekannten ausländischen Kliniken scheiterten zu meinem großen Bedauern infolge der zunehmenden Schwierigkeiten in den zwischenstaatlichen Beziehungen. Glücklicherweise wurden nach dem Kriege die weltweiten Beziehungen unter den Ärzten wieder gefestigt zur großen Bruderschaft der Chirurgen.

Mitten in der Zeit des drohenden Krieges brachte eine schwere berufsbedingte Infektion ein längeres Ausscheiden aus der aktiven Kliniktätigkeit. Kaum in die Klinik zurückgekehrt, verlangte der Krieg die Leitung der Lazarett-Abteilung für Thoraxschuß-Verletzungen mit vielen Operationen. Der unerwartete Tod meines Lehrers Schmieden im Oktober 1945 lösten meine Bindungen an Frankfurt.

Eine Vermittlung durch den ersten Nachkriegsrektor der Universität, Professor Hohmann, brachte die Möglichkeit für eine Chefarztstelle in Oldenburg. So kam ich bereits im November 1945 in eine vom Krieg fast unberührte Stadt und in ein voll arbeitsfähiges Krankenhaus. Dort traf ich meinen früheren akademischen Lehrer Professor Assmann, während meiner Studienzeit bei Strümpell in Leipzig. Jetzt war er von seinem Ordinariat in Königsberg vertrieben. Jahrelang verband uns beste Zusammenarbeit. Nebenbei bemerkt: Unter dem Eindruck der schwierigen Nachkriegs-Verhältnisse an den zerstörten Universitäten faßten wir damals den Plan, eine medizinische Akademie in Oldenburg zu gründen. Das scheiterte leider am Konservativismus der zu jener Zeit noch selbständigen Oldenburger Landesregierung. Die Nachkriegszeit war für die Stadt Oldenburg recht schwierig, denn zu den 80.000 Einwohnern strömten in die unzerstörte Stadt 50.000 Flüchtlinge.

Leider endete die Zusammenarbeit mit Professor Assmann tragisch. Durch eine Virusgrippe verstarb zunächst der Röntgenologe des Krankenhauses, und wenige Tage später auch der erste Assistent der Inneren Abteilung. Bei der Beerdigung sagte mir Assmann, daß er noch nie in seinem Leben sich infiziert hätte. Eine Woche später stand ich an seinem Grabe. Er war der gleichen Virusgrippe erlegen. - An dieser Stelle noch ein Rückblick: Auch mein erster Lehrer, Geheimrat Schmorl, starb an einer Berufsinfektion. Er hatte sich bei der Präparation einer Wirbelsäule verletzt. Eine schwere Sepsis folgte mit Abszessen und schließlich tödlichem Wundscharlach.

Siebzehn Jahre war ich in Oldenburg Ärztlicher Direktor des Evangelischen Krankenhauses und Chefarzt der Chirurgischen Abteilung und hatte vor, mein Berufsleben in einigen Jahren dort abzuschließen. Da trat ein Verführer an mich heran. Die Unfallchirurgie in Frankfurt war ein lockendes Angebot. Auch die angebotene Möglichkeit, in einem Institut für Wirbelsäulen-Forschung zusätzlich wieder intensiver wissenschaftlich tätig werden zu können, bestimmten meinen Entschluß. Er wurde mir nicht leicht, denn Oldenburg bot eine sehr befriedigende Tätigkeit im Kreise freundschaftlich verbundener Chefärzte und in einem dem Dienst am Kranken mit besonderer Hingabe gewidmeten Krankenhaus.

Die zwei Jahrzehnte nach Oldenburg haben mir gezeigt, daß kein Chirurg mehr in der Lage ist, das Fach in seiner vollen Breite zu beherrschen, da in Sondergebieten ganz spezielle Entwicklungen eingetreten sind und weitere sich anbahnen. Die Bedeutung der Unfallchirurgie verlangt die Einrichtung unfallchirurgischer Abteilungen an allen größeren Allgemein-Krankenhäusern. Damit nicht genug. Es zeichnet sich eine Entwicklung ab, daß verschiedene Fachbereiche mehr oder weniger verselbständigt werden. Dazu gehört die Handchirurgie. Für die Wiederherstellungs-Chirurgie zeichnen sich Probleme ab, die der Lösung durch wissenschaftliche Erforschung harren. Hier einige Prognosen:

1. Es fehlt ein plastisch formbares Material zur Stabilisierung von Frakturen, wenn man so will für das Zusammenleimen gebrochener Knochen, ein Material, das nach Einbringung in den Knochen rasch belastungsfähig erhärtet, die Knochenheilung nicht stört, sondern fördert und durch einwachsenden neuen Knochen allmählich abgebaut wird. (Junge Erfinder also an die Front!)

2. Weiter fehlt noch immer der zuverlässige künstliche Hautersatz für große Wunden und Verbrennungen. Er sollte der sichere Wegbereiter für die nachwachsende Haut oder ein sofort vollwertig einheilender Ersatz sein.

3. Auf dem Gebiet der Wirbelsäule, seit mehr als 40 Jahren mein Steckenpferd, ist eine

aktivere operative Behandlung für Wirbelbrüche und Verrenkungen zu erhoffen.

4. Die Kunstgelenke, die dem Ersatz traumatisch geschädigter Gelenke dienen, haben für den Hüftgelenkersatz eine befriedigende Ausreifung gefunden. Bei anderen Gelenken sind jedoch mancherlei Verbesserungen nötig, und es fehlen auch noch grundlegend neue Ideen zur Konstruktion funktionsfähiger Kunstgelenke.

5. Noch immer offen ist die Frage, ob bei der traumatischen Querschnittslähmung des Rückenmarks eine neue Innervierung der gelähmten Körperteile gelingt. Wird es möglich sein, den gelähmten Muskeln der Gliedmaßen und der inneren Organe durch Schrittmacher - wie für das Herz - Bewegungsmöglichkeiten zu schaffen?

6. Eines Tages, von dem wir hoffen, daß er nicht mehr fern ist, wird das künstliche Herz Wahrheit sein.

Zum Schluß möchte ich sagen: Der Siebenjährige, der mit einer rotkreuzbemalten Zigarrenkiste auszog, um ein Arzt zu werden, der schneidet, hatte das Glück, sich diesen Wunschtraum vierzig Jahre lang zu erfüllen. Jetzt hofft er als Siebzigjähriger, daß sein Messer vielen Menschen geholfen hat, aber er bedauert auch, daß ihm manche Rettung eines Menschenlebens versagt blieb."

Der von Junghanns erwähnte Röntgenologe Abel starb übrigens nicht 1950 an jener Virus-Lungenentzündung, wie Prof. Assmann und sein Assistent Dr. Rohlfs, sondern 1964 an einem Herzinfarkt. Unerwähnt ließ Junghanns, daß er selber in seiner Oldenburger Zeit einen akuten Bandscheiben-Vorfall nach einem Hustenstoß bekam. Sein Oberarzt Arnold Petry mußte aus dem Urlaub geholt werden. Nur von ihm wollte er sich operieren lassen. Er blieb danach beschwerdefrei.

Prof. Junghanns, wie auch sein Nachfolger Prof. Henne, vertraten am Evangelischen Krankenhaus noch die ganze Chirurgie. Mit Ausnahme der Hirnoperationen gab es keine Operation, die sie nicht ausführten. Erst 1985 wurde aus der Chirurgie eine Mosaik-Abteilung, als unter Dr. Hoffmann die Handchirurgie und plastische Chirurgie begann und 1986 unter Prof. Tittel die Unfallchirurgie, während die Allgemeinchirurgie bei Dr. Röhn blieb, dem langjährigen Oberarzt von Prof. Henne. Dabei behielt die Chirurgie in Prof. Tittel als Chefarzt einen Gesamtleiter. Junghanns hatte übrigens schon 1956 dem Vorstand dringend eine Unfallchirurgie vorgeschlagen.

Im gleichen Jahr 1970, als Junghanns rück- und vorausschauend die Chirurgie betrachtete, erschien ein Buch, das zu ähnlichen Prognosen kam. Wolfgang Müller-Ostens: "Der Beruf des Chirurgen" mit einem zustimmenden Vorwort des Sauerbruch-Schülers Rudolf Nissen. Müller-Osten zitierte Junghanns mehrfach und wies besonders auf seinen Aufsatz von 1965 hin: "Das Berufsbild des Krankenhaus-Arztes". Darin schrieb Junghanns zu den chirurgischen Abteilungen: "Man kann heute mit Sicherheit sagen, daß sie 150 Betten nicht überschreiten sollten und man wird voraussagen können, daß sie in Zukunft eher kleiner werden." In Oldenburg hatte Prof. Junghanns 150 chirurgische Betten. Heute sind es 110: 60 unfallchirurgische, 35 allgemeinchirurgische und 15 handchirurgische Betten. Von dem "idealen" Chefarzt erwartete Junghanns 1965: "Er muß ein erhebliches Ansehen in der Öffentlichkeit genießen, denn er prägt mit seiner Leistung Ruf und Bedeutung des Krankenhauses, in welchem er tätig ist."

Müller-Osten sagte voraus, daß wir ein Mosaik-Krankenhaus bekommen, mit einer Chirurgie, die aus organbezogenen Teilen besteht. Die Zahl der chirurgischen Subspezialitäten wird und soll zunehmen. Wenn über den Teilen ein chirurgischer Chefarzt steht, kann das so falsch sein, als wenn der Chefpilot einer Fluggesellschaft jeden Langstreckenflug mitmacht. Ist aber eine Chirurgie nicht teamfähig, braucht sie einen Chef: "Man sagt, wir Deutschen seien noch nicht reif für Teamarbeit im Krankenhaus. Daran ist sicher etwas Wahres. Nach den langen Jahren des Sich-Fügens bei uns, streben wir nach dem eigenen Wirkungsbereich."

Diese Fragen werden in Deutschland also seit zwanzig Jahren diskutiert, infolge der zunehmenden Subspezialisierung der medizinischen Fächer. Noch haben die Anhänger der Kernklinik-Modelle und des Departement-Systems nicht zusammengefunden. Das Kernklinik-Modell hat wohl nur Zukunft, wenn dem Chefarzt die Kooperation mit den Spezialabteilungen gelingt. Der Departement-Gedanke eines nichthierarchischen Nebeneinander von Subspezialitäten findet Anhänger vor allem bei operierenden Ärzten. Es gibt heute große Krankenhäuser, wie das in Eppendorf, wo beide Systeme nebeneinander bestehen. Bedenkenswert ist, was der große Internist Theodor Frerichs bei seiner Eröffnungsrede zum ersten Internisten-Kongreß 1882 in Wiesbaden sagte: "Im Laufe der letzten Jahrzehnte haben sich immer mehr Einzelfächer abgesondert, und sie hatten dazu ihre Berechtigung. Wir dürfen indes die Schattenseiten nicht übersehen. Denn man entfernt sich mehr und mehr von der Einheit des Menschen." Es gibt bis heute keine Patentlösungen, sondern nur Kompromisse: So viele Fächer wie nötig, so viel Einheit wie möglich.

Man kann auch in Oldenburg beobachten, daß die Menschen Subspezialitäten heute erstaunlich schnell annehmen. Als bald nach der Eröffnung der Handchirurgie im

Evangelischen Krankenhaus ein Bauarbeiter, der sich die Hand abgesägt hatte, damit in einem Handtuch zu Dr. Hoffmann kam, und der sie wieder annähte, war das Eis gebrochen. Seitdem kann er sich nicht retten vor Händen. Die Nordwest-Zeitung ließ sich das Ereignis nicht entgehen.

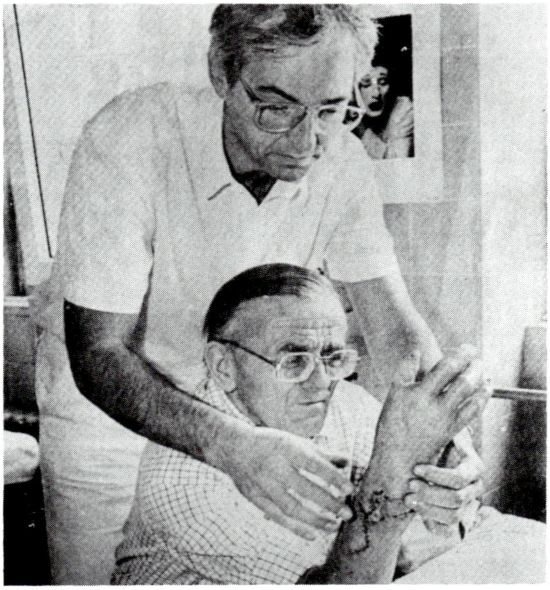

Neurochirurgie

Am 25. November 1884 wurde der Farmer Henderson im National-Hospital in London von dem Chirurgen Godlee operiert. Er überlebte die Operation 28 Tage und starb dann an einer Hirnhautentzündung. Ein Hirntumor hatte seine linke Körperseite gelähmt und rechts zu einer Stauungspapille geführt. Die unerträglichen Kopfschmerzen hatten Henderson um eine Operation betteln lassen. Das besondere an dieser Operation von 1884 war, daß der Neurologe Bennett den Hirntumor genau an der Stelle vorausgesagt hatte, an der der Chirurg Godlee ihn fand. Dies war die Geburt der Neurochirurgie, und diese Geburt wiederholt sich bei jeder neurochirurgischen Operation bis heute.

Die Geschichte der Neurochirurgie und die Geschichte des Evangelischen Krankenhauses beginnt fast gleichzeitig kurz vor der Jahrhundertwende. Als 1964 beide zusammenkamen, wurde daraus die Geschichte eines Kuckuckseis im Nest des Evangelischen Krankenhauses. Als um 1870 sich bei den Augenärzten die Kenntnis der Stauungspapille verbreitete und bei den Neurologen Wilhelm Erbs Reflexhammer, da gab es einige, die sofort wußten, daß dies zum Stoff gehört, aus dem Neues entsteht. Bennett und Godlee in England gehörten dazu und bei uns Fedor Krause. Seine zwei 1908 veröffentlichten Bände: "Chirurgie am Gehirn und Rückenmark nach eigenen Erfahrungen" brachte vierzig Jahre später Prof. Junghanns mit nach Oldenburg an das Evangelische Krankenhaus, denn Krause operierte auch als erster einen Bandscheiben-Vorfall. Er hielt den Vorfall noch für einen Tumor.

Bis in die zwanziger Jahre war die Neurochirurgie in Deutschland eine Chirurgie des Rückens, weniger des Gehirns, und wurde von Neurologen betrieben. Die Neurologen-Chirurgie hat bei uns lange nachgewirkt. So war Hans Joachim Weber, der Begründer der Neurochirurgie am Evangelischen Krankenhaus noch beides, Neurologe und Neurochirurg. Seit Mitte der zwanziger Jahre aber entschieden die Chirurgen die Zukunft der Neurochirurgie: Der Chirurg Harvey Cushing begründete die moderne Hirnchirurgie. Starben am Anfang der zwanziger Jahre noch 80% der Hirnoperierten, waren es am Ende nur noch 20%. Die Wende kam mit der Erkenntnis, daß Hirntumor nicht gleich Hirntumor ist, und mit der Entdeckung der Kontrastmittel-Diagnostik. Das war 1927.

Wie spiegelt sich diese Entwicklung im kleinen Oldenburg? Man kann das an einem Vortrag erkennen, den der Neurologe Modes am 24. April 1932 vor dem Oldenburger Ärzteverein hielt. Dr. Ulrich Modes, ein Schüler von Nonne, war Belegarzt am Evangelischen Krankenhaus. Er arbeitete dort mit dem Chirurgen Prof. Koennecke zusammen. Modes sagte: "Die Vermehrung des Automobilverkehrs hat es mit sich gebracht, daß traumatischee Hirnschädigungen ungleich häufiger geworden sind als früher. Wenig schwierig ist die Diagnose, wenn eine Zertrümmerung des Schädeldaches mit Zerreißung der Dura und hervorquellendem Gehirn vorliegt. Diese Fälle bedürfen der sofortigen chirurgischen Wundrevision. Das Problem bilden die ungleich häufigeren Fälle von Comotio, Compressio, Contusio cerebri ohne sichtbare Schädelverletzung. Dabei sind die tief Bewußtlosen verloren. Die erst später bewußtlos werdenden Patienten mit zunehmendem Hirndruck aber müssen rasch diagnostiziert und dann operiert werden." Aber was nützte es einem Patienten damals, wenn Koennecke den Tumor fand, den Modes lokalisiert hatte: Er überlebte die Operation selten.

Diese Zeiten sind vorbei, denn die Neurochirurgie wurde eine Subspezialität der

Chirurgie, und sie hat sich am Ende auch von der Chirurgie gelöst. Das Kalben eines klassischen Faches ist heute immer häufiger geworden. Anfang der dreißiger Jahre glaubten alle Chirurgen, Hirntumoren operieren zu können. Auch Prof. Koennecke gehörte dazu. Röttgen, einer der Pioniere der Neurochirurgie: "Ich erinnere mich an ein kleines, gutartiges Konvexitätsmeningeom, ein Lustobjekt für jeden späteren Neurochirurgen. Unser Chirurg legte es gut und schnell frei, um es dann mit dem Zeigefinger zu umfahren und aus dem Hirngewebe herauszuluxieren, wie man damals Prostataadenome entfernte. Auf die Luxation des Hirnstammes reagierte der Patient mit einem tiefen Seufzer und verließ diese ach so unvollkommene Welt. Die Stellungnahme des Operateurs war ein Handschlag auf den Instrumententisch und die Worte: Und ist doch so schön gange".

Dies geschah zu der Zeit, als in Würzburg Professor König Chef der Chirurgie war. Der schickte 1932 seinen Assistenten Wilhelm Tönnis nach Stockholm zu Cushings Schüler Olivecrona. Als Tönnis zurückkam, wollte König von ihm das Operieren von Hirntumoren lernen. Aber Tönnis lehnte es ab, wieder in der Allgemeinchirurgie eingesetzt zu werden. Beide haben die Unterredung geschildert, die zur Geburtsstunde der deutschen Neurochirurgie wurde. Tönnis rang seinem Lehrer König den Verzicht auf die Hirnchirurgie ab. Am 6. November 1932 lud König die Ärzte der Bezirksstelle Unterfranken in seine Klinik ein. Tönnis bat zehn Patienten zu kommen, die Professor König voroperiert hatte, ohne den Tumor zu entfernen, um den unerträglichen Hirndruck ihrer Meningeome zu beseitigen. Tönnis hatte nun die Tumoren selber entfernt. Die Geburt einer Subspezialität hat immer zwei Seiten, eine sachliche und eine menschliche. Bei der zweiten selbständigen Neurochirurgie in Deutschland hat sich übrigens die Trennung von der Chirurgie ähnlich nobel abgespielt: Professor Stich in Göttingen berief Gerhard Okonek, den Oberarzt von Tönnis. Hans Joachim Weber war ein Schüler Okoneks und somit ein Enkel von Wilhelm Tönnis.

In das Evangelischen Krankenhaus kam die Neurochirurgie 1964 zunächst aus wirtschaftlichen Gründen. Diese sind zwar der Boden unter unseren Füßen, aber der ist den Ärzten bis heute fremd. Die Niedersächsische Pflegesatzverordnung verlangte zum Verbleib in der Pflegesatzgruppe A1 vom Evangelischen Krankenhaus eine weitere Fachabteilung. Das war damals in der dunkelsten Zeit der deutschen Krankenhausgeschichte. Es war die Aschenputtel-Zeit, die Defizit-Phase der deutschen Krankenhäuser. Das Evangelische Krankenhaus hatte in diesen Jahren jährliche Defizite von 100.000 DM bis 200.000 DM. Es löste in dieser Zeit seine letzten Stiftungen auf. Die Krankenhäuser versuchten folglich in höhere Pflegesatzgruppen zu kommen. Kluge Träger suchten das mit billigen Abteilungen zu erreichen. Die Neurochirurgie kam ins Evangelische Krankenhaus, weil dieses sonst im Pflegesatz zurückgestuft worden wäre. Sie kam in einem Jahr, in dem den Mitarbeitern kein Weihnachtsgeld bezahlt werden konnte, in dem Vorstand und Verwaltungsrat noch ehrenamtlich arbeiteten, und in dem die Chefärzte gut verdienten. Anderenorts war es ähnlich. Hierdurch ist das Binnenklima der deutschen Krankenhäuser auf Jahrzehnte beeinflußt worden. Man muß wohl sagen, bis heute, obwohl heute die Einkommen der Chefärzte sinken, während die Löhne und Gehälter der anderen Mitarbeiter gestiegen sind. Aber das Vergangene stirbt nicht so schnell, es ist noch nicht einmal vergangen.

Der erste neurochirurgische Eingriff am Evangelischen Krankenhaus fand am 15. Juni 1964 statt, übrigens im septischen gynäkologischen Operationssaal, weil die Chirurgen noch Akzeptanzprobleme hatten mit der Neurochirurgie. Es fehlte an Spezialinstrumenten, die man für bestimmte Hirntumor- Operationen brauchte. Darauf ließ Dr. Weber Fondue-Gabeln aus dem eigenen Haushalt umarbeiten und so verbiegen, daß man sie als Operationsinstrumente benutzen konnte. Damit wurden die ersten 66 Operationen des Gründungsjahrs 1964 bestritten.

Nun, die Neurochirurgie wuchs bald aus dem Fondue-Gabel-Stadium hinaus. In den ersten Wochen nannte sie vier Betten ihr eigen, nach wenigen Monaten waren es fünfundzwanzig, bis 1970 siebenundzwanzig, seit 1971 einundvierzig, seit 1974 sechsundsechzig und seit 1984 dreiundsiebzig. Im ersten Jahr 1964 - es begann im Mai - gab es 66 Operationen, im zweiten Jahr schon 1000. Es gab zwei Assistenten, einen Medizinalassistenten und zwei Krankenpfleger. Die Landesversicherungsanstalt finanzierte das EEG, der Oberkirchenrat bürgte für das Darlehen. Der Landkreis Oldenburg stellte 50.000 DM für die Röntgeneinrichtung zur Verfügung. Das Land Niedersachsen bezuschußte den neuen Operationssaal mit 100.000 DM. Das Evangelische Krankenhaus hatte damals 342 Betten. Von 6.149 Patienten starben 246, das sind 4 %. Die neurochirurgischen Todesfälle waren daran bis heute mit 16 bis 19 % beteiligt. Die Zahl der Toten stieg durch die Neurochirurgie im Evangelischen Krankenhaus weniger, als die Skeptiker gedacht hatten. Als der Ärztliche Direktor Dr. Steenken 1963 dem Verwaltungsrat als neue Hauptabteilung die Neurochirurgie vorschlug, sagte einer der Anwesenden: Neurochirurgie? Da sterben doch die meisten.

Es gab weitere Überraschungen. Die Ärzte des Evangelischen Krankenhauses waren immer stolz auf die geringe Verweildauer. Sie betrug in den zehn Jahren bis 1964 zwischen 15 und 16 Tagen, der Bundesdurchschnitt lag damals zwischen 28 und 30 Tagen. Die Neurochirurgie erhöhte die Liegezeit nicht, im Gegenteil. Im Jahre 1984 betrug die Verweildauer im Evangelischen Krankenhaus 11,2 Tage, im Pius-Hospital 13,9 Tage. Bundesdurchschnitt war 18 Tage. Zum Vergleich: Dänemark und Korea 11 Tage, Schweiz 26 Tage. Ein in Größe und Fachabteilungen mit dem Evangelischen

Krankenhaus gut vergleichbares Haus wie Heidberg in Hamburg hatte 12,7 Tage. Vergleicht man die einzelnen Abteilungen, ergibt sich für 1984 (erst Heidberg): Chirurgie 15,9 / 17,3 Tage, Innere 16,5 / 14,8 Tage, Frauen 6,9 / 7,7 Tage, HNO 9,9 / 6,5 Tage, Neurologie 19,1 / 11,8 Tage und Neurochirurgie 13,1 / 10,7 Tage. Auch dazu war im Verwaltungsrat gefragt worden: Liegen die nicht ewig, diese neurochirurgischen Fälle? Der Ärztliche Direktor hatte darüber keine Statistik und sagte, das glaube er nicht.

Weniger Liegetage bedeuten, daß bei vergleichbarer Bettenzahl mehr Patienten operiert werden, die Abteilungen also leistungsfähiger sind. Aber so war es nun einmal: Die leistungsfähigere Abteilung war bis 1986 die unwirtschaftlichere. Wo Patienten operiert werden bei vergleichbarer Bettenzahl sind die Abteilungen teurer, weil höhere Leistung nicht durch einen höheren Pflegesatz belohnt wurde. Darum war unsere Neurochirurgie das Kuckucksei im Nest des Evangelischen Krankenhauses. Dazu noch einige Zahlen. Die Neurologie kostete 1985 3,3 Mio, HNO 5,0 Mio, Frauen 5,7 Mio, Innere 7,9 Mio, Chirurgie 9,7 Mio und Neurochirurgie 9,9 Millionen DM. Die Neurochirurgie war und ist also die teuerste Abteilung, obwohl sie nicht die meisten Betten hat. Infolgedessen wurde die Defizitsituation des Evangelischen Krankenhauses gerade auch durch die immer leistungsfähiger werdende Neurochirurgie immer größer. Denn der eigentliche Indikator für die Wirtschaftlichkeit eines Krankenhauses war bis 1986 nicht die Liegezeit, sondern die Auslastung. Aber als der Vorstandsvorsitzende Plagge dringend bat, die Zahl von tausend neurochirurgischen Operationen im Jahr nicht zu überschreiten, blieb das ein frommer Wunsch.

Sieht man diese Zahlen von der anderen Seite, also von den Kostenträgern her, dann kostete ein Pflegetag ohne Neurochirurgie im Evangelischen Krankenhaus 1986 141$, in Dänemark 195$, in USA 406$, in der Neurochirurgie des Evangelischen Krankenhauses 218$. Wirtschaftlich gesehen war die so erfolgreiche Neurochirurgie eigentlich eine Fehlinvestition. Verwaltungsrat, Vorstand und Verwaltungsleiter sind 1964 einem medizinisch richtigen Vorschlag ihres ärztlichen Direktors gefolgt, der wirtschaftlich naiv war. Denn die kostendeckenden Pflegesätze kamen erst acht Jahre nach Gründung der Neurochirurgie. Ja, die rettenden Sonderpflegesätze für die Neurochirurgie brachte uns erst die Bundespflegesatz-Verordnung vom 28. August 1985. Der Neurochirurgie-Boom in der Bundesrepublik setzte erst mit dem KHG 1972 ein. Zwischen 1972 und 1983 stieg die neurochirurgische Bettenzahl um 80 %! So war es auch im Krankenhaus der Haniel-Stiftung in Duisburg, das sich lange mit dem Evangelischen Krankenhaus parallel entwickelte. Dort wurde 1975 eine Neurochirurgie eingerichtet. Die anderen Krankenhäuser hatten also gewartet, und sie waren sich offenbar darüber klar, daß die zum KHG von 1982 nötige Grundgesetz-Änderung ihre Zeit brauchen würde. Tatsächlich wurde der entsprechende Gesetzentwurf erst vier Jahre nach Gründung unserer Neurochirurgie am 18. November. 1968 von der Bundesregierung eingebracht.

Die Dominanz der Ärzte in der Leitung von freigemeinnützigen Krankenhäusern war damals noch zeittypisch. Vielerorts blieb das so bis zum Krankenhaus-Finanzierungsgesetz von 1972. Im Evangelischen Krankenhaus gab es von 1923 bis 1970 nur drei Ärztliche Direktoren: Prof. Koennecke, Prof. Junghanns und Dr. Steenken. Die beiden ersten führten noch alle Pflegesatz-Verhandlungen mit den Krankenkassen. Der letztere nur noch in den ersten Jahren. Dann wurden die Gesetze zu kompliziert. Heute sind Kenner der Gesetzeslage und der Krankenhaus-Ökonomie unter den Ärzten Raritäten geworden. Die Dominanz der Ärzte in den Krankenhausverwaltungen ist zu Ende. Sie hat ein Jahrhundert gedauert. Trotz allem: Die Entwicklung Neurochirurgie am Evangelischen Krankenhaus war getragen von geradezu gründerzeitlichem Optimismus. Das Betriebsklima war so gut, daß es ansteckte. Im Jahr 1969 wurde Dr. Weber als Ratsherr der Stadt Vorsitzender des Gesundheitsausschusses. Er hat damit als erster und einziger Chefarzt aus der drohenden Entmachtung seines Berufsstandes Konsequenzen gezogen, zunächst zum Vorteil seiner Neurochirurgie, was sicher sein Ziel war.

Eines ist wirklich erstaunlich: Einerseits haben Vorstand und Verwaltung die Hände über dem Kopf zusammengeschlagen über das neurochirurgische Kuckucksei, andererseits war es deren Hätschelkind. Das wurde etwas realistischer mit dem neuen Verwaltungleiter Ehrhardt 1969 und dem Fortgang des Ärztlichen Direktors Steenken 1970, aber es hielt sich bis 1977, bis zu einem Ereignis, das zu einer Zerreißprobe für das Evangelische Krankenhaus werden sollte: Das war die Idee einer Kopfklinik. Aber davon soll das Kapitel über die Seilschaften handeln.

Im Jahre 1975, als die Neurochirurgie zehn Jahre alt war, führte Dr. Weber eine Teamleitung ein und stellte sie auf einem Kongreß in Bad Zwischenahn den sechzig einweisenden Krankenhäusern des Einzugsgebietes vor. Dies reichte von der holländischen Grenze bis zur Weser und von der Nordsee bis Osnabrück. Das Team bestand aus Dr. Sander, Dr. Blanckenberg und Frau Dr. Düsterbehn. Er selbst übernahm als primus inter pares die Neurologie. Gearbeitet wurde nach dem Prinzip: Operieren und Verlegen und: Jeder kann jeden vertreten und: Das gesamte Gebiet der Neurochirurgie wird abgedeckt. Die im Evangelischen Krankenhaus zunächst von einigen Chefärzten abgelehnte Teamvereinbarung hat sich über den Tod von Dr. Weber Ende 1978 hinaus bis heute bewährt. Das dürfte daran liegen, daß sie zukunftsweisend war.

Drei Jahre später 1978 starb Dr. Weber. Die bewegten Jugendjahre der Neurochirurgie gingen über in eine etablierte Entwicklung. Seit 1986 verdient unser Kuckucksei sein eigenes Geld mit Sonderpflegesätzen. Damit ist die Neurochirurgie erwachsen geworden. Ihre beiden Chefärzte Dr. Sander und Dr. Blanckenberg decken außer stereotaktischen Operationen das ganze Gebiet der Neurochirurgie ab. Alle Operationen am Hirn, am Rückenmark und an den Nerven werden durchgeführt. Auch Bandscheiben-Operationen gehören dazu mit chemischer Auflösung der Bandscheibe, die sich Prof. Junghanns erträumte. Schwerpunkte sind Hirntumor-Operationen, neurochirurgischen Schmerzbehandlung, Nerven-Transplantationen, Operationen der Halswirbelsäule und an den Hirngefäßen. Viele Hypophysen-Operationen erfolgen in Zusammenarbeit mit der HNO-Klinik durch die Nase. Dazu kommen die Unfallopfer. Was Dr. Modes 1934 kommen sah, ist heute Wirklichkeit: 30.000 Unfallopfer erleiden jährlich in Deutschland ernste Hirnverletzungen. Sie wären 1934 noch fast alle verloren gewesen.

Narkose

Narkosen hat es immer gegeben im Evangelischen Krankenhaus. Die moderne Chirurgie wurde erst mit der Narkose möglich. Das Evangelische Krankenhaus war von Anfang an ein überwiegend chirurgisches Krankenhaus mit Ärzten, die schneiden. Die frühen Narkosen der Chirurgen Merkens, Koennecke und Junghanns sind in den Abschnitten der Jugendjahre, der Lehrjahre und der Reifejahre beschrieben worden. Besonders Merkens hat sich nach der Jahrhundertwende viel mit Narkosen beschäftigt. Koennecke weniger. Über Merkens Narkose-Vorträge wurde in den Jugendjahren berichtet. In den zwanziger Jahren führte zuerst das Pius-Hospital die Avertin-Narkose ein. Ihre Beschreibung durch Crone-Münzebrock steht in den Lehrjahren. Die meist sehr fruchtbare Konkurrenz-Situation der Oldenburger Krankenhäuser führte sofort zu ihrer Anwendung auch im Evangelischen Krankenhaus.

Wie überall führten Schwestern die Narkose aus, die Chirurgen führten sie ein und überwachten sie. Die Chirurgen waren damals gewöhnt, schnell zu operieren. So blieben die Narkose-Nebenwirkungen gering. Die möglichst geringe Operationszeit war ausschlaggebend für den Erfolg und darum ein Qualitätsmerkmal. In den Lehrjahren waren Narkosen mit Aether, ab 1926 Avertin-Einläufe. Ein Jahr nach ihrer Einführung in Deutschland, seit 1933, gab es schon intravenöse Evipan-, oder Evipan-Aether-Narkosen. Aber die Avertin-Narkosen waren weiterhin beliebt bei Magen-, Darm-, Gallen-,Blinddarm und Bruchoperationen. Selten waren Lumbal-Anaesthesien und Evipan-Narkosen. In der kleinen Chirurgie bevorzugte Prof. Koennecke Leitungs-Anäesthesien und Evipan-Narkosen. Der Frauenarzt Lueken machte unter Merkens Einfluß schon vor dem ersten Weltkrieg Dämmerschlaf-Narkosen mit

Scopolamin-Morphium. Steenken operierte Kaiserschnitte und vaginale Operationen in Evipan-Aethernarkosen. Bei Laparatomien bevorzugte er Avertin-Aethernarkosen und bei Curettagen Evipan-Narkosen. Die Hals-Nasen-Ohren-Ärzte benutzten früh Infiltrations-Anaesthesien, die im Jahr der Eröffnung des Evangelischen Krankenhauses aufkamen und das Kokain, später auch Evipan-Narkosen. Bei kleinen Eingriffen war die IA-Narkose Schmedens beliebt, die im HNO-Abschnitt beschrieben wird.

Nach dem zweiten Weltkrieg führte Prof. Junghanns die Intubationsnarkose 1951 in Oldenburg ein, wie im chirurgischen Kapitel beschrieben. Ein chirurgischer Assistent Dr. Roes erhielt dazu in Heidelberg bei Prof. K. H. Bauer eine Sonderausbildung und wurde der erste Narkose-Assistent in Oldenburg. Ein Jahr später, 1951, forderte Weese, der Entdecker des Evipans, auf dem Chirurgenkongreß in München eine eigenständige Subspezialität "Anaesthesie". Damals war K. H. Bauer Vorsitzender. darauf wurde die Deutsche Gesellschaft für Anaesthesie gegründet. Auf einem späteren Chirurgen-Kongreß kam 1956 der Ruf nach Fach-Anaesthesisten. Im Evangelischen Krankenhaus entschloß sich der Vorstand 1963 Frau Dr. Weber als erste Fach-Anaesthesistin zu berufen. Sie erhielt zunächst einen Assistenten. Natürlich konnte sie nicht gleich bei allen Operationen die Narkosen machen, denn es waren 1964 über viertausend. Aber das Evangelische Krankenhaus atmete auf. Das schlechte Gewissen, nicht mehr auf dem neuesten Stand zu sein, verschwand, oder besser gesagt, die Last lag jetzt auf den zwar kleinen, aber energischen Schultern dieser ersten Chefärztin des Evangelischen Krankenhauses. Alle Fortschritte der Anaesthesie kamen nun rascher den Patienten des Evangelischen Krankenhauses zugute.

Im ersten Jahr der Anaesthesie-Abteilung sah der ärztliche Stellenplan des Evangelischen Krankenhauses bei 342 Betten so aus: Neben den Chefärzten hatte die Chirurgie 1964 einen Oberarzt, fünf Assistenzärzte und zwei Medizinal-Assistenten, die Innere Abteilung hatte einen Oberarzt, vier Assistenten und zwei Medizinal-Assistenten, die Frauenabteilung hatte zwei Assistenten und einen Medizinal-Assistenten, genauso wie die Neurochirurgie. Anaesthesie und Röntgenabteilung hatten je einen Assistenten und in der HNO-Abteilung war Dr. Zurhausen alleine. Zehn Jahre später, 1974, hatte Frau Dr. Weber sechs Assistenzärzte.

Nicht nur um weitere Assistenten gab es im Krankenhaus heiße Diskussionen. Dabei unterstützten Frau Dr. Weber die chirurgischen Fächer, während die Internisten und die Verwaltung meist dagegen waren. Im Jahre 1974 zum Beispiel setzten sich die letzteren durch und Frau Dr. Weber erhielt nicht die geforderte Gesamtzahl von acht Assistenten. Es ging natürlich auch um neue Geräte, denn das Krankenhaus-Finanzierungsgesetz von 1972 enthielt ja jetzt solche Möglichkeiten. Zwei Jahre vorher lehnte der Vorstand die Anschaffung eines neuen Narkosegerätes für 7.800 DM ab, da das

Evangelische Krankenhaus jedes Jahr größere Verluste hatte: 1970 mußte die Landeskirche 570.000 DM zur Deckung beisteuern. Im gleichen Jahr hatte es nämlich einen Lohnanstieg von 15% gegeben. Da aber Frau Dr. Weber auf diesem weiteren Gerät bestand, wurde nach einem billigen gesucht. Es wurde gefunden. Frau Dr. Weber überprüfte es und fand es gleichwertig. Dabei kostete es nur 3.000 DM. Das erste Intubationsgerät, das Prof. Junghanns 1951 zunächst auf seine Kosten anschaffte, hatte genau soviel gekostet.

Sechsundzwanzig Jahre leitete Frau Dr. Renate Weber die Anaesthesie-Abteilung des Evangelischen Krankenhauses, bis sie sie 1989 an ihren Nachfolger Dr. Simgen übergab. Dabei kam es bei zwei Mitbewerbern zu Schwierigkeiten wegen der Rufbereitschaft, die das Evangelische Krankenhaus im Vertrag vorgesehen hatte.Es bestand darauf genauso wie 1986 beim chirurgischen Chefarztwechsel. Dr. Simgen akzeptierte als Chefarzt die Teilnahme an dem Rufbereitschafts-Dienst. Das Evangelische Krankenhaus hatte den richtigen Mann gefunden. Es hatte genug Erfahrungen mit unverträglichen Verträgen.

Dr. Simgen war Oberarzt am Universitäts-Klinikum Steglitz in Berlin. Neben der Anaesthesie will er die Therapie chronisch Schmerzkranker ausbauen. Als er gefragt wurde, ob er auf ein gutes Betriebsklima angewiesen sei, sagte er: "Ja, da hatte ich immer Glück. Ich hatte nie Vorgesetzte, die autoritär waren. Das beste Betriebsklima erlebte ich in Saudi-Arabien. Dort war ich über ein Jahr in einem Modell-Krankenhaus in Tabuk. Da herrschte Pionierklima. Anaesthesisten sind eigentlich Einzelkämpfer, der Patient ist stumm, die Apparate sind stumm. In den Pausen haben sie das Bedürfnis nach Austausch. Wir müssen auch mal lachen. Mein erster Eindruck vom Evangelischen Krankenhaus, als ich vor dem Eingang stand, war: Gott, ist das klein. Ich ging um das Haus herum, da sagte meine Frau: Aber einen Hubschrauber-Landeplatz haben sie auch. Als wir wieder zu unserem Wagen kamen, war der weg. Abgeschleppt. Falsch geparkt. Das war wie in Berlin."

Frauen

Das Fach Frauenheilkunde meint eigentlich "Gynäkologie und Geburtshilfe". Im Oldenburger Evangelischen Krankenhaus gab es die Gynäkologie schon seit 1907, die Geburtshilfe aber erst seit 1935. Wie es in den Lehrjahren dazu kam und wie es in den Jugendjahren begann, das wurde in den Kapiteln "Wir sind die Größten" und "Ärzte unter sich" beschrieben.

Dr. Karl Lueken machte am 2. Januar 1907 als gynäkologischer Spezialarzt den ersten Kaiserschnitt im Evangelischen Krankenhaus und bescherte damit dem Haus seine Erstgeburt. Sie machte ihn übrigens in Stadt und Land bekannt, denn die Mutter überlebte den Kaiserschnitt, was damals nicht allzu oft vorkam. Als das Evangelische Krankenhaus 1893 seine Pforten öffnete, überlebten gerade die Hälfte der Frauen einen Kaiserschnitt. Lueken hatte vorsichtshalber bei diesem Kaiserschnitt die Gebärmutter mit entfernt. So kam es nicht zu Kindbettfieber. Kurz darauf operierte er Kaiserschnitte schon außerhalb des Bauchfells im untersten Gebärmutter-Abschnitt. Er konnte die Gebärmutter damit erhalten. Dies Verfahren wurde 1907 bekannt. Bis in die dreißiger Jahre wurden im Evangelischen Krankenhaus nur Kaiserschnitt-Kinder geboren. Das hing mit der staatlichen Hebammen-Anstalt zusammen, der späteren Landesfrauenklinik. Sie wurde 1902 gegründet. Dort fanden alle Geburten statt, aber es wurde kaum operiert. Der Staat verbot einfach dem Evangelischen Krankenhaus, Hebammen zu beschäftigen. Daß der Verfasser dort 1929 geboren wurde, war also eine Ausnahme, auch deshalb, weil Lueken und Steenken die Geburt gemeinsam machten. Der spätere Nachfolger Luekens entschloß sich übrigens bei dieser Gelegenheit, Frauenarzt zu werden und ging nach Berlin an das Urban-Krankenhaus. Als er 1935 wiederkam, hatte das Evangelische Krankenhaus endlich auch einen Geburtshelfer. Mit welchen Tricks die Geburtshilfe im Evangelischen Krankenhaus eingeführt werden mußte, kann man in dem Abschnitt über die Lehrjahre nachlesen.

Bei Kriegsende übergab Lueken die Stafette an Steenken und dieser 1970 an Prof. Herlyn. Der alte Lueken behielt noch ein paar Betten. Er starb Weihnachten 1954 mit 78 Jahren. Die Nordwest-Zeitung überschrieb ihre Todesnachricht: “Erst der Tod rang ihm das Messer aus der Faust.” So war es wirklich. Und es entsprach diesem knorrigen Mann, wenn die Zeitung weiter schrieb: “Wie die letzte Kerze am Weihnachtsbaum langsam erlischt, immer noch einmal aufflackernd, so erlosch am zweiten Weihnachtstag das Leben eines unserer großen Oldenburger Ärzte.” Er hatte sich zu seiner Totenpredigt diesen Text ausgesucht: Der Herr hats gegeben, der Herr hats genommen, der Name des Herrn sei gelobt.” Er war ein alter gläubiger Darwinist. Dergleichen gab es damals.

Ich habe ihn noch operieren sehen und seine Visiten mitgemacht. Er sprach fast immer plattdeutsch und konnte unglaublich schnell operieren. Das war am Anfang des Jahrhunderts noch lebenswichtig. Bei einer Visite fragte ihn eine alte Bäuerin aus Holle am Tage nach der Operation: Hebb ik nu Krebs? Da legte Dr. Lueken seine große Hand auf ihren Kopf uns sagte: Nee, du hest mi! Später besuchte er sie auf ihrem kleinen Hof in der Holler Marsch regelmäßig, bis sie tot war. Er konnte sehr wortkarg sein. Sag nicht alles zweimal, sagte er einmal zu mir: Wenn du zwei Nägel in das gleiche Loch haust, kannst du nichts mehr daran aufhängen. Ich habe auch nicht vergessen, was er mir einmal sagte, als ich eine seiner Ovarialcarcinom-Patienten zu betreuen hatte. Das musste immer der jüngste Assistent. Sie stand zwar unter Morphium, aber das Sterben fiel ihr sehr schwer. Nach einer Woche sagte der alte Lueken zu mir: Du kennst doch die Matthäus-Passion. Wenn du mal nicht weiter weißt, dann setzt du dich ans Bett und singst einfach: "Befiehl du deine Wege". Am gleichen Tage noch habe ich den Choral auswendig gelernt und nie wieder vergessen. Man konnte beim alten Lueken noch mehr lernen als schnelles Operieren.

Befiehl du deine Wege
und was dein Herze kränkt
der allertreusten Pflege
des, der den Himmel lenkt;
der Wolken, Luft und Winden
gibt Wege, Lauf und Bahn,
der wird auch Wege finden,
da dein Fuß gehen kann.

Auch beim dritten Mal glückte die Stafetten-Übergabe. Am Ende der Aschenputtel-Zeit sorgte der Ärztliche Direktor Dr. Steenken für seinen Nachfolger als Chefarzt der Frauenabteilung. Er schlug Prof. Udo Herlyn aus Göttingen vor. Den hatte er sich lange ausgeguckt, wie man in Oldenburg sagt. Hinzu kam, daß Herlyn Hormonspezialist war, worin er eine Chance für die Frauenheilkunde der Zukunft sah. Herlyns Lehrer, Prof. Kirchhoff, brachte seinen Schüler Herlyn, den er "Goldjunge " nannte, nach Oldenburg. Man speiste im Hause Steenken. Nach dem Essen fragte Kirchhoff: "Wie alt ist der Steenken eigentlich, der hört ja schon so schlecht? Der Steenken - er war damals siebzig - operierte am nächsten Tag zum letzten Mal. Herlyn assistierte ihm Da fragte der alte Steenken Herlyn beim Waschen: " Ein reizender alter Herr, der Kirchhoff, aber ich wußte gar nicht, daß er so schlecht hört, operiert er denn noch?"

Kurz nach dieser Stafetten-Übergabe erlitt der alte Steenken einen Herzinfarkt. Er überstand ihn, weil er gerade im Evangelischen Krankenhaus war, wo er noch ein paar Betten betreute. Erst sechzehn Jahre später traf ihn ein zweiter. Er stand am Steuer seines Schiffes und segelte an seinem Elternhaus in Elsfleth vorbei. Seine Kerze erlosch sekundenschnell. "Auch wir sind traurig", schrieben einige Schwestern des Evangelischen Krankenhauses, die ihn kannten, "denn mit ihm geht wieder ein Mensch aus unserem Leben, der uns mitgeformt und väterlich begleitet hat, und der uns das Gefühl der Geborgenheit gab in unserem Evangelischen Krankenhaus, das wir heute so sehr vermissen." Sie haben inzwischen selber die Stafette in der Hand und geben sie jeden Tag weiter. Sie wissen es nur nicht. Natürlich ändert sich die Stafette in unseren

Händen. Schon damals waren es immer einzelne, die das konnten. Von ihnen lebt das Evangelischen Krankenhaus bis heute.

In den ersten zehn Jahren, in denen Prof. Herlyn die Frauenklinik des Evangelischen Krankenhauses leitete, vermehrten sich weniger die Betten als die Patientenzahlen. Wegen der kurzen Liegezeiten hatte die Frauenklinik den größten Anteil an der gesamten Patientenzahl des Krankenhauses, aber keineswegs die meisten Betten. Auch hatte sie immer den höchsten Anteil an Privatpatienten. Die Zahl der Geburten war ungewöhnlich. Zunächst waren Hausgeburten üblich und besonders im Dritten Reich vom Staat gewünscht. Aber vor dem zweiten Weltkrieg setzten sich die Menschen bereits darüber hinweg. Später zeigt sich deutlich der Pillenknick. Im Jahre 1924 wurde im Evangelischen Krankenhaus ein Kind geboren, 1944 waren es 311 Kinder, 1964 1130, 1984 703. Trotzdem gibt es seit 50 Jahren mehr als doppelt soviel Geburten im Evangelischen Krankenhaus als Sterbefälle. Es war übrigens vor allem Prof. Herlyn, der verhinderte, daß aus dem Evangelischen Krankenhaus beinahe eine Kopfklinik geworden wäre. Er blieb trotz der Verlockungen der Städtischen Krankenanstalten.

Inzwischen hat er sich einen Traum erfüllt: 1983 begann er sein Retorten-Baby-Team aufzubauen. Es ist nicht nur sein Traum, sondern der Traum vieler ungewollt kinderloser Ehepaare. Man vergißt sie meist, weil es in der Öffentlichkeit viel mehr um Schwangerschaftsabbrüche geht: 80.000 waren es offiziell 1988, 12% aller Geburten. Im Evangelischen Krankenhaus waren es 4,5%. Herlyn hatte andere Ziele: "Als mich 1965 mein Lehrer Prof. Kirchhoff in Göttingen ansprach, ob wir es nicht eines Tages dahin bringen könnten, menschliche Eizellen kurze Zeit außerhalb des mütterliche Körpers existieren zu lassen und dabei zu befruchten, um kinderlosen Ehepaaren zu helfen, war mein Interesse an dieser futuristischen Behandlungsmöglichkeit geweckt. Meine hormonkundlichen Studien halfen mir bei den Vorbereitungen, aber Techniken wie Ultraschall und Bauchspiegelung standen uns noch kaum zur Verfügung."

Prof. Herlyn erinnerte sich an das erste Retortenbaby der Welt: "Inzwischen war ich in Oldenburg und als 1979 Louise Brown zur Welt kam, nahm ich diese Arbeit wieder auf. Wissenschaftlicher Ehrgeiz, aber auch die Begegnungen mit kinderlosen Patientinnen - in Deutschland bleibt jede siebte Ehe ungewollt kinderlos - waren meine Triebfedern. Entscheidend war, daß eine solche Behandlungsmethode in einer gut eingerichteten Frauenklinik weniger ein finanzielles Problem ist. Viel wichtiger war die Bereitschaft der gesamten Klinikbesatzung. Es hat mich beglückt, daß es auch heute noch möglich ist, Ärzte und Schwestern weit über den "Dienst nach Vorschrift" hinaus zu begeistern für eine solche Herausforderung. Bis heute beflügelt uns diese

Arbeit. Mißerfolge werden sehr ernst genommen, alle leiden mit dem Ehepaar; und bei erfolgreicher Behandlung geht eine spürbare Fröhlichkeit durch die Klinikbesatzung.

Am 17. Juli 1985 wurde Sascha, unser erstes "Retortenbaby" geboren. Inzwischen sind 80 Schwangerschaften bei uns entstanden. Der Höhepunkt war sicher im Mai 1987 jene glücklich ausgegangene Drillings-Schwangerschaft. Einem Nordenhamer Ehepaar, das eine Tochter verloren hatte und dann keine Kinder mehr bekam, wurden auf diese Weise zwei Jungen und ein Mädchen geboren." Als Sascha, das erste Retortenbaby im Evangelischen Krankenhaus geboren wurde, stand es auf der ersten Seite der Zeitung.

Prof. Herlyns Arbeit wird intensiv fortgesetzt am Evangelischen Krankenhaus. Die Kosten dieser Behandlungsmethode werden von den Krankenkassen inzwischen übernommen, denn sie ist eine therapeutische Maßnahme in der Sterilitätsbehandlung.

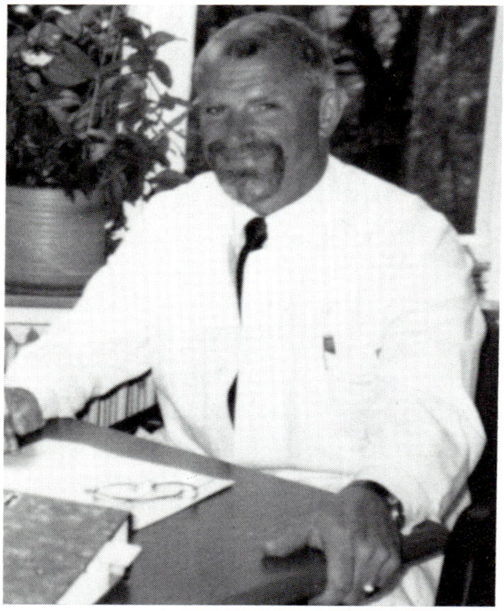

Dr. Ulrich Sander
Chefarzt an der Neurologischen Klinik
seit 1978

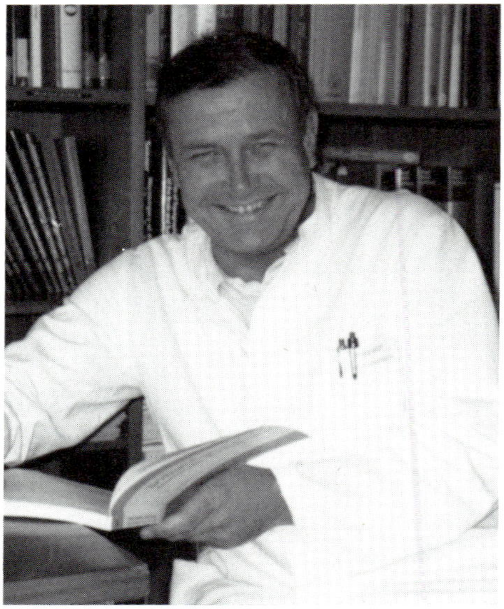

Dr. Peter Blanckenberg
Chefarzt an der Neurologischen Klinik
seit 1978

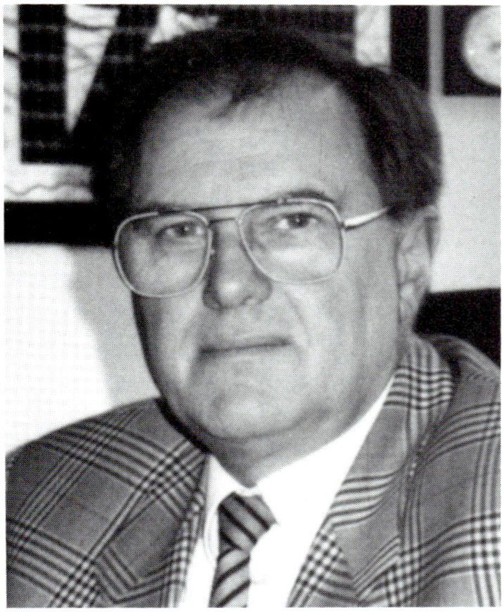

Prof. Dr. Walter Baust
Chefarzt der Neurologischen Klinik seit 1979

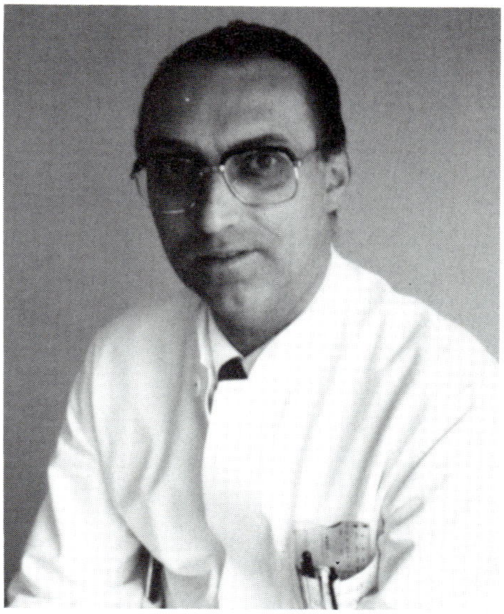

Privatdozent Dr. Werner Krüsmann
Chefarzt der Inneren Klinik seit 1979

Fotos von Schwester Marianne Rieger

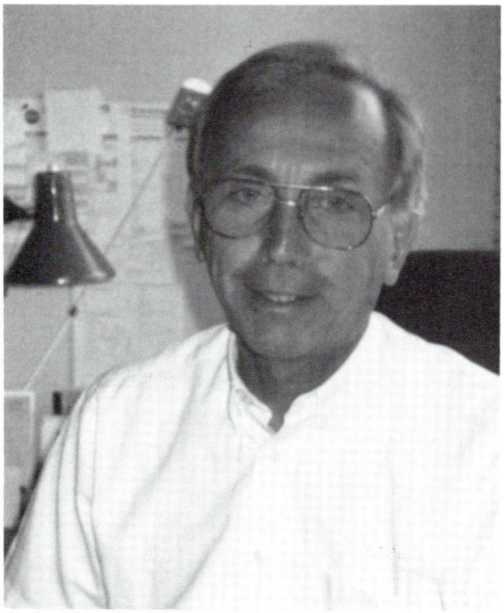

Prof. Dr. Klaus Tittel
Chefarzt der Chirurgischen Klinik seit 1986

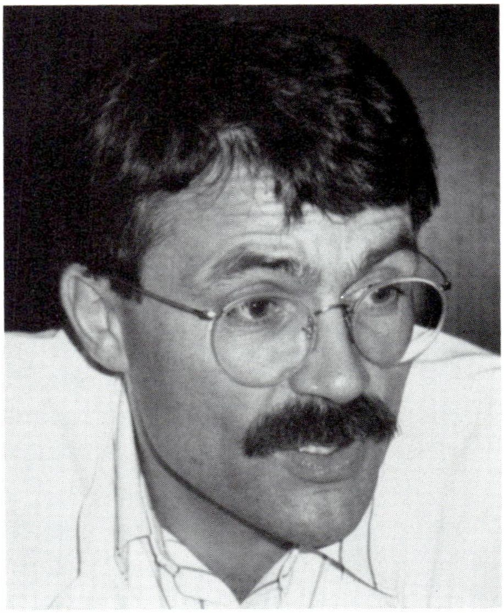

Dr. Wolfgang Simgen
Chefarzt der Anaesthesie-Abteilung seit 1989

Hals-Nasen-Ohren

Das Fachgebiert Hals-Nasen-Ohren war von Anfang an im Evangelischen Krankenhaus vertreten. Es gehörte mit zu den drei Gründungsfächern neben der Chirurgie und der Inneren Medizin. Das lag an der Persönlichkeit Schmedens, der von 1867 bis 1964 lebte und in den ersten zwei Jahrzehnten dieses Jahrhunderts wohl der angesehenste Arzt in Oldenburg war. Als 1899 die erste HNO-Klinik in Rostock eröffnet wurde, operierte er bereits im Evangelischen Krankenhaus. Wir sind ihm in den Kinderjahren und Jugendjahren des Evangelischen Krankenhauses schon oft begegnet. Im ersten Weltkrieg leitete er als Chefarzt, damals "Hausarzt", das Evangelische Krankenhaus. Er war auch der Begründer der Oldenburger Ärztekammer. Da er mit Prof. Koennecke Schwierigkeiten hatte, verlor er seinen Einfluß im Evangelischen Krankenhaus. Er mußte 1933 den Ärztekammervorsitz niederlegen. So kam es lange nicht zu einer geschlossenen HNO-Abteilung. Der alte Sanitätsrat wurde dafür von allen Schwestern und Patienten geliebt. Er hatte etwas Väterliches, als ich ihn kennenlernte, schon Altväterliches. Er war jemand, der seine Autorität nicht geborgt hatte. Johann Schmeden war mehr als Spezialarzt. Als er mir die Stirnhöhle öffnete, stieß er eine Sekunde vorher mit dem Fuß auf, so daß ich erschrak, weil ich dachte, es sei etwas heruntergefallen. Er lachte und sagte: "Eins A, mein Junge! Da ich aus Berlin kam, kannte ich natürlich die Autonummer. Außerdem wußte ich nun, was mein Vater meinte, als er mich beruhigt hatte: Beim Sanitätsrat tut nichts weh, der macht I A-Narkosen.

Am Anfang des zweiten Weltkrieges zog Koennecke den dienstverpflichteten Ohrenarzt Dr. Zurhausen an das Evangelische Krankenhaus. Er bekam 1945 die erste HNO-Beleg-Abteilung, die er neben seiner Praxis versorgte. Seine Operationszahlen waren erstaunlich. Er hatte 32 Betten und führte 1967 ohne Assistenten 724 Operationen durch. Damals war er sechzig Jahre alt. Dr.Schmeden machte 1908 268 Operationen, Prof. v. Westenhagen 1974 1618 mit drei Assistenten. Damit hatte er zwar mehr Assistenten, als nach dem damaligen Bettenschlüssel der Deutschen Krankenhaus-Gesellschaft zugelassen war, aber er machte auch größere Operationen, wie man am Vergleich der Jahre 1964 und 1984 sehen kann. Im Jahr 1968 war Prof. v. Westernhagen aus Göttingen gekommen als zukünftiger Nachfolger Zurhausens. Dr. Alfons Zurhausen blieb noch bis zum 24. April 1972 tätig. Bei den Schwestern hieß er "der schöne Alfons". Er selber sagte nicht viel, es wurde mehr über ihn gesprochen. Jedenfalls hatte er etwas Geheimnisvolles an sich, was vielleicht daher rührte, daß er katholisch war und eine ehemalige Operettensängerin zur Frau hatte. Dr. Abel pflegte zu sagen: Mit Schmeden kannst du Pferde stehlen, Zurhausen macht das alleine.

Zwischen 1972 und 1983 sanken in der ganzen Bundesrepublik im Zuge des Bettenabbaus die Bettenzahlen. Am meisten betroffen waren Kinder- und HNO-Betten (11%), während die neurochirurgischen Bettenzahlen stiegen. Es war also schwer, für den Ausbau einer HNO-Abteilung bei den Landesregierungen Verständnis zu finden.

Die Entwicklung der geschlossenen HNO-Haupt-Abteilung schilderte Prof. Burkhard v. Westernhagen, als er 1986 Ärztlicher Direktor des Evangelischen Krankenhauses war. Mit ihm wurde die Abteilung 1981 mit ihren zweitausend Tumor-Operationen Spitzenreiter unter den deutschen HNO-Kliniken:

"Etwa 1968 beschloß der Vorstand des Evangelischen Krankenhauses die vorhandene HNO-Belegabteilung in eine Vollabteilung umzuwandeln, weil sich damals die Höhe des Pflegesatzes nach der Anzahl der vorgehaltenen Vollabteilungen richtete. Aufgrund der Zusicherung, daß der Neubau spätestens 1972 begonnen werden sollte, entschloß ich mich, dem Angebot zu folgen und am Evangelischen eine HNO-Vollabteilung aufzubauen. Ich fand hier völlig unzureichende und veraltete Bedingungen vor. Das neue Krankenhaus-Finanzierungsgesetz begrub die Hoffnung auf einen baldigen Neubau. Da die Abteilung 20 Jahre ohne Sterilitätsgerät und ohne ein Minimum an Geräten ausgekommen war, bestand in dem damaligen Vorstand auch keinerlei Einsicht, die Abteilung mit dem üblichen Standard auszurüsten. Meine erste Laryngektomie mußte ich mit drei Arterienklemmen ausführen. Um der erdrückenden Raumnot Abhilfe zu schaffen, wurde die ehemalige Mund-Hoymsche Privatklinik "Unter den Eichen" angekauft; die Bettenzahl konnte dort auf 42 erhöht werden. Trotz der immer noch für Patienten, Personal und Ärzte unwürdigen Arbeitsbedingungen gelang es mir, die Abteilung zu einer Leistungsfähigkeit auszubauen, die nach der Statistik der Deutschen Gesellschaft für HNO-Heilkunde nach Zahl und Schwere der Eingriffe, der einer 60-Betten—Abteilung im Bundesdurchschnitt entsprach. Die Hauptlast der Arbeit lag auf mir, da unter diesen Arbeitsbedingungen kein Assistent wesentlich länger zu halten war, als es der Ausbildungszeit zum Facharzt entsprach. Einen versierten Oberarzt hätte man nur mit entsprechenden finanziellen Mitteln halten können; wegen der dürftigen Ausstattung der Zimmer und der unzulänglichen hygienischen, sanitären Bedingungen verliefen sich kaum Selbstzahler in die Klinik. Von der Nordwestdeutschen Gesellschaft für HNO-Heilkunde wurde meine Arbeit dadurch geehrt, daß ich 1976 zu ihrem Präsidenten gewählt wurde. Endlich im September 1984 erfolgte der Umzug in die neu erstellte Abteilung des Gesamtklinikums. Nach 15 Jahren des Behelfs fanden wir wirklich befriedigende Arbeitsbedingungen vor. Immer wurde das gesamte Spektrum der HNO-Heilkunde abgedeckt. Die Bevölkerung denkt bei diesem Fach nur an Mandeln, Ohrschmalz und Kieferhöhlen. Kaum ist bekannt, daß eine HNO-Abteilung über unterschiedlichste Operationsverfahren verfügt. Dazu gehören: Mikrochirurgie des Ohres, einschließlich der der Gesichtsnerven, Chirurgie der Ohrspeicheldrüse, Halschirurgie einschließlich der oberen Speiseröhre, Nasennebenhöhlen-Chirurgie, plastische Chirurgie im Gesichts- und Halsbereich, endoskopische Untersuchungen an Bronchialbaum und Speiseröhre."

Inzwischen kam 1988 die Laser-Chirurgie und 1989 eine Abteilung für Phoniatrie und Pädaudiologie unter Dr. Schönfeldt dazu, die sich vor allem um Hörstörungen von Säuglingen und Kleinkindern kümmert.

HNO-Operationen 1964 Jahres-Querschnitt

Tonsillektomien	300	Oesophagoskopien	16
Adenotomien	61	Mandelabszesse	9
Adenotomien und Tonsillektomien	3	Kieferhöhlenspülungen	139
Stimmbandtumoren	3	Septumresektionen	69
Probeexcision	9	Polypenentfernungen	10
Mundbodenabszesse	5	Ohrmeißelungen	25
Muscheloperationen	3	Kieferhöhlenmeißelungen	13
Occipitalpunctionen	4	Paracentesen	4
Cardiasprengungen	2	Bronchioskopien	8
Stirnhöhlenmeißelungen	2	Bronchiographien	10
Zusammen			695

HNO-Operationen 1984 Jahres-Querschnitt

Halscysten	21	Unterkieferresektion	7
große Kehlkopf-Operationen	3	Basaliomentfernung	23
Oesephagusdivertikel	2	Hautübertragungen	20
Radikales Ohr	66	Halslymphknoten	33
Mastiodektomien	45	Laryngektomien	11
Tympanoplastiken	153	Facialisdekompression	1
Stirnhöhle/ Siebbein	12	Hypophysenfreilegung	6
Drüsen-Tumor	16	Ohranlegplastiken	61
Gesichtsschädel-Brüche	6	Kieferhöhlen-Operation	9
Nasenplastik	268	Osteotomienase	22
Plastische Gesichts-u. Hals-OP	11	Siebbeinausräumung	4
Zungenresektion	8	Halsfistelverschluß	3

Mundbodentumoren	7	Orbitabodenreposition	2
Stapes- Plastiken	17	Liquorfistelverschluß	1
Parotis-Drüsen-Operationen	16	Gehörgangsexosten	1
Oberkieferteilresektion	4	Kiefernhöhlenvorderwandplastik	5
Summe			864

Dazu kommen noch 1.404 mittlere Operationen, unter anderem 526 Mandeloperationen sowie 802 kleinere Eingriffe.

Augen

Zu den frühen Fächern im Evangelischen Krankenhaus gehört auch die Augenheilkunde. Der erste Chirurg und Hausarzt Dr. Dode Emken Müller war in Berlin Assistent Albrecht v. Graefes gewesen, des bedeutendsten Augenarztes im 19. Jahrhundert. Damals waren Chirurgie und Augenheilkunde noch nicht getrennt. Von seinen Augenoperationen im Evangelischen Krankenhaus sind leider keine Dokumente erhalten. Er hinterließ aber einen alten französischen Brillenkasten, den der Hausarzt Dr. Hügel aufbewahrte. Seit dem Jahre 1912 operierte der Augenarzt Dr. Cremer im Evangelischen Krankenhaus. Die erste Fachabteilung überhaupt war in Oldenburg, wie in vielen anderen Städten auch, eine Augenabteilung. Sie befand sich im Peter-Hospital unter Dr. Scheer und bestand bis Anfang der zwanziger Jahre dieses Jahrhunderts. Als erster Augenarzt operierte Dr. Cremer Schielstellungen sowie graue und grüne Stare im Evangelischen Krankenhaus.
Das Pius-Hospital ermöglichte später Dr. Stein, der aus rassischen Gründen 1934 die Charité in Berlin verlassen mußte, dort zu operieren. Dr. Werner Stein wurde der erste Oldenburger Ärztekammer-Vorsitzende nach dem Krieg und richtete im Pius-Hospital eine Augen-Belegabteilung ein. So haben nacheinander alle drei Oldenburger Krankenhäuser Augenabteilungen gehabt, zuerst das Peter-Hospital, dann das Evangelische Krankenhaus und das Pius-Hospital. Dr. Cremer hat nach 1945 nur noch selten im Evangelischen Krankenhaus operiert. Er starb 1952 mit 70 Jahren.

Den Plan, die Augenabteilung wieder zu aktivieren, faßte das Evangelische Krankenhaus 1963, als es eine Neurochirurgie einrichten wollte. Ein Gespräch mit dem Direktor der Eppendorfer Augenklinik Prof. Sautter ermutigte zu dieser Planung, zumal Augenabteilungen damals preisgünstige Abteilungen waren für ein Krankenhaus. Der Vorstand sprach mit den Augenärzten Schweer und Steenken. Im Vorstandsprotokoll heißt es 1963: Die in Betracht kommenden Augenärzte Dr. habil. Schweer und Dr. Steenken sind nur dann an einer Belegabteilung interessiert, wenn sie ihre volle Kassenzulassung behalten können. Der Vorsitzende der Kassenärztlichen Vereinigung Dr. Seeger wollte darüber hinaus einem Vertrag nur zustimmen, wenn die vorgesehenen Augenärzte vom Krankenhaus Gehalt bekämen und die Bettenzahl unter zehn bliebe. Anderenfalls müsse die Kassenzulassung eingeschränkt werden. So entstand zunächst nur eine Belegabteilung mit Dr. Steenken.

Diese Belegabteilung aber genügte nicht für die Pflegesatzgruppe A 1, die das Evangelische Krankenhaus damals erfüllen mußte. Das stellte sich 1965 heraus. Das Verhandlungsergebnis in Hannover forderte eine Abteilung von 12 Betten und Verzicht auf die volle Kassenpraxis. Dr. Schweer war dazu bereit. So wurde vom 1. April 1965 bis 1970 im Evangelischen Krankenhaus die Augenabteilung zur sogenannten Nebenabteilung. An der Zusammenarbeit der beiden Augenärzte änderte sich nichts. Jeden Mittwoch wurde gemeinsam operiert, seit 1967 im neu gebauten neurochirurgischen Operationssaal. Im Jahre 1969 kam das erste Operationsmikroskop. Die Operationszahlen lagen um 300. Nach dem Fortgang von Dr. Schweer halbierten sie sich. Dr. Steenken führt 1964 die Kryo-Extraktion in Oldenburg ein, bei der die Linse mit einem Gefrierstab aus dem Auge entbunden wird. Dieses Verfahren wurde von Prof. Tadeusz Krwawcz in Lublin entwickelt und kam 1961 über England nach Deutschland.

Als 1966 neben der Neurochirurgie eine weitere Hauptabteilung zwingend wurde, sah der Vorstand dafür die HNO-Belegabteilung vor. Mit der gleichzeitig entstandenen Anaesthesie und der Neurochirurgie hatte das Evangelische Krankenhaus sein Gruppenziel A 1 endlich erreicht. Ende 1969 kamen Kooperations-Absprachen der Oldenburger Krankenhäuser, wodurch dem Pius-Hospital die Augen-Hauptabteilung zugestanden wurde. Damals wünschte Dr. Stein aus Altersgründen seine Belegabteilung aufzugeben. Dr. Schweer ging zum Pius-Hospital. Dr. Steenken blieb Belegarzt am Evangelischen Krankenhaus.

Innere Medizin

Die Innere Medizin war im Evangelischen Krankenhaus lange eine “offene” Abteilung, in der sich die für die Bürger mühsam erkämpfte freie Arztwahl verwirklichte. Zwischen den Weltkriegen bestand diese offene Abteilung weiter. Darin konnten alle Oldenburger Ärzte ihre Patienten behandeln in Zusammenarbeit mit den Spezialärzten des Hauses. Nach dem ersten Weltkrieg kam eine geschlossene Abteilung unter Dr. Rommel dazu, nach dem zweiten Weltkrieg gab es unter Prof. Assmann nur noch

100 Jahre Operationen im Evangelischen Krankenhaus zu Oldenburg

				①	②
1899	56 Betten	911 Patienten	346 Operationen	38 %	6,1
1904	56 Betten	933 Patienten	402 Operationen	43 %	7,1
1910	110 Betten	1583 Patienten	800 Operationen	53 %	7,2
1927	130 Betten	2388 Patienten	1750 Operationen	73 %	13,4
1944	250 Betten	5757 Patienten	1871 Operationen	32 %	7,4
1952	285 Betten	6448 Patienten	4454 Operationen	69 %	15,6
1962	298 Betten	5653 Patienten	4113 Operationen	73 %	13,8
1975	400 Betten	9418 Patienten	7123 Operationen	76 %	17,8
1983	407 Betten	11016 Patienten	8495 Operationen	77 %	20,8
1986	407 Betten	12444 Patienten	10390 Operationen	83 %	25,5

① Operierte im Verhältnis zur Gesamtzahl der Patienten
② Zahl der Operationen pro Bett

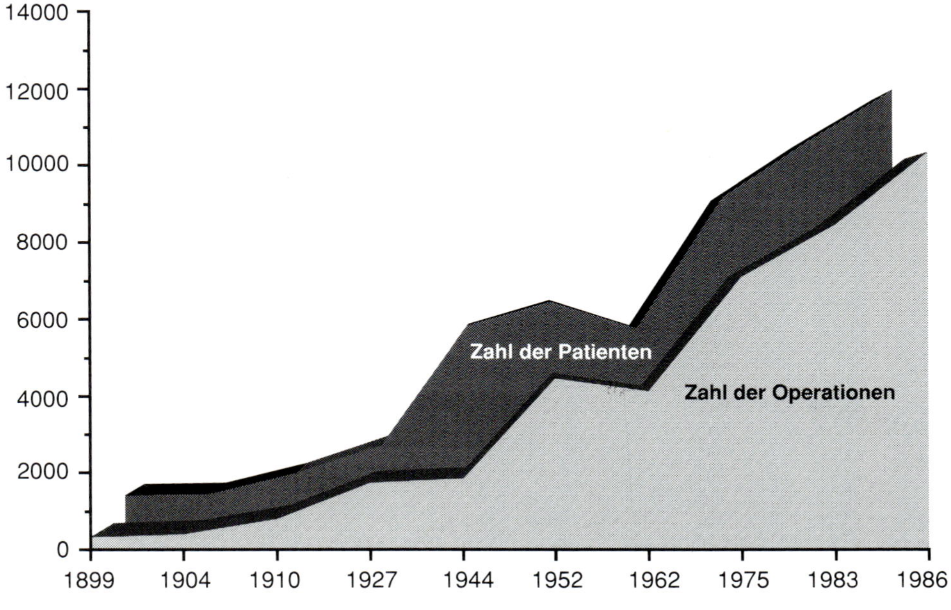

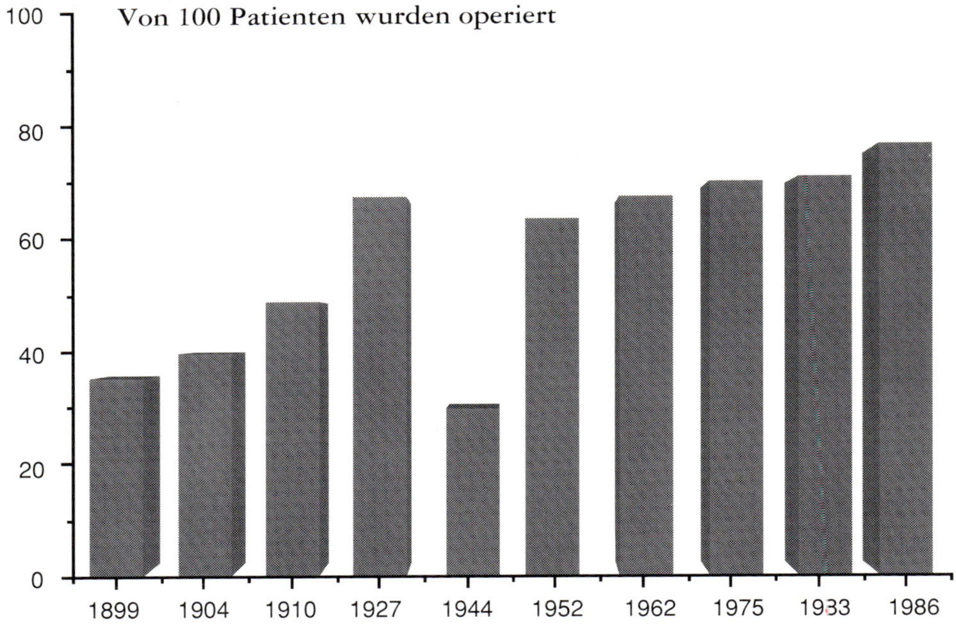
Von 100 Patienten wurden operiert
100
80
60
40
20
0
1899
1904
1910
1927
1944
1952
1962
1975
1933
1986

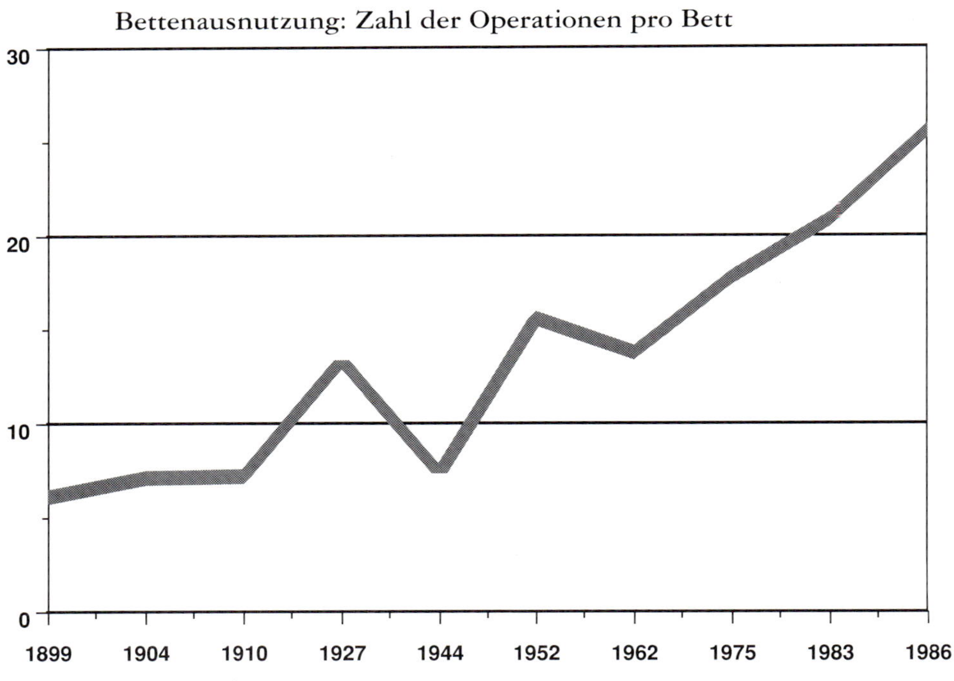
Bettenausnutzung: Zahl der Operationen pro Bett
30
20
10
0
1899
1904
1910
1927
1944
1952
1962
1975
1983
1986

Vergleich zweier Schwerpunktkrankenhäuser im Jahre 1985

	Allgemeines Krankenhaus Heidberg (Hamburg)	Evangelisches Krankenhaus Oldenburg
Betten	738	407
Auslastung	81,6 %	89,5 %
Berechnungstage	236.025	142.817
Verweildauer	12,6 Tage	11,3 Tage
Innere	14,6 Tage	16 Tage
Chirurgie	15,8 Tage	16,2 Tage
Neurologie	18,9 Tage	12,6 Tage
Neurochirurgie	12,6 Tage	11,5 Tage
Gynäkologie + Frauen	7,3 Tage	7,7 Tage
HNO	9,1 Tage	6,5 Tage
Pflegesatz	323,09	278,40 u. 285,10
Mitarbeiter	1.288,7	482,9
Personalaufwand	70,4 %	61,1 %
Jahresergebnis	-256.000,- (Fehlbetrag)	+15.900,- (Überschuß)

eine geschlossene Innere Hauptabteilung mit 92 Betten. Die "Innere" hat heute 73 Betten mit einer Intensivstation, sowie einer Hämatologie als Subspezialität für gutartige und bösartige Bluterkrankheiten.

Im letzten Jahrhundert dienten die Krankenhäuser, soweit darin Menschen mit inneren Krankheiten behandelt wurden, vorwiegend der Pflege. Sie leisteten weniger als ein Hausarzt. Das änderte sich in der Zeit, als vor hundert Jahren das Evangelische Krankenhaus eröffnet wurde. Naunyn's Innere Klinik in Königsberg hatte 1872 dreiundzwanzig Betten, als Prof. Assmann sie 1931 übernahm, waren es sechsmal soviele. Anfangs füllten Infektionskranke die Inneren Abteilungen, vor allem Patienten mit Lungenentzündungen, dann perniziöse Anämien, Herzinsuffizienzen und Gelenkrheuma-Erkrankungen. Der Herzinfarkt ist als Krankheitsbild erst seit 1880 bekannt, aber bis zum ersten Weltkrieg war seine Diagnose noch selten. Unter den erfaßbaren Diagnosen im Jahre 1904 waren im Evangelischen Krankenhaus 23% internistische Krankheiten, 11% Hautkrankheiten und 3% neurologische Erkrankungen. Dreiundsechzig Prozent der Diagnosen gehörten zu den chirurgischen Fächern. Das ist noch heute mit achtundsechzig Prozent kaum anders.

Von den internistischen Patienten des Jahres 1904 hatten 60% Infektionskrankheiten. Dreißig Prozent waren Pflegefälle, die eigentlich zum Sterben in das Evangelische Krankenhaus kamen, denn die "Siechen", die weder starben noch gebessert werden konnten, nahm es als modernes Krankenhaus nicht mehr auf. Merkwürdig ist, daß sich dieser Prozentsatz ebenfalls kaum änderte. Im Jahre 1944 starben im Evangelischen Krankenhaus 29,5% an unheilbaren Krankheiten wie Krebs, an hohem Alter, Aderverkalkung oder Schlaganfällen. Im Jahr 1964 waren es 30,5%. Dagegen gingen die Infektionskrankheiten ebenso erheblich zurück wie die Herzkreislauf-Erkrankungen zunahmen. Unter den 10% "Herzkranken" ist kein einziger Herzinfarkt, wohl aber viele rheumatische Herzkrankheiten. Damals hatten nur einzelne Universitätskliniken Elektro-Cardiographen. Das erste Ekg des Evangelischen Krankenhauses führte Prof. Assmann 1949 ein, ein Jahr nach der Währungsreform. Es kostete 5.000 Mark und war die erste größere Anschaffung des Evangelischen Krankenhauses in neuer Währung. Für das Geld konnte damals ein Patient anderthalb Jahre im Krankenhaus liegen, heute nur noch zwei Wochen. Mit diesem Prunkstück schrieb Prof. Assmann 1949 459 Ekg´s, bei Prof. Bohnenkamp als seinem Nachfolger waren es zehn Jahre später 711 Ekg´s und weitere zehn Jahre später waren es bei dessen Nachfolger Prof. Schulze 3.871. Das von Assmann sogenannte "Prunkstück" hatte natürlich auch Nachfolger.

Prof. Herbert Assmann, kam mit 64 Jahren an das Evangelische Krankenhaus. Er war erstaunt, dort eine Art freier Unternehmer zu sein. Er mußte seine Assistenten selber bezahlen und dem Krankenhaus für die Benutzung der Betten seiner Patienten Geld bezahlen. Dafür bekam er bei pflichtversicherten Patienten den Arztanteil des Pflegesatzes. Für alles übrige mußte er selber Rechnungen schreiben. "Sie sitzen hier wie ein Bauer auf ihrem Hof", sagte ihm Prof. Junghanns, der kurz vorher gekommen war und ihn noch aus Leipzig kannte. Prof. Assmann bekam in Leipzig 1927 sein erstes Ordinariat. Zwischen 1930 und 1945 leitete er die internistische Universitätsklinik in Königsberg, wo Dr. Abel sein Assistent war. Er starb am 27. Februar 1950 wie sein Assistent Dr. Rohlfs an einer Virus-Lungenentzündung. Viele standen an seinem Sarg in der Auferstehungskirche, so die drei führenden Internisten Hoff, Jores und Schoen. Auch Max Schwab, sein Oldenburger Assistent, der spätere Ordinarius in Berlin, war dabei. Prof. Hoff erinnerte daran, daß Assmann in Oldenburg noch die 6. Auflage des Standardwerks über "Klinische Röntgendiagnostik der inneren Erkrankungen" vollendete und daß er es war, der 1922 die infraklavikulären Frühinfiltrate der Tuberkulose entdeckte.

Bei der Suche nach einem Nachfolger wurde zum ersten Mal im Evangelischen Krankenhaus ein Gremium gebildet, dem der Verwaltungsrats-Vorsitzende Ehlers angehörte, zwei Ärzte, es waren Junghanns und Steenken und der Krankenhauspfarrer und auch ein Jurist. Es gingen 51 Bewerbungen ein, von denen fünf Professoren nach den Unterlagen ausgesucht wurden. Über diese fand eine Abstimmung statt, bei der Prof. Bohnenkamp die wenigsten Stimmen erhielt, nach einer Vorstellung der fünf Bewerber aber die meisten. Bohnenkamp, hatte von 1935 bis 1945 die Freiburger Universitätsklinik geleitet, war dann von den Franzosen entlassen, aber anschließend rehabilitiert worden. Inzwischen war aber der Lehrstuhl anders besetzt. Prof. Helmuth Bohnenkamp geriet dadurch mit zehn Kindern in wirtschaftliche Bedrängnis. Er war zehn Jahre jünger als Prof. Assmann, als er nach Oldenburg kam. Er leitete bis 1961 die Innere Abteilung des Evangelischen Krankenhauses.

Sein Nachfolger wurde 1962 mit 42 Jahren Prof. Schulze, vorher Oberarzt bei Prof. Schoen in Göttingen. Die Nordwest-Zeitung fragte ihn damals: Wo vermuten Sie den Unterschied zwischen ihrer Tätigkeit in Göttingen und in Oldenburg. Schulze sagte: "Vielleicht lassen sich hier besser die eigenen Ideen verwirklichen." In seinem Vertrag wollte das Evangelische Krankenhaus eine Kündigungsmöglichkeit einbringen, weil die letzte Zeit mit den zunehmenden Altersveränderungen Prof. Bohnenkamps, dies nahelegte. Der Vorstand konnte sich aber nicht durchsetzen. Als fünfzehn Jahre später Prof. Schulze selber erkrankte, hatte die Abteilung zunächst keinen Fach-Internisten. Das Haus konnte auch keinen Nachfolger bestimmen. Immer noch waren die Verträge unverträglich.

Als Schulzes Nachfolger kam am 15. August 1978 Dozent Dr. Werner Krüsmann. Prof. Schulze trat im März 1979 in den Ruhestand. Im gleichen Jahr wurde Dr. Hinrichs Oberarzt. Vier Jahre später begründete er die Hämatologie als Subspezialität. Hinrichs erhielt den ersten Subspezialitäten-Vertrag des Evangelischen Krankenhauses. Heute betreut er Tumorkranke in 15 Betten nach seinem Konzept des "partnerschaftlichen Heilens". Dr. Krüsmann brachte als Chefarzt der Inneren Abteilung durch sein Spezialgebiet der Rheumatologie dem Evangelischen Krankenhaus einen Schwerpunkt in Oldenburg. Er kam von der Universität Freiburg als Schüler eines Bohnenkamp-Enkels, und es fügte sich so, daß er in Oldenburg Enkel-Nachfolger von Prof. Bohnenkamp wurde.

Noch einmal soll Prof. Frerichs zitiert werden, der bei der Eröffnung des ersten Internisten-Kongresses am 20. April 1882 in Wiesbaden diese Entwicklung schon sah: "Im Laufe der letzen Jahrzehnte haben sich immer mehr Einzelfächer abgesondert und sie hatten dazu ihre Berechtigung. Aber die Spezialfächer können wie Bäche im Sande versiegen, wenn sie sich gänzlich vom Strome trennen."

Neurologie

Das jüngste Fach des Evangelischen Krankenhauses ist die Neurologie, die am 1. Oktober 1979 begann und 1980 zunächst drei Assistenzärzte und 18 Betten hatte. Ihr Chefarzt wurde unter 27 Bewerbern Prof. Walter Baust. Die Abteilung hat inzwischen 40 Betten und ist die einzige in Oldenburg. Neben der Diagnostik und Behandlung des gesamten Spektrums der organischen Erkrankungen des zentralen und peripheren Nervensystems liegt das Schwergewicht auf entzündlichen Erkrankungen, Anfallsleiden und Gefäßerkrankungen des Hirns und Rückenmarks, sowie der präoperativen Diagnostik. Eine genaue neurologische Untersuchungstechnik ist das Grundanliegen der Abteilung. Die Arbeit im Elektophysiologischen Labor mit Elektroencephalographie (EEG), Elektromyographie (EMG), Evozierten Potentialen (EP) und Doppler-Sonographie unterstützt die präzise Diagnose. Die Konsiliartätigkeit beschränkt sich nicht nur auf das Evangelische Krankenhaus.

Neurologische Patienten hat es im Evangelischen Krankenhaus immer gegeben. Im Jahr 1904 waren es 3%. Dabei wußte der "Hausarzt", der dies ausgerechnet hatte, nicht, ob er die vier Fälle von "Säuferwahnsinn" dazurechnen sollte. Er hat sie dazugeschrieben, aber nicht dazugerechnet. Der erste Arzt, der sich fast ausschließlich mit Neurologie beschäftigte, kam Ende der zwanziger Jahre nach Oldenburg. Dr. Modes war Schüler des Hamburger Neurologen Prof. Nonne und wurde Belegarzt des Evangelischen Krankenhauses. Wir sind ihm schon begegnet im Neurochirurgie-Kapitel. Nach dem zweiten Weltkrieg plante das Evangelische Krankenhaus eine Neurologische Abteilung mit Prof. Horst Geyer, der aus dem Kaiser Wilhelm-Institut für Erbforschung in Berlin kam. Durch seinen frühen Tod zerschlugen sich diese Pläne. Seine Frau, die Tochter von Dr. Merkens, des zweiten Chirurgen am Evangelischen Krankenhaus, wirkt heute noch in Oldenburg als Neurologin.

Im Vergleich zu anderen Neurologischen Kliniken ist am Evangelischen Krankenhaus die Verweildauer viel kürzer. Es konnten deshalb 1986 1.056 Patienten stationär behandelt werden, statt durchschnittlich 758 in Kliniken gleicher Größe.

Röntgen

Im Evangelischen Krankenhaus entwickelte sich die Röntgen-Diagnostik und Therapie lange fachgebunden. Die Diagnostik wurde durch Internisten und Chirurgen, die Therapie zunächst durch Gynäkologen betrieben. Diesen Satz könnte man auch mit den Worten "In Deutschland" beginnen. Nach Aufteilung der Medizin in Fachgebiete vor und nach dem Ersten Weltkrieg ist auch der Facharzt für Röntgenologie und Strahlenheilkunde Mitte der zwanziger Jahre eingeführt worden. Erster Ordinarius wurde in Hamburg Hans Albers-Schönberg. Dann jedoch gab es in Deutschland eine Sonderentwicklung. Noch heute gehören wir zu den 20 von 52 Ländern, in denen auch Nicht-Röntgenfachärzte Röntgenstrahlen verwenden dürfen. Auch Persönlichkeiten wie Prof. Holthusen gelang es lange nicht, der Radiologie die Stellung eines unabhängigen, zentralen Fachgebietes in Deutschland zu verschaffen. Es entwickelte sich vielmehr aus der Anfangszeit des oft im Keller angesiedelten "Röntgenkabinetts" der Brauch, jeder Klinik ihre eigene Röntgenabteilung zu lassen.

Nach dem Zweiten Weltkrieg ist es an vielen Universitäten gelungen, der Radiologie die zentrale Stellung zu erkämpfen, die sie in den meisten westlichen Ländern schon seit mindestens einem halben Jahrhundert einnimmt. Aber die fachgebundene Radiologie gibt es bei uns immer noch. Dies ist eine für die Medizin in der Welt ungewöhnliche Sonderentwicklung. Sie hat dazu geführt, daß bei uns pro Kopf der Bevölkerung weltweit die meisten Röntgengeräte installiert sind und die meisten radiologischen Untersuchungen durchgeführt werden Im Rahmen der europäischen Gemeinschaft wird in der Bundesrepublik der "Naturschutzpark Fachgebundener Radiologie" aufgelöst werden.

Erst im letzten Kriege kam mit Dr. Abel erstmals ein Röntgenfacharzt an das Evangelische Krankenhaus. Wir kennen ihn schon aus früheren Kapiteln. Abel war ein Schüler von Prof. Holthusen, dem Chefarzt des Radiologischen Instituts am St. Georg-Krankenhauses in Hamburg. Dort hatte sich Abel über Krebsprobleme habilitiert. Damals war als Internist der Inneren Abteilung Prof. Assmann im Evangelischen Krankenhaus tätig. Er war der Autor des damals bedeutendsten Werkes über die "Röntgen-Diagnostik innerer Krankheiten", das in vielen Übersetzungen verbreitet wurde und das er auch in Oldenburg noch erweiterte. So war das Evangelische Krankenhaus damals auf dem Gebiete der Röntgen-Diagnostik und Strahlentherapie führend in Oldenburg und auch in der weiteren Umgebung.

Geröntgt wurde in wenigen Räumen des alten Willersflügels. Die Diakonissen sprachen vom "Röntgen-Zimmer", bisweilen auch vom "Grusel-Kabinett". Im Jahre 1952 wurde eine "Röntgen-Abteilung" im Hinrichsbau etabliert. Diese neue Pracht besaß: Ein Wartezimmer für Patienten, ein Schreibzimmer, ein Arbeitszimmer für den Röntgenologen, ein Zimmer für Naßbetrachtung der Filme einschließlich ihrer Trocknung mit zwei Trockenschränken, sowie Filmbearbeitung. Dazu kam eine Dunkelkammer für Filmeinlage, Entwicklung, Fixierung und Wässerung in V2A-

Stahltanks. Die Röntgen-Diagnostik bestand aus einem Raum für Durchleuchtungen mit gezielten Übersichts-Aufnahmen, nebst abklappbarer Röhre für Thorax-Aufnahmen im Stehen, sowie einem Raum für ausschließliche Röntgen-Aufnahmen im Liegen für Knochen-Aufnahmen am Bucky-Tisch. Die Strahlen-Therapie besaß zwei Räume für Oberflächen-, Halbtiefen- und Tiefen-Therapie mit Stehfeld und Pendel-Convergenz-Bestrahlung.

Eigene Bestrahlungs-Betten besaß die Röntgen-Abteilung nicht. Die Patienten wurden auf den jeweiligen Abteilungen klinisch betreut. Die Radium-Einlagen gynäkologischer Patientinnen wurden von Dr. Steenken in enger Zusammenarbeit mit Dr. Brat im benachbarten Peter-Hospital vorgenommen. Die anschließende Röntgen-Bewegungsbestrahlung geschah wieder im Evangelischen Krankenhaus. Diese gemeinsame gynäkologische Behandlung von Dr. Steenken und Dr. Abel war im Lande weit bekannt. Abels Röntgen-Abteilung war noch in den fünfziger Jahren die modernste im Weser-Ems-Raum.

Eine regionale Röntgengesellschaft, die 1927 gegründet wurde, entstand nach dem Kriege erneut als "Niedersächsische Röntgengesellschaft". Dr. Abel leitete sie in den Jahren von 1960 bis zu seinem Tode 1964 und veranstaltete Tagungen in Oldenburg, Bremen und Göttingen sowie regionale Kongresse. Dies setzte sein Nachfolger Prof. Voth fort. Nicht vergönnt war Abel die Umgestaltung der fachgebundenen Radiologie. Eine Beteiligung an der Kassenzulassung - welche die anderen Krankenhausärzte besaßen - hatte er nicht. Nach ihren Verträgen konnten die Chefs der anderen Abteilungen Privatpatienten in den Röntgenräumen selber untersuchen, auch Röntgen-Aufnahmen zur eigenen Beurteilung anfertigen lassen und in Rechnung stellen. Daher gibt es aus dieser Zeit im Evangelischen Krankenhaus fast keine dokumentierte Befunderhebung als Folge dieser fachgebundenen Röntgen-Untersuchungen. Das hatte auch zur Folge, daß Dr. Abel der wirtschaftlich am schlechtesten gestellte Chefarzt am Evangelischen Krankenhaus war, obwohl die Röntgenabteilung seit Anfang des Jahrhunderts als einzige dem Haus immer Gewinne einbrachte. Ehlers gegenüber nannte sich Abel immer eine arme Kirchenmaus. Das nahm ihm natürlich niemand ab, aber zur Überraschung seiner Kollegen starb er 1964 tatsächlich fast vermögenslos.

Das Evangelische Krankenhaus lockte nach dem Krieg berühmte Chefärzte mit Verträgen, die ihnen Röntgendiagnostik ermöglichten. Dies führte in den fünfziger Jahren zu einem Röntgenstreit, der 1957 seinen Höhepunkt hatte. Er soll hier dokumentiert werden. In der Vorstands-Sitzung vom 6. Februar 1957 prallten die Meinungen aufeinander. Das Protokoll entschärft den Streit zwar, wie das Protokolle tun, aber man erkennt ihn noch zwischen den Zeilen: "Der Antrag des Herrn Dr. Abel aus Juli 1956 wird eingehend erörtert. Prof. Junghanns ist der Ansicht, daß auch einem künftigen Internisten das Recht zur Durchleuchtung von Herz und Lunge zugestanden werden müsse, weil das Krankenhaus sonst einen qualifizierten Internisten im Professorenrang nicht bekommen würde. Herr Dr. Abel ist gegenteiliger Meinung. Er behauptet, daß in mehr als der Hälfte der Krankenhäuser ein zentrales Röntgeninstitut bestehe, in dem die übrigen Abteilungsärzte nicht tätig werden dürfen. Dr. Abel ist der Meinung, daß unser Internist Röntgenaufnahmen dem Röntgenologen überlassen und sich lieber um die Arbeiten des Labors persönlich kümmern solle. Er erklärt, daß Herr Prof. Bohnenkamp entgegen dem Wunsch des Vorstandes in seiner Privatpraxis nicht nur Herz und Lunge durchleuchtet und aufnehme, sondern ständig auch Magen, Galle und Knochen. Das ergäbe sich eindeutig sowohl aus der unbestreitbaren Tatsache, daß die Röntgenabteilung des Hauses für die Ambulanz Prof. Bohnenkamps überhaupt keine Arbeiten mehr zur Erledigung bekomme, aber ebenso auch aus den Röntgenbildern, die stationäre Kranken bei ihrer Einweisung aus der privaten Röntgenabteilung Prof. Bohnenkamps mit ins Haus brächten. Es wird beschlossen, Herrn Prof. Bohnenkamp hierzu persönlich zu hören."

Am 16. Februar erfolgt das. Bohnenkamp erklärte: "Ich gebe diese Fälle zu. Der Wortlaut des Anstellungsvertrages von Prof. Assmann war mir zwar nicht bekannt, ich gebe aber zu, daß Herr Prof. Junghanns mich darüber belehrt hatte, daß ich mich röntgenologisch auf die Brustorgane vertraglich zu beschränken habe. Ich habe diese Fälle als ausgesprochene Ausnahmefälle angesehen. Ich lege aber selbst keinen grundsätzlichen Wert darauf, alle Mägen und Gallen selbst zu röntgen. Wenn ich sie ins Haus schicken würde, müßte aber Gewähr dafür gegeben sein, daß sie sofort behandelt werden können und nicht, infolge zu langen Wartens wieder weggehen. Ich halte eine Beschränkung der Röntgenarbeit eines Internisten an sich für nicht zumutbar." Dr. Abel machte eine Aufstellung von benachbarten Krankenhäusern, in denen bei gleicher Bettenzahl des Hauses zentrale Röntgeninstitute eingerichtet worden waren, aus der sich auch ergab, daß ein Einnahme-Rückgang sowohl für das Haus wie für Herrn Dr. Abel eingetreten war. Prof. Junghanns trug vor, daß von den Röntgendiagnosen des Hauses nur 51% von Dr. Abel herrührten, die anderen von den anderen Ärzten. Prof. Junghanns erinnerte bei dieser Gelegenheit noch einmal an die totale Rückständigkeit des Labors, und daß ihm die Behandlung von Patienten mit dem privaten EKG Prof. Bohnenkamps dem Vorstand grundsätzlich nicht unbedenklich erscheint, da das Krankenhaus über ein eigenes EKG verfügt.

Im Pius-Hospital zu Oldenburg kam es nach dem letzten Kriege zu einer anderen Entwicklung. Man berief mit Dr. Götting einen Radiologen zum Chefarzt der "Röntgen-Radium-Isotopen-Abteilung", investierte in eine moderne Diagnostik und

Strahlentherapie mit Kobalt und in die Nuklearmedizin. Das Pius hatte damit als erste Oldenburger Krankenhaus die moderne Konzeption einer zentralisierten Radiologie.

Auch im Peter-Hospital stagnierte die Weiterentwicklung des Fachgebiete. lange. Die interne Röntgendiagnostik machte Dr. Brat. Da Dr. Brat auch Ärztlicher Direktor der Städtischen Krankenanstalten war, änderte sich das erst spät. Die chirurgische Diagnostik kam bald in das Kreyenbrücker Krankenhaus zu den Chirurgen. Später entschied sich aber die Stadt Oldenburg zur Zentralisation von Röntgendiagnostik, Strahlentherapie und Nuklearmedizin unter Prof. Niemann, zumal das Peter-Hospital ganz nach Kreyenbrück verlegt wurde.

Am 13. Januar 1964 starb plötzlich Dr. Abel mit sechzig Jahren an einem Herzinfarkt. Er wurde, wie er es gewünscht hatte, in der Kapelle des Evangelischen Krankenhauses aufgebahrt. Im Jahr 1941 war er als Stabsarzt des Heeres nach Oldenburg gekommen als erster Röntgen-Facharzt Oldenburgs. Er löste Dr. Fritz Jochen Laux am Evangelischen Krankenhaus ab. Ein Jahr nach Kriegsende kam Prof. Assmann, dessen Assistent Abel in Königsberg gewesen war. Assmann machte es als internistischer Röntgenfachmann Abel menschlich unmöglich, im Evangelischen Krankenhaus eine eigenständige Röntgenabteilung durchzusetzen. Auch Prof. Junghanns, der Wirbelsäulen-Spezialist, war da ein Hindernis. Junghanns hatte Werke über die Röntgenologie der Wirbelsäule geschrieben. Auch er ließ sich das Röntgen nicht nehmen.

Nach Walter Abels Tod kam Prof. Voth aus Göttingen, der zweiundzwanzig Jahre lang um dieses Fach kämpfen mußte, aus dem sich alle anderen Fächer nur allzugern die Rosinen pickten. Erst als Prof. Voth nach einem Herzinfarkt 1986 das Evangelische Krankenhaus verließ, hatte es begriffen, daß eine Röntgenabteilung kein Selbstbedienungsladen für alle ist. Jetzt gibt es ein zentrales Röntgeninstitut unter Dr. Rippel. Der beharrliche Kampf des liebenswürdigen Helmut Voth hatte sich am Ende gelohnt. Der klassische Ausspruch des Verwaltungsleiters Helmut Ehrhardt: "Herr Professor, das Evangelische Krankenhaus braucht im Grund nur einen Röntgenologen vorzuhalten." ist typisch für die Geschichte der Radiologie in Deutschland. Zusammen mit Prof. Voth kam 1964 die Neurochirurgie an das Evangelische Krankenhaus. Ihr Bedarf an Röntgenleistungen, besonders Hirn-Arteriographien und Myelographien, hatte der Krankenhausträger unterschätzt. Als Notlösung wurde daher eine Röntgenanlage für Hirnangiographie im neurochirurgischen Operationssaal installiert und später auch eine Möglichkeit geschaffen, Halsmark-Myelographien im seitlichen Strahlengang vorzunehmen.

Diese Ausrüstung bestand zunächst aus einem Generator, einer Röhre und einer Handzug-Blattfilm-Wechselkassette. Hinzu kam ein Röntgenbild-Verstärker mit

Fernsehkette und Monitor. Diese Röntenuntersuchungen wurden vom Vorstand den Neurochirurgen überlassen. Im Kapitel über die Aschenputtel-Zeit wurden die zwei Millionen Mark erwähnt, die das Evangelische Krankenhaus 1975 nach § 10 des Krankenhaus-Finanzierungsgesetzes für Anlagegüter erhielt. Dieser Paragraph hatte seit 1972 sehr zum Fortschritt der deutschen Krankenhaus-Medizin beigetragen, um die es bis dahin schlecht bestellt war.

Sehen wir einmal dem Evangelischen Krankenhaus in die Karten, die sonst die Häuser so gern verdeckt halten. Im Jahr 1976 erwartete es aus diesem Topf 600.000 DM. Allein für Ersatzbeschaffungen und Kleinbaumaßnahmen mußten 1975 von von den 2 Millionen Mark aber 90% ausgegeben werde. Die Wünsche der Chefärzte von 2 Millionen Mark für Anschaffungen zur Aufrechterhaltung des medizinischen Standards gingen nicht in Erfüllung. So reichte das Geld nur noch für einen Röntgen-Mammographen von 92.000 DM, für den ein Miet-Kaufvertrag abgeschlossen wurde. Der Hauptwunsch aber war ein Computer-Tomograph für die Neurochirurgie, der zwei Millionen DM kostete. Dies war zwei Jahre nach seiner Einführung durch Homesfield. Der "CT" machte viele Eingriffe am Kopf überflüssig durch die Genauigkeit seiner Gehirnbilder. Alle Anträge bei der Landesregierung, diesen CT finanziert zu bekommen, schlugen fehl. Zwei Jahre später gelang es, private Geldgeber zu finden für eine langfristige Finanzierung aus den Einnahmen dieser Wunderlampe Aladins. Die Ärzte verzichteten dabei auf ihre Honorare - sie betrugen 20% je Aufnahme - die damals nach der Gebührenordnung 300.- DM kostete. So war mit einer Laufzeit des Darlehens von drei Jahren zu rechnen, wenn das CT störungsfrei lief und rund um die Uhr ausgelastet war. Das war es.

Aber es dauerte keine drei Jahre, da war die Wunderlampe veraltet und eine neue CT-Generation stand vor der Tür. In diesen drei Jahren änderte sich die Zahl der Hirnoperationen im Evangelischen Krankenhaus drastisch: Sie gingen um 18% zurück, während sie noch zwischen 1976 und 1977 um 16% gestiegen waren und von 1970 bis 1977 um 59%. Es brauchte also infolge besserer Diagnosen durch den Computertomographen 430 Patienten nicht operiert zu werden. Ein paar Jahre später kam ein neues bildgebendes Verfahren: Die Kernspintomographie. Sie hat noch weniger Nebenwirkungen, da sie ohne Strahlen arbeitet und gibt noch viel genauere Bilder der Organe. Aber sie kostet noch mehr, mehrere Millionen. Nur mit dieser Methode kann zum Beispiel ein kleiner noch innerhalb des Organs liegender Prostata-Krebs erkannt und frühzeitig operiert werden. Im Jahr 1983 beantragte das Evangelische Krankenhaus bei der Landesregierung in Hannover ein solches Gerät, ohne Erfolg. Es kam trotzdem.

Ein Röntgeninstitut in Oldenburg hatte den Mut, einen Kernspintomographen zu finanzieren, obwohl die Krankenkassen ihren Patienten die Kosten der Benutzung noch nicht garantierten. Diese Kosten sind hoch. Seit über zehn Jahren sind die Krankenkassen-Beiträge gekoppelt an den Grundlohn. Steigt er, kommen wir in den Genuß des Fortschritts der Medizin. Eine abenteuerliche Koppelung. Dabei ist es nicht so, daß diese neuen Großgeräte, die zu den teuersten Fortschritten der Medizin gehören, die Kosten im Einzelfall erhöhen. Im Gegenteil. Amerikanische Radiologen haben nachgewiesen, daß nach Einführung der Computertomographie die Diagnostik eines Lebertumors um 27% billiger wurde, die von Lymphomen um 30% und die der Hirntumoren beim DSA um 43%. Nur werden jetzt viel mehr Patienten untersucht, weil die Untersuchungen besser und nebenwirkungsfreier geworden sind. Darum werden sie immer häufiger von den Patienten verlangt und von den Ärzten als Früherkennung eingesetzt. Das führt zu einer Demokratisierung des medizinischen Fortschritts, vorausgesetzt, eine Gesellschaft kann und will sich das leisten.

Trotz der Neurochirurgie platzte die allgemeine Radiologie nach Voths Kommen schnell aus den Nähten. Die Diagnostik bei stationären und ambulanten Patienten stieg von 1965 bis 1975 von 9.000 pro Jahr auf 25.000 an. Und das in den zwei Diagnostikräumen. Erst 1978 gab es einen Rückgang der Röntgen-Therapie, da diese nach den Kooperationsabsprachen zum Pius-Hospital kam. Die Röntgenaufnahmen stiegen dagegen bis 1979 auf 76.000 im Jahr. Aber es kamen auch Spezialitäten hinzu: Hartstrahl-Technik, besonders im Thorax-Bereich, Kymographie, Erweiterung der Gallen- und Harnwegs-Diagnostik, Doppel-Kontrast-Untersuchungen des Magen-Darm-Trakts, Angiographien, Lymphographien, Mammographien, Galaktographien, Sonographien sowie Ganzkörper-Tomographien. Von 1983 bis 1986 wurde eine umfassende Angiographie-Einheit installiert, die 1989 durch eine digitale Subtraktions-Angiographie (DSA) ergänzt werden konnte. Im gleichen Jahr kam noch ein Großgerät hinzu zur Früherkennung des Knochenschwundes.

Durch Um-, An- und Neubauten wurden von 1965 bis 1986 zahlreiche Räume dafür geschaffen. Von 1986 bis 1990 war der ehemalige radiologische Oberarzt der Medizinischen Hochschule Hannover Dr. Walter Rippel Chefarzt im Evangelischen Krankenhaus. Die Neuroradiologie kehrte damit in den Schoß des Radiologischen Zentralinstituts zurück.

Statistik für Verweildauer und nach Patienten-Alter im Evangelischen Krankenhaus zwischen 1970 und 1980 Chirurgische Klinik

Alter von-bis	Patienten 0 - 10 m	w	Pflegetage	Patienten 11 - 20 m	w	Pflegetage	Patienten 21 - 50 m	w	Pflegetage	Patienten 51 - 99 m	w	Pflegetage	Patienten gesamt m	w	Patienten gesamt	ø in Tagen
0-18	229	213	2.509	58	54	1.509	32	9	1.193	6	1	511	325	277	5.722	10
19-45	271	184	2.287	140	114	3.717	53	29	2.322	13	5	1.507	477	332	9.833	12
46-65	69	69	799	80	73	2.313	34	69	3.124	10	12	1.527	193	223	7.763	19
66-99 *	60	91	826	58	81	2.098	59	107	5.490	13	56	5.563	190	335	13.977	27
	629	557	6.421	336	322	9.637	178	214	12.129	42	74	9.108	1.185	1.167	37.295	16

* 1980 wurde der bisher älteste Patient mit 101 Jahren operiert.

Innere Klinik

Alter von-bis	Patienten 0 - 10 m	w	Pflegetage	Patienten 11 - 20 m	w	Pflegetage	Patienten 21 - 50 m	w	Pflegetage	Patienten 51 - 99 m	w	Pflegetage	Patienten gesamt m	w	Patienten gesamt	ø in Tagen
0-18	17	23	146	3	8	169	4	3	171	-	-	-	24	34	486	8
19-45	153	160	1.337	74	44	1.759	38	28	1.944	-	3	310	265	235	5.350	11
46-65	126	108	1.064	65	66	1.974	79	62	4.214	9	5	896	279	241	8.148	16
66-99	135	162	1.497	99	146	3.758	76	162	6.977	12	17	2000	322	487	14.232	18
	431	453	4.044	241	264	7.660	197	255	13.306	21	25	3.206	890	997	28.216	15

Patientenzahlen zwischen 1970 und 1980, Herkunft und Sterbefälle

Jahr	Gesamtzahl der Pat.	aus Stadt Oldenburg	%	auswärts	%	Sterbefälle	%	durchschn. tägl. Belegung - Pat.
1970	6.855	3.838	55.98	3.017	44.07	434	6.33	301
1971	7.317	4.104	56.08	3.213	43.98	410	5.60	305
1972	7.821	4.300	54.98	3.521	45.02	398	5.08	308
1973	8.164	4.554	55.78	3.610	44.22	427	5.23	317
1974	9.107	5.142	56.46	3.965	43.54	436	4.79	354
1975	9.418	5.128	54.45	4.290	45.55	475	5.04	362
1976	9.779	5.126	52.42	4.653	47.58	456	4.66	362
1977	10.553	5.348	50.68	5.205	49.32	422	4.00	360
1978	10.685	5.556	52.00	5.129	48.00	481	4.50	362
1979	10.950	5.796	52.93	5.154	47.07	477	4.36	359
1980	11.306	5.644	49.92	5.662	50.08	438	3.87	364

Sterbefälle	1978	1979	1980
Chirurgie	96	85	70
Innere	199	203	181
Neurochirurgie	176	181	152
Frauen	6	4	13
HNO	4	3	3
Neurologie	-	1	19
	481	477	438

Kennzahlen der Kliniken des Evangelischen Krankenhauses

1985	Planbetten	Pflegetage	Fallzahl	Verweildauer	ø belegte Betten	Nutzungsgrad
Innere	73	25.972	1.619	16,0 T	71,2	97,5 %
Chirurgie	110	36.178	2.231	16,2 T	99,1	90,1 %
Neurochirugie	73	24.343	2.108	11,5 T	66,7	91,4 %
Frauen (Gynäkologie)	63	19.192	2557	7,7 T	52,5	94,3 %
(Geburt)						66,9 %
HNO	48	15.614	2.728	5,7 T	42,7	88,9 %
Neurologie	40	12.871	853	15,1 T	35,2	87,9 %
	407	**134.832**	**13.669**	**9,9 T**	**368,4**	**90,4 %**

1986	Planbetten	Pflegetage	Fallzahl	Verweildauer	ø belegte Betten	Nutzungsgrad
Innere	73	25.589	1.697	15,1 T	70,1	96,0 %
Chirurgie	110	37.398	3.222	11,6 T	102,5	93,1 %
Neurochirugie	73	23.597	1.973	12,0 T	64,6	88,6 %
Frauen	63	19.120	2.589	7,4 T	52,4	83,1 %
HNO	48	14.916	2.434	6,1 T	40,9	85,1 %
Neurologie	40	13.676	856	16,0 T	37,4	93,7 %
	407	**134.296**	**12.771**	**10,5 T**	**367,9**	**90,4 %**

1988	Planbetten	Pflegetage	Fallzahl	Verweildauer	ø belegte Betten	Nutzungsgrad
Innere	73	25.589	1.779	14,6 T	71	96,0 %
Chirurgie	110	37.560	3.605	10,4 T	102,6	93,3 %
Neurochirugie	73	24.172	1.987	12,2 T	66	90,4 %
Frauen	63	18.634	2.717	6,9 T	50,9	80,8 %
HNO	48	15.614	2.728	5,7 T	42,7	88,9 %
Neurologie	40	12.871	853	15,1 T	35,2	87,9 %
	407	**134.832**	**13.669**	**9,9 T**	**368,4**	**90,4 %**

Der Kampf der Seilschaften

Neun Tage vor Verkündigung des "Jahrhundertgesetzes" für die deutschen Krankenhäuser, dem Krankenhausfinanzierungs-Gesetz vom 1. März 1972, fand zwischen den Referenten des Sozialministeriums in Hannover, dem Ärztlichen Direktor Prof. Henne und dem Verwaltungsleiter Helmut Ehrhardt ein Gespräch statt über die Zukunft des Evangelischen Krankenhauses. Es war zu diesem Zeitpunkt bereits bekannt, daß die Investitionskosten nicht mehr von den Trägern der Krankenhäuser aufgebracht werden mußten. So sollten die Baukosten mischfinanziert werden von Bund und den Ländern im Verhältnis ein Drittel zu zwei Dritteln. Natürlich standen nun die ausgebluteten Krankenhäuser vor den Ministerien Schlange, um ihre Pläne zu präsentieren. Das Evangelische Krankenhaus stand ganz vorn in der Schlange.

Es ging dabei um Neubaupläne zur Vergrößerung der Hauptabteilungen Neurochirurgie und Hals-Nasen-Ohren. Der Chefarzt der Neurochirurgie Dr. Weber hatte das Gespräch vermittelt. Er war für die CDU Mitglied des Rates der Stadt Oldenburg und Vorsitzender des Gesundheitsausschusses der Stadt. Die Herren des Sozialministeriums waren bemerkenswert zugeknöpft. Sie folgten damit der Linie ihres Ministers, der im Jahr zuvor bei einem Besuch dem Evangelischen Krankenhaus einen Neubau an der Peripherie empfohlen hatte, statt am Ort zu erweitern. Woher das Krankenhaus das Geld dazu nehmen sollte, wußte er auch nicht. Nun aber sollten Bund und Länder solche Investitionen nach dem KHG bezahlen.

Die Herren des Ministeriums sagten, in Oldenburg gäbe es übergenug Betten, auf tausend Einwohner kämen 11,5. Im Aktenvermerk des Evangelischen Krankenhauses steht: "Wie hoch der Durchschnitt ist, war uns nicht bekannt." Er betrug 11,7. Nach dieser Einleitung legten die Herren ihre Karten auf den Tisch: Sie hielten es aus ihrer Sicht, besonders im Hinblick auf neue Richtlinien der Berufsgenossenschaften, für absolut verfehlt, eine Unfall-Chirurgie in Kreyenbrück vorzusehen und gleichzeitig die Neurochirurgie im Evangelischen Krankenhaus auszubauen. Unfall-Chirurgie, Neurochirurgie und Kiefer-Chirurgie gehörten unbedingt zusammen. Es sollte also überlegt werden, entweder die Unfallchirurgie in das Evangelische Krankenhaus oder die Neurochirurgie in die Städtischen Krankenanstalten zu verlegen Außerdem gehöre zur Neurochirurgie auch die Neurologie. Hinweise, daß bereits eine wohlfunktionierende Zusammenarbeit der drei Oldenburger Krankenhäuser bestünden, vermochten die Referenten nicht zu überzeugen. Auf eine direkte Frage nach Investitionskosten kam dann die deprimierende Antwort des Ministeriums, erst würden die

Städtischen Krankenanstalten in Kreyenbrück ausgebaut, dann könnten die Pläne des Evangelischen Krankenhauses im Rahmen eines Landeskrankenhausplanes überlegt werden.

Fünf Tage später einigten sich die Oldenburger Krankenhäuser in einem Kooperationsgespräch darüber, daß die Innere Medizin, die Radiologie, die Chirurgie, sowie die Gynäkologie und Geburtshilfe in jedem der drei Häuser weiter vorgehalten werden sollte, und daß daneben zu den Städtischen Krankenanstalten die Urologie, die Dermatologie und die Kinderklinik gehören sollten, zum Evangelischen Krankenhaus Neurochirurgie, Neurologie und Hals-Nasen-Ohren-Klinik, zum Pius-Hospital Orthopädie und Augenheilkunde. Dies war der Beginn der letzten Phase der Kooperation der drei Oldenburger Krankenhäuser, in der seitdem als vierter die Landesregierung in Hannover unsichtbar oder sichtbar mit am Tisch saß.

Es hat immer diesen "Vierten Mann" gegeben, wie in den früheren Kapitel dargestellt, aber er war nie so weit entfernt wie jetzt. Es waren einst der Großherzog, die Kirchen, die Parteien, der Oberbürgermeister, die Gauleitung, die SS, die SA. Alle hatten sie ihre Seilschaften und alle kämpften sie um den Gipfel, der nach Koenneckes Wort immer dies Ziel hatte: Wir wollen die Größten werden. Kooperation war der fromme Wunsch aller, Kooperation war die Tarnkappe aller, Kooperation war immer Etikettenschwindel. Das sieht man daran, daß sie niemals Rechtsverbindliches festlegte, sondern es bei Absprachen beließ, also beim Unverbindlichen. Das machte immer schon den Vierten Mann am Tisch stark. Ist also die Kooperation sinnlos? Keineswegs. Sie hat Oldenburg ein Groß-Krankenhaus erspart. Es gab eine Zeit, in der Groß-Schulen, Groß-Betriebe oder Groß-Krankenhäuser modern erschienen. Wo sie eingeführt wurden, starben sie meist den Tod aller Dinosaurier. Niemand mag sich mit ihnen identifizieren, sie sind unmenschlich, anonym, unbeweglich und nicht einmal wirtschaftlich.

Die Kooperation der verschiedenen Krankenhäuser in Oldenburg hat zu einer fruchtbaren Konkurrenz der Häuser untereinander geführt. Niemand kann schlafen. Wer sich auf seinen Lorbeeren ausruht, ist morgen im Hintertreffen. Das beginnt bei der Freundlichkeit an der Pforte, schließt den Spezialitäten-Mix der Kliniken ein, ebenso wie den Stil, in dem die Ärzte mit den Patienten umgehen und endet beim Essen oder der Sterbehilfe. Seit hundert Jahren beobachtet jedes Oldenburger Krankenhaus seine Konkurrenten: zum Wohle der Patienten. Mit juristisch verbindlicher Kooperation hätten wir ein Einheits-Krankenhaus, vergleichbar einer Einheits-Partei im Rat der Stadt. Die Kooperation gewachsener Krankenhäuser da, wo es sie noch gibt, als wenn ein Haus alle schluckt, um konkurrenzlos glücklich zu sein. Aber man sollte nicht zuviel von der Kooperation verlangen. Sie kann nicht besser sein, als die Menschen, die an ihr beteiligt sind. Sie kann nicht besser sein, als wir alle. Am besten war sie in Oldenburg zwischen 1950 und 1970. Sie lag damals in den Händen der Ärztlichen Direktoren der Oldenburger Krankenhäuser, die sich persönlich kannten, schätzten und achteten. Es gab unter ihnen niemanden, der der Größte sein wollte. Diese Zeit endete mit dem Beschluß des Rates der Stadt Oldenburg vom 21. Dezember 1970 über eine Kooperation der Oldenburger Krankenhäuser mit dem Ziel, nicht jedes teure Gerät und nicht jede Subspezialität in allen Hausern vorzuhalten und auf solche Entwicklung zukünftig in einem größeren Rahmen einzuwirken.

Die neuen Kooperateure handelten die Pflegesätze weiterhin wie früher gemeinschaftlich gegenüber den Krankenkassen aus. Es gab jetzt auch gemeinsame Verhandlungen mit der Universität Göttingen, die Oldenburger Krankenhäuser zu Akademischen Krankenhäusern zu machen. So beschloß man 1973, einen Teil der klinischen Ausbildung für 45 Studenten zu übernehmen. Das Evangelische Krankenhaus wurde schließlich am 1. Oktober 1977 Akademisches Lehrkrankenhaus der Universität Göttingen. Ein anderes Kooperations-Thema war die Wäscherei. Sie wurde probeweise an eine gemeinsame Wäscherei vergeben. Vor dem Jahre 1970 war dies unter den Ärztlichen Direktoren kein Thema. Jetzt wurde es eines. Aber es wurde auch in aller Öffentlichkeit ausgesprochen, daß die Neurologie zur Neurochirurgie des Evangelischen Krankenhauses gehöre und dort geplant sei. Wollte die Stadt am Ende beides haben? Dr. Weber fragte das im Stadtrat. Die Stadtverwaltung konnte sich keine Hoffnung machen, ihn mit seiner Neurochirurgie zu sich herüberzuziehen. Sie gab sich mit einer Nephrologie zufrieden. Jetzt konnten in Oldenburg moderne Dialyse-Behandlungen bei schweren Nierenerkrankungen durchgeführt werden.

Der eigentliche Motor der Kooperation war der jeweilige Krankenhaus-Bedarfsplan des Landes. Wegen der Unklarheiten darüber ruhte die Kooperation zwischen 1974 und 1976. Der große Umbauplan des Evangelischen Krankenhauses zur Schaffung einer Neurologie, eines Operations-Traktes und eines neuen Einganges durch die Architekten Gielen und Schwartz ruhte damit auch. Endlich kam es am 24. September 1976 in den Sartorius-Stuben zu einem Kooperationsgespräch zwischen den Vertretern der Krankenhäuser, der Stadtverwaltung, der Parteien und Sozialminister Schnipkoweit. Der verlangte, die Krankenhäuser sollten sich einigen zu einem Krankenhaus-Verbund. Dafür hatte er etwas zu bieten: 60 Millionen Mark. Es kam darauf am 10. Januar 1977 zu einem Gespräch im Sozialministerium in Hannover, an dem Dr. Weber teilnahm. Dort wurde die Vereinigung der Oldenburger Krankenhäuser zur Bedingung für finanzielle Hilfen gemacht. "Doppelabteilungen" wurden abgelehnt und Bettenabbau als Ziel genannt. Am 25. Januar 1977 beauftragte der Verwaltungsausschuß des Rates der Stadt Oldenburg die Stadtverwaltung, Kooperationsgespräche zu führen mit dem Ziel eines Krankenhaus-Verbundes. Zwei Wochen später trafen sich Vertreter des Evangelischen Krankenhauses und des Pius-Hospitals. Sie befürchteten, gegeneinander ausgespielt zu werden und ihre Selbständigkeit zu verlieren. Es hatte sich nämlich herumgesprochen, daß die Städtischen Krankenanstalten, die inzwischen weitgehend aus dem Peter-Hospital an den Stadtrand nach Kreyenbrück verlegt worden waren, vierzig Millionen, die beiden konfessionellen Häuser nur je zehn Millionen Mark erhalten sollten. Dazu sollten noch fünf Millionen Mark für gemeinschaftliche Projekte zur Verfügung gestellt werden. Hinter den Kulissen hatten einige Protagonisten Szenarien entworfen, die damals "Feye-Plan" oder "Weber-Plan" hießen. Die Sache war offenbar ernst.

Am 18. April 1977 erklärte Minister Schnipkoweit im Landtag, daß in Oldenburg, Braunschweig und Osnabrück Bauvorhaben für Krankenhäuser vor der Genehmigung stünden. Das klang so, als ob noch nicht alle Voraussetzungen dazu erfüllt seien. Im Juni wurden aus dem Sozialministerium Aktenvermerke bekannt, wonach das Evangelische Krankenhaus Kopfklinik und das Pius-Hospital Krebsklinik werden sollte. Die großen klassischen Abteilungen würden zu den Städtischen Krankenanstalten kommen. Das schreckte die beiden konfessionellen Krankenhäuser auf, wie ein Schrotschuß die Spatzen auf einem Kirschbaum. So nannte es ein Beteiligter. Nur, so erschrocken die Spatzen waren, sie reagierten unerschrocken. Ihre Träger und die meisten Chefärzte verwarfen diese Pläne als "Amputation" und als Ende gewachsener Krankenhaus-Individualitäten.

Im August setzten Ministerialdirigent Dr. Keding und Regierungsdirektor Dr. Eggeling die Oldenburger Krankenhäuser unter Druck. Sie rechneten mit Verbündeten in den konfessionellen Häusern. Die Träger aber verweigerten ihre Zustimmung. Pastor Hinrichs, der Verwaltungsrats-Vorsitzende, fuhr selber nach Hannover, um zu protestieren. Der Frauenarzt Prof. Herlyn hörte im Urlaub von einem verlockenden Angebot an ihn. Telefonisch lehnte er aus dem Ausland das Angebot ab. Dies dürfte den Ausschlag gegeben haben zur Erhaltung des Evangelischen Krankenhauses. Die Protagonisten hatten sich verrechnet. Die Treue zu einem Krankenhaus, so wie es nun einmal gewachsen war, in dem man geboren werden konnte und sterben, hatten sie unterschätzt. Diese Treue war nicht käuflich. Schon gar nicht bereit zur Aufgabe waren die Kirchen. Sie hatten im Dritten Reich um ihre Krankenhäuser gekämpft und auch danach immer wieder finanzielle Opfer gebracht. Das "Evangelische" und das "Pius" waren für die Kirchen Gemeinde-Krankenhäuser.

Daß es auch anders hätte ausgehen können, zeigte im gleichen Jahr das schon mehrfach in diesem Buch erwähnte Duisburger Krankenhaus der Haniel-Stiftung. Das dortige Stadtarchiv hat 1990 seine Geschichte, die der des Evangelischen Krankenhauses so oft ähnelte, in den "Duisburger Forschungen", Band 37 veröffentlicht. Das Haniel-

Krankenhaus wurde 1977 von der Stadt Duisburg mit den Städtischen Kliniken vereinigt. Es konnte seine über hundertjährige Individualität nicht bewahren. Auch hier war es um die Neurochirurgie gegangen.

Als in Oldenburg keiner mehr weiter wußte, kam eine Überraschung. In einem persönlichen Gespräch mit dem Sozialminister Schnipkoweit am 19. Oktober 1977 ließ dieser den Krankenhaus-Verbund fallen. Das Evangelische Krankenhaus wurde nicht Kopfklinik. Das Geld aber kam trotzdem. Der Weber-Feyesche Schrotschuß hatte die Spatzen aufgescheucht, aber sie kehrten als Sieger zurück auf ihre angestammten Plätze. Schnipkoweit pries die Oldenburger Kooperation anderen Städten gegenüber jetzt als vorbildlich. Noch vor Ende des Jahres 1977 legte eine Bedarfs-Analyse des Niedersächsischen Sozialministeriums für die Oldenburger Krankenhäuser neben den klassischen Abteilungen folgende Abteilungen als förderungswürdig fest: Für die Städtischen Krankenanstalten (früher Peter-Hospital) Schwerpunktabteilungen für Nephrologie mit Urologie, Infektionen, Kieferchirurgie, Kinderheilkunde, Kinderchirurgie. Für das Pius-Hospital die Kardiologie, Gastroenterologie, Hämatologie, Augen, Orthopädie und Röntgen-Therapie. Für das Evangelische Krankenhaus Rheumatologie, Hepatologie, Unfall- und Handchirurgie, Neurochirurgie und Hals-Nasen-Ohren.

Im Laufe der letzten Jahre geriet dieses Kooperations-Modell ziemlich oft durcheinander, so daß die Kooperation manchmal mehr Kriegsoperationen ähnelte. Die Städtischen Krankenanstalten eröffneten eine Unfall-Chirurgie, eine Onkologie, eine Hals-Nasen-Ohren-Abteilung und 1990 eine Herzchirurgie. Und über den Umweg der Einstellung eines Assistenten mit handchirurgischer Erfahrung hängten sich die Städtischen Krankenanstalten an den Erfolg der Handchirurgie des Evangelischen Krankenhauses. So hatte die Stadtverwaltung es schon 1982 mit der Onkologie gehalten, die dem Pius-Hospital zugesprochen worden war. Die beiden konfessionellen Krankenhäuser merkten bald, daß der Kampf der Seilschaften mit ungleichen Waffen ausgetragen wurde. Gelder aus dem Steueraufkommen der Stadt begünstigten nur die Städtischen Krankenanstalten, nicht die konfessionelle Häuser, obwohl deren Patienten auch Steuerzahler dieser Stadt sind.

Trotz des Krankenhaus-Finanzierungsgesetzes von 1972 erhalten heute schon wieder diejenigen Krankenhäuser eher Investitionen, die der Landesregierung einen möglichst hohen Eigenanteil anbieten. Kommt doch durch die Hintertür die Aschenputtel-Zeit wieder? Es gibt dafür alarmierende Zeichen. So mußten schon 1986 wieder zwei Drittel aller Krankenhäuser die Defizite bei ihren Investitionen aus den Wahlleistungn der Privatpatienten subventionieren. Je ein Drittel der Häuser mußte zusätzlich auf die Chefarztabgaben zurückgreifen und auf Träger-Zuschüsse. Zwanzig

Prozent der Krankenhäuser greifen inzwischen ihre Reserven an und vierzehn Prozent nehmen Kredite auf, um durch höhere Eigenanteile an die Fördermittel der Länder zu kommen. Das führt natürlich dazu, daß Häuser mit reichen Trägern besser im Rennen liegen als Häuser mit armen Trägern. Das böse Wort von den "Schmiergeldern" macht die Runde unter den Krankenhäusern. Bei einer Umfrage der Deutschen Krankenhaus-Gesellschaft 1987 unter 580 Krankenhäusern der Bundesrepublik deckten nur dreißig Prozent der staatlichen Fördermittel die Investitionskosten. So hatten sich die Väter des "Jahrhundertgesetzes" von 1972 das nicht gedacht.

Im Jahre 1982 und 1987 brach die Kooperation in Oldenburg zusammen. Sie wurde zwar 1988 wieder gekittet, aber nun konnten die Städtischen Krankenanstalten sagen: Wir sind die Größten. Sie waren es. Und sie werden noch größer, wenn sie 1991 die Herzchirurgie eröffnen und damit ihre Bettenzahl so erhöhen, daß sie die höchste Förderstufe des Landes erreichen. Das bedeutet 750.000 Mark mehr an Zuschüssen pro Jahr gegenüber den konfessionellen Konkurrenten. Die sagen: Wir machen den Trend zum Supermarkt nicht mit. Wir können und wir wollen es nicht. Mit dem großen Umbau, der in seinem hundertundeinsten Lebensjahr beginnen soll, will das Evangelische Krankenhaus sich zum ersten Mal nicht vergrößern, sondern verbessern. Es hat aus seinen Lehrjahren gelernt, daß es nicht die größten Krankenhäuser sind, in die die Menschen am liebsten gehen.

Im November 1988 macht ein Amerikaner eine Stadtrundfahrt mit einem städtischen Führer. Der beschrieb die hervorragenden Städtischen Krankenanstalten in Kreyenbrück. Sie seien ein Glanzpunkt für Stadt und Umgebung. Am folgenden Tag hatte der Amerikaner einen Unfall. Da er an der Hand verletzt war, fuhr ihn der Krankenwagen in das Evangelische Krankenhaus. Dort fand er das Lob des Stadtführers bestätigt und bedankte sich mit einer Postkarte aus Amerika bei den "Städtischen, evangelischen Krankenanstalten, Marienstrasse 1". Wir haben ihn natürlich nicht aufgeklärt angesichts der Kooperation der Oldenburger Krankenhäuser. Oldenburger halten zusammen.

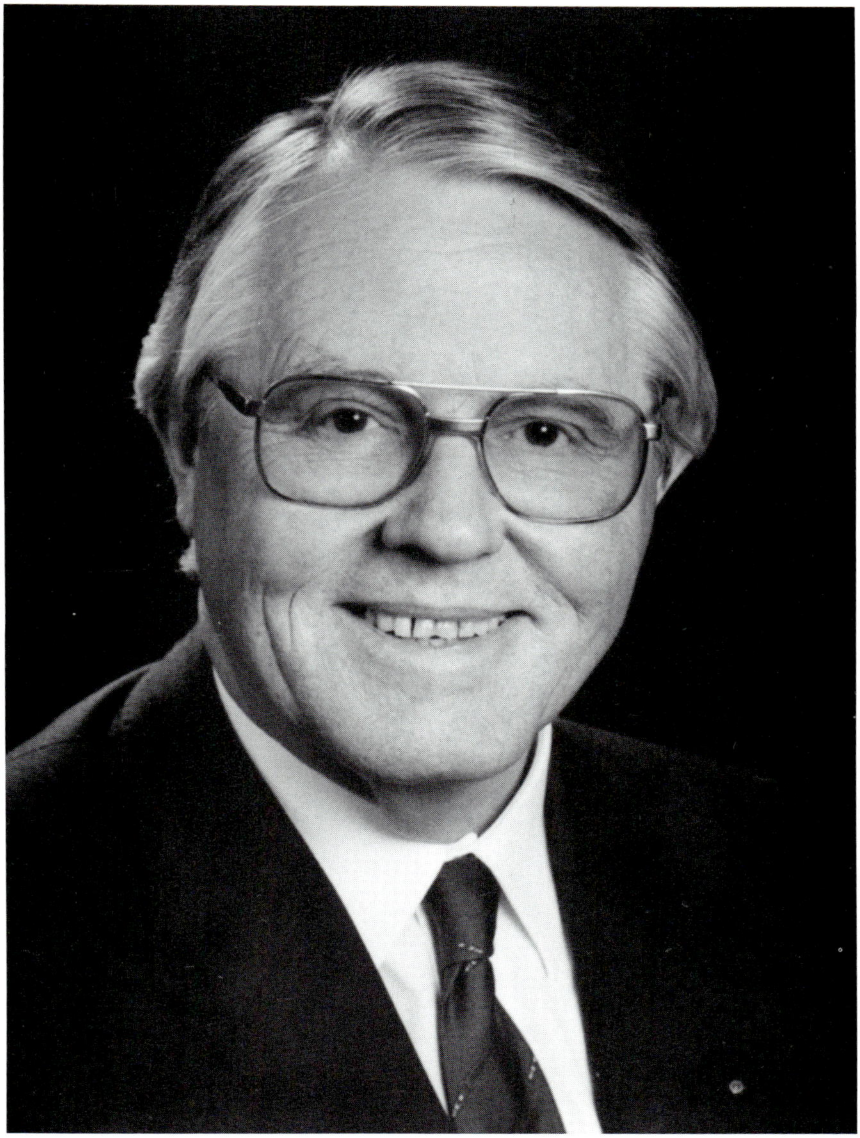

Generalstaatsanwalt Friedrich Höse
Vorstandsvorsitzender der Evangelischen
Krankenhaus-Stiftung 1976 bis 1986
Verwaltungsrats-Vorsitzender 1986 bis 1989
Foto: Privat

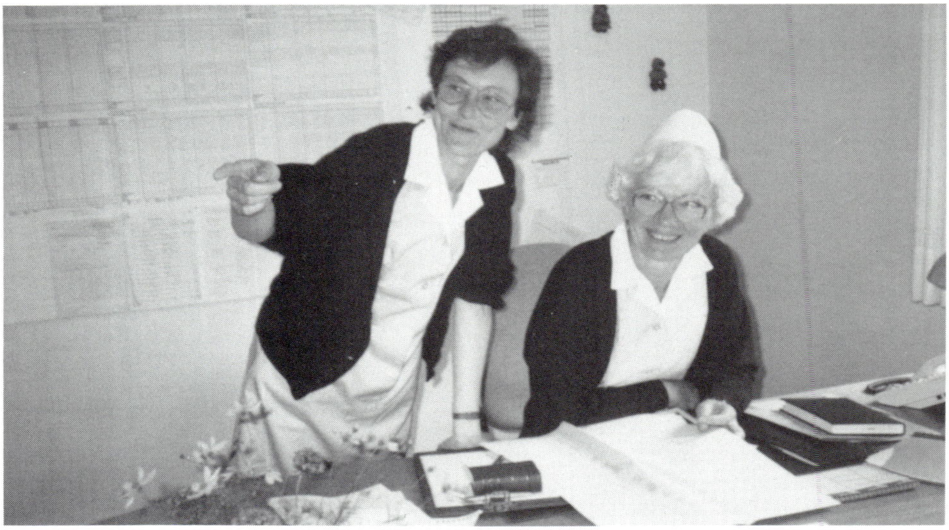

Erste Leitende Schwester Waltraud Meiners seit 1973
Zweite Leitende Schwester Ursula Geller (li.) Seit 1986
Foto: Schwester Marianne Rieger

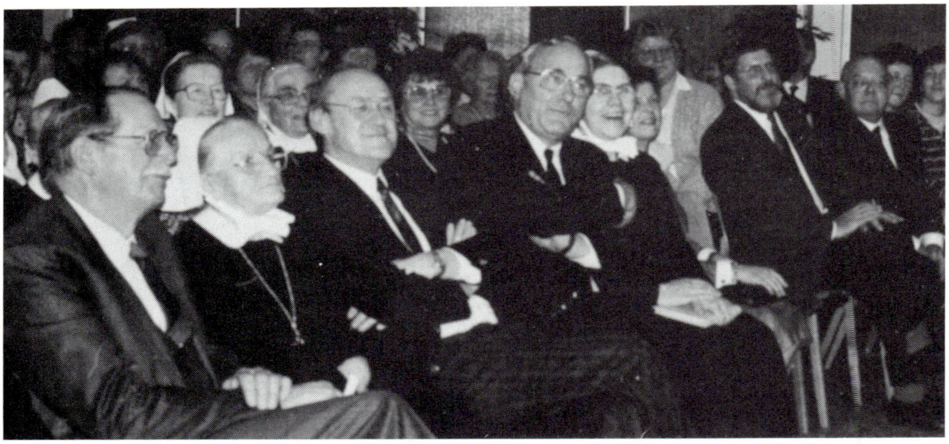

Bei der 75-Jahr-Feier
der Krankenpflege-Schule
des Evangelischen Krankenhauses
1988
v. l. n. r. : Prof. Henne, ehemalige Leitende Schwester Hildegard Lehmann, Verwaltungsleiter Helmut Ehrhardt, Vorstandsvorsitzender Pastor Hartwig Hinrichs, ehemalige Unterrichtsschwester Lotte Seyfert, Leiter der Krankenpflegeschule Ulrich Seitzinger, Prof. Voth

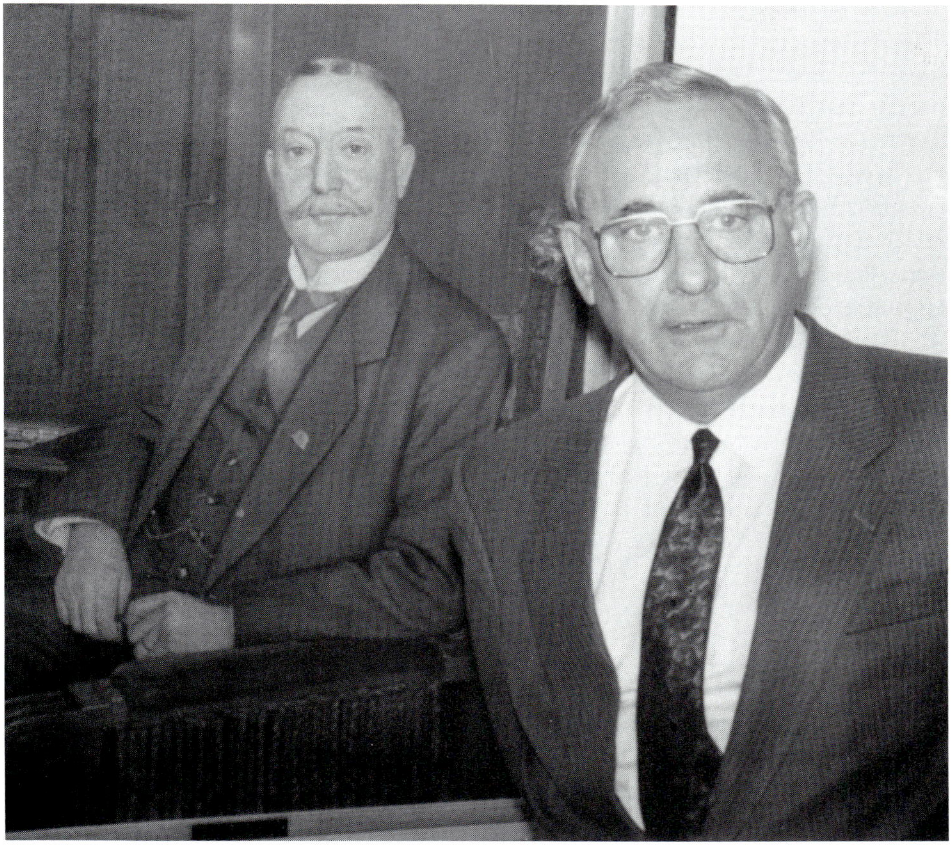

Pastor Hartwig Hinrichs
Verwaltungsrats-Vorsitzender
von 1981 bis 1986
Vorstands-Vorsitzender
von 1986 bis 1989
Aufsichtsrats-Vorsitzender seit 1989
Im Hintergrund Generalarzt Dr. Steenken
einer der Stifter des Evangelischen Krankenhauses
Gemälde von Bernhard Winter
Foto von Schwester Marianne Rieger

Menschen im Krankenhaus

"Kein Wunder, daß wir uns selber gefallen", hat der alte Grieche Epicharmos gesagt, "erscheint doch der Hund dem Hunde als das Höchste und der Esel dem Esel", und man könnte für die Menschen im Krankenhaus hinzufügen, der Arzt dem Arzte, der Schwester die Schwester, der Patient dem Patienten und so weiter. Die Innenspannungen in einem Krankenhaus sind Grundkonflikte, die auch ohne Zutun der Beteiligten bestehen, weil das Krankenhaus verschiedenen Zwecken dient. Darauf machte Rohde in seiner Krankenhaus-Soziologie aufmerksam, die 1962 in "Soziologische Gegenwarts-Fragen" erschien, und die Mitarbeiter vereinte wie Dahrendorf, Habermas, Hofstätter, Schelsky.

Rohde nannte die Beziehungen zwischen Verwaltung und Ärzten den Generalkonflikt jedes Krankenhauses. Ob er verdrängt oder gelöst wird, er besteht ohne Böswilligkeit oder Machtwillen der jeweiligen Rollenträger, dennoch wird er gewöhnlich von diesen personifiziert. Auch im Oldenburger Evangelischen Krankenhaus war dieser Konflikt immer vorhanden. Immer ging es dabei um Geld oder das Wohl der Patienten, aber immer hing beides zusammen. Es gibt keinen Satzungsstreit, keinen Kassenkampf, keine Personalentscheidung ohne diesen Generalkonflikt. Er muß jeden Tag gelöst werden.

Was auf seinen Schreibtisch kommt, hat der Verwalter zu übersetzen in Mark und Pfennig, so wie der Arzt seinen Patienten eine erstklassige Diagnostik und Therapie bieten muß, soviel sie auch kostet. Es ist besser, wenn diese unterschiedlichen Funktionen unterschiedlichen Handlungs-Trägern zugeordnet sind. Vielleicht wird es eines Tages Ärzte geben, die Krankenhaus-Ökonomie studiert haben wie in Amerika. Sie hätten den Konflikt dann in der eigenen Brust. Das Evangelische Krankenhaus hat seit 1989 einen kaufmännischen und einen ärztlichen Direktor, die einem Aufsichtsrat verantwortlich sind. Hundert Jahre hat es gedauert, bis diese knappste, flexibelste Leitungsform gefunden wurde, die gleichwohl dem immanenten Grundkonflikt Rechnung trägt. Seitdem dieses Modell in Fachzeitschriften veröffentlicht wurde, haben viele andere Häuser mit dem Evangelischen Krankenhaus Kontakt aufgenommen, weil sie ebenfalls neue Lösungen suchen. Dabei zeigte sich, wie groß die Ähnlichkeiten im Innengefüge der Krankenhäuser sind.

So ist es auch nur ein erster Schritt, die Führungsspitze flexibel zu machen und wie im Evangelischen Krankenhaus den Grundkonflikt mit einem Doppelkopf aus medizinischer und kaufmännischer Leitung stellvertretend zu lösen. Auf die Frage, was passiert, wenn der Doppelkopf verschiedener Meinung ist, sagte dieser: "Wir müssen laut Satzung unsere Beschlüsse einstimmig fassen, wir beraten so lange, bis eine einstimmige Meinung vorliegt." Während sie das sagten, wurde dieses Bild aufgenommen.

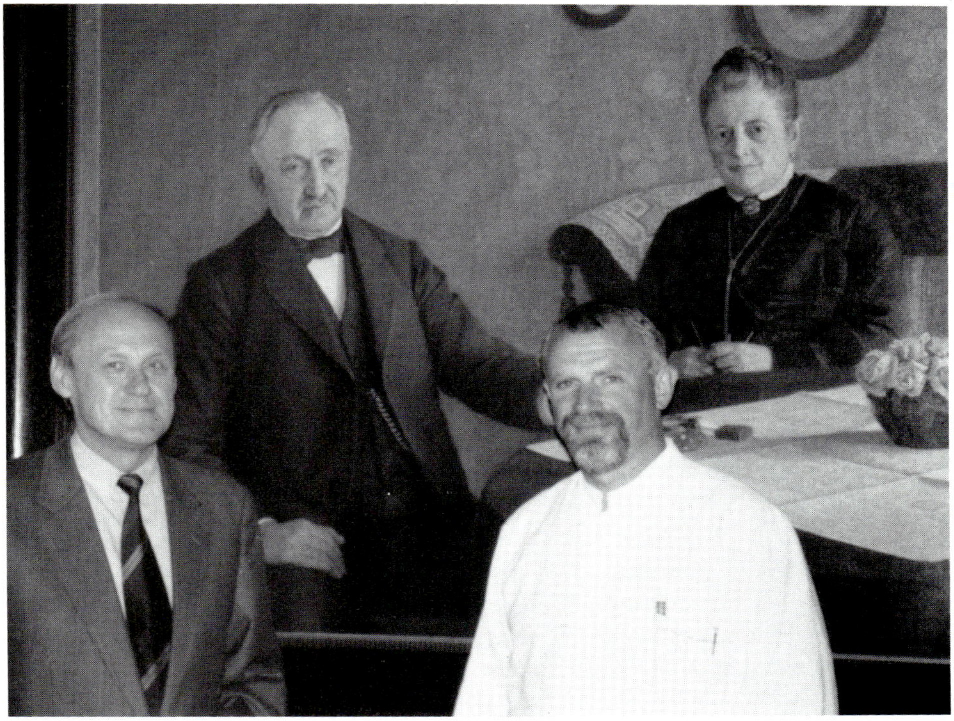

Kaufmännischer Direktor Helmut Ehrhardt und Ärztlicher Direktor Dr. Ulrich Sander,
"Der Doppelkopf"
vor dem Bild des Stifter-Paares Hinrichs
Gemälde von Bernhard Winter
Foto von Schwester Marianne Rieger

Auf den anderen Ebenen sind die Rollenkonflikte nicht weniger wichtig, denn sie bestimmen das Betriebsklima. Im Evangelischen Krankenhaus hat die neue Satzung monatliche Hauskonferenzen eingeführt als Instrument gegenseitiger Information der Gruppen untereinander. Hier sitzen der Vorstand, die Abteilungsleiter der Verwaltung, die Pflegedienstleitung, die Chefärzte, die Subspezialisten und der

Krankenhauspfarrer zusammen mit ihrer Selbsteinschätzung und ihrer Furcht, benachteiligt, überfahren oder nicht gewürdigt zu werden. Dabei geht es den einen aufgrund ihrer Rolle um die sorgsame Mittelverwendung nach den gesetzlichen Möglichkeiten, den anderen um die beste medizinische Versorgung der Patienten, oder den Umfang des Personaleinsatzes. Jedem geht es um das Wohl der Patienten, und wenn dieses Wohl unteilbar ist, wie der Patient selber, dann ist jede Gruppe nur für einen Teil dieses Wohles verantwortlich. Einsicht in diese Zwangslage wächst in Hauskonferenzen.

Persönlichkeiten wie Koennecke oder Ehlers haben ihre Zeit gehabt. Abgesehen davon, daß es sie kaum noch gibt, würden sie heute Krankenhäuser nicht mehr führen können. Dabei gibt es in allen Gruppen notwendigerweise Führende und Geführte, schon aus juristischen Gründen. So trifft für die Ärzte George Orwells Satz noch unverändert zu: "Alle Ärzte sind gleich, aber einige sind gleicher als die anderen." Es ist nicht diese Tatsache, die sich geändert hat, sondern der Stil, wie einer "gleicher ist als die anderen". Sachautorität hat die hierarchische abgelöst. Andere Rangfolgen sind abgesunken in die Karikatur. Spätestens nach einem Jahr Hauskonferenz merkt das jeder. Wenn der Meinungspudding dort ausgelöffelt ist, sehen alle ein bißchen klarer über den Tellerrand ihrer Rollen. Dann kann man auch wieder lachen, statt beleidigt zu sein, wenn jemand die chirurgische Operationsschwester "aufgeregtes Huhn" nennt oder die Schwestern von der Inneren Abteilung "lahme Enten". Dann wird sogar der "medizinisch Halbgebildete" wieder von der Verwaltung umgetauft in Helmut Piepenbring.

Zu den Menschen im Krankenhaus zählen indirekt auch die einweisenden Ärzte, die Hausärzte der Patienten. Koennecke pflegte zu sagen,die Herren der freien Praxis seien gar nicht so frei, sie müßten ihren Patienten imponieren. Er ließ über jeden ausführlich Buch führen, was den Schluß zuläßt, daß er sehr genau wußte, daß er wiederum ihnen imponieren mußte. In dem letzten Jahrhundert hat sich das Krankenhaus zu einer Art Superarzt entwickelt, in dem sich viele Spezialisten den Patienten teilen. Vor hundert Jahren beherrschte der Hausarzt noch fast alle medizinischen Möglichkeiten. Heute hat ein Krankenhaus von 400 Betten im Durchschnitt 350 einweisende Ärzte. Im Evangelischen Krankenhaus gibt es ungefähr soviel Einweiser wie Betten. Nach dem ersten Weltkrieg, als es noch ein halbes Belegkrankenhaus war, kamen 1924 auf 110 Betten 19 Einweiser, aber1947, nach dem zweiten Weltkrieg, waren es bei 285 Betten 350. Diese Einweiser haben heute täglich mindestens mit 15.000 möglichen Krankenhaus-Patienten Kontakt. Sie sind also die wichtigsten Meinungsbildner für ein Krankenhaus. Das Evangelische Krankenhaus schickte ihnen noch bis nach dem ersten Weltkrieg am Ende jeden Jahres seinen Jahresbericht. Denn für das Einweisungs-Verhalten ist nicht ausschließlich die medizinische Kompetenz entscheidend, zumal wenn es um Fächer geht, die andere Krankenhäuser ebenfalls vorhalten. Ebenso wichtig ist die emotionale Bindung der einweisenden Ärzte an "ihr" Krankenhaus. Prof. Riegl vom Augsburger Institut für Management im Gesundheitsdienst findet das sogar medizinisch wichtig, denn ein Krankenhaus mit gutem Image wirkt selbst als Medizin.

Die Menschen, um die es im Krankenhaus eigentlich geht, sind also die Patienten. Fragt man sie, was sie von "ihrem" Krankenhaus halten, äußern sich darüber viel mehr Patienten positiv, nämlich 65%, als wenn man sie nach ihrem Urteil über Krankenhäuser im allgemeinen fragt und zwar unabhängig davon, in welcher Klasse sie gelegen haben. So zuletzt wieder 1988 bei einer Allensbacher Umfrage. Patienten entscheiden sich meist emotional für ihr Krankenhaus und rechtfertigen erst danach ihre Entscheidung, die manchmal gar nicht ihre Entscheidung war: "Ich gehe in ein sehr gutes Krankenhaus". Dabei beurteilt der Patient weniger die medizinische Leistung, die er schwer durchschaut, sondern seine Eindrücke bei der Aufnahme, die Zuwendung, die er findet, das Essen, wie die Ärzte mit ihm sprechen, wer mit im Zimmer liegt, die Toiletten. Patienten beurteilen heute die Krankenhäuser auch nach ihren "Hotelqualitäten". Ein blühender, gepflegter Patientengarten wie im Evangelischen Krankenhaus gehört genau so gut dazu wie eine einladende Cafeteria.

Sie spüren aber auch das Arbeitsklima und erkennen sehr schnell, ob das Personal sich mit dem Krankenhaus identifiziert. Neben den einweisenden Ärzten sind die Mitarbeiter die wichtigsten Meinungsmacher für die Patienten eines Krankenhauses. Patienten haben scharfe Augen und Ohren für jedes Wort, für jede Bewegung des Mundwinkels, wenn von ihrem einweisenden Arzt und seiner Vorbehandlung gesprochen wird. Schon wenn der jüngste Assistent durchblicken läßt, man habe nicht viel ändern können, weil der Patient ein bißchen spät gekommen sei, man habe neue Diagnosen stellen müssen, ist der Patient hellhörig und wird das seinem Hausarzt gegenüber andeuten. Dabei hat der junge Assistent nur seine Bedeutung ein bißchen herausstreichen wollen. So gleitet manches Kooperationsverhältnis zwischen Krankenhaus und einweisendem Arzt unmerklich in ein Spannungsverhältnis. Denn nun wird der Einweiser durchblicken lassen, daß der Patient ihm wieder zugeschoben worden sei mit ein paar weiteren Diagnosen und einer neuen Therapie, im übrigen aber leider unverändert.

Patienten bevorzugen immer noch die freie Arztwahl, auch im Krankenhaus. Ein gleichbleibend hoher Anteil von fünfzig Prozent erklärt, er hätte es am liebsten, wenn sein Facharzt die Behandlung nicht an den Krankenhausarzt abgeben müßte. Man wird auf die Dauer sich nicht über solche Einstellungen hinwegsetzen können. So nahmen im Evangelischen Krankenhaus früher viele einweisenden Ärzte einmal in der Woche mit dem Chefarzt an einer Visite teil. Das geschah noch bis in die dreißiger

Jahre. Daran wieder anzuknüpfen, ist eine der Aufgaben des Evangelischen Krankenhauses in den Meisterjahren.

Überraschend ist, daß in einem Punkt bei allen Umfragen der letzten Jahre das "eigene" Krankenhaus immer schlechter abschnitt, als das Krankenhaus im allgemeinen. Das heißt, 68% der Patienten glauben, daß es in der apparativen Ausstattung ihres Krankenhauses gegenüber anderen Krankenhäusern noch viel nachzuholen gibt. Sie haben dabei oft Großgeräte im Sinn, von denen regelmäßig in den Zeitungen berichtet wird, und die nach den Großgeräte-Verordnungen der Länder nicht jedem Krankenhaus genehmigt werden, schon aus Kosten- und Auslastungsgründen. Daß die Krankenhäuser vernünftigerweise bei den Großgeräten längst zusammenarbeiten, dies aber wegen ihrer größer werdenden Konkurrenz nicht öffentlich sagen, dürfte einer der Gründe für die Angst der Patienten vor einem technischen Defizit "ihres" Krankenhauses sein.

Etwas beschäftigt in den letzten Jahren immer mehr die Patienten: Das Sterben im Krankenhaus. Heute werden neun von zehn Kindern im Krankenhaus geboren und jeder zweite Mensch stirbt dort. Das "wie" beschäftigt die Menschen, ob es "menschenwürdig" oder "menschenunwürdig" geschieht. Weil die Mehrzahl der Menschen Angst hat vor einem unwürdigen Tod im Krankenhaus, nimmt die Hospizbewegung der Sterbekliniken immer mehr zu. Die Menschen im Krankenhaus haben Angst, dem Totentanz der Apparate ausgeliefert zu sein. Bei einer Umfrage in siebzig Krankenhäusern der Bundesrepublik 1988 bezeichneten 75% der Mitarbeiter das Sterben in ihren Krankenhäusern selber als menschenunwürdig. Dies ist eines der großen Probleme der Krankenhäuser in den nächsten Jahren.

Im "Deutschen Ärzteblatt" hat 1987 die Tochter eines alten Arztes das Sterben ihres Vaters beschrieben. Der Bericht darüber war für viele Ärzte der Anfang einer Neubesinnung. Ihr Vater sei gewissenhaft behandelt worden, berichtete die Tochter, selber eine Ärztin. Noch zwanzig Minuten vor Eintritt des Todes sei in Gegenwart der Angehörigen die angeordnete Krankengymnastik durchgeführt worden. Die letzten Worte des alten Arztes waren: Nein, nein, nein! Auch das Sterben sollte wieder Sache des Arztes sein, denn den Tod eines Patienten empfinden manche Ärzte als eine Niederlage. Der Chirurg Dr. Buampong aus Ghana verließ das Evangelische Krankenhaus mit den Worten: Ich würde jederzeit meine Mutter in ein deutsches Krankenhaus schicken, niemals aber zum Sterben.

Jeder, der länger in Krankenhäusern gearbeitet hat, spürt andererseits seit Anfang der siebziger Jahre das zunehmende Mißtrauen der Patienten, daß es einen medizinischen Fortschritt gibt, den sich vielleicht "ihr" Krankenhaus nicht leisten kann. Sicher hängt das mit dem gewaltigen Modernisierungsschub zusammen, der durch das Krankenhaus-Finanzierung-Gesetz von 1972 ermöglicht wurde. Von den enormen Kosten, die das verursachte, haben viele Patienten gehört. Viele befürchten aber die Auswirkungen von Kostendämpfungen, wenn sie selber betroffen werden. Wenn hier Einschnitte gemacht würden, vorbei an den Bedürfnissen der Bürger, für die Lebensverlängerung und Befreiung von Krankheit heute zu den höchsten Lebensgütern zählen, würde es schnell Stimmungen geben wie Anfang der dreißiger Jahre, als Münchner Bürger riefen: Schließt eure Rathäuser, statt unserer Krankenhäuser. Die Apparate-Medizin wird begehrt und gefürchtet zugleich.

Mit der zunehmenden Sorge um sich selbst hängt auch wohl zusammen, daß Patienten im Krankenhaus mehr Angst haben. Die Ängste stiegen nach den Allensbacher Umfragen von 1970 bis 1987 von 43% auf 55%. Das hat man mit der fehlenden Humanität im Krankenhaus erklärt und mit der Apparate-Medizin in Verbindung gebracht. Wahrscheinlicher ist aber eine andere Erklärung: Seit 1975 haben sich die rechtlichen Anforderungen der Aufklärungspflicht erheblich geändert. Den Patienten wird nichts mehr "erspart". Das zeigt sich daran, daß 1970 53% der Patienten bemängelten, daß ihnen im Krankenhaus die "Wahrheit verschwiegen" werde, 1987 waren es nur noch 32%. Die Apparate-Medizin wird immer noch positiv bewertet. Fragt man die Bevölkerung, für welchen Zweck sie bereit wäre, monatlich 3.- DM mehr Krankenkassen-Beiträge zu bezahlen, lautet die Antwort: Für eine bessere medizinisch-technische Ausrüstung der Krankenhäuser. Für besseres Essen im Krankenhaus würde dagegen die Mehrheit eine Erhöhung ihrer Beiträge ablehnen.

Bereits 1978 beschäftigte die Diskussion über Humanität auch das Evangelische Krankenhaus. Damals kam das Schlagwort auf von den "Gesundheitsfabriken". Das führte am 5. Mai 1978 in der 307. Sitzung des Verwaltungsrates zu einer Kontroverse. Die damalige Ärztliche Direktorin des Evangelischen Krankenhauses Frau Dr. Weber wehrte sich energisch gegen solche Vorwürfe:

"Vor einigen Tagen erhielten wir vom Vorstand eine Schrift, in der bitter darüber geklagt wurde, daß die psychische Betreuung der Patienten erheblich zurückgegangen sei und daß Christentum und Humanität fast verschwunden seien. Ich meine, daß es eine Utopie ist nach zwölf Stunden intensiver Kliniktätigkeit auch noch die Patienten persönlich zu betreuen, denn in den fünf Minuten, die für die Visite anstehen, ist das unmöglich. Wenn es heißt, früher war doch soviel Menschlichkeit im Krankenhaus, so muß ich die Gegenfrage stellen, was wurde denn früher mit den Patienten im Krankenhaus gemacht? Da bestand doch eine weitgehende therapeutische und diagnostische Resignation. Was geschah mit einem Bewußtlosen, sagen wir, nach einem Kopfunfall. Er wurde ins Bett gelegt und weiter nichts. Erbrach er, aspirierte er das Erbrochene und erstickte. Wurde er nach einem Tage nicht wach, verdurstete er. War er für acht Tage unfähig zu schlucken, verhungerte er. Heute ist es eine Selbstverständlichkeit, daß der Patient intubiert, die Atmung mit Maschinen unterstützt wird. Die Lungen werden abgesaugt, er wird künstlich ernährt. Ein anderes Beispiel: Was geschah früher mit einem Kind, das einen Wasserkopf hatte? Es wurde mit neunzigprozentiger Sicherheit idiotisch durch den ständigen Überdruck auf das Gehirn. Heute setzen wir diesem Kind ein Ventil ein und leiten das zuviel produzierte Gehirnwasser ab und die Kinder bleiben geistig intakt. Oder: Was bedeutete vor zwanzig Jahren eine Blinddarmentzündung? Lebensbedrohung! Heute ist der Patient in einer viertel oder halben Stunde operiert. Ich meine, eine sorgfältige Untersuchung und Behandlung mit den zur Verfügung stehenden Mitteln enthält heute genauso viel Humanität wie die frühere Betreuung. Ich glaube, daß die psychische Betreuung heute auch von Sozialhelfern und Pastoren übernommen werden sollte. Statt einem, wie bei uns, müßten es vier bis fünf sein."

In der Diskussion zeigten sich die Verwaltungsratsmitglieder von dieser leidenschaftlichen Rede beeindruckt. Lediglich die letzte Diakonisse des Evangelischen Krankenhauses Lotte Seyfert erwiderte, seelische Betreuung sei kein Spezialberuf. Sie sei jedermanns Sache an diesem Haus, auch bei einem Zwölf-Stunden-Tag. Es war die Zeit, als die Theologin Dorothea Sölle uns empfahl, wegen Gottes Abwesenheit "füreinander Gott zu spielen." Für Schwester Lotte waren das undenkbare Menschengedanken über Gott.

Diese zeittypische Kontroverse setzte sich fort. In einem Seminar der Evangelischen Akademie in Rastede, im März 1983, warfen junge Ärzte des Evangelischen Krankenhauses ihrem Vorstand vor, unnütze Baumaßnahmen zu betreiben, statt mehr Mitarbeiter einzustellen. Sie wußten nicht, daß die Gelder dafür nach dem Krankenhaus-Finanzierungsgesetz aus verschiedenen Töpfen kommen und nicht austauschbar sind. Jeder verstand damals unter Humanität im Krankenhaus etwas anderes. Der eine zu viel Arbeit, die anderen meinten die Apparate-Medizin. Da war es eine Überaschung, als 1987 die Allensbacher ihre Umfrage mit denen von 1977 verglichen. Die Stichwort "Endloses Warten", "Unpersönlich", "Kälte", "Man ist nur eine Nummer", "Machtlosigkeit" kreuzten 1987 viel weniger Patienten an als 1977. Und wiederum wünschten sich nicht etwa weniger, sondern mehr Patienten eine noch bessere Medizin-Technik in ihren Krankenhäusern.

Ein Jahr nach der Akademie-Tagung veröffentlichte das Hamburger Lintas-Institut 1984 eine Umfrage über Ärzte, die im Evangelischen Krankenhaus diskutiert wurde. Ausgelöst wurde dies durch einen Arzt, der nach der Abendvisite das Krankenhaus verließ und unter seiner Station sah, daß sich oben in der Dunkelheit ein Fenster öffnete und zehn bunte Tabletten herausfielen. Gerade hatte er zu den bisherigen acht zwei weitere angeordnet. Das war der Patientin offenbar zu viel. Das Problem komplizierte sich dadurch, daß die Stationsschwester Verständnis für die zur Rede gestellte Patientin zeigte und auf jene Umfrage hinwies, in der 34% aller Patienten gesagt hatten, sie würden "durchaus nicht immer alle vom Arzt verschriebenen Medikamente nehmen". Noch mehr, nämlich 36%, meinten sogar, "daß man dem Arzt kritisch auf die Finger sehen solle", schließlich müsse "seine Diagnose mit der eigenen Einschätzung übereinstimmen."

Ein deprimierendes Ergebnis für die Ärzte? Die Medien stellten es so dar. Offenbar sahen sie in den Ärzten noch immer Halbgötter. Diese schätzen sich realistischer ein. In einer Stellungnahme der Ärztekammer hieß es: Von unseren Patienten nehmen 66% die vorgeschriebenen Medikamente und 64% sind sogar der Meinung, daß man dem Arzt nicht kritisch auf die Finger sehen müsse! Diese Feststellung beruhigte auch im Evangelischen Krankenhaus die Gemüter. Schon viel früher machte das Zweite Deutsche Fernsehen zum Ärztetag 1969 eine ähnliche Umfrage. Sie war eigentlich noch deprimierender für die Ärzte. Danach glaubten 54% der Patienten, daß kein Arzt zugeben würde, wenn er sich geirrt habe und 41% vermuteten, daß kein Arzt für einen schwerwiegenden Irrtum zur Rechenschaft gezogen würde und 92% waren überzeugt, daß sei deshalb so, weil in solchen Fällen die Ärzte zusammenhielten. Dennoch wurde auch 1989 der Arzt in der Prestige-Skala wieder ganz oben angesiedelt, 76% gaben ihm den ersten Platz, nur 17% dem Journalisten und ebensoviele dem Lehrer.

Der Verwaltungsrat des Evangelischen Krankenhauses diskutiert seit dieser Zeit jede Patientenbeschwerde. In den letzten zehn Jahren waren es bei Patientenzahlen zwischen 11.000 und 14.000 jährlich 25 bis 30. Im Jahre 1984 beschwerten sich zehn Patienten über einzelne Schwestern, fünf über Ärzte, drei über die Toiletten, zwei über Handwerker im Krankenhaus, zwei über die Getränke, je einer über das Essen, über die Flurbetten bei Überfüllung und über fehlende Parkplätze. Im Jahr 1981 gründete der Verwaltungsrat einen Imageausschuß, der eine Patientenumfrage machte im Evangelischen Krankenhaus. Von den 382 Fragebogen wurden knapp dreizehn Prozent beantwortet, die meisten aus der Frauenklinik, und, abgesehen von der Kinderstation, die wenigsten aus der Neurologischen Klinik.

Unter "Bemerkungen" bemängelten fünf Patienten ärztliche Kontrollen nach Operationen, vier das zu laute und sechs das unterbesetzte Pflegepersonal. Zwölf Patienten wünschten sich mehr Vollwertkost, fünfundzwanzig beklagten den lauwarmen Kaffee und Tee, sieben fanden, daß der Tee nach Kaffee schmecke. Je zwölf Patienten fanden die Mehrbettzimmer zu eng und die abendlichen Besuchszeiten zu kurz. Sechsunddreißig Patienten bemängelten die Toiletten, zehn die Duschen, achtzehn vermißten

Raucher- und Nichtraucherzimmer, sieben einen Kiosk, zwölf Fernsehräume. Wichtig war den Patienten auch die Cafeteria. Zu ihrer Verbesserung wurden mehrere Vorschläge gemacht.

Über die Schwestern des Evangelischen Krankenhauses haben wir in den früheren Kapitel schon viel gehört. Die Diakonissen mußten 1955 ihren Vertrag mit dem Evangelischen Krankenhaus aus Nachwuchs-Mangel kündigen. Die letzte Diakonissen-Oberin Hildegard Lehmann schied 1973 aus. Im Elisabethstift kam es 1977 zu einem letzten, einzelnen Eintritt einer Diakonisse. Seit 1985 leitet Oberschwester Waltraud Meiners vom Berliner Diakonieverein und seit 1986 Schwester Ursula Geller als zweite Oberschwester die Schwesternschaft des Evangelischen Krankenhauses.

Mitte der sechziger Jahre versuchte das Evangelische Krankenhaus durch einen der Schwesternverbände eine Schwesternschaft zu bekommen oder eine eigene aufzubauen. Bischof Dr. Sievers gab 1986 dazu noch einmal einen Anstoß. Seitdem befindet sich eine “Diakonische Gemeinschaft im Evangelischen Krankenhaus” im Aufbau, zum hundertsten Geburtstag wird sie ins Leben treten.

Zwischen 1950 und 1960 änderte sich die Motivation des Pflegepersonals in allen Krankenhäusern. Der Schwesternberuf galt nun als Beruf wie jeder andere mit geregelter Arbeitszeit, Tariflohn und Schichtdienst. Im Jahre 1960 hat das Bundesarbeitsgericht noch die 60-Stunden-Woche für Ärzte und Schwestern als zumutbare Arbeitszeit bezeichnet im Rahmen ihrer besonderen ethischen Berufsverpflichtung. Auch darüber ist die Zeit hinweggegangen. Es klingt heute wie aus grauer Vorzeit, wenn man in einem Vorstands-Protokoll aus dem Jahre 1957 liest: Herr Smit teilte mit, daß das Haus- und Küchenpersonal des Evangelischen Krankenhauses gebeten habe, die Löhne nach dem für die Städtischen Anstalten gültigen Tarifvertrag festzusetzen. Die Verwaltung habe sich von der Stadtverwaltung die Sätze dieses Tarifvertrages geben lassen, aus denen sich ergebe, daß das Evangelische Krankenhaus mit seinen Lohnsätzen erheblich hinter diesen Tarifsätzen zurückgeblieben sei. Herr Smit rechnete aus, daß eine Erhöhung dieser Tarifsätze für das Evangelische Krankenhaus eine Mehrausgabe von monatlich rund 1.000.- DM bedeuten würde. Er schlug vor, diese Tarifsätze vom l. Mai 1957 ab für das Haus- und Küchenpersonal des Krankenhauses zu bewilligen. Dafür sollten aber in Zukunft die Sozialversicherungs-Beiträge nicht mehr voll vom Krankenhaus getragen werden, sondern das Haus- und Küchenpersonals müsse den gesetzlichen Anteil an den Sozialversicherungs-Beiträgen von 50% selbst tragen. Der Vorstand folgte diesem Vorschlag.

Krankenhäuser, besonders kirchliche Krankenhäuser, hatten und haben auch immer

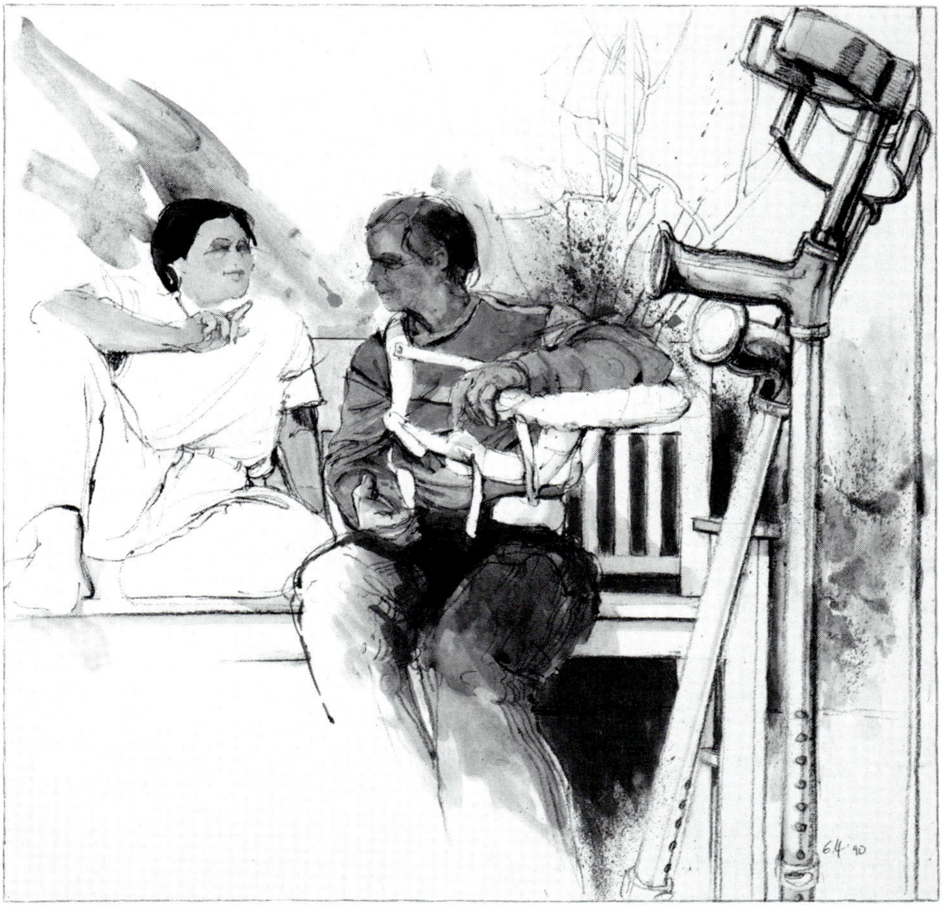

Das Verhältnis zwischen Kranken und Pflegepersonal hat sich geändert. Es ist ungezwungener geworden. Ein Bild aus dem Zyklus "Menschen im Krankenhaus" der Maler Klaus und Heidi Beilstein, denen sich das Evangelische Krankenhaus zu seinem hundertsten Geburtstag ein halbes Jahr lang öffnete. Die Bilder der Ausstellung erschienen in Buchform im Holzberg-Verlag, Oldenburg 1990.

ehrenamtliche Mitarbeiter. Auch hier begann zwischen 1950 und 1960 ein Wandel der Motivationen, der sich seit den siebziger Jahren beschleunigt. Heute sind nur noch acht von tausend Ehrenamtlichen in Krankenhäusern tätig. Im Evangelischen Krankenhaus gab es in den letzten zwanzig Jahren jeweils bis zu zehn ehrenamtliche Helfer aus den Gemeinden, die im Sozial- und Besuchsdienst arbeiteten und in der Krankenhaus-Bibliothek. Bei vielen hießen sie immer noch "Tupferdamen", weil die Ehefrauen der Gründer des Evangelischen Krankenhauses dort jede Woche die Wäsche legten und Tupfer falteten.

Die Diskussion über ehrenamtliche Helfer schwillt heute in der wissenschaftliche Literatur immer mehr an, wohl ein Zeichen für ihren Rückgang. Die Zahl der Hilfsbedürftigen übersteigt inzwischen bei weitem das Angebot an sozialen Helfern. Demgegenüber nimmt die Zahl der ehrenamtliche Helfer immer mehr ab. In den letzten Jahren 1971 bis 1981 sank sie um 25% von zwei auf anderthalb Millionen. Auch die Bereitschaft zur Übernahme einer ehrenamtliche Tätigkeit ging nach Umfragen des Instituts für Demoskopie in Allensbach von 1962 (49%) bis 1983 (35%) zurück. Inzwischen wird ehrenamtliche Tätigkeit in Deutschland mehr belächelt als bewundert. Dagegen hat sie in den USA noch ein Sozialprestige. Bei Hochschulbewerbern und in der Privatindustrie wird der Bewerber fast immer auch nach seinem ehrenamtlichen Engagement beurteilt. Es wird dort volunteering genannt. Auch in Frankreich ist bénévolance noch positiv besetzt.

In Berlin wurden in den achtziger Jahren Werbeaktionen für das Image ehrenamtlicher Helfer gestartet, wie die "Aktion Hilfsbereitschaft" 1984, "Ich für Dich" 1985, "Berliner helfen - "Ehrensache" 1986. Bei der Aktion "Ich für Dich" meldeten sich in vier Monaten 2.000 Bürger, von ihnen begann die Hälfte eine ehrenamtliche Tätigkeit bei einem freien Träger. Bei einem Kongreß über dieses Thema im Jahre 1988 in Berlin beherrschte diese Frage die Diskussion: Gefährdet eine Ausweitung ehrenamtlicher Arbeit nicht die Arbeitsplätze für Hauptamtliche? Besonders die Frauen kritisierten, daß ihnen damit immer noch unbezahlte Arbeit zugemutet würde. Sie lehnten vor allem Ehrenämter ab, die ihnen zwar Arbeit brächten, aber keine Ehre, wie das für männliche Ehrenämter in Vereinen typisch sei.

Die Zeiten haben sich also tatsächlich verändert. Die meisten Stifter des Evangelischen Krankenhauses legten seinerzeit Wert darauf, anonym zu bleiben. Es gab noch heute bei der Abfassung dieses Buches Ehrenamtliche des Hauses, die eine Erwähnung ihrer Namen nicht wünschten. Dabei hätte ohne die Ehrenamtlichen das Krankenhaus gar nicht existieren können, denn alle Leitungsgremien waren bis weit nach dem zweiten Weltkrieg von Ehrenamtlichen besetzt. Adalbert Evers vom Europäischen Forschungszentrum für soziale Wohlfahrt in Wien sieht einen Wandel nur dann, wenn wir künftigen Ehrenamtlichen ihre Frage beantworten können: "Was habe ich davon?"

Den Menschen, die im Krankenhaus beschäftigt waren, ging es nach dem zweiten Weltkrieg auch um ihr eigenes Wohlergehen. Auch dies gehörte für sie mehr und mehr zu dem Begriff "Humanität im Krankenhaus". Eine Altersversorgung für die Leitenden Ärzte richtete das Evangelische Krankenhaus schon 1951 ein. Es schloß sich der Niedersächsischen Versorgungskasse an. Die erforderlichen Beiträge wurden allerdings von den Ärzten selbst aufgebracht. Aber es bedurfte noch jahrelanger Verhandlungen, bis für alle Mitarbeiter im Krankenhaus eine betriebliche Altersversorgung eingerichtet werden konnte. Die Anregung dazu gab Oberpfleger Meyer. Am 21. August 1956 appellierte er in einem Brief an die "moralische und soziale Verantwortung" des Krankenhauses, die Angestelltenrente der Mitarbeiter aufzubessern. Das geschah dann auf Initiative des Vorstandsvorsitzenden Plagge, so daß vom 1. Januar 1969 an alle Angestellten des Evangelischen Krankenhauses in die Kirchliche Zusatz-Versorgungskasse Darmstadt eintreten konnten. Seitdem gibt es eine Betriebsrente im Evangelischen Krankenhaus, und für manche Mitarbeiter bedeutet sie eine erhebliche Verbesserung der Lebensqualität im Rentenalter. Die Beiträge zur Versorgungskasse bezahlt das Krankenhaus. Die Höhe der Beiträge ist abhängig von der Lohnsumme. Oberpfleger Meyer verließ am 1. Januar 1965 nach 40 Dienstjahren das Evangelischen Krankenhaus, noch ohne Betriebsrente. In einer Feierstunde wurde ihm 400.- DM als Geschenk überreicht. Im Protokoll steht: "Die Höhe des Geschenkes ist ein Sonderfall."

Ein Sonderfall war auch die Diakonisse Gerda Feige. Sie war einer der glücklichsten Sonderfälle für das Evangelische Krankenhaus Der Ärztliche Direktor Dr. Steenken sagte einmal: Sie hat den Friedens-Nobelpreis mehr verdient als alle Politiker, die ihn bekommen haben. Schwester Gerda, die das hörte, war darüber nicht glücklich, sondern böse. Menschenlob mochte sie nicht hören. Alle, die ihr begegnet sind, haben sie in Erinnerung als das, was der alte Schmeden von Hermine Würdemann, der zweiten Diakonissen-Oberin, sagte: Sie war die Sonne des Evangelischen Krankenhauses. Als Schwester Gerda 1981 starb, starb die letzte Diakonisse des Hauses. Der Verwaltungsrat würdigte Schwester Gerda als die beliebteste und geliebteste Schwester, deren Geist eines Tages in das Evangelische Krankenhaus wieder einkehren möge. Heute sei diesem Vorbild niemand gewachsen. Dr. Petry und Frau Dr. Weber erinnerten sich, wie sie über einen Zeitraum von dreißig Jahren manche Nacht stündlich ihren Wecker stellte, um nach schwerkranken Kindern ihrer Station zu sehen. Die Ärzte bedrängte sie auf ihre ebenso freundliche, wie hartnäckige Art: Was schlagen Sie vor, Herr Doktor, könnte man nicht? Sie rang um jedes ihrer Kinder, um jeden Patienten.

Schwester Gerda hat in ihrem Testament bestimmt, daß niemand etwas anderes über sie berichten möge, als daß Gott ihrem Leben treu gewesen sei. Sie brauchte ihn nicht zu spielen. Wenn hier ihre Lebensdaten folgen, geschieht das in dem Bewußtsein, daß sie demgegenüber eigentlich unwichtig sind. Gerda Feige wurde am 25. März 1909 in Jastrow/Deutsch Krone in Westpreußen geboren. Der Vater war Offizier. Er starb zehn Tage nach ihrer Geburt. Die Mutter erkrankte an einer Psychose. Sie wuchs darum bei den Eltern der Mutter auf. Die Großmutter stammte von einem Gut bei Thorn, das die "Holländerei" hieß. Ihre Vorfahren waren zur Zeit Friedrichs des Großen aus Holland eingewandert. Der Großvater war Förster mit einem Forstrevier, zu dem auch eine Landwirtschaft gehörte.

Schwester Gerdas Großeltern hatten dreizehn Kinder. Sie erzählte oft von der großen

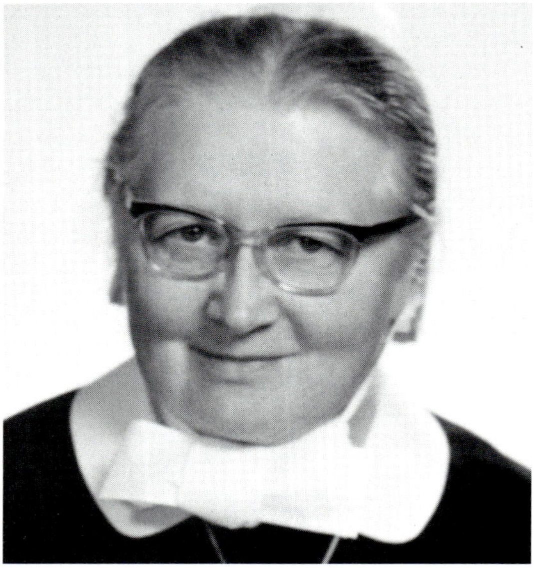

Schwester Gerda Feige
1909 - 1981
Die letzte Diakonisse
des Evangelischen Krankenhauses

Sparsamkeit der Großeltern. Sie lebten alle aus der eigenen Landwirtschaft. Der Großvater war auch Imker und hatte Bienenstöcke. Gekauft wurden nur grüner Kaffee, Zuckerhüte, Salz, ein Rad Tilsiter und ein Rad Allgäuer Käse, der im Keller in feuchten Salztüchern gelagert wurde. Um in Bromberg einzukaufen, ging die Großmutter im Sommer morgens um 4 Uhr von zu Hause fort. Am Nachmittag kam der Großvater mit der Kutsche, um seine Frau abzuholen. Die Großmutter ließ nicht zu, daß während der Feldarbeit die Pferde den Weg zweimal laufen mußten..

Die Mädchen hatten Betten, die Jungen schliefen im Heu. Nach dem Mittagessen mußten alle Kinder in den Wald, um Walderdbeeren, Himbeeren oder Blaubeeren zu pflücken, die es am Abend mit Setzmilch gab. Die Großeltern waren Altlutheraner. Nachdem es ihrer eigenen Mutter wieder besser ging, führte sie ihrem unverheirateten Bruder den Arzthaushalt in Bromberg, und Schwester Gerda kam wieder zur Mutter, voller Heimweh nach den Großeltern. Da die Familie nach dem ersten Weltkrieg für Deutschland optiert hatte, mußten alle Westpreußen verlassen. Schwester Gerda kam zu Verwandten nach Berlin und dann wieder zu ihrem Onkel, der inzwischen eine Praxis in Rathenow in der Mark Brandenburg hatte. Dort ging sie bis zur mittleren Reife zur Schule. Sie entschloß sich mit sechzehn Jahren Diakonisse zu werden. Etwa 1925 trat sie in Magedeburg in das Diakonissenhaus ein. Durch Unstimmigkeiten zerbrach dort die Diakonissenschaft. Viele Diakonissen und Probeschwestern wurden von anderen Mutterhäusern aufgenommen. So kam Schwester Gerda am 3. März 1932 nach Oldenburg. Zur Diakonisse wurde sie am 7. Mai 1939 eingesegnet. Aus dieser Zeit stammt das Bild. Alle darauf befindlichen Schwestern haben im Evangelischen Krankenhaus gearbeitet.

Im Jahr 1940 übernahm Schwester Gerda das Säuglingszimmer. Damit war sie eine Nachfolgerin der ersten Säuglingsschwester, der Hebamme Luise Aye aus Berlin. Bald darauf leitete sie die neue Kinderstation, auf der sie bis zu ihrem Tode blieb. Dort wurde Prof. Koennecke ihr Chef. Als der einmal zu ihr sagte: Der Schwesternberuf ist ein Beruf wie jeder andere, anwortete sie: "Herr Professor, Sie wissen es besser."

Zu den Menschen im Evangelischen Krankenhaus, an die sich heute noch mancher erinnert, zählt auch der Oberarzt Hans Alfred Schmidt von der Frauenklinik. Zwölf Jahre lebte und arbeitete er im Evangelischen Krankenhaus. Wir nannten ihn "die Extrauterine", weil er immer so ausgeblutet aussah. Urlaub machte er trotz aller Proteste seiner Frau fast nie. Eines Tages bekam er das Angebot, Chefarzt am Städtischen Krankenhaus in Bad Gandersheim zu werden. Was macht ihr bloß ohne mich, sagte er und blieb bis zum letzten Tag, das war der 31. Dezember 1965. An diesem Tag erhielt er vom Vorstand einen Abschiedsbrief, bei dem sich dieser nichts Böses gedacht hatte. Er lautete: "Sie haben während zwölf Jahren mit besonderer Einsatzfreudigkeit dem Evangelischen Krankenhaus hervorragende Dienste geleistet, weit über das Maß des zu Erwartenden hinaus. Da Ihnen die Weihnachtszuwendung wegen Ihres vorzeitigen Wegganges nicht zusteht, beschloß der Vorstand, Ihnen eine Sondervergütung in Höhe eines Drittels des September-Gehaltes zu gewähren."

Ich war gerade bei ihm, als er den Brief erhielt. Er zeigte ihn mir. Er war betroffen. Zwölf Jahre hatte er jede zweite Nacht und jedes zweite Wochenende Dienst gemacht. Er oder der Chef kamen zu jeder Geburt. Damals gab es über tausend im Jahr. Mit einem Brief aus zwei Sätzen ist es da nicht getan. Schon gar nicht, wenn sein Wortschatz so abgegriffen ist wie der Text einer Todesanzeige oder der eines Briefes

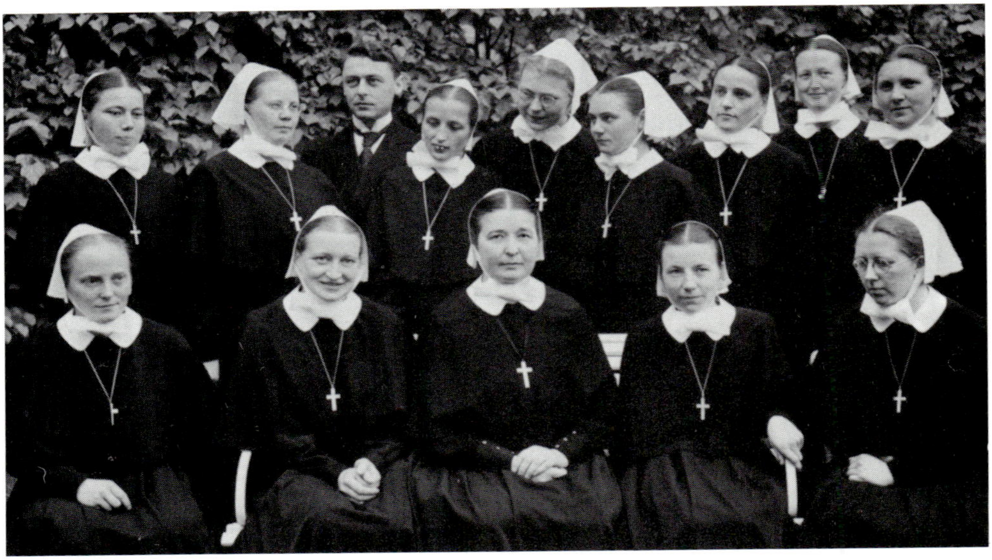

Einsegungsjahrgang 1939.
Hintere Reihe (von links): Frieda Menke, Hedwig Borch, Pastor Dr. Engelland,
Hildegard Lehmann, Hildegard Stoltzenburg, *Anni Othold,* ***Erna Zitterich,***
Karla Oeltjen, Jürina Siefkes.
Vordere Reihe: Luise Wenke, Käte Schulz, Oberin von Behr, Hanni Kramer, ***Gerda Feige.***
Alle Schwestern haben im Evangelischen Krankenhaus gearbeitet.
Bild aus dem Diakonissenhaus Elisabethstift.

vom Finanzamt. Hans Alfred Schmidt ging. Er fühlte sich stiefmütterlich behandelt. "Stiefmütterlich", das war der Schlüssel. Manche, die im Evangelischen Krankenhaus gearbeitet haben, Ärzte wie Schwestern, haben das Äußerste getan, das Menschen möglich ist, so wie man es einer Mutter gegenüber tut, die man liebt, mit deren Gegenliebe man nicht rechnet. Oder doch?

Was wäre das Evangelische Krankenhaus ohne die Schmidts? Sie haben darin gearbeitet, als ob dieses Haus mehr wäre als eine Stiefmutter. Und wenn sie zwölf Jahre darin gearbeitet haben, als ob es mehr gewesen wäre, dann ist es mehr gewesen, dann haben diese Schmidts das Evangelische Krankenhaus zu ihrem Haus gemacht. Sie haben es neu gestiftet. So ist das Evangelische Krankenhaus bis heute ein Stifter-Krankenhaus geblieben. Und wenn auch die ersten Stifter vor hundert Jahren unter ihre Stiftungsurkunden schrieben: "Keine Namensnennung, keine Dankbezeugungen": Dies Buch wurde zu ihrer aller Ehren geschrieben.

Meisterjahre ab 1990

Nachwort

Mit dem 14. August 1990 begann für das Evangelische Krankenhaus das erste Jahr seines zweiten Jahrhunderts. Verpackt nach Christo liegt es vor uns, so wie Klaus Beilstein es zeichnete für den Umschlag dieses Buches. "Das Vergangene ist nicht tot", hat William Faulkner einmal gesagt, "es ist noch nicht einmal vergangen." So lebt unter den blauen Verbänden der Schmerzensmann weiter und zeigt seinem Arzt, was ihn bedrückt. "Wo der gelbe Fleck ist, auf den ich mit dem Finger zeige, da tut es weh," hat Albrecht Dürer 1512 unter seine Zeichnung geschrieben, die für seinen Arzt bestimmt war.

Ein guter Arzt, eine gute Schwester, ein gutes Krankenhaus können selber Medizin sein. Das, was ein treuer Freund dem Evangelischen Krankenhaus zum hundertsten Geburtstag schrieb, bleibt das Leitbild auch für das zweite Jahrhundert. Kommt das Evangelische Krankenhaus seinem Leitbild Tag für Tag ein bißchen näher, werden die kommenden Jahre Meisterjahre.

SCHLESWIG-HOLSTEIN MUSIK FESTIVAL
DER INTENDANT

16. Juni 1990
JF/cs

Lieber Herr Dr. Steenken,

es ist auch mir ein Bedürfnis, auf diesem Wege Dank zu sagen.

Grußwort zum 100jährigen Bestehen

Krankenhäuser sind für gesunde Menschen etwas Fremdes, manchmal Furchteinflößendes und zu Verdrängendes. Es gibt Ausnahmen. Das evangelische Krankenhaus in Oldenburg ist eine solche. Hier entwickle ich Heimatgefühle. Selten in meinem Leben war ich - und das mag etwas absurd klingen - so gut aufgehoben, so glücklich, so inspiriert wie in meiner Rekonvaleszens nach meinem Unfall in China. Eine Atmosphäre, die immer freundlich und individuell geprägt war, und die schon allein mich gesund machen konnte. Ärzte, die durch die Schule meines Freundes, Dr. Weber, gegangen waren, und das Verständnis, einen Beruf auszuüben, mit dem dem Nächsten und damit einem christlichen Gebot Genüge getan wird, haben heilende Kräfte mobilisiert, die mein Leben lang mich dankbar an Oldenburg und sein evangelisches Krankenhaus erinnern lassen. So wünsche ich allen Glück und Erfolg zum 100jährigen Bestehen.

Mit herzlichen Grüßen

Ihr

Prof. Justus Frantz

SCHLESWIG HOLSTEIN MUSIK FESTIVAL

Professor Justus Frantz, Holzdamm 40, 2000 Hamburg 1, Telefon (0 40) 24 82 11-0, Teletex (17) 40 20 56, Telefax 2 80 35 64

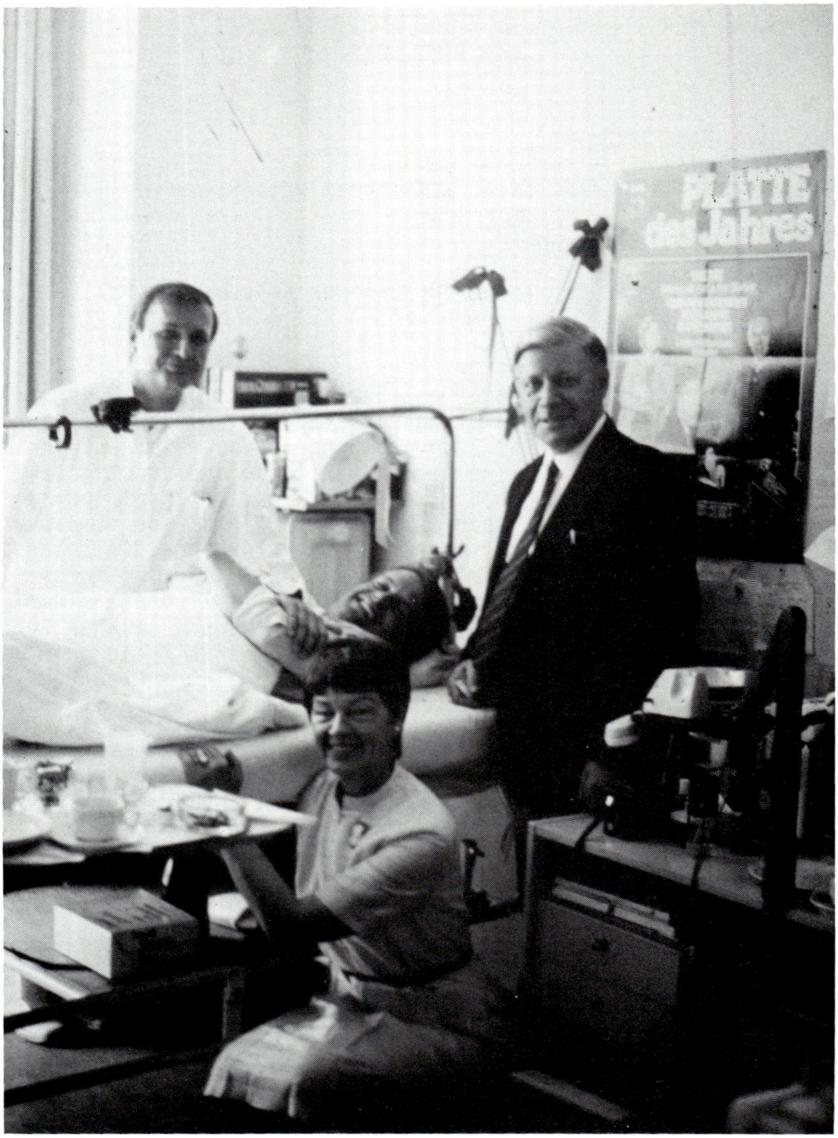
PLATTE
des Jahres

Lebensdaten des Evangelischen Krankenhauses zu Oldenburg

1886 Erstes Zeugnis: Der Generalpredigerverein bittet die Landeskirche, ein Evangelisches Krankenhaus zu errichten, weil das staatliche Peter-Hospital die freie Arztwahl verweigert.

1887 Bürger und Kirche beginnen Haussammlungen, sie erbringen 40.000 Goldmark. Die Sammlungen werden vom großherzoglichen Staatsministerium verboten.

1889 Der "Verein zur Erbauung eines Evangelischen Krankenhauses in Oldenburg" wird am 30. Mai gegründet unter Vorsitz von Pastor Pralle, Hauptpastor der Lambertikirche.

1890 Der Verein wird staatlich anerkannt: Geburtstag der "Evangelischen Krankenhausstiftung". Zahlreiche Stiftungen.

1891 Grundstück an der Marienstraße für 18.000 Goldmark gekauft.

1892 Baubeginn des Pralle-Baus im Mai, Richtfest am 23. September.

1893 Janssen-Stiftung. Bau des Ostflügels.

1893 Einweihung des Evangelischen Krankenhauses am 23. Mai mit 56 Betten. 30.000 Goldmark Schulden. Anfangs 4 Diakonissen, 6 Hilfskräfte, Leitende Schwester Freiin v. d. Golz, Hausarzt Generalarzt Dr. Müller, 15 Belegärzte. Ein Viertel aller Patienten wird operiert.

1900 Bis 1900 machen Stiftungen und Freibetten das Haus schuldenfrei. Erste Spezialärzte für Hals-Nasen-Ohren, Chirurgie, Frauen, Augen.

1906 Bau des Willers-Flügels

1907 Röntgen-Kabinett

1920 Erste geschlossene Abteilungen entwickeln sich: Chirurgie, Gynäkologie, Innere Medizin und Röntgen-Abteilung. Erster angestellter Assistenzarzt.

1923 Neben der Kirchengemeinde Oldenburg wird die Innere Mission zweiter Träger der Stiftung.

1924 Hofstiftung Timmermann-Steenken

1927 Ehepaar Hinrichs´ Hofstiftung für den Hinrichsbau

1936 Koennecke-Bau

1938 Krankenpflegeschule wird den Diakonissen genommen. Pastor Ehlers verhindert Übernahme durch Nationalsozialisten in einem Krankenhaus-Verbund.

1945 Nur noch Reste des Belegkrankenhauses bleiben. Geschlossene Abteilungen: Chirurgie (Prof. Junghanns), Innere Abteilung (Prof. Assmann), Frauenabteilung (Dr. Steenken), Röntgenabteilung (Dr. Abel), Belegabteilungen: HNO (Dr. Zurhausen), Augen(Dr. Cremer)

1962	Junghanns-Bau. Schwerpunkt-Krankenhaus.
1963	Anaesthesie-Abteilung (Frau Dr. Weber)
1964	Landeskirche wird dritter Träger des Evangelischen Krankenhauses Neurochirurgische Klinik (Dr. Weber)
1966	Augen-Abteilung (Dr. habil. Schweer, Dr. Steenken)
1970	HNO-Klinik (Prof. v. Westernhagen)
1976	Akademisches Krankenhaus
1977	Gescheiterter Versuch einer Umwandlung zur Kopfklinik
1979	Neurologische Klinik (Prof. Baust)
1981	Erste Subspezialitäten-Verträge: Hämatologie (Dr. Hinrichs) Phoniatrie und Pädaudiologie (Dr. Schönfeld)
1984	Neubau Ost- und Westflügel, Operationstrakt, Eingang Steinweg
1985	Handchirurgie (Dr. Hoffmann), Allgemeinchirurgie (Dr. Röhn)
1986	Unfallchirurgie: (Prof. Tittel)
1989	Neue Satzung: Vorstand aus Kaufmännischem Direktor (Ehrhardt) und Ärztlichem Direktor (Dr. Sander), Aufsichtsrat (Vorsitz Pastor Hinrichs)

Vorsitzende des Verwaltungsrates

Pastor Pralle	1890 - 1896
Pastor Wilkens	1897 - 1919
Pastor Pleus	1919 - 1923
Landespfarrer Lindemann	1923 - 1924
Landespfarrer Koch	1924 - 1927
Oberkirchenrat Iben	1927 - 1930
Landespfarrer Dr. Ehlers	1930 - 1964
Oberkirchenrat Höpken	1964 - 1981
Pastor Hinrichs	1981 - 1986
Staatssekretär Höse	1986 - 1989

Vorsitzende des Vorstandes

Justizrat Lohse	1924 - 1931
Staatsminister Weber	1932 - 1933
Justizrat Wisser	1933 - 1945
Kolonial-Distriktchef Ahlhorn	1945 - 1947
Rechtsanwalt Dr. Michaelis	1947 - 1950
Landesrat Plagge	1959 - 1976
Generalstaatsanwalt Höse	1976 - 1986
Pastor Hinrichs	1986 - 1989
Pastor Hinrichs Aufsichtsratsvorsitzender	seit 1989

Hausärzte / Ärztliche Direktoren

Dr. Dode Emken Müller	1893 - 1896
Dr. Wicke	1896 - 1908
Dr. Barnstedt	1908 - 1912
Dr. Hügel	1913 - 1920
Dr. Merkens	1920 - 1923
Prof. Dr. Koennecke	1923 - 1945
Prof. Dr. Junghanns	1945 - 1962
Dr. Steenken	1962 - 1970
Prof. Dr. Schulze	1970 - 1972
Prof. Dr. Henne	1972 - 1976
Frau Dr. Weber	1977 - 1979
Prof. Dr. Voth	1979 - 1982
Prof. Dr. Herlyn	1982 - 1985
Prof. Dr. v. Westernhagen	1986 - 1989
Dr. Sander	seit 1989

Leitende Schwestern

Diakonisse Helene v. d. Goltz	1893 - 1894
Klementine Flora	1894 - 1900
Diakonisse Meta Ellinghausen	1900 - 1910
Diakonisse Hermine Würdemann	1910 - 1921
Diakonisse Henriette Koopmann	1921 - 1935
Diakonisse Anni Semper	1935 - 1961
Diakonisse Hildegard Lehmann	1961 - 1973
Diakonie-Schwester Waltraud Meiners	ab 1973

Rechnungsführer und Verwaltungsleiter
(Bis 1923 Kirchenälteste und Kaufleute der Kirchengemeinde Oldenburg)

Rechnungsführer Trouchon	1890 - 1897
Rechnungsführer Spaeth	1898 - 1907
Rechnungsführer Tütken	1909 - 1914
Rechnungsführer Schwarz	1914 - 1917
Rechnungsführer Hahnenkamp	1917 - 1922
Rechnungsführer Ramien	1922 - 1923
Erna Wegener, Innere Mission	1923 - 1927
Verwaltungsleiter Dr. Ehlers	1927 - 1955
Bankdirektor Ibbeken	1955 - 1956
Regierungsamtmann i. R. Smit	1956 - 1960
Geschäftsführer Detlefsen	1961 - 1969
Verwaltungsoberrat Ehrhardt	1969 - 1989
Kaufmännischer Direktor Ehrhardt	seit 1989

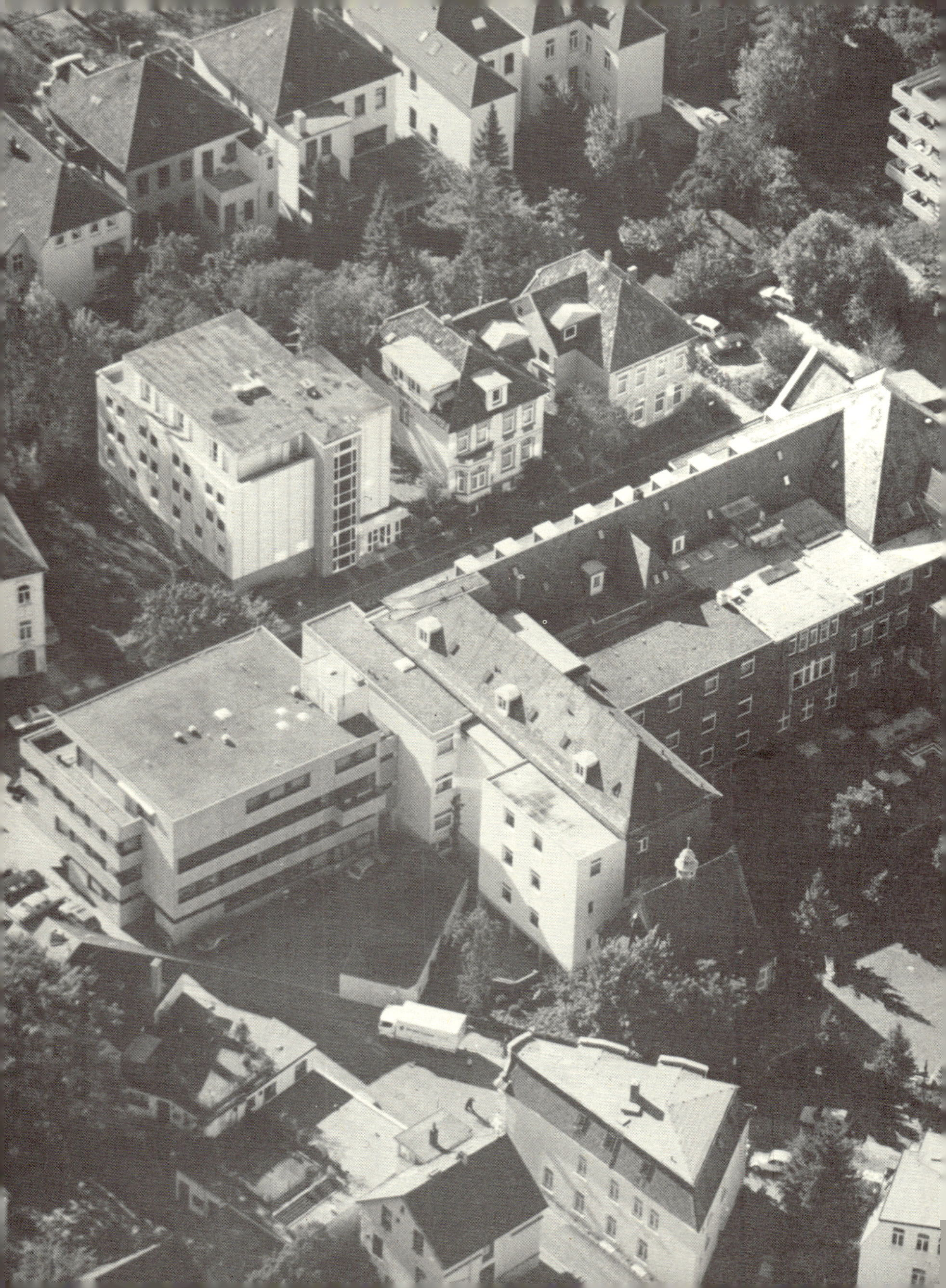